灵兰书院·中医经典三家注系列

黄帝内经素问三家注

基础分册

王　冰　杨上善　张介宾（注）

主　编　王玉兴

副主编　于　越　杨锦惠　阚湘苓

编　委　（按姓氏笔画排列）

于　越　王玉兴　王志鹏

王思颖　王洪武　李述萍

李晓东　李德杏　杨　坤

杨琳琳　杨锦惠　张迎春

常　柏　矫正强　阚湘苓

中国中医药出版社
·北京·

图书在版编目(CIP)数据

黄帝内经素问三家注·基础分册 / 王玉兴主编. —北京: 中国中医药出版社, 2013.10(2015.3 重印)
(灵兰书院·中医经典三家注系列)
ISBN 978-7-5132-1599-2

Ⅰ. ①黄… Ⅱ. ①王… Ⅲ. ①《素问》—注释
Ⅳ. ①R221.1

中国版本图书馆 CIP 数据核字(2013)第 196493 号

中 国 中 医 药 出 版 社 出 版
北京市朝阳区北三环东路 28 号易亨大厦 16 层
邮政编码　100013
传真　010 64405750
北京市泰锐印刷有限责任公司印刷
各地新华书店经销

*

开本 880×1230　1/32　印张 14.375　字数 427 千字
2013 年 10 月第 1 版　2015 年 3 月第 2 次印刷
书　号 ISBN 978-7-5132-1599-2

*

定价 35.00 元
网址 www.cptcm.com

如有印装质量问题请与本社出版部调换
版权专有　侵权必究
社长热线　010 64405720
购书热线　010 64065415　010 64065413
书店网址　csln.net/qksd/
官方微博　http://e.weibo.com/cptcm

序

    西汉·刘向、刘歆父子著录《黄帝内经》（以下简称《内经》）至今已有两千余年，大凡成就卓著的医学大家无一不对其奉若神明而仰慕之、精研之、遵循之、践行之。历代《内经》研究成果迭起，尤其近30年来更是异峰凸显，可谓《内经》研究的黄金时期，无论成果数量还是质量都是前无古人的。近日欣喜而用心地习读了津门内经学研究专家王玉兴教授所纂《黄帝内经素问三家注》，颇受教益和启迪。他以独特的视角和发人深省的方法投入研究，使人似曾相识却又耳目一新。

    据我所知，玉兴教授所供职的天津中医药大学之于《内经》研究基础坚实、学风朴实、工作扎实。他早年师从于著名医史文献学专家郭霭春教授和内经学专家王士福教授，且尽得所传，故于文、史、哲、医功底深厚，治学严谨，学贯古今，堪称《内经》传承之碣石和砥柱。当今中医队伍鱼龙混杂，不但学风浮躁、急功近利者有之，更有些许不懂《内经》、不懂中医、不懂中华民族优秀传统文化，却对《内经》乃至中医学术指手画脚、妄述妄贬者，对此他深感忧虑与不安，惴惴于瑰宝之失泽，惶惶于真言之不彰。于是恪守孔夫子"述而不作"的古训，借鉴宋人纂《史记三家注》而集裴骃、司马贞和张守节三家名注；借鉴清医郭汝聪纂《本草三家合注》集张隐庵、叶天士和陈修园三家之注；还借鉴王冰、马莳、张隐庵三家对《素问》注释纂集（见《古今图书集成·医部全录·医经》）的先例，在仔细勘校的基础上，沿袭通行本《素问》篇目顺序，将《素问》研究史上地位显赫的王冰、杨上善、张介宾的研究成果，依次纂集于相应经文之下。这一体例避免了研读时费力费时的翻检。尤其是杨上善、张介宾两位大家，尽管匠心独具地将

1

《素问》原文按其内容拆割别类使之系统，但却给速检或通读原文及注释者带来不便，《黄帝内经素问三家注》的编纂恰好解决了长期羁绊和困扰读者的这一难题。

《素问》自其成书以降代有研究，其中文献研究方法最为常见。无论是杨上善、王冰的研究，或者是如今《黄帝内经素问三家注》的纂集，均属传统文献研究。因其成书久远，"文义高古渊微"（张介宾《类经·序》），加之传抄刊刻造成的讹、脱、衍、倒等问题的确不少，历代医家和学者遂将文献学方法列为《素问》研究之首选。他们以古典校雠学方法、经验及成就，发掘搜集、整理研究《素问》，去伪存真，阙疑补漏，辨章学术，考镜源流，力求保持、恢复（或接近）其原貌，使之为各个学科、各个层次的专业工作者所了解、掌握和利用。

由于《素问》的专业特征和时代特征十分浓郁，不注不释，后人难以读懂，不懂不通则无从谈及研究及应用，所以在其成书不久，西晋·皇甫谧在其所著《黄帝三部针灸甲乙经》中即首开分类研究之先河，此后的梁·全元起，唐·杨上善和王冰，北宋·林亿，明·马莳、吴崑、张介宾，清·张隐庵、高世栻、姚止庵等，都对《内经》作了各具特色的注释。

梁·全元起所作训解是《素问》早期注本。据载，全氏训解时，《素问》仅存八卷，卷七已佚，计注释六十八篇，宋时尚存，此后亡佚，在《新校正》中其篇目得以保留，而且此书对杨上善《太素》注和王冰《素问》注，都曾产生过明显影响。全氏之注不仅保存了王冰次注之前的《素问》面貌，而且他善于在讲清医理的同时把对词义的解释融合于串讲之中。《黄帝内经素问三家注》将全元起的高深见解与《新校正》的真知灼见毫无遗漏地收载其中，为深入考查《素问》提供了完整的资料。

唐初杨上善奉敕撰注的《太素》是分类注释《内经》的早期作品，其将《素问》和《九卷》（即今《灵枢》）原文分为十九大类，每类分若干篇目并加以注释。书中涉及《素问》的部分保存了王冰改动之前的原貌，具有很高的文献学价值。与此同时，杨氏注文颇具汉儒治经之遗风，熔镕校诂训、发明医理于一炉，实为研习《素问》之所必读。借助《黄帝内经素问三家注》，将杨注与王冰和张介宾注对比参详，是不难发现杨氏诸多贡献和治经特点的。

中唐·王冰在重新编次《素问》的同时，对经文作了系统而详尽的诠释。他"精勤博访"、"敷畅玄言"，对经旨多有发挥。王氏注语竟达4479条之众，所引文献有40种之多。他所采用的校勘、注音、释词、解句、明理诸法为后世研究整理医籍所效法。尤其是将其渊博的医学知识和丰富的临床经验用于注疏之中，使诸多博奥难识的经文得以焕然冰释。经过王冰次注，使《素问》宏旨大义得到了进一步的阐扬和拓展，并且成为后人注释《素问》的基础和规范。北宋·林亿等在对王冰《素问》进行校勘的同时，又增注文1340余条，其于王注既补未注之文，又正疏解之误，更达未尽之义。在《新校正》中，林亿等除引全元起、杨上善、孙思邈、秦越人、吕广等人之说外，又多申己意，对进一步阐发经义做出了应有的贡献。《黄帝内经素问三家注》对王冰和林亿等校注的珍贵文献，无一遗漏地尽收其中，对今后研读《素问》助益良多。

明·张介宾既是一位具有丰富临床经验的理论家和评论家，又是一位具有高深理论造诣的临床家和实践家。他远绍其业，所著《类经》可谓《内经》分类研究最有成就、最为完整的著作。书中将原文分为十二类，分别摘引《内经》原文，"以类相从"，详加注解，不仅征引、解释并评论了前人的说法，还提出了自己的见解。该书纲目清楚，条分缕析，多从易理、五运六气、脏腑阴阳气血理论等角度阐发经文蕴义，颇能启迪后学。特别是对于诸如"命门"、"寸口诊脉"、"元气"、"三焦"等重大命题均有独到见解和发挥，确有义理周详、畅晓明白、见便得趣、悉具本原等优点。凡此种种，皆在《黄帝内经素问三家注》中体现无遗，同时也克服了通读和检阅《类经》不便的先天缺陷。

纂集《黄帝内经素问三家注》是一件极为枯燥而艰辛的事情，若非对《内经》事业之钟爱，不是对中医药事业未来发展的历史使命感和责任感，绝不会付出令孜孜于功名利禄者难以想见的艰苦，我等深知其中的辛酸苦辣。无论从全书对原文的校对和析拆，抑或对三家注释的汇集和加工，包括段落的厘定分合、文字的繁简转换、经注的标点使用，凡此种种无一不需严谨审慎。此书玉成充分体现了玉兴教授严谨的治学态度和深厚的学识功底。可以断言，行将付梓的《黄帝内经素问三家注》将是一部大益学术和惠及后学的难得之作。

陕西中医学院　张登本
2013 年 6 月谨识于古都咸阳

4

凡 例

一、本书以王冰次注、林亿新校正的《重广补注黄帝内经素问》为基础，附以杨上善奉敕撰注、萧延平校正的《黄帝内经太素》和张介宾所著《类经》。

二、《重广补注黄帝内经素问》（称"王冰"）以明·嘉靖二十九年庚戌（1550）武陵顾从德翻刻宋本为底本，参考1963年人民卫生出版社铅印本。《黄帝内经太素》（称"杨上善"）以1924年兰陵堂萧延平校本和1979年中医研究院据日本盛文堂汉方医书颁布会本排印的《缺卷覆刻〈黄帝内经太素〉》为底本，参考人民卫生出版社1965年铅印本和1981年日本オリエント出版社《仁和寺本〈黄帝内经太素〉》影印本。《类经》（称"张介宾"）以明·金闾童涌泉刻本为底本，参考1965年人民卫生出版社铅印本。

三、《太素》萧延平校语（即"平按"）和《类经》张介宾注中涉及原文指向，即见《素问》或《灵枢》某卷某篇者概予删除。《类经》张注中涉及引导阅读《类经》书内某类某项以及《类经图翼》《类经附翼》者，在不妨碍理解的前提下概予删除。

四、书中根据主题对经注进行了分段。如段末出现"下文曰"等语句未完结的情况，不以句号结尾。有关方位名词，凡因竖排改横排而受到影响者，概予径改，如"右"改为"上"，"左"改为"下"等。凡无害文义、医理以及注释的繁体字均径予简化，否则不予擅改；异体字改为通行规范字，但对于个别具有特定含义的文字则予以保留，如"瘶"不改为"酸"。避讳字、穴位别名原则上不改动；古代通用字原则上不改动，以保持底本原貌。对书中医理不做注释。凡书名、人名、地名，一般不作注释。

五、因卷帙所限，各书序跋均不转录，意欲深究者可寻原著阅读。

六、为方便阅读，将本书分为基础、临床、运气三个分册，独立成书。

目　　录

1

　　说明：从"卷第九·热论篇第三十一"到"卷第十八·标本病传论篇第六十五"的内容见《黄帝内经素问三家注·临床分册》；从"卷第十九·天元纪大论篇第六十六"到"卷第二十四·解精微论篇第八十一"的内容见《黄帝内经素问三家注·运气分册》。

卷第一

新校正云：按王氏不解所以名《素问》之义，及《素问》之名起于何代。按《隋书·经籍志》始有《素问》之名。《甲乙经》序，晋·皇甫谧之文已云《素问》论病精辨。王叔和，西晋人，撰《脉经》，云出《素问》《针经》。汉·张仲景撰《伤寒卒病论集》，云撰用《素问》。是则《素问》之名，著于《隋志》，上见于汉代也。自仲景已前，无文可见，莫得而知。据今世所存之书，则《素问》之名，起汉世也。所以名《素问》之义，全元起有说云："素者，本也。问者，黄帝问岐伯也。方陈性情之源，五行之本，故曰《素问》。"元起虽有此解，义未甚明。按《乾凿度》云："夫有形者，生于无形，故有太易，有太初，有太始，有太素。太易者，未见气也。太初者，气之始也。太始者，形之始也。太素者，质之始也。气形质具，而痾瘵由是萌生。"故黄帝问此太素，质之始也。《素问》之名，义或由此。

上古天真论篇第一①

昔在黄帝，生而神灵，弱而能言，幼而徇齐，长而敦敏，成而登天[1]。乃问于天师曰：余闻上古之人，春秋皆度百岁，而动作不衰；今时之人，年半百而动作皆衰者，时世异耶？人将失之耶[2]？岐伯对曰：上古之人，其知道者，法于阴阳，和于术数[3]，食饮有节，起居有常，不妄作劳[4]，故能形与神俱，而尽终其天年，度百岁乃去[5]。

①新校正云：按全元起注本在第九卷，王氏重次篇第，移冠篇首，今注逐篇必具全元起本之卷第者，欲存《素问》旧第目，见今之篇次

皆王氏之所移也。

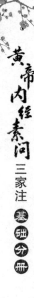

〔1〕【王冰】有熊国君少典之子，姓公孙。徇，疾也。敦，信也。敏，达也。习用干戈，以征不享，平定天下，殄灭蚩尤。以土德王，都轩辕之丘，故号之曰轩辕黄帝。后铸鼎于鼎湖山，鼎成而白日升天，群臣葬衣冠于桥山，墓今犹在。

【张介宾】按《史记》：黄帝姓公孙，名轩辕，有熊国君少典之子，继神农氏而有天下，都轩辕之丘，以土德王，故号黄帝。神灵，聪明之至也，以质言。徇，顺也。齐，中正也。敦，厚大也。敏，感而遂通，不疾而速也。此节乃群臣纪圣德禀赋之异，发言之蚤，方其幼也，能顺而正；及其长也，既敦且敏。故其垂拱致治，教化大行。其于广制度以利天下，垂法象以教后世，自古帝王，无出其右者。成而登天，谓治功成，天年尽，在位百年，寿百十一岁而升遐也。凡人之死，魂归于天。今人云死为升天者，盖本诸此。世传黄帝后铸鼎于鼎湖之山，鼎成而白日升天者，似涉于诞。徇，徐俊切。长，上声。

〔2〕【王冰】天师，岐伯也。

【张介宾】《内经》一书，乃黄帝与岐伯、鬼臾区、伯高、少师、少俞、雷公等六臣，平素讲求而成。六臣之中，惟岐伯之功独多，而爵位隆重，故尊称之为天师。

〔3〕【王冰】上古，谓玄古也。知道，谓知修养之道也。夫阴阳者，天地之常道，术数者，保生之大伦，故修养者必谨先之。《老子》曰：万物负阴而抱阳，冲气以为和。《四气调神大论》曰：阴阳四时者，万物之终始，死生之本。逆之则灾害生，从之则苛疾不起，是谓得道。此之谓也。

【张介宾】上古，太古也。道，造化之名也。《老子》曰：有物混成，先天地生，寂兮寥兮，独立而不改，周行而不殆，可以为天下母，吾不知其名，字之曰道者是也。法，取法也。和，调也。术数，修身养性之法也。天以阴阳而化生万物，人以阴阳而荣养一身，阴阳之道，顺之则生，逆之则死，故知道者，必法则于天地，和调于术数也。

〔4〕【王冰】食饮者，充虚之滋味；起居者，动止之纲纪，故修

2

养者谨而行之。《痹论》曰：饮食自倍，肠胃乃伤。《生气通天论》曰：起居如惊，神气乃浮。是恶妄动也。《广成子》曰：必静必清，无劳汝形，无摇汝精，乃可以长生。故圣人先之也。新校正云：按全元起注本云：饮食有常节，起居有常度，不妄不作。《太素》同，杨上善云：以理而取声色芳味，不妄视听也。循理而动，不为分外之事。

〔5〕【王冰】形与神俱，同臻寿分，谨于修养，以奉天真，故尽得终其天年。去，谓去离于形骸也。《灵枢经》曰：人百岁，五脏皆虚，神气皆去，形骸独居而终矣。以其知道，故年长寿延年。度百岁，谓至一百二十岁也。《尚书·洪范》曰：一曰寿百二十岁也。

【张介宾】节饮食以养内，慎起居以养外，不妄作劳以保其天真，则形神俱全，故得尽其天年。天年者，天界之全。百岁者，天年之概。去者，五脏俱虚，神气皆去，形骸独居而终矣。

今时之人不然也[1]，以酒为浆[2]，以妄为常[3]，醉以入房[4]，以欲竭其精，以耗散其真[5]，不知持满，不时御神[6]，务快其心，逆于生乐[7]，起居无节，故半百而衰也[8]。

〔1〕【王冰】动之死地，离于道也。
【张介宾】不同于古也。

〔2〕【王冰】溺于饮也。
【张介宾】甘于酒也。

〔3〕【王冰】寡于信也。
【张介宾】肆乎行也。

〔4〕【王冰】过于色也。
【张介宾】酒色并行也。

〔5〕【王冰】乐色曰欲，轻用曰耗。乐色不节则精竭，轻用不止则真散。是以圣人爱精重施，髓满骨坚。《老子》曰：弱其志，强其骨。河上公曰：有欲者亡身。《曲礼》曰：欲不可纵。新校正云：按《甲乙经》"耗"作"好"。

【张介宾】欲不可纵，纵则精竭。精不可竭，竭则真散。盖精能生气，气能生神，营卫一身，莫大乎此。故善养生者，必宝其精，

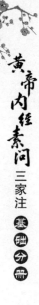

精盈则气盛，气盛则神全，神全则身健，身健则病少，神气坚强，老而益壮，皆本乎精也。《广成子》曰：必静必清，无劳女形，无摇女精，乃可以长生。正此之谓。

〔6〕【王冰】言轻用而纵欲也。《老子》曰：持而盈之，不如其已。言爱精保神，如持盈满之器，不慎而动，则倾竭天真。《真诰》曰：常不能慎事，自致百病，岂可怨咎于神明乎？此之谓也。新校正云：按别本"时"作"解"。

【张介宾】持，执持也。御，统御也。不知持满，满必倾复。不时御神，神必外驰。

〔7〕【王冰】快于心欲之用，则逆养生之乐矣。《老子》曰：甚爱必大费。此之类欤。夫甚爱而不能救，议道而以为未然者，伐生之大患也。

〔8〕【王冰】亦耗散而致是也。夫道者不可斯须离，于道则寿不能终尽于天年矣。《老子》曰：物壮则老，谓之不道，不道早亡。此之谓离道也。

【张介宾】快心事过，终必为殃，是逆于生乐也。起居无节，半百而衰，皆以斲丧精神，事事违道，故不能如上古之尽其天年也。《老子》曰：生之徒，十有三；死之徒，十有三；民之生动之死地，亦十有三。其今人之谓欤。乐音洛。

夫上古圣人之教下也，皆谓之虚邪贼风，避之有时[1]，恬惔虚无，真气从之，精神内守，病安从来[2]？是以志闲而少欲，心安而不惧，形劳而不倦[3]，气从以顺，各从其欲，皆得所愿[4]。故美其食[5]，任其服[6]，乐其俗[7]，高下不相慕，其民故曰朴[8]。是以嗜欲不能劳其目，淫邪不能惑其心[9]，愚智贤不肖，不惧于物，故合于道[10]。所以能年皆度百岁而动作不衰者，以其德全不危也[11]。

〔1〕【王冰】邪乘虚入，是谓虚邪。窃害中和，谓之贼风。避之有时，谓八节之日，及太一入从，之于中宫，朝八风之日也。《灵枢经》曰：邪气不得其虚，不能独伤人。明人虚乃邪胜之也。新校正云：按全元起注本云：上古圣人之教下也，下皆为之。《太素》《千金》

4

同。杨上善云：上古圣人使人行者，身先行之，为不言之教。不言之教胜有言之教，故下百姓仿行者众，故曰下皆为之。太一人从于中宫朝八风义，具《天元玉册》中。

【张介宾】此上古圣人之教民远害也。虚邪，谓风从冲后来者主杀主害。故圣人之畏虚邪，如避矢石然，此治外之道也。夫音扶。

〔2〕【王冰】恬惔虚无，静也。法道清净，精气内持，故其气，邪不能为害。

【张介宾】恬，安静也。惔，朴素也。虚，湛然无物也。无，窅然莫测也。恬惔者，泊然不愿乎其外；虚无者，漠然无所动于中也。所以真气无不从，精神无不守，又何病之足虑哉？此治内之道也。恬音甜。惔音淡。窅音杳。

〔3〕【王冰】内机息故少欲，外纷静故心安。然情欲两亡，是非一贯，起居皆适，故不倦也。

【张介宾】志闲而无贪，何欲之有？心安而无虑，何惧之有？形劳而神逸，何倦之有？

〔4〕【王冰】志不贪故所欲皆顺，心易足故所愿必从。以不异求，故无难得也。《老子》曰：知足不辱，知止不殆，可以长久。

【张介宾】气得所养，则必从顺。惟其少欲，乃能从欲，故无所往而不遂。

〔5〕【王冰】顺精粗也。新校正云：按别本"美"一作"甘"。

【张介宾】粗精皆甘也。

〔6〕【王冰】随美恶也。

【张介宾】美恶随便也。

〔7〕【王冰】去倾慕也。

【张介宾】与天和者，乐天之时；与人和者，乐人之俗也。

〔8〕【王冰】至无求也，是所谓心足也。《老子》曰：祸莫大于不知足，咎莫大于欲得，故知足之足，常足矣。盖非谓物足者为知足，心足者乃为知足矣。不恣于欲，是则朴同。故圣人云：我无欲而民自朴。新校正云：按别本云："曰"作"日"。

【张介宾】高忘其贵，下安其分，两无相慕，皆归于朴，知止所以不殆也。

5

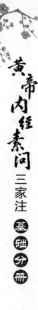

〔9〕【王冰】目不妄视，故嗜欲不能劳，心与玄同，故淫邪不能惑。《老子》曰：不见可欲，使心不乱。又曰：圣人为腹不为目也。

　　【张介宾】嗜欲，人欲也。目者，精神之所注也。心神既朴，则嗜欲不能劳其目；目视不妄，则淫邪焉能惑其心？

〔10〕【王冰】情计两亡，不为谋府，冥心一观，胜负俱捐，故心志保安，合同于道。《庚桑楚》曰：全汝形，抱汝生，无使汝思虑营营。新校正云：按全元起注本云：合于道数。

　　【张介宾】无论愚智贤不肖，但有养于中，则无惧于物，故皆合养生之道矣。

〔11〕【王冰】不涉于危，故德全也。《庄子》曰：执道者德全，德全者形全，形全者圣人之道也。又曰：无为而性命不全者，未之有也。

　　【张介宾】执道者德全，德全者形全，形全者圣人之道也，又何危焉？

　　帝曰：人年老而无子者，材力尽邪？将天数然也[1]？岐伯曰：女子七岁，肾气盛，齿更①发长[2]。二七而天癸至，任脉通，太冲②脉盛，月事以时下，故有子[3]。三七，肾气平均，故真牙生而长极[4]。四七，筋骨坚，发长极，身体盛壮[5]。五七，阳明脉衰，面始焦，发始堕③[6]。六七，三阳脉衰于上，面皆焦，发始白④[7]。七七，任脉虚，太冲脉衰少，天癸竭，地道不通，故形坏而无子也[8]。

①齿更：《太素》作"更齿"。
②太冲：《太素》作"伏冲"，下同。
③堕：《太素》作"惰"。
④发始白：《太素》作"发白"。

〔1〕【王冰】材，谓材干，可以立身者。
　　【杨上善】材力，摄养之力也。天数，天命之数也。
　　【张介宾】材力，精力也。天数，天赋之限数也。
〔2〕【王冰】老阳之数极于九，少阳之数次于七。女子为少阴之

6

气，故以少阳数偶之，明阴阳气和，乃能生成其形体，故七岁肾气盛，齿更发长。

【杨上善】肾主骨发，故肾气盛，更齿发长。

【张介宾】七为少阳之数，女本阴体而得阳数者，阴中有阳也。人之初生，先从肾始，女至七岁，肾气稍盛。肾主骨，齿者骨之余，故齿更。肾为精血之脏，发者血之余，故发长。愚按：男子属阳，当合阳数，女子属阴，当合阴数；而今女反合七，男反合八何也？盖天地万物之道，惟阴阳二气而已，阴阳作合，原不相离，所以阳中必有阴，阴中必有阳，儒家谓之互根，道家谓之颠倒，皆所以发明此理也。如离火属阳居南，而其中则偶，是外阳而内阴也；坎水属阴居北，而其中则奇，是外阴而内阳也。震坎艮是为三男，而阴多于阳；巽离兑是为三女，而阳多于阴。《悟真篇》曰：日居离位反为女，坎配蟾宫却是男。是皆阴阳颠倒之义。故女子外为阴体而内合阳数，男子外为阳体而内合阴数。如《左传·昭公元年》医和云：女阳物而晦时，乃亦以女为阳矣，此皆医家当察也。更，平声。长，上声。下同。

〔3〕**【王冰】**癸，谓壬癸，北方水干名也。任脉冲脉，皆奇经脉也。肾气全盛，冲任流通，经血渐盈，应时而下，天真之气降，与之从事，故云天癸也。然冲为血海，任主胞胎，二者相资，故能有子。所以谓之月事者，平和之气，常以三旬而一见也，故愆期者谓之有病。新校正云：按全元起注本及《太素》《甲乙经》俱作"伏冲"，下"太冲"同。

【杨上善】天癸，精气也。任冲脉起于胞中下极者也，今天癸至，故任脉通也。伏冲之脉起于气街，又天癸至，故冲脉盛也。二脉并营子胞，故月事来以有子也。

【张介宾】天癸者，天一之气也。任冲者，奇经之二也，任主胎胞，冲为血海，气盛脉通，故月事下而有子。月事者，言女子经水按月而至，其盈虚消长应于月象。经以应月者，阴之所生也。愚按：天癸之义，诸家俱即以精血为解；然详玩本篇谓女子二七天癸至，月事以时下，男子二八天癸至，精气溢写，是皆天癸在先，而后精血继之，分明先后至，各有其义，焉得谓天癸即精血，精血即天癸？本末混淆，殊失之矣。夫癸者，天之水，干名也。干者支之阳，阳所以

上古天真论篇第一

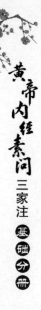

言气；癸者壬之偶，偶所以言阴。故天癸者，言天一之阴气耳，气化为水，因名天癸，此先圣命名之精而诸贤所未察者。其在人身，是为元阴，亦曰元气。人之未生，则此气蕴于父母，是为先天之元气；人之既生，则此气化于吾身，是为后天之元气。第气之初生，真阴甚微，及其既盛，精血乃王，故女必二七、男必二八而后天癸至。天癸既至，在女子则月事以时下，在男子则精气溢写，盖必阴气足而后精血化耳。阴气阴精，譬之云雨，云者阴精之气也，雨者阴气之精也，未有云雾不布而雨雪至者，亦未有云雾不浓而雨雪足者。然则精生于气，而天癸者，其即天一之气乎，可无疑矣。《列子》曰：有生者，有生生者；有形者，有形形者。其斯之谓。

〔4〕【王冰】真牙，谓牙之最后生者。肾气平而真牙生者，表牙齿为骨之余也。

【杨上善】真牙，后牙也。长极，身长也。

【张介宾】肾气，即天癸也。平均，充满之谓。真牙，谓牙之最后生者。肾主骨，故肾气平则真牙生而长极。

〔5〕【王冰】女子天癸之数，七七而终，年居四七，材力之半，故身体盛壮，长极于斯。

【杨上善】身之筋骨体发，无不盛极。

【张介宾】女子天癸之数，七七而止，年当四七，正及材力之中，故身体盛壮，发长极矣。

〔6〕【王冰】阳明之脉气营于面，故其衰也，发堕面焦。《灵枢经》曰：足阳明之脉，起于鼻，交颊中，下循鼻外，入上齿中，还出侠口环唇，下交承浆，却循颐后下廉，出大迎，循颊车，上耳前，过客主人，循发际，至额颅。手阳明之脉，上颈贯颊，入下齿缝中，还出侠口。故面焦发堕也。

【杨上善】阳明脉起于面，行于头，故阳明衰，面与发始焦落。

【张介宾】女为阴体，不足于阳，故其衰也，自阳明始。阳明之脉行于面，循发际，故面焦发堕。

〔7〕【王冰】三阳之脉，尽上于头，故三阳衰，则面皆焦，发始白。所以衰者，妇人之生也，有余于气，不足于血，以其经月数泄脱

8

之故。

【杨上善】三阳，太阳、少阳、阳明也。三阳脉俱在头，故三阳衰，面焦发白。

【张介宾】三阳脉皆盛于面也。

〔8〕【王冰】经水绝止，是为地道不通。冲任衰微，故云形坏无子。

【杨上善】任冲二脉气血俱少，精气尽，子门闭，子宫坏，故无子。

【张介宾】至是则冲任血少，阴气竭，故经水止绝而坤道不通也。天癸竭绝，故形体衰坏而不能有子矣。

丈夫八岁①，肾气实，发长齿更[1]。二八，肾气盛，天癸至，精气溢写，阴阳和，故能有子[2]。三八，肾气平均，筋骨劲强，故真牙生而长极[3]。四八，筋骨隆盛，肌肉满壮②[4]。五八，肾气衰，发堕齿槁③[5]。六八，阳气衰竭于上④，面焦，发鬓⑤颁白[6]。七八，肝气衰，筋不能动，天癸竭，精少，肾脏衰，形体皆极[7]。八八，则齿发去[8]。肾者主水⑥，受五脏六腑之精而藏之，故五脏盛乃能写⑦[9]。今五脏皆衰，筋骨解堕，天癸尽矣。故发鬓白，身体重，行步不正，而无子耳[10]。

①八岁：《太素》作"年八岁"。
②肌肉满壮：《太素》作"肌肉满"。
③发堕：《太素》作"发惰"。
④衰竭于上：《太素》作"衰于上"。
⑤发鬓：《太素》作"鬓发"。
⑥主水：《太素》作"生水"。
⑦乃能写：《太素》作"乃写"。

〔1〕【王冰】老阴之数极于十，少阴之数次于八，男子为少阳之气，故以少阴数合之。《易·系辞》曰：天九地十。则其数也。

【张介宾】八为少阴之数，男本阳体而得阴数者，阳中有阴

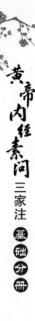

也。发长齿更义同前。

〔2〕【王冰】男女有阴阳之质不同，天癸则精血之形亦异，阴静海满而去血，阳动应合而泄精，二者通和，故能有子。《易·系辞》曰：男女媾精，万物化生。此之谓也。

【张介宾】男女真阴，皆称天癸，天癸既充，精乃溢写，阴阳和合，故能生子。子者统男女而言，男曰男子，女曰女子。愚按：有子之道，必阴阳合而后胎孕成，故天一生水而成于地之六，地二生火而成于天之七，所以万物之生，未有不因阴阳相感而能成其形者，此一阴一阳之谓道也。至于成男成女之说，按北齐褚澄曰：男女之合，二精交畅，阴血先至，阳精后冲，血开裹精，精入为骨，而男形成矣；阳精先入，女血后参，精开裹血，血入为本，而女形成矣。启玄子曰：男女有阴阳之质不同，天癸则精血之形亦异。故自后医家皆宗其说，而近者玄台马氏驳之曰：男女之精，皆可以天癸称；今王注以女子之天癸为血，则男子之天癸亦为血耶？《易》曰：男女构精，万物化生。故交构之时，各有其精，而行经之时，方有其血。未闻交构之时，可以血言。广嗣诸书，皆言精裹血、血裹精者亦非。此马氏之说诚是也。又按李东垣曰：经水断后一二日，血海始净，精胜其血，感者成男；四五日后血脉已王，精不胜血，感者成女。朱丹溪曰：夫乾坤，阴阳之情性也；左右，阴阳之道路也；男女，阴阳之仪象也。阴阳交构，胎孕乃凝，所藏之处，名曰子宫。一系在下，上有两歧，中分为二，形如合钵，一达于左、一达于右。精胜其血，则阳为之主，受气于左子宫而男形成；精不胜血，则阴为之主，受气于右子宫而女形成。若此诸说不同，未必皆为确论。然以愚见，亦有谓焉。如王氏以精血为天癸，盖以经文言女子之血，男子之精，皆随天癸而至故也。此虽未得其真，而其义犹不相远。至于褚氏之说，则必所不然。盖男女相合，两精和畅，本无血至之事。惟是结胎之后，男以精而肇其元，女以血而成其体，此以男精女血而谓之构，自是正理。若以交会之际，而言其精裹血、血裹精者，诚然谬矣。此不若丹家以阳精为天壬、阴精为地癸者为妥。其说曰：天壬先至，地癸随至，癸裹壬则成男子；地癸先至，天壬随至，壬裹癸则成女子；壬癸齐至，则成双胎；一迟一速，俱不成胎。天壬地癸者，乃天地元精元气也。虽然，此固一说也，但亦涉于渺茫耳。若东垣之说，则以数日之后，感必成女。第以近验，求男者每用三十时辰、两日半之法，而有必不免于女者，有在二十日以外而得男者，此皆与东垣相反矣。若丹溪以左右者阴阳之道路一句为论，乃指既受之后为言，而亦未明其所以然。且左右者，言阴阳升降之理，岂此两歧之谓，尤属太奇。若必欲得其实理，则乾道成男，坤道成女，阳胜阴者为男，阴胜阳者为女，此为不易之至论。然阴阳盛衰之说固如此，而亦何以见其详？如老阳少阴，强弱判矣；赢阳壮阴，盛衰分矣。壮而不畜，同乎弱矣；老而知养，同于少矣。期候有阴阳，忽之者其气衰；起居有消长，得之者其气盛。两军相对，气可夺于先声；一静自持，机待时而后动。以寡击众，孰谓无方？转弱为强，果由妙用。受与不受在阖辟，不在浅深，言迟疾者殊谬；男与不男在盈虚，不在冲裹，道先后者尤差。凡寡欲而得之男女贵而寿，多欲而得之男女浊而夭，何莫非乾坤之道乎？！知之者，岂惟擅璋瓦之权，而蓝田久无烟焰者，不外此也；子女生而夭弱者，不外此也。有子女之念者，其留意于是焉。

〔3〕【王冰】以其好用故尔。

【张介宾】肾水生肝血，故筋亦劲强也。余注同前女子。

〔4〕【王冰】丈夫天癸，八八而终，年居四八，亦材之半也。

【张介宾】男子气数至此，盛之极也。

〔5〕【王冰】肾主于骨，齿为骨余。肾气既衰，精无所养，故令发堕，齿复干枯。

【张介宾】男为阳体，不足于阴，故其衰也自肾始，而发齿其征也。

〔6〕【王冰】阳气，亦阳明之气也。《灵枢经》曰：足阳明之脉，起于鼻，交颊中，下循鼻外，入上齿中，还出侠口环唇，下交承浆，却循颐后下廉，出大迎，循颊车，上耳前，过客主人，循发际，至额颅。故衰于上，则面焦发鬓白也。

【张介宾】阳气，亦三阳气也。颁，班同。

〔7〕【王冰】肝气养筋，肝衰故筋不能动。肾气养骨，肾衰故形体疲极。天癸已竭，故精少也。匪惟材力衰谢，固当天数使然。

【张介宾】肝主筋，肝衰故筋不能动。肾主骨，肾衰故形体

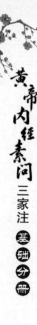

疲极。

〔8〕【王冰】阳气竭，精气衰，故齿发不坚，离形骸矣。去，落也。

【杨上善】齿槁者，骨先衰，肉不附，故令齿枯也。

〔9〕【王冰】五脏六腑，精气淫溢，而渗灌于肾，肾脏乃受而藏之。何以明之？《灵枢经》曰：五脏主藏精，藏精者不可伤。由是则五脏各有精，随用而灌注于肾，此乃肾为都会关司之所，非肾一脏而独有精，故曰五脏盛乃能写也。

【张介宾】肾为水脏，精即水也，五脏六腑之精，皆藏于肾，非肾脏独有精也，故五脏盛则肾乃能写。

〔10〕【王冰】所谓物壮则老，谓之天道者也。

【张介宾】凡物壮则老，此上文所谓天数也。解，懈同。

帝曰：有其年已老而有子者，何也[1]？岐伯曰：此其天寿过度，气脉常通，而肾气有余也[2]。此虽有子，男不过尽八八，女不过尽七七，而天地之精气皆竭矣[3]。帝曰：夫道者，年皆百数，能有子乎？岐伯曰：夫道者能却老而全形，身年虽寿，能生子也[4]。

〔1〕【王冰】言似非天癸之数也。

〔2〕【王冰】所禀天真之气，本自有余也。

【张介宾】此天禀有余，即所谓材力也。

〔3〕【王冰】虽老而生子，子寿亦不能过天癸之数。

【张介宾】天癸大数，女已尽于七七，男已尽于八八，精气既竭，此外多难于子矣。

〔4〕【王冰】是所谓得道之人也。

【张介宾】道者，言合道之人也。既能道合天地，则其材力天数，自是非常，却老全形，寿而生子，固有出人之表，而不可以常数限者矣。此篇大意，帝以材力天数为问，而岐伯之答，如天癸盛衰者，言材力也；七七八八者，言天数也。虽材力之强者，若出于数限之外，而其所以能出者，又何莫非天禀之数乎？其有积精全神，而能以人力胜天者，惟法则天地而合同于道者，为能及之也。

12

黄帝曰：余闻上古有真人者，提挈天地，把握阴阳[1]，呼吸精气，独立守神，肌肉若一[2]，故能寿敝天地，无有终时[3]，此其道生[4]。

〔1〕【王冰】真人，谓成道之人也。夫真人之身，隐见莫测，其为小也，入于无间，其为大也，遍于空境，其变化也，出入天地，内外莫见，迹顺至真，以表道成之证。凡如此者，故能提挈天地，把握阴阳也。

【张介宾】真，天真也。不假修为，故曰真人。心同太极，德契两仪，故能斡旋造化，燮理阴阳，是即提挈把握之谓。

〔2〕【王冰】真人心合于气，气合于神，神合于无，故呼吸精气，独立守神，肌肤若冰雪，绰约如处子。新校正云：按全元起注本云：身肌宗一。《太素》同，杨上善云：真人身之肌体，与太极同质，故云宗一。

【张介宾】呼接于天，故通乎气。吸接于地，故通乎精。有道独存，故能独立。神不外驰，故曰守神。神守于中，形全于外，身心皆合于道，故云肌肉若一。即首篇形与神俱之义。按此节所重者，在精气神三字，惟道家言之独详，今并先贤得理诸论，采附于左以助参悟。白乐天曰：王乔赤松，吸阴阳之气，食天地之精，呼而出故，吸而入新。方扬曰：凡亡于中者，未有不取足于外者也。故善养物者守根，善养生者守息，此言养气当从呼吸也。曹真人曰：神是性兮气是命，神不外驰气自定。张虚静曰：神若出，便收来，神返身中气自回。此言守神以养气也。《淮南子》曰：事其神者神去之，休其神者神居之。此言静可养神也。《金丹大要》曰：气聚则精盈，精盈则气盛。此言精气之互根也。《契秘图》曰：坎为水为月，在人为肾。肾藏精，精中有正阳之气，炎升于上；离为火为日，在人为心，心藏血，血中有真一之液，流降于下。此言坎离之交构也。吕纯阳曰：精养灵根气养神，此真之外更无真。此言修真之道，在于精气神也。《胎息经》曰：胎从伏气中结，气从有胎中息，气入身来为之生，神去离形为之死，知神气可以长生，固守虚无以养神气，神行即气行，神住即气住，若欲长生，神气须注，心不动念，无来无去，不出不入，自然

上古天真论篇第一

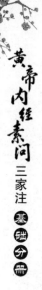

常住，勤而行之，是真道路。《胎息铭》曰：三十六咽，一咽为先。吐唯细细，纳唯绵绵。坐卧亦尔，行立坦然。戒于喧杂，忌以腥膻。假名胎息，实曰内丹。非只治病，决定延年。久久行之，名列上仙。此言养生之道，在乎存神养气也。张紫阳曰：心能役神，神亦役心。眼者神游之宅，神游于眼而役于心。心欲求静，必先制眼。抑之于眼，使归于心，则心静而神亦静矣。此言存神在心，而静心在目也。又曰：神有元神，气有元气。精得无元精乎？盖精依气生，精实而气融。元精失则元气不生，元阳不见，元神见则元气生，元气生则元精产。此言元精元气元神者，求精气神于化生之初也。李东垣《省言箴》曰：气乃神之祖，精乃气之子，气者精神之根蒂也，大矣哉！积气以成精，积精以全神，必清必静，御之以道，可以为天人矣，有道者能之。余何人哉，切宜省言而已。此言养身之道，以养气为本也。愚按诸论，无非精气神之理。夫生化之道，以气为本，天地万物莫不由之。故气在天地之外，则包罗天地，气在天地之内，则运行天地，日月星辰得以明，雷雨风云得以施，四时万物得以生长收藏，何非气之所为？人之有生，全赖此气。故《天元纪大论》曰：在天为气，在地为形，形气相感而化生万物矣。惟是气义有二：曰先天气，后天气。先天者，真一之气，气化于虚，因气化形，此气自虚无中来；后天者，血气之气，气化于谷，因形化气，此气自调摄中来。此一形字，即精字也。盖精为天一所生，有形之祖。《龙虎经》曰：水能生万物，圣人独知之。《经脉篇》曰：人始生，先成精，精成而脑髓生。《阴阳应象大论》曰：精化为气。故先天之气，气化为精，后天之气，精化为气，精之与气，本自互生，精气既足，神自王矣。虽神由精气而生，然所以统驭精气而为运用之主者，则又在吾心之神，三者合一，可言道矣。今之人，但知禁欲即为养生，殊不知心有妄动，气随心散，气散不聚，精逐气亡。释氏有戒欲者曰：断阴不如断心，心为功曹，若止功曹，从者都息，邪心不止，断阴何益？此言深得制欲之要，亦足为入门之一助也。膻，世连切。

〔3〕【**王冰**】体同于道，寿与道同，故能无有终时，而寿尽天地也。敝，尽也。

〔4〕【**王冰**】惟至道生，乃能如是。

【张介宾】敝，尽也。真人体合于道，故后天地而生，原天地之始，先天地而化，要天地之终，形去而心在，气散而神存，故能寿敝天地而与道俱生也。

中古之时，有至人者，淳德全道[1]，和于阴阳，调于四时[2]，去世离俗，积精全神[3]，游行天地之间，视听八达之外[4]，此盖益其寿命而强者也，亦归于真人[5]。

〔1〕【王冰】全其至道，故曰至人。然至人以此淳朴之德，全彼妙用之道。新校正云：详杨上善云：积精全神，能至于德，故称至人。

【张介宾】至，极也。淳，厚也。至极之人，其德厚，其道全也。

〔2〕【王冰】和，谓同和。调，谓调适。言至人动静，必适中于四时生长收藏之令，参同于阴阳寒暑升降之宜。

【张介宾】和，合也，合阴阳之变化。调，顺也，顺时令之往来。

〔3〕【王冰】心远世纷，身离俗染，故能积精而复全神。

【张介宾】去世离俗，藏形隐迹也。积精全神，聚精会神也。

〔4〕【王冰】神全故也。《庚桑楚》曰：神全之人，不虑而通，不谋而当，精照无外，志凝宇宙，若天地然。又曰：体合于心，心合于气，气合于神，神合于无，其有介然之有。唯然之音，虽远际八荒之外，近在眉睫之内，来于我者，吾必尽知之。夫如是者神全，故所以能矣。

【张介宾】至道之人，动以天行，故神游宇宙。明察无外，故闻见八荒。

〔5〕【王冰】同归于道也。

【张介宾】此虽同归于真人，然但能延寿而不衰，已异于寿敝天地者矣。故曰亦者，有间之辞也。

其次有圣人者，处天地之和，从八风之理[1]，适嗜欲于世俗之间，无恚嗔之心[2]，行不欲离于世[3]，被服章①[4]，举不欲观于

上古天真论篇第一

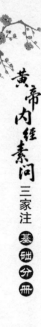

俗^[5]，外不劳形于事，内无思想之患^[6]，以恬愉为务，以自得为功^[7]，形体不敝，精神不散，亦可以百数^[8]。

①新校正云：详"被服章"三字疑衍，此三字上下文不属。

〔1〕【王冰】与天地合德，与日月合明，与四时合其序，与鬼神合其吉凶，故曰圣人。所以处天地之淳和，顺八风之正理者，欲其养正，避彼虚邪。

【张介宾】次真人、至人者，谓之圣人。圣，大而化也。圣人之道，与天地合德，日月合明，四时合序，鬼神合吉凶。所以能处天地之和气，顺八风之正理，而邪弗能伤也。

〔2〕【王冰】圣人志深于道，故适于嗜欲，心全广爱，故不有恚嗔，是以常德不离，殁身不殆。

【张介宾】适，安便也。恚，怒也。嗔，恶也。欲虽同俗，自得其宜，随遇皆安，故无嗔怒。嗜音示。恚音畏。嗔，昌真切。

〔3〕【张介宾】和其光，同其尘也。

〔4〕【张介宾】五服五章，尊德之服。《皋陶谟》曰：天命有德，五服五章哉。

〔5〕【王冰】圣人举事行止，虽常在时俗之间，然其见为，则与时俗有异尔。何者？贵法道之清静也。《老子》曰：我独异于人，而贵求食于母。母，亦谕道也。

【张介宾】圣人之心，外化而内不化。外化所以同人，故行不欲离于世；内不化所以全道，故举不欲观于俗。观俗者，效尤之谓。

〔6〕【王冰】圣人为无为事，无事，是以内无思想，外不劳形。

〔7〕【王冰】恬，静也。愉，悦也。法道清静，适性而动，故悦而自得也。

〔8〕【王冰】外不劳形，内无思想，故形体不敝。精神保全，神守不离，故年登百数。此盖全性之所致尔。《庚桑楚》曰：圣人之于声色滋味也，利于性则取之，害于性则捐之。此全性之道也。敝，疲敝也。

【张介宾】恬，静也。愉，悦也。敝，坏也。外不劳形则身安，故形体不敝；内无思想则心静，故精神无伤。内外俱有养，则恬

16

愉自得而无耗损之患，故寿亦可以百数。恬音甜。愉音俞。

其次有贤人者，法则天地[1]，象似日月[2]，辩列星辰[3]，逆从阴阳[4]，分别四时[5]，将从上古合同于道，亦可使益寿而有极时[6]。

[1]【张介宾】次圣人者，谓之贤人。贤，善也，才德之称。法，效也。则，式也。天地之道，天圆地方，天高地厚，天覆地载，天动地静。乾为天，乾者健也；坤为地，坤者顺也。君子之自强不息，安时处顺，能覆能载，能包能容，可方可圆，可动可静，是皆效法天地之道。

[2]【王冰】次圣人者，谓之贤人。然自强不息，精了百端，不虑而通，发谋必当，志同于天地，心烛于洞幽，故云法则天地，象似日月也。

【张介宾】象，放也。似，肖也。日为阳精，月为阴精；月以夜见，日以昼明；日中则昃，月盈则亏；日去则死，日来则生。故贤人象似之。

[3]【张介宾】辩，别也。列，分解也。二十八宿为星之经，金木水火土为星之纬，经有度数之常，纬有进退之变，日月所会谓之辰，辰有十二谓之次，会当朔晦之期，次定四方之位，故贤人辩列之。

[4]【张介宾】逆，反也。从，顺也。阳主生，阴主死；阳主长，阴主消；阳主升，阴主降。升者其数顺，降者其数逆。然阳中有阴，阴中有阳，盛衰不可不辨也，故贤人逆从之。

[5]【王冰】星，众星也。辰，北辰也。辩列者，谓定内外星官座位之所于天，三百六十五度远近之分次也。逆从阴阳者，谓以六甲等法，逆顺数而推步吉凶之征兆也。《阴阳书》曰：人中甲子，从甲子起，以乙丑为次，顺数之。地下甲子，从甲戌起，以癸酉为次，逆数之。此之谓逆从也。分别四时者，谓分其气序也，春温，夏暑热，秋清凉，冬冰冽，此四时之气序也。

[6]【王冰】将从上古合同于道，谓如上古知道之人，法于阴阳，和于术数，食饮有节，起居有常，不妄作劳也。上古知道之人，年度

17

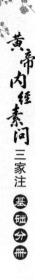

百岁而去，故可使益寿而有极时也。

　　【张介宾】将，随也。极，尽也。贤人从道于上古，故亦可益寿，而但有穷尽耳。呜呼！人操必化之器，托不停之运，鸟飞兔走，谁其免之？独怪夫贪得者忘殆，自弃者失时，时其有止也，若之何？盖不知时命耳，彼贤人者则不然也。

四气调神大论篇第二①

　　春三月，此谓发陈[1]，天地俱生，万物以荣[2]，夜卧早起②[3]，广步于庭[4]，被发缓形，以使志生[5]，生而勿杀，予而勿夺，赏而勿罚[6]，此春气之应，养生之道也[7]。逆之则伤肝③，夏为寒变④，奉长者少[8]。

　　①新校正云：按全元起本在第九卷。
　　②早起：《太素》作"蚤起"。
　　③逆之则伤肝：《太素》作"逆则伤于肝"。
　　④夏为寒变：《太素》作"夏为寒为变"。

　　[1]【王冰】春阳上升，气潜发散，生育庶物，陈其姿容，故曰发陈也。所谓春三月者，皆因节候而命之，夏秋冬亦然。

　　【杨上善】陈，旧也，言春三月，草木旧根旧子皆发生也。

　　【张介宾】发，启也。陈，故也。春阳上升，发育庶物，启故从新，故曰发陈。

　　[2]【王冰】天气温，地气发，温发相合，故万物滋荣。

　　【杨上善】天之父也，降之以德，地之母也，资之以气，德之与气，俱能生也，物因德气，英华开发也。

　　【张介宾】万象更新也。

　　[3]【杨上善】春之三月，主胆，肝之腑，足少阳用事，阴消阳息。故养阳者，至夜即卧，顺阴消也。蚤字，古早字。旦而起，顺阳息也。

　　[4]【王冰】温气生，寒气散，故夜卧早起，广步于庭。

18

【张介宾】广，大也。所以布发生之气也。

〔5〕【王冰】法象也，春气发生于万物之首，故被发缓形，以使志意发生也。

【杨上善】广步于庭，劳以使志也。被发缓形，逸以使志也。劳逸处中，和而生也。故其和者，是以内摄生者也。

【张介宾】缓，和缓也。举动和缓以应春气，则神定而志生，是即所以使。后仿此。

〔6〕【王冰】春气发生，施无求报，故养生者必顺于时也。

【张介宾】皆所以养发生之德也。故君子于启蛰不杀，方长不折。予，与同。

〔7〕【王冰】所谓因时之序也。然立春之节，初五日东风解冻，次五日蛰虫始振，后五日鱼上冰。次雨水气，初五日獭祭鱼，次五日鸿雁来，后五日草木萌动。次仲春惊蛰之节，初五日小桃华，新校正云：详"小桃华"《月令》作"桃始华"。次五日仓庚鸣，后五日鹰化为鸠。次春分气，初五日玄鸟至，次五日雷乃发声，芍药荣，后五日始电。次季春清明之节，初五日桐始华，次五日田鼠化为鴽，牡丹华，后五日虹始见。次谷雨气，初五日萍始生，次五日鸣鸠拂其羽，后五日戴胜降于桑。凡此六气一十八候，皆春阳布发生之令，故养生者必谨奉天时也。新校正云：详"芍药荣，牡丹华"，今《月令》无。

【杨上善】生、予、赏者，顺少阳也。杀、夺、罚者，逆少阳也。故顺成和，则外摄生也。内外和顺，春之应也。斯之顺者，为身为国养生道也。

【张介宾】四时之令，春生夏长，秋收冬藏。凡此应春气者，正所以养生气也。

〔8〕【王冰】逆，谓反行秋令也。肝象木，王于春，故行秋令则肝气伤。夏火王而木废，故病生于夏。然四时之气，春生夏长，逆春伤肝，故少气以奉于夏长之令也。

【杨上善】肝气在春，故晚卧形晚起，逸体急形，杀夺罚者，皆逆少阳也。故其为身者，逆即伤肝，夏为伤寒热病变也。其为国也，霜雹风寒灾害变也。春时内外伤者，奉夏生长之道不足也。

【张介宾】逆，不顺也。奉，承也。肝属木，王于春。春失

19

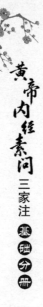

所养，故伤肝，肝伤则心火失其所生。故当夏令则火有不足，而寒水侮之，因为寒变。寒变者，变热为寒也。春生既逆，承生气而夏长者少矣。

夏三月，此谓蕃秀[1]，天地气交，万物华实①[2]，夜卧早起②[3]，无厌于日[4]，使志无怒[5]，使华英③成秀[6]，使气得泄④[7]，若所爱在外[8]，此夏气之应，养长之道也[9]。逆之则伤心，秋为痎疟，奉收者少[10]。冬至重病[11]。

①华实：《太素》作"英实"。
②夜卧：《太素》作"晚卧"。
③华英：《太素》无"华"字。
④泄：《太素》作"洩"，下同。

〔1〕【王冰】阳自春生，至夏洪盛，物生以长，故蕃秀也。蕃，茂也，盛也。秀，华也，美也。

　　【杨上善】蕃，伐元反，茂也。夏三月时，万物蕃滋茂秀增长者也。

　　【张介宾】蕃，茂也。阳王已极，万物俱盛，故曰蕃秀。蕃音烦。

〔2〕【王冰】举夏至也。《脉要精微论》曰：夏至四十五日，阴气微上，阳气微下。由是则天地气交也。然阳气施化，阴气结成，成化相合，故万物华实也。《阴阳应象大论》曰：阳化气，阴成形。

　　【杨上善】阴阳气和，故物英华而盛实也。

　　【张介宾】岁气阴阳盛衰，其交在夏，故曰天地气交。斯时也，阳气生长于前，阴气收成于后，故万物华实。

〔3〕【杨上善】夏之三月，主小肠，心之腑，手太阳用事，阴虚阳盈。故养阳者，多起少卧也。晚卧以顺阴虚，蚤起以顺阳盈实也。

〔4〕【张介宾】起卧同于春时，不宜藏也。无厌于长日，气不宜惰也。

〔5〕【杨上善】日者为阳，故不可厌之。怒者为阴，故使志无怒之。

〔6〕【张介宾】长夏火土用事，怒则肝气易逆，脾土易伤，故欲使志无怒，则华英成秀。华英，言神气也。

〔7〕【杨上善】使物华皆得秀长，使身开腠，气得通洩也。

〔8〕【王冰】缓阳气则物化，宽志意则气泄，物化则华英成秀，气泄则肤腠宜通。时令发阳，故所爱亦顺阳而在外也。

【张介宾】夏气欲其疏泄，泄则肤腠宜通，故若所爱在外。

〔9〕【王冰】立夏之节，初五日蝼蝈鸣，次五日蚯蚓出，后五日赤箭生。新校正云：按《月令》作"王瓜生"。次小满气，初五日吴葵华。新校正云：按《月令》作"苦菜秀"。次五日靡草死，后五日小暑至。次仲夏芒种之节，初五日螳螂生，次五日蜩始鸣，后五日反舌无声。次夏至气，初五日鹿角解，次五日蜩始鸣，后五日半夏生，木堇荣。次季夏小暑之节，初五日温风至，次五日蟋蟀居壁，后五日鹰乃学习。次大暑气，初五日腐草化为萤，次五日土润溽暑，后五日大雨时行。凡此六气一十八候，皆夏气扬蕃秀之令，故养生者必敬顺天时也。新校正云：详木堇荣，今《月令》无。

【杨上善】内者为阴，外者为阳，诸有所爱，皆欲在阳，此之行者，应太阳之气，养生之道也。

【张介宾】凡此应夏气者，正所以养长气也。长，上声。

〔10〕【张介宾】心属火，王于夏。夏失所养，故伤心，心伤则暑气乘之，至秋而金气收敛，暑邪内郁，于是阴欲入而阳拒之，故为寒，火欲出而阴束之，故为热，金火相争，故寒热往来而为痎疟。夏长既逆，承长气而秋收者少矣。痎音皆。

〔11〕【王冰】逆，谓反行冬令也。痎，痎瘦之疟也。心象火，王于夏，故行冬令则心气伤。秋金王而火废，故病发于秋而为痎疟也。然四时之气，秋收冬藏，逆夏伤心，故少气以奉于秋收之令也。冬水胜火，故重病于冬至之时也。

【杨上善】蚤卧晚起，厌日生怒，伤英不秀，壅气在内，皆逆太阳气也。故夏为逆者，则伤乎心，秋为痎疟，奉秋收之道不足，得冬之气，成热中病重也。

【张介宾】火病者畏水也。

四气调神大论篇第二

21

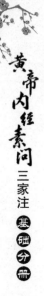

秋三月，此谓容平[1]，天气以急，地气以明[2]，早卧早起，与鸡俱兴[3]，使志安宁，以缓秋刑①[4]，收敛神气，使秋气平[5]，无外其志，使肺气清②[6]，此秋气之应，养收之道也[7]。逆之则伤肺，冬为飧泄，奉藏者少③[8]。

①刑：《太素》作"形"。
②清：《太素》作"精"。
③奉藏者少：《太素》作"则奉养者少"。

〔1〕【王冰】万物夏长，华实已成，容状至秋，平而定也。

【杨上善】夏气盛长。至秋也，不盛不长，以结其实，故曰容平也。

【张介宾】阴升阳降，大火西行，秋容平定，故曰容平。

〔2〕【王冰】天气以急，风声切也。地气以明，物色变也。

【杨上善】天气急者，风清气凉也。地气明者，山川景净也。

【张介宾】风气劲疾曰急。物色清肃曰明。

〔3〕【王冰】惧中寒露，故早卧，欲使安宁，故早起。

【杨上善】秋之三月，主肺藏，手太阴用事，阳消阴息。故养阴者与鸡俱卧，顺阴息也；与鸡俱起，顺阳消也。

【张介宾】蚤卧以避初寒，蚤起以从新爽。

〔4〕【王冰】志气躁则不慎其动，不慎其动，则助秋刑急，顺杀伐生，故使志安宁缓秋刑也。

【杨上善】春之缓者，缓于紧急，秋之缓者，缓于滋盛，故宁志以缓形。

【张介宾】阳和日退，阴寒日生，故欲神志安宁，以避肃杀之气。

〔5〕【王冰】神荡则欲炽，欲炽则伤和气，和气既伤则秋气不平调也，故收敛神气使秋气平也。

【杨上善】夏日之时，神气洪散，故收敛顺秋之气，使之和平也。

〔6〕【王冰】亦顺秋气之收敛也。

【张介宾】皆所以顺秋气，欲使肺金清静也。

22

〔7〕【王冰】立秋之节，初五日凉风至，次五日白露降，后五日寒蝉鸣。次处暑气，初五日鹰乃祭鸟，次五日天地始肃，后五日禾乃登。次仲秋白露之节，初五日盲风至，鸿雁来，次五日玄鸟归，后五日群鸟养羞。次秋分气，初五日雷乃收声，次五日蛰虫坏户，景天华，后五日水始涸。次季秋寒露之节，初五日鸿雁来宾，次五日雀入大水为蛤，后五日菊有黄华。次霜降气，初五日豺乃祭兽，次五日草木黄落，后五日蛰虫咸俯。凡此六气一十八候，皆秋气正收敛之令，故养生者必谨奉天时也。新校正云：详"景天华"三字，今《月令》无。

【杨上善】摄志存阴，使肺气之无杂，此应秋气，养阴之道也。

【张介宾】凡此应秋气者，正所以养收气也。

〔8〕【王冰】逆，谓反行夏令也。肺象金，王于秋，故行夏令则气伤。冬水王而金废，故病发于冬。飧泄者，食不化而泄出也。逆秋伤肺，故少气以奉于冬藏之令也。

【杨上善】晚卧晚起，志不宁者，秋时以逆太阴气，秋即伤肺，至冬飧洩，奉冬养之道少也。

【张介宾】肺属金，王于秋。秋失所养，故伤肺，肺伤则肾水失其所生，故当冬令而为肾虚飧泄。飧泄者，水谷不分而为寒泄也。秋收既逆，承收气而冬藏者少矣。飧音孙。

　　冬三月，此谓①闭藏[1]，水冰地坼[2]，无扰乎阳②[3]，早卧晚起[4]，必待日光[5]，使志若伏若匿③[6]，若有私意，若已有得④[7]，去寒就温[8]，无⑤泄皮肤，使气亟夺⑥[9]，此冬气之应，养藏之道也[10]。逆之则伤肾，春为痿厥，奉生者少⑦[11]。

①此谓：此下《太素》有"气"字。
②无扰乎阳：《太素》作"毋扰乎阳"。
③若伏若匿：《太素》作"若伏匿"。
④有得：《太素》作"有德"。
⑤无：《太素》作"毋"。
⑥亟夺：《太素》作"不极"。

⑦奉生者少：《太素》作"则奉生少也"。

〔1〕【王冰】草木凋，蛰虫去，地户闭塞，阳气伏藏。

【杨上善】阴气外闭，阳气内藏。

【张介宾】阳气藏伏，闭塞成冬也。

〔2〕【杨上善】敕白反，分也。

〔3〕【王冰】阳气下沉，水冰地坼，故宜周密，不欲烦劳。扰，谓烦也，劳也。

【杨上善】言居阴分，故毋扰阳。

【张介宾】坼，裂也。天地闭塞，故不可烦扰以泄阳气。坼音策。

〔4〕【杨上善】冬之三月，主肾藏，足少阴用事，阳虚阴盈。故养阴者，多卧少起。蚤卧顺阳虚，晚起顺阴盈也。

〔5〕【王冰】避于寒也。

【张介宾】所以避寒也。

〔6〕【杨上善】伏匿，静也。卧尽阴分，使志静也。

〔7〕【王冰】皆谓不欲妄出于外，触冒寒气也，故下文云。

【张介宾】皆所以法冬令，欲其自重，无妄动也。

〔8〕【杨上善】言十一月，阴去阳来，故养阴者，凡有私意，诸有所得，与阴俱去，顺阳而来，无相扰也。

〔9〕【王冰】去寒就温，言居深室也。《灵枢经》曰：冬日在骨，蛰虫周密，君子居室。无泄皮肤，谓勿汗也。汗则阳气发泄，阳气发泄则数为寒气所迫夺之。亟，数也。

【张介宾】去寒就温，所以养阳，无使泄夺，所以养气。亟，数也。真氏曰：冬气闭藏不密，温暖无霜雪，则来年阳气无力，五谷不登；人身亦是如此，静时纷扰，则动时安能中节？故周子以主静为本，程子以主敬为本，其理一也。亟，棘、器二音。

〔10〕【王冰】立冬之节，初五日水始冰，次五日地始冻，后五日雉入大水为蜃。次小雪气，初五日虹藏不见，次五日天气上腾，地气下降，后五日闭塞而成冬。次仲冬大雪之节，初五日冰益壮，地始坼，鹖鸟不鸣，次五日虎始交，后五日芸始生，荔挺出。次冬至气，初五

24

日蚯蚓结，次五日麋角解，后五日水泉动。次季冬小寒之节，初五日雁北乡，次五日鹊始巢，后五日雉雊。次大寒气，初五日鸡乳，次五日鸷鸟厉疾，后五日水泽腹坚。凡此六气一十八候，皆冬气正养藏之令，故养生者必谨奉天时也。

【杨上善】闭诸腠理，使气不洩极也，斯之行者，应冬肾气，养阴之道也。

【张介宾】凡此应冬气者，正所以养藏气也。

〔11〕【王冰】逆，谓反行夏令也。肾象水，王于冬，故行夏令则肾气伤。春木王而水废，故病发于春也。逆冬伤肾，故少气以奉于春生之令也。

【杨上善】蚤起晚卧，不待日光，志气外洩，冬为逆者，伤肾痿厥，奉春养生之道少也。痿厥，不能行也，一曰偏枯也，于危反。

【张介宾】肾属水，王于冬。冬失所养，故伤肾，肾伤则肝木失其所生，肝主筋，故当春令而筋病为痿。阳欲藏，故冬不能藏，则阳虚为厥。冬藏既逆，承藏气而春生者少矣。

天气，清净①光明者也[1]，藏德不止②，故不下也[2]。天明③则日月不明[3]，邪害空窍[4]，阳气者④闭塞，地气者④冒明[5]，云雾⑤不精，则上应白露⑥不下[6]。交通不表，万物命故不施[7]，不施则名木多死[8]。恶气不发⑦，风雨不节，白露不下，则菀槁不荣[9]。贼风数至，暴雨数起，天地四时不相保，与道⑧相失，则未央绝灭[10]。唯圣人从之⑨，故身无奇病⑩，万物不失，生气不竭[11]。

①清净：《太素》作"清静"。

②止：《太素》作"上"。新校正云：按别本"止"一作"上"。

③天明：《太素》作"上下"。

④者：《太素》无此两"者"字。

⑤云雾：《太素》作"云露"。

⑥白露：《太素》作"甘露"，下同。

⑦恶气不发：《太素》作"恶气发"。

⑧与道：《太素》作"乃道"。

四气调神大论篇第二

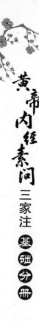

⑨从之：《太素》作"顺之"。

⑩奇病：《太素》作"奇疾"。

〔1〕【王冰】言天明不竭，以清净故致人之寿延长，亦由顺动而得，故言天气以示于人也。

【杨上善】天道之气，清虚不可见，安静不可为，故得三光七耀光明者也。玄元皇帝曰：虚静者，天之明也。

【张介宾】天之气，至清静、至光明者也，人禀此气而生，故特言之，以明人之本质亦犹是也。

〔2〕【王冰】四时成序，七曜周行，天不形言，是藏德也，德隐则应用不屈，故不下也。《老子》曰：上德不德，是以有德也。言天至尊高，德犹见隐也，况全生之道，而不顺天乎。

【杨上善】天设日月，列星辰，张四时，调阴阳，日以曝之，夜以息之，风以干之，雨露濡之，其生物也，莫见其所养而物长，其所杀也，莫见其所丧而物亡，此谓天道藏德不上故不下者也。圣人象之，其起福也，不见其所以而福起，其除祸也，不见其所由而祸除，则圣人藏德不上故不下也。玄元皇帝曰：上德不德，是以有德。即其事也。

【张介宾】天德不露，故曰藏德。健运不息，故曰不止。惟其藏德，故应用无穷，惟其健运，故万古不下，天道无为故无不为，天犹若此，可以修身之士而不知所藏德乎？

〔3〕【杨上善】君上情在，于己有私，修德遂不为德。玄元皇帝曰：下德不失德，是以无德。君之无德，则令日月薄蚀、三光不明也。

〔4〕【王冰】天所以藏德者，为其欲隐大明，故大明见则小明灭，故大明之德不可不藏，天若自明，则日月之明隐矣。所论者何？言人之真气，亦不可泄露，当清净法道，以保天真。苟离于道，则虚邪入于空窍。

【杨上善】空窍，谓三百六十五穴也。君不修德和阳气者，则疵疠贼风，入人空窍，伤害人也。

【张介宾】惟天藏德，不自为用，故日往月来，寒往暑来，以成阴阳造化之道。设使天不藏德，自专其明，是大明见则小明灭，日月之光隐矣；昼夜寒暑之令废，而阴阳失其和矣，此所以大明之德不可不藏也。所喻之意，盖谓人之本元不固，发越于外而空窍疏，则邪得乘虚而害之矣。空，孔同。

〔5〕【王冰】阳，谓天气，亦风热也。地气谓湿，亦云雾也。风热之害人，则九窍闭塞；雾湿之为病，则掩翳精明。取类者，在天则日月不光，在人则两目藏曜也。《灵枢经》曰：天有日月，人有眼目。《易》曰：丧明于易。守岂非失养正之道邪！

【杨上善】阳气失和，故令阴气冒复三光。

【张介宾】若天气自用，必孤阳上亢，而闭塞乎阴气，则地气隔绝，而冒蔽乎光明矣。

〔6〕【王冰】雾者云之类，露者雨之类。夫阳盛则地不上应，阴虚则天不下交，故云雾不化精微之气，上应于天而为白露不下之咎矣。《阴阳应象大论》曰：地气上为云，天气下为雨；雨出地气，云出天气。明二气交合，乃成雨露。《方盛衰论》曰：至阴虚，天气绝；至阳盛，地气不足。明气不相召，亦不能交合也。

【杨上善】阴气失和，致令云露无润泽之精，无德应天，遂使甘露不降，阴阳不和也。言白露者，恐后代字误也。

【张介宾】雾者云之类，露者雨之类。《阴阳应象大论》曰：地气上为云，天气下为雨；雨出地气，云出天气。若上下否隔，则地气不升，而云雾不得精于上，天气不降，而白露不得应于下，是即至阴虚天气绝，至阳盛地气不足之谓也。吴氏曰：人身膻中之气，犹云雾也。膻中气化则通调水道，下输膀胱。若膻中之气不化，则不能通调水道，下输膀胱，而失降下之令，犹之白露不降矣。

〔7〕【杨上善】阴阳不得交通，则一中分命，无由布表生于万物，德泽不露，故曰不施也。

〔8〕【王冰】夫云雾不化其精微，雨露不沾于原泽，是为天气不降，地气不腾。变化之道既亏，生育之源斯泯，故万物之命，无禀而生，然其死者，则名木先应，故云名木多死也。名，谓名果珍木。表，谓表陈其状也。《易·系辞》曰：天地氤氲，万物化醇。然不表交通，则为否也。《易》曰：天地不交，否。

【张介宾】独阳不生，独阴不成，若上下不交，则阴阳乖而

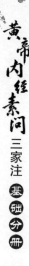

生道息，不能表见于万物之命，故生化不施，不施则名木先应，故多死。

〔9〕【王冰】恶，谓害气也；发，谓散发也；节，谓节度也；菀，谓蕴积也；槁，谓枯槁也。言害气伏藏而不散发，风雨无度，折伤复多，槁木蕴积，春不荣也。岂惟其物独遇是而有之哉，人离于道亦有之矣，故下文曰：

【张介宾】恶气不发，浊气不散也。风雨不节，气候乖乱也。白露不下，阴精不降也。气交若此，则草木之类，皆当抑菀枯槁而不荣矣。菀，郁同。槁音稿。

〔10〕【王冰】不顺四时之和，数犯八风之害，与道相失，则天真之气，未期久远而致灭亡。央，久也，远也。

【杨上善】盗夸之君，德不施布，祸及昆虫，灾延草木，其有八种：一者名木多死，谓名好草木不黄而落。二者恶气发，谓毒气疵疠流行于国。三者风雨不节，谓风不时而起，云不族而雨。四者甘露不下，谓和液无施。菀藁当为宛槁。宛，痿死。槁，枯也。于阮反。陈根旧枝死不荣茂。五者，贼风数至，谓风从冲上来，破屋折木，先有虚者被克而死。六者，暴雨数起，谓骤疾之雨，伤诸苗稼。七者天地四时不相保，谓阴阳乖缪，寒暑无节。八者，失道未央绝灭。未央者，久也。言盗夸之君，绝灭方久也。

【张介宾】央，中半也。阴阳既失其和，则贼风暴雨，数为残害，天地四时，不保其常，是皆与道相违，故凡禀化生气数者，皆不得其半而绝灭矣。数音朔。

〔11〕【王冰】道非远于人，人心远于道，惟圣人心合于道，故寿命无穷。从，犹顺也，谓顺四时之令也。然四时之令，不可逆之，逆之则五脏内伤而他疾起。

【杨上善】唯圣人顺天，藏德不止，故有三德：一者，身无奇疾，奇异邪气不及于身也。二者，万物不失，泽及昆虫，恩沾草木，各得生长也。三者，生气不竭。生气，和气也。和气不竭，致令云露精润，甘露时降也。

【张介宾】从，顺也。唯圣人者，顺承乎天，故能存神葆真以从其脏，纯亦不已以从其健，知乾坤不用坎离代之之义，以从其不自明，察地天之交泰，水火之既济，以从其阴阳之升降，是圣人之体藏乎天，故身无奇病，而于万物之理既无所失，此所以生气不竭也。

逆春气，则少阳不生，肝气内变[1]。逆夏气，则太阳不长，心气内洞[2]。逆秋气，则太阴不收，肺气焦满①[3]。逆冬气，则少阴不藏，肾气独沉②[4]。

①焦满：《太素》作"焦漏"。
②独沉：《太素》作"浊沉"。

〔1〕【王冰】生，谓动出也。阳气不出，内郁于肝，则肝气混糅，变而伤矣。

【杨上善】少阳，足少阳胆腑脉，为外也。肝脏为阴，在内也。故腑气不生，脏气变也。

【张介宾】一岁之气，春夏为阳，秋冬为阴；春夏主生长，秋冬主收藏。春令属木，肝胆应之。《藏气法时论》曰：肝主春，足厥阴少阳主治。故逆春气，则少阳之令不能生发，肝气被郁，内变为病。此不言胆而止言肝者，以脏气为主也。后仿此。

〔2〕【王冰】长，谓外茂也。洞，谓中空也。阳不外茂，内薄于心，燠热内消，故心中空也。

【杨上善】太阳，手太阳小肠腑脉，在外也。心脏为阴，居内也。故腑气不生，脏气内洞。洞，疾流泄也。

【张介宾】夏令属火，心与小肠应之。《藏气法时论》曰：心主夏，手少阴太阳主治。故逆夏气，则太阳之令不长，而心虚内洞，诸阳之病生矣。

〔3〕【王冰】收，收敛。焦，谓上焦也。太阴行气，主化上焦，故肺气不收，上焦满也。新校正云：按"焦满"，全元起本作"进满"，《甲乙》《太素》作"焦满"。

【杨上善】太阴，手太阴肺之脉也。腠理毫毛受邪，入于经络，则脉不收聚，深入至脏，故肺气焦漏。焦，热也。漏，泄也。

【张介宾】秋令属金，肺与大肠应之。《藏气法时论》曰：肺主秋，手太阴阳明主治。故逆秋气，则太阴之令不收，而肺热叶焦，

四气调神大论篇第二

为胀满也。

〔4〕【王冰】沉，谓沉伏也。少阴之气，内通于肾，故少阴不伏，肾气独沉。新校正云：详"独沉"，《太素》作"沉浊"。

【杨上善】少阴，足少阴肾之脉也。少阴受邪，不藏能静，深入至脏，故肾气浊沉，不能营也。

【张介宾】冬令属水，肾与膀胱应之。《藏气法时论》曰：肾主冬，足少阴太阳主治。故逆冬气，则少阴之令不藏，而肾气独沉。藏者藏于中，沉者沉于下。肾气不蓄藏，则注泄沉寒等病生矣。

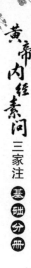

夫^①四时阴阳者，万物^②之根本也^③〔1〕，所以圣人春夏养阳，秋冬养阴，以从^④其根^{〔2〕}，故与万物沉浮于生长之门^{〔3〕}。逆其根，则伐其本，坏其真矣^{〔4〕}。故阴阳四时者，万物之终始也，死生之本也^{〔5〕}，逆之则灾害生，从之则苛疾^⑤不起，是谓得道^{〔6〕}。道者，圣人行之，愚者佩之^{〔7〕}。从阴阳则生，逆之则死，从之则治，逆之则乱^{〔8〕}。反顺为逆，是谓内格^{〔9〕}。

①夫：《太素》作"失"。
②万物：《太素》此上有"失"字。
③根本也：《太素》作"根也"二字。
④从：《太素》作"顺"，下同。
⑤苛疾：《太素》作"奇疾"。

〔1〕【王冰】时序运行，阴阳变化，天地合气，生育万物，故万物之根，悉归于此。

【杨上善】阴阳四时，万物之本也。人君违其本，故万物失其根。

【张介宾】生成之所由也。

〔2〕【王冰】阳气根于阴，阴气根于阳，无阴则阳无以生，无阳则阴无以化，全阴则阳气不极，全阳则阴气不穷。春食凉，夏食寒，以养于阳；秋食温，冬食热，以养于阴。滋苗者必固其根，伐下者必枯其上，故以斯调节，从顺其根。二气常存，盖由根固，百刻晓暮，食亦宜然。

【张介宾】夫阴根于阳，阳根于阴，阴以阳生，阳以阴长。所以圣人春夏则养阳，以为秋冬之地，秋冬则养阴，以为春夏之地，皆所以从其根也。今人有春夏不能养阳者，每因风凉生冷，伤此阳气，以致秋冬，多患疟泻，此阴胜之为病也。有秋冬不能养阴者，每因纵欲过度，伤此阴气，以致春夏，多患火证，此阳胜之为病也。善养生者，宜切佩之！

〔3〕【王冰】圣人所以身无奇病，生气不竭者，以顺其根也。

【杨上善】圣人与万物俱浮，即春夏养阳也；与万物俱沉，即秋冬养阴也。与万物沉浮以为养者，志在生长之门也。

〔4〕【王冰】是则失四时阴阳之道也。

【杨上善】逆四时之根者，则伐阴阳之本也，坏至真之道也。

【张介宾】能顺阴阳之性，则能沉浮于生长之门矣。万物有所生，而独知守其根，百事有所出，而独知守其门，则圣人之能事也。

〔5〕【张介宾】阴阳之理，阳为始，阴为终。四时之序，春为始，冬为终。死生之道，分言之，则得其阳者生，得其阴者死；合言之，则阴阳和者生，阴阳离者死。故为万物之始终，死生之本也。

〔6〕【王冰】谓得养生之道。苛者，重也。

【杨上善】阴为万物终始之本也，阳为万物始生之源也。逆之则灾害生，入于死地也；顺之则奇疾除，得长生之道也。

【张介宾】苛音呵，残虐也。

〔7〕【王冰】圣人心合于道，故勤而行之；愚者性守于迷，故佩服而已。《老子》曰：道者同于道，德者同于德，失者同于失。同于道者道亦得之，同于德者德亦得之，同于失者失亦得之。愚者未同于道德，则可谓失道者也。

【杨上善】圣人得道之言，行之于身，宝之于心府也；愚者得道之章，佩之于衣裳，宝之于名利也。

【张介宾】圣人与道无违，故能行之；愚者信道不笃，故但佩服而已。夫既佩之，已匪无悟，而尚称为愚；今有并阴阳不知而曰医者，又何如其人哉？《老子》曰：上士闻道，勤而行之；中士闻道，若存若亡；下士闻道，大笑之，不笑不足以为道。正此谓也。

〔8〕【杨上善】生死在身，理乱在国。

四气调神大论篇第二

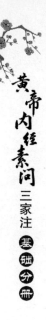

〔9〕【王冰】格，拒也，谓内性格拒于天道也。

【杨上善】不顺四时之养身，内有关格之病也。

【张介宾】阴阳即道，道即阴阳，从道则生，何者不治？逆道则死，何者不乱？若反顺为逆，则阴阳内外，皆相格拒。内格者，逆天者也。世有逆天而能生者，吾未之见也。

是故圣人不治已病治未病，不治已乱治未乱，此之谓也[1]。**夫病已成**①**而后药之，乱已成**②**而后治之，譬犹渴而穿井，斗而铸锥**③，**不亦晚乎**[2]！

①病已成：《太素》作"病已成形"。
②乱已成：《太素》作"乱成"。
③铸锥：《太素》作"铸兵"。

〔1〕【王冰】知之至也。

【张介宾】此承前篇而言圣人预防之道，治于未形，故用力少而成功多，以见其安不忘危也。

〔2〕【王冰】知不及时也，备御虚邪，事符握虎，噬而后药，虽悔何为？

【杨上善】身病国乱未有豪微而行道者，古之圣人也。病乱已微而散之者，贤人之道也。病乱已成而后理者，众人之失也。理之无益，故以穿井铸兵无救之失以譬之也。

【张介宾】渴而穿井，无及于饮，斗而铸兵，无济于战，诚哉晚矣，而病不蚤为之计者，亦犹是也。观扁鹊之初见齐桓侯曰：君有疾，在腠理，不治将深。后五日复见曰：君有疾，在血脉，不治将深。又五日复见曰：君有疾，在肠胃间，不治将深。而桓侯俱不能用。再后五日复见，扁鹊望颜而退走曰：疾之居腠理也，汤熨之所及也；在血脉，针石之所及也；在肠胃，酒醪之所及也；其在骨髓，虽司命无奈之何矣。后五日桓侯疾作，使人召扁鹊，而扁鹊已去，桓侯遂死。夫桓侯不蚤用扁鹊之言，及其病深而后召之，是即渴而穿井，斗而铸兵也。故在圣人则常用意于未病未乱之先，所以灾祸不侵，身命可保。今之人多见病势已成，犹然隐讳，及至于不可为，则虽以扁鹊之神，

32

亦云无奈之何，而医非扁鹊，又将若之何哉？嗟夫！祸始于微，危因于易，能预此者，谓之治未病，不能预此者，谓之治已病，知命者其谨于微而已矣。

生气通天论篇第三①

黄帝曰：夫自古通天者，生之本[1]，本于阴阳[2]。天地之间，六合之内，其气九州九窍、五脏、十二节，皆通乎②天气[3]。其生五③，其气三[4]，数④犯此者，则邪气伤人，此寿命之本⑤也[5]。

①新校正云：按全元起注本在第四卷。
②通乎：《太素》作"通于"。
③五：《太素》作"在"。
④数：《太素》作"谓数"。
⑤寿命之本：《太素》作"寿之本也"。

〔1〕【杨上善】古，谓上古、中古者也。调阴阳而摄其生，则通天之义。上古中古人君摄生，莫不法于天地，故生同天地，长生久视。通天地者，生之本也。不言通地者，天为尊也。

〔2〕【杨上善】本于天地阴阳之气。

〔3〕【王冰】六合，谓四方上下也。九州，谓冀、兖、青、徐、杨、荆、豫、梁、雍也。外布九州而内应九窍，故云九州九窍也。五脏，谓五神脏也。五神脏者，肝藏魂，心藏神，脾藏意，肺藏魄，肾藏志，而此成形矣。十二节者，十二气也。天之十二节气，人之十二经脉而外应之。咸同天纪，故云皆通乎天气也。十二经脉者，谓手三阴三阳，足三阴三阳也。新校正云：详通天者生之本，《六节藏象》注甚详。又按郑康成云：九窍者，谓阳窍七，阴窍二也。

【杨上善】在于天地四方上下之间，所生之物，即九州等也。九州，即是身外物也。九窍等物，身内物也。十二节者，谓人四支各有三大节也。谓九州等内外物，皆通天气也。

【张介宾】大哉乾元，万物资始，生生不息，天之德也。凡

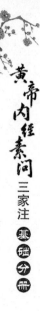

自古之有生者，皆通天元之气以为生也。天元者，阴阳而已，故阴阳为有生之本。如至大为六合，则上下四方也。至广为九州，则冀、兖、青、徐、扬、荆、梁、雍、豫也。人之外有九窍，阳窍七、阴窍二也。内有五脏，心、肺、肝、脾、肾也。天有四时十二节，气候之所行也。人有四肢十二经，营卫之所通也。凡物之形而外者，为仪象之流行，藏而内者，为精神之升降，幽明动静，孰匪由天，故曰皆通于天气。

〔4〕【杨上善】谓天地间九州等物，其生皆在阴阳及和三气。

〔5〕【王冰】言人生之所运为，则内依五气以立；然其镇塞天地之内，则气应三元以成。三，谓天气、地气、运气也。犯，谓邪气触犯于生气也。邪气数犯，则生气倾危，故保养天真，以为寿命之本也。《庚桑楚》曰：圣人之制万物也，以全其天，天全则神全矣。《灵枢经》曰：血气者人之神，不可不谨养。此之谓也。今《灵枢》无此文，见本书《八正神明论》中。

【杨上善】阴阳分为四时和气，人之纵志不顺四时和气摄生，为风寒雨湿邪气伤也。此顺三气养生，寿之本也。

【张介宾】人生虽本乎阴阳，而禀分五行，其生五也。阴阳衰盛，少太有三，其气三也。有五有三，则生克强弱，变出其间矣。得其和则为正气而生物，犯其变则为邪气而伤物，其生其死，皆此三五耳，故为寿命之本。

苍天之气清净①，则志意治[1]，顺之则阳气固[2]，虽有贼邪，弗能害也，此因时之序[3]。故圣人传②精神，服天气，而通神明[4]。失之则内闭九窍，外壅肌肉，卫气散解[5]，此谓自伤，气之削也[6]。

①清净：《太素》作"清静"。
②传：《太素》作"搏"。

〔1〕【杨上善】苍，天色也。气，谓四时和气者也。天地之和气，清而不浊，静而不乱，能令人志意皆清静也。

〔2〕【王冰】春为苍天，发生之主也。阳气者，天气也。《阳阳应象大论》曰：清阳为天。则其义也。本天全神全之理，全则形亦全矣。

34

【张介宾】天色深玄，故曰苍天。天气者，阳气也。苍天之气，清净光明者也，藏德不止，故不下也。人能法天道之清净，则志意治而不乱，阳气固而不衰，弗失天和、长有天命矣。按：上文云：生之本，本于阴阳。而自此以下凡专言阳气者七何也？盖生气通天，以阳为本，阳气既固，阴必从之，故圣人谆谆于此，其示人之深意可知矣。

〔3〕【王冰】以因天四时之气序，故贼邪之气弗能害也。

【杨上善】人能顺清静和气，则脏气守其内，腑气固其外，则虽有八正虚风贼邪，不能伤也，斯因四序之和自调摄也。

【张介宾】阳气固者，其天全也，天全则神全，虽有贼风邪气，不能犯之，盖在乎因时之序，如四气调神之谓是也。

〔4〕【王冰】夫精神可传，惟圣人得道者乃能尔。久服天真之气，则妙用自通于神明也。

【杨上善】搏，附也，或有也。圣人令精神相附不失，有服清静之气，通神令清，通性令明，故得寿弊天地而不道夭。

【张介宾】传，受也。服，佩也。惟圣人者，能得天之精神，服天之元气，所以与天为一而神明可与天通矣。

〔5〕【王冰】失，谓逆苍天清净之理也。然卫气者，合天之阳气也。上篇曰：阳气者闭塞。谓阳气之病人，则窍写闭塞也。《灵枢经》曰：卫气者，所以温分肉而充皮肤，肥腠理而司开阖。故失其度则内闭九窍，外壅肌肉。以卫不营运，故言散解也。

【张介宾】九窍通于内，肌肉卫于外，其行其固，皆阳气为之主也；失之则失其清阳之化，故九窍肌肉皆为闭壅矣。人之卫气，本于天之阳气，阳虚则卫虚，卫气散解则天真失守，故本篇所重者特在卫气，正所以重阳气也。

〔6〕【王冰】夫逆苍天之气，违清净之理，使正真之气如削去之者，非天降之，人自为之尔。

【杨上善】阴气失和，则内闭九窍，令便不通，外壅肌肉，使腠理壅塞也。阳气失和，则腠理开解，卫气发泄也。此之失者，皆是自失将摄，故令和气销削也。

【张介宾】真阳受伤，元气如削，非由天降，自作之耳。

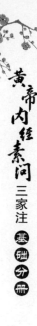

阳气者，若天与日，失其所则折^①寿而不彰^[1]，故天运当以日光明^[2]。是故阳因而上^②，卫外者也^[3]。

①所则折：《太素》作"行独"。
②而上：《太素》作"上而"。

〔1〕【王冰】此明前阳气之用也。论人之有阳，若天之有日，天失其所则日不明，人失其所则阳不固，日不明则天境暝昧，阳不固则人寿夭折。

【张介宾】此发明阳气之本也。日不明则天为阴晦，阳不固则人为夭折，皆阳气之失所也。

〔2〕【王冰】言人之生，固宜借其阳气也。

【张介宾】天不自明，明在日月，月体本黑，得日乃明，此天运必以日光明也。日即阳也，阳即明也，阳之所在，明必随之，明之所及，阳之至耳，阳明一体，本无二也。然阳在午则为昼，而日丽中天，著有象之神明，离之阳在外也；阳在子则为夜，而火伏水中，化无形之元气，坎之阳在内也。如《天元纪大论》曰：君火以明，正此明也；相火以位，亦此位也。盖明而在上则为君火，伏明而在下则为相火，曰君曰相，无非阳气之所在耳。然则天之阳气，惟日为本，天无此日，则昼夜无分，四时失序，万物不彰矣。其在于人，则自表自里，自上自下，亦惟此阳气而已。人而无阳，犹天之无日，欲保天年，其可得乎？《内经》一百六十二篇，天人大义，此其最要者也，不可不详察之。

〔3〕【王冰】此所以明阳气运行之部分，辅卫人身之正用也。

【杨上善】人之阳气，若天与日，不得相无也。如天不得无日，日失其行，则天不明也。故天之运动，要藉日行，天得光明也。人与阳气不得相无，若无三阳行于头上，则人身不得章延寿命也。故身之生运，必待阳脉行身已上，故寿命章也。是以阳上于头，卫于外也。

【张介宾】清阳为天，包覆万物，故因于上而卫于外；人之卫风，亦犹是也。苟不知重，则邪从而入。故《禁服》篇曰：审察卫气，为百病母。

因于寒，欲①如运枢②，起居如惊，神气乃浮[1]。因于暑，汗，烦则喘喝，静则多言[2]。体若燔炭，汗出而散③[3]。因于湿，首如裹，湿热不④攘，大筋软短⑤，小筋弛长⑥，软短为拘⑦，弛长⑥为痿[4]。因于气⑧，为肿，四维相代，阳气乃竭⑨[5]。

①欲：《太素》作"志欲"。
②运枢：《太素》作"连枢"。
③而散：《太素》作"如散"。
④湿热不：《太素》无此三字。
⑤软短：《太素》作"濡短"。
⑥弛长：《太素》作"施长"。
⑦软短为拘：《太素》无此四字。
⑧因于气：《太素》作"因阳气"。
⑨乃竭：《太素》作"而竭"。

〔1〕【王冰】欲如运枢，谓内动也。起居如惊，谓暴卒也。言因天之寒，当深居周密，如枢纽之内动；不当烦扰筋骨，使阳气发泄于皮肤，而伤于寒毒也。若起居暴卒，驰骋荒佚，则神气浮越，无所绥宁矣。《脉要精微论》曰：冬日在骨，蛰虫周密，君子居室。《四气调神大论》曰：冬三月，此谓闭藏，水冰地坼，无扰乎阳。又曰：使志若伏若匿，若有私意，若已有得，去寒就温，无泄皮肤，使气亟夺。此之谓也。新校正云：按全元起本作"连枢"，元起云：阳气定如连枢者，动系也。

　　【杨上善】连，数也。枢，动也。和气行身，因伤寒气，则志欲不定，数动不住，故起居如惊，神魂飞扬也。

　　【张介宾】此下言阳气不固者，四时之邪，皆得以伤之也。运枢，如天枢之独运于中也。如惊，谓举动卒暴，不慎重也。凡因于寒者，得冬之气，冬宜闭藏，当使精神常运于中而身无妄动。若起居不节，则神气外浮，无复中存，邪乃易入矣。《脉要精微论》曰：冬日在骨，蛰虫周密，君子居室。《四气调神论》曰：冬三月此谓闭藏，水冰地坼，无扰乎阳。又曰：去寒就温，无泄皮肤，使气亟夺。皆此谓也。

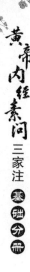

〔2〕【王冰】此则不能静慎，伤于寒毒，至夏而变暑病也。烦，谓烦躁；静，谓安静。喝，谓大呵出声也。言病因于暑，则当汗泄。不为发表，邪热内攻，中外俱热，故烦躁、喘、数大呵而出其声出也。若不烦躁，内热外凉，瘀热攻中，故多言而不次也。喝，一为鸣。

【张介宾】暑有阴阳二证，阳证因于中热，阴证因于中寒，但感在夏至之后者皆谓之暑耳。按《热论》篇曰：凡病伤寒而成温者，先夏至日者为病温，后夏至日者为病暑。义可知也。此节所言，言暑之阳者也。故为汗出烦躁，为喘，为大声呼喝。若其静者，亦不免于多言。盖邪热伤阴，精神内乱，故言无伦次也。

〔3〕【王冰】此重明可汗之理也。为体若燔炭之炎热者，何以救之？必以汗出，乃热气施散。燔，一为燥，非也。

【杨上善】喝，汉曷反，呵也，谓喘呵出气声也。汗者，阴气也，故汗出即热去。今热，汗出而烦扰也。若静而不扰，则内热狂言。如此者，虽汗犹热。汗如沐浴，汗不作珠，故曰如散也。

【张介宾】此言暑之阴者也，故体热若燔炭，必须汗出，邪乃得散。如《热病》篇曰：暑当与汗皆出，勿止。此之谓也。但感而即病，则伤寒也。若不即病，至秋而发，则如《阴阳应象大论》曰：夏伤于暑，秋必痎疟。《金匮真言论》曰：夏暑汗不出者，秋成风疟。皆由此耳。愚按：洁古曰：静而得之为中暑，动而得之为中热；中暑者阴证，中热者阳证。东垣曰：避暑热于深堂大厦得之者，名曰中暑，其病必头痛恶寒，身形拘急，肢节疼痛而烦心，肌肤火热无汗，此为房室之阴寒所遏，使周身阳气不得伸越也。若行人或农夫于日中劳役得之者，名曰中热，其病必苦头痛发躁热恶热，扪之肌肤大热，必大渴引饮，汗大泄，无气以动，乃为天热外伤肺气也。观此二证，一中于热，一中于寒，皆谓之暑；但治寒宜散，必汗出而解，治热宜凉，必热清而愈。然夏月浮阳在外，伏阴在内，若人以饮食情欲伤其内，或冒暑贪凉劳役过度伤其外，及元气素虚之辈，最易患此，如《刺志论》曰：气虚身热，得之伤暑者是也。治此者，又当以调补元气为主，然后察其寒热而佐以解暑之剂。若果为阴寒所中，则附子姜桂，先哲每多用之，不可因炎热在外，而忽舍时从证之良法也。

〔4〕【王冰】表热为病，当汗泄之。反湿其首，若湿物裹之，望

38

除其热。热气不释，兼湿内攻，大筋受热则缩而短，小筋得湿则引而长，缩短故拘挛而不伸，引长故痿弱而无力。攘，除也。缛，缩也。弛，引也。

【杨上善】如，而也。攘，除也。人有病热，用水湿头而以物裹人，望除其热，是则大筋得寒湿缩，小筋得热缓长。施，缓也，绝尔反。筋之缓疭，四支不收，故为痿也。

【张介宾】湿土用事，虽属长夏之气，然土王四季，则感发无时。但湿之中人，有内外上下之辨：湿伤外者，雨雾阴湿之属也。湿伤内者，酒浆乳酪之属也。湿在上则首如裹，谓若以物蒙裹然者，凡人行瘴雾之中及酒多之后，觉胀壅头面，即其状也。湿热，湿郁成热也。攘，退也。湿热不退而下及肢体，大筋受之则血伤，故为缛短。小筋受之则柔弱，故为弛长。缛短故拘挛不伸，弛长故痿弱无力。攘，如羊切。缛音软，缩也。弛音矢，废弛也。

〔5〕**【王冰】**素常气疾，湿热加之，气湿热争，故为肿。然邪气渐盛，正气浸微，筋骨血肉，互相代负，故云四维相代也。致邪代正，气不宣通，卫无所从，便至衰竭，故言阳气乃竭也。卫者，阳气也。

【杨上善】因邪气客于分肉之间，卫气壅遏不行，遂聚为肿。四时之气，各自维守，今四气相代，则卫之阳气竭壅不行，故为肿也。

【张介宾】因于气者，凡卫气营气脏腑之气，皆气也，一有不调，均能致疾。四维，四支也。相代，更迭而病也。因气为肿，气道不行。四支为诸阳之本，胃气所在，病甚而至于四维相代，即上文内闭九窍、外壅肌肉、卫气解散之谓，其为阳气之竭也可知。

阳气者，烦劳则张，精绝，辟积于夏，使人煎厥[①][1]。目盲不可以视，耳闭不可以听[2]。溃溃乎若坏都，汩汩乎不可止[②][3]。阳气者[③]，大怒则形气绝，而[④]血菀[⑤]于上，使人薄厥[⑥][4]。有伤于筋，纵[5]，其若不容[6]。汗出偏沮[⑦]，使人偏枯[7]。汗出见湿，乃生痤痱[⑧][8]。高[⑨]梁之变，足生大丁[⑩]，受如持虚[9]。劳汗当风，寒薄为皶，郁乃痤[⑪][10]。

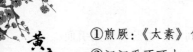

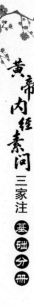

①煎厥：《太素》作"前厥"。

②泪泪乎不可止：《太素》作"滑滑不止"。

③阳气者："阳气"下《太素》无"者"字。

④绝，而：《太素》作"而绝"。

⑤菀：《太素》作"宛"字。

⑥使人薄厥：《太素》作"使前厥"。

⑦汗出偏沮：《太素》作"而出汗偏阻"。《素问》新校正云：按"沮"《千金》作"祖"，全元起本作"恒"。

⑧痱：《太素》作"疽"。

⑨高：《太素》作"膏"。

⑩丁：《太素》作"钉"。

⑪劳汗当风，寒薄为皶，郁乃痤：《太素》无此十一字。

〔1〕【王冰】此又诫起居暴卒，烦扰阳和也。然烦扰阳和，劳疲筋骨，动伤神气，耗竭天真，则筋脉膹胀，精气竭绝，既伤肾气，又损膀胱，故当于夏时，使人煎厥。以煎迫而气逆，因以煎厥为名。厥，谓气逆也。煎厥之状，当如下说。新校正云：按《脉解》云：所谓少气善怒者，阳气不治，阳气不治，则阳气不得出，肝气当治而未得，故善怒，善怒者，名曰煎厥。

【杨上善】辟，稗尺反。夏日阳气盛时，入房过多，则阳虚起，精绝辟积，生前厥之病也。辟积，辟叠停废之谓也。前厥，即前仆也。

【张介宾】此下言起居不节，致伤阳气也。辟，病也。人以阳气为生，惟恐散失。若烦劳过度，则形气施张于外，精神竭绝于中，阳扰阴亏，不胜炎热，故病积至夏，日以益甚，令人五心烦热，如煎如熬，孤阳外浮，真阴内夺，气逆而厥，故名煎厥。《脉解》篇曰：阳气不得出，肝气当治而未得，故善怒，善怒者名曰煎厥。辟音壁。

〔2〕【杨上善】精绝则肾腑足太阳脉衰，足太阳脉起目内眦，故太阳衰者即目盲也。精绝肾虚，则肾官不能听也。

〔3〕【王冰】既且伤肾，又竭膀胱，肾经内属于耳中，膀胱脉生于目眦，故目盲所视，耳闭厥听，大矣哉，斯乃房之患也。既盲目视，

又闭耳聪，则志意心神，筋骨肠胃，溃溃乎若坏都，汩汩乎烦闷而不可止也。

【杨上善】溃，胡对反。溃溃、滑滑，皆乱也。阳气烦劳，则精神血气乱，若国都亡坏，不可止也。一曰滑不正则。都，大也。言非直精神血气溃乱，四支十二大骨痿疾不正也。

【张介宾】目盲耳闭，九窍废也。溃溃，坏貌。都，城郭之谓。汩汩，逝而不返也。阴以阳亏，精因气竭，精神日消，渐至衰败，真溃溃乎若都邑之坏，汩汩乎其去不可绾也。汩音骨。

〔4〕**【王冰】**此又诫喜怒不节，过用病生也。然怒则伤肾，甚则气绝，大怒则气逆而阳不下行，阳逆故血积于心胸之内矣。上，谓心胸也。然阴阳相薄，气血奔并，因薄厥生，故名薄厥。《举痛论》曰：怒则气逆，甚则呕血。《灵枢经》曰：盛怒而不止则伤志。《阴阳应象大论》曰：喜怒伤气。由此则怒甚气逆，血积于心胸之内矣。菀，积也。

【张介宾】此下言怒气伤肝及汗湿肥甘风寒之类，皆足以伤阳气也。人之阳气，惟贵充和。若大怒伤肝，则气血皆逆，甚至形气俱绝，则经脉不通，故血逆妄行，菀积于上焦也。相迫曰薄，气逆曰厥，气血俱乱，故为薄厥。《举痛论》曰：怒则气逆，甚则呕血。《邪气脏腑病形》篇曰：有所大怒，气上而不下，积于胁下则伤肝。皆此谓也。菀音郁。

〔5〕**【杨上善】**阴并于阳，盛怒则卫气壅绝，血之宛陈，上并于头，使人有仆，故曰前厥，并伤于筋，故痿疾也。

〔6〕**【王冰】**怒而过用气，或迫筋，筋络内伤，机关纵缓，形容痿废，若不维持。

【张介宾】怒伤形气，必及于筋，肝主筋也。筋伤则纵缓不收，手足无措，其若不能容者。汗出偏沮，使人偏枯。沮，伤也，坏也。有病偏汗者，或左或右，浸润不止，气血有所偏沮，久之则卫气不固于外，营气失守于中，故当为半身不随偏枯之患。沮，将鱼切。

〔7〕**【王冰】**夫人之身，常偏汗出而湿润者，久久偏枯，半身不随。

【杨上善】沮，坏也，慈吕反。容，缓也。阳气盛者必伤筋

生气通天论篇第三

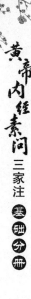

痿缓，其若不缓，则冷汗偏出坏身。偏枯，不随之病也，或偏枯疼者也。

〔8〕【王冰】阳气发泄，寒水制之，热怫内余，郁于皮里，甚为痤疖，微作痱疮。痱，风瘾也。

【杨上善】若汗偏身，见湿于风，即邪风客于肌肉，壅遏营卫，伤肉以生痤疽也。痤，痈之类，然小也，俗谓之疖子。久壅陷骨者，为痤疽也。

【张介宾】汗方出则玄府开，若见湿气，必留肤腠，甚者为痤，微者为痱。痤，小疖也。痱，暑疹也。痤，才何切。痱音沸。

〔9〕【王冰】高，膏也。梁，粱也。不忍之人，汗出淋洗，则结为痤痱；膏粱之人，内多滞热，皮厚肉密，故内变为丁矣。外湿既侵，中热相感，如持虚器，受此邪毒，故曰受如持虚。所以丁生于足者，四支为诸阳之本也。以其甚费于下，邪毒袭虚故尔。新校正云：按丁生之处，不常于足，盖谓膏粱之变，饶生大丁，非偏著足也。

【杨上善】膏粱血食之人，汗出见风，其变为病，与布衣不同，多足生大钉肿。高粱身虚，见湿受病，如持虚器受物，言易得也。

【张介宾】高粱，即膏粱，肥甘也。足，多也。厚味太过，蓄为内热，其变多生大疔。热侵阳分，感发最易，如持空虚之器以受物，故曰受如持虚。

〔10〕【王冰】时月寒凉，形劳汗发，凄风外薄，肤腠居寒，脂液遂凝，蓄于玄府，依空渗涸，皶刺长于皮中，形如米，或如针，久者上黑，长一分，余色白黄而瘦，于玄府中，俗曰粉刺，解表已。玄府，谓汗空也。痤谓色赤䐜愤，内蕴血脓，形小而大如酸枣，或如按豆，此皆阳气内郁所为，待软而攻之，大甚炀出之。

【张介宾】形劳汗出，坐卧当风，寒气薄之，液凝为皶，即粉刺也。若郁而稍大，乃成小疖，是名曰痤。凡若此者，皆阳气不固之使然。皶，支加切。中原雅音云：酒皶鼻。

阳气者，精则养神，柔则养筋[1]。开阖不得，寒气从之，乃生大偻[2]。陷脉为瘘，留连①肉腠[3]。俞气②化薄，传为善畏，及为③惊骇[4]。营气不从④，逆于肉理，乃生痈肿[5]。魄汗未尽⑤，形弱

而气烁，穴俞以闭⑥，发为风疟[6]。

①留连:《太素》作"流连"。

②俞气:《太素》作"输气"。

③及为:《太素》作"乃为"。

④不从:《太素》作"不顺"。

⑤未尽:《太素》作"不尽"。

⑥穴俞以闭:《太素》作"穴输已闭"。

〔1〕【王冰】此又明阳气之运养也。然阳气者，内化精微，养于神气；外为柔软，以固于筋。动静失宜，则生诸疾。

【杨上善】卫之精气，昼行六腑，夜行五脏，令五神清明，行四支及身，令筋柔弱也。

【张介宾】此下言阳气之运用，若有不固，则为偻为瘘，为畏为惊，为痈为疟为隔等证也。神之灵通变化，阳气之精明也。筋之运动便利，阳气之柔和也。故精则养神，柔则养筋。阳气去则神明乱，筋骨废，为病为危，如上文矣。

〔2〕【王冰】开，谓皮腠发泄。阖，谓玄府闭封。然开阖失宜，为寒所袭，内深筋络，结固虚寒，则筋络拘缩，形容偻俯矣。《灵枢经》曰:寒则筋急。此其类也。

【杨上善】腠理有邪，开令邪出，则开为得也。腠理无邪，闭令不开，即合为得也。今腠理开邪入，即便闭之，故不得也。寒邪入已，客于腰脊，以尻代踵，故曰大偻。偻，曲也，力矩反。

【张介宾】开，谓皮腠发泄；合，谓玄府闭封，皆卫气为之主也。若卫气失所，则当开不开，当闭不闭，不得其宜，为寒所袭，结于筋络之间，缩急不伸，则形为偻俯矣。《经筋》篇曰:阳急则反折，阴急则俛不伸。即此之谓。偻音吕。

〔3〕【王冰】陷脉，谓寒气陷缺其脉也。积寒留舍，经血稽凝，久瘀肉攻，结于肉理，故发为疡瘘，肉腠相连。

【杨上善】寒邪久客不散，寒热陷脉以为脓血，流连在肉腠之间，故为瘘。

【张介宾】陷脉，寒气自筋络而陷入脉中也。瘘，鼠瘘之属。

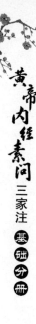

邪结不散，则留连肉腠，曼延日甚矣。瘰音陋，又音闾，痀瘰也。

〔4〕【王冰】言若寒中于背俞之气，变化入深而薄于脏腑者，则善为恐畏，及发为惊骇也。

【杨上善】输者各系于藏气化薄则精虚不守，故善畏而好惊也。

【张介宾】寒气自脉渐深，流于经俞，气化内薄，则侵及脏腑，故传为恐畏，为惊骇，以阳气受伤于内也。俞音庶。

〔5〕【王冰】营逆则血郁，血郁则热聚为脓，故为痈肿也。《正理论》云：热之所过，则为痈肿。

【杨上善】脉内营气，为邪气伤，不得循脉阴阳相注，故逆于肉理，败肉即生痈也。

【张介宾】邪气陷脉，则营气不从，营行脉中也。不从则不顺，故逆于肉理，聚为痈肿也。

〔6〕【王冰】汗出未止，形弱气消，风寒薄之，穴俞随闭，热藏不出，以至于秋，秋阳复收，两热相合，故令振栗，寒热相移，以所起为风，故名风疟也。《金匮真言论》曰：夏暑汗不出者，秋成风疟。盖论从风而为是也。故下文曰。

【杨上善】魄，肺之神也，肺主皮毛腠理，人之汗者，皆是肺之魄神所营，因名魄汗。夏伤于暑，汗出不止，形之虚弱，气之衰损，淫邪藏于腠理，腠理已闭，至秋得寒，内外相感，遂成风疟而气烁，故邪风者百病始。烁，式药反。淫，邪气。

【张介宾】魄，阴也。汗由阴液，故曰魄汗。汗出未止，卫气未固，其时形气正在消弱，而风寒薄之，俞穴随闭，邪气留止，郁而为疟。以所病在风，故名风疟。《金匮真言论》曰：夏暑汗不出者，秋成风疟。亦言俞穴之闭也。其义即此。

　　故风者，百病之始也。清静则肉腠闭拒[①]，虽有大风苛毒，弗之能害[②]，此因时之序也[1]。故病久[③]则传化，上下不并，良医弗为[2]。故阳畜积病死，而阳气当隔，隔者当写，不亟正治，粗乃败之[④][3]。

44

①闭拒：《太素》作"闭距"。
②能害：《太素》作"能客"。
③病久：《太素》"病"上有"人"字。
④粗乃败之：《太素》作"旦乃败亡"。

〔1〕【王冰】夫嗜欲不能劳其目，淫邪不能惑其心，不妄作劳，是为清静。以其清静，故能肉腠闭，皮肤密，真正内拒，虚邪不侵。然大风苛毒，不必常求于人，盖由人之冒犯尔。故清静则肉腠闭，阳气拒，大风苛毒，弗能害之。清静者，但因循四时气序，养生调节之宜，不妄作劳，起居有度，则生气不竭，永保康宁。

【杨上善】不为躁动，毛腠闭距，八风不能伤者，顺四时之序调养，故无病也。苛，害也，音柯。

【张介宾】凡邪伤卫气、如上文寒暑湿气风者，莫不缘风气以入，故风为百病之始。然卫气者，阳气也，人惟清静，无过劳扰，则腠理闭而阳气固，虽有大风苛毒，弗之能害也。所谓清静者无他，在因四时之气序耳。如《四气调神论》曰：应春气以养生，应夏气以养长，应秋气以养收，应冬气以养藏。逆之则灾害生，从之则苛疾不起，顺其自然，是得四时清静之道。

〔2〕【王冰】并，谓气交通也。然病之深久，变化相传，上下不通，阴阳否隔，虽医良法妙，亦何以为之！《阴阳应象大论》曰：夫善用针者，从阴引阳，从阳引阴，以右治左，以左治右。若是气相格拒，故良医弗可为也。

【杨上善】人病虽久，得有传变，上下阴阳不并，至其所王，必当自愈，故良医不为也。

【张介宾】并，阴阳交通也。病始因风，久必传化，及至上下不并，则阴阳相离，水火不相济矣，虽有良医，弗可为也。

〔3〕【王冰】言三阳畜积，怫结不通，不急写之，亦病而死。何者？畜积不已，亦上下不并矣。何以验之？隔塞不便，则其证也。若不急写，粗工轻侮。必见败亡也。《阴阳别论》曰：三阳结，谓之隔。又曰：刚与刚，阳气破散，阴气乃消亡。淖则刚柔不和，经气乃绝。

【杨上善】故阳病者，蓄积不得传化，有其死期者，阳脉当

生气通天论篇第三

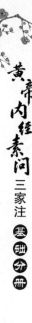

隔，脉有隔之时，当即写之，不急疗者，必当死也。隔，格也。亟，急也。

【张介宾】若邪蓄阳分，积而不行，阳亢无阴，其病当死，盖即上下不并之谓也。何以验之？隔塞不通，则其证耳。当写不写，正以粗工误之，故致败亡。《阴阳别论》曰：刚与刚，阳气破散，阴气乃消亡。淖则刚柔不和，经气乃绝。亦此之谓。

故阳气者，一日而主外[1]，平旦人气生，日中而阳气隆，日西而阳气已虚，气门乃闭①[2]。是故暮而收拒，无扰筋骨，无见雾露[3]。反此三时，形乃困薄[4]。

①乃闭：《太素》作"乃开"。

〔1〕【王冰】昼则阳气在外，周身行二十五度。《灵枢经》曰：目开则气上行于头，卫气行于阳二十五度也。

〔2〕【王冰】隆，犹高也，盛也。夫气之有者，皆自少而之壮，积暖以成炎，炎极又凉，物之理也。故阳气平晓生，日中盛，日西而已减虚也。气门，谓玄府也，所以发泄经脉营卫之气，故谓之气门也。

【张介宾】此下言阳气之盛衰，由于日之升降，正以明上文若天与日之义也。一日而主外，昼则阳气在外也。平旦人气生，以日初升也。日中阳气隆，以日当午也。日西阳气虚，以日渐降也。人气应之，故昼则卫气行于阳分二十五度，至日暮则阳气之门闭，而行于阴分二十五度矣。气门，玄府也，所以通行营卫之气，故曰气门。

〔3〕【杨上善】夫阳者，生气也。阴者，死气也。故阳气一日而主外，阴气一夜而主内。一日外者分为三时：平旦人气始生，为少阳也；日中人气隆盛，为太阳也；日西人气始衰，为虚阳也。阳气虚者，阴气即开也。阴气开者，即申酉戌，少阴生也，故暮须收距，无令外邪入皮毛也；亥子丑时，即至阴也，故至阴时无扰骨也；寅卯辰，即厥阴也，故厥阴时无扰筋，见雾露也，阴衰见湿，因招寒湿病。

〔4〕【王冰】皆所以顺阳气也。阳出则出，阳藏则藏，暮阳气衰，内行阴分，故宜收敛以拒虚邪。扰筋骨则逆阳精耗，见雾露则寒湿具侵，故顺此三时，乃天真久远也。

46

【杨上善】不顺昼夜各三时气以养生者，必为病困迫于身。薄，迫也。

【张介宾】此所以顺阳气也。阳出而出，阳藏而藏，暮时阳气藏于阴分，故动宜收敛，以拒虚邪。无扰筋骨，则阳不耗于内；无见雾露，则邪不侵于外。若劳扰不分朝暮，反此三时，则阳气失养，形体劳困衰薄矣。上二节言不但因时之序，虽以一日之间，亦当知所调养如此也。

岐伯曰[1]：阴者，藏精而起亟①也；阳者，卫外而为固也[2]。阴不胜其阳，则脉流薄疾，并乃狂[3]。阳不胜其阴，则②五脏气争，九窍不通[4]。是以圣人陈阴阳，筋脉和同，骨髓坚固，气血皆从③[5]。如是则内外④调和，邪不能害⑤，耳目聪明，气立如故[6]。

①起亟：《太素》作"极起"。
②则：《太素》无此字。
③皆从：《太素》作"皆顺"。
④内外：《太素》作"外内"。
⑤能害：《太素》作"能客"。

〔1〕新校正云：详篇首云帝曰，此岐伯曰非相对问也。
〔2〕【王冰】言在人之用也。亟，数也。

【杨上善】五脏藏精，阴极而阳起也；六腑卫外，阳极而阴固也。故阴阳相得，不可偏胜也。

【张介宾】此以下伯因帝专言阳气未及于阴，故特明阴气亦所当重。谓人有阴阳，阳虽主外而为卫，所以固气也；阴则主内而藏精，所以起亟也。阴内阳外，气欲和平，不和则病如下文矣。亟，即气也。观《阴阳应象大论》曰：精化为气，即此藏精起气之谓。又《本神》篇曰：阴虚则无气，亦其义也。故此当以气字为解，以见阳能生阴，阴亦能生阳，庶为得理。若诸书释为数字，则全无意义。亟音气。

〔3〕【王冰】薄疾，谓极虚而急数也。并，谓盛实也。狂，谓狂走或妄攀登也。阳并于四支则狂。《阳明脉解》曰：四支者，诸阳之

47

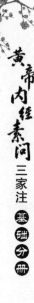

本也。阳盛则四支实，实则能登高而歌也。热盛于身，故弃衣欲走也。夫如是者，皆为阴不胜其阳也。

【杨上善】阳胜，即人迎脉动，或停或速，是则阴并阳盛，发为狂病。

【张介宾】薄，气相迫也。疾，急数也。并者，阳邪入于阳分，谓重阳也。阴不胜阳则阳邪盛，故当为阳脉阳证之外见者如此。

〔4〕【王冰】九窍者，内属于脏，外设为官，故五脏气争，则九窍不通也。言九窍，谓前阴后阴不通，兼言上七窍也。若兼则目为肝之官，鼻为肺之官，口为脾之官，耳为肾之官，舌为心之官，舌非通窍也。《金匮真言论》曰：南方赤色，入通于心，开窍于耳。北方黑色，入通于肾，开窍于二阴故也。

【杨上善】阴胜，则脏气无卫，故外九窍闭而不通也。

【张介宾】邪在阴分则脏气不和，故有所争。上七窍，五官也。下二窍，二阴也。九窍之气，皆属于脏，阳不胜阴则阴邪盛，故当为阴病之内见者如此。

〔5〕【王冰】从，顺也。言循阴阳法，近养生道，则筋脉骨髓，各得其宜，故气血皆能顺时和气也。

【张介宾】陈阴阳，犹言铺设得所，不使偏胜也，故于筋脉骨髓，无不和调，气血皆从，从则顺矣。

〔6〕【王冰】邪气不克，故真气独立而如常。若失圣人之道，则致疾于身，故下文引曰。

【杨上善】故圣人陈阴阳，使人调内外之气，和而不争也。

【张介宾】耳目聪明，以九窍之要者言，神气之全可知也。人受天地之气以立命，故曰气立。然必阴阳调和而后气立如故。首节所谓生之本本于阴阳者，正此两节之谓。

风客淫气，精乃亡，邪伤肝也[1]。因而饱食，筋脉横解，肠澼为痔[2]。因而大饮①，则气逆②[3]。因而强力，肾气乃伤，高骨乃坏[4]。

①大饮：《太素》作"一饮"。

48

②气逆：《太素》作"逆气"。

〔1〕【王冰】自此已下四科，并谓失圣人之道也。风气应肝，故风淫精亡，则伤肝也。《阴阳应象大论》曰：风气通于肝也。风薄则热起，热盛则水干，水干则肾气不营，故精乃无也。亡，无也。新校正云：按全元起云：淫气者阴阳之乱气，因其相乱而风客之则伤精，伤精则邪入于肝也。

【杨上善】风客淫情之气，遂令阴盛，施精不已，故精亡也。肝脉循阴入肝，故精亡伤肝也。

【张介宾】此下四节皆失调和之道，所以为筋骨气血之病也。淫气者，阴阳之乱气也。表不和则风邪客之，风木生火，淫气化热，热则伤阴，精乃消亡。风邪通于肝，故必先伤肝也。然风为百病之始，故凡病因于外而内连五脏者，皆由乎风也。

〔2〕【王冰】甚饱则肠胃横满，肠胃满则筋脉解而不属，故肠澼而为痔也。《痹论》曰：饮食自倍，肠胃乃伤。此伤之信也。

【杨上善】澼音僻，洩脓血也。肝主于筋，亦生于血，肝既伤已，又因饱食，谷气盛迫，筋脉解裂，广肠漏洩脓血，名之为痔也。

【张介宾】此下三节，皆兼上文风客淫气而言。风气既淫于外，因而饱食，则随客阳明，必肠胃横满，横满则有损伤，故筋脉弛解，病为肠澼为痔而下痢脓血也。《痹论》曰：饮食自倍，肠胃乃伤。此即其类。澼音劈。痔音雉。

〔3〕【王冰】饮多则肺布叶举，故气逆而上奔也。

【杨上善】一者，大也。既已亡筋伤肝，又因大饮，则为逆气之病也。

【张介宾】酒挟风邪，则因辛走肺，故肺布叶举而气逆上奔也。

〔4〕【王冰】强力，谓强力入房也。高骨，谓腰高之骨也。然强力入房则精耗，精耗则肾伤，肾伤则髓气内枯，故高骨坏而不用也。圣人交会，则不如此，当如下句云。

【杨上善】亡精伤肝，复因力已入房，故伤肾也。肾以藏精主骨，肾伤则大骨坏也。高，大也。

生气通天论篇第三

49

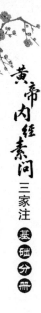

【张介宾】高骨，腰之高骨也。凡因风强力者，其伤在骨，骨伤则肾气亦伤，肾主骨也。若强力入房，尤伤精髓，髓者骨之充，骨者髓之府，精髓耗伤，故高骨坏而不为用。

凡阴阳之要，阳密乃固①〔1〕。两者不和，若春无秋，若冬无夏〔2〕，因而和之，是谓圣度〔3〕。故阳强不能密②，阴气乃绝〔4〕。阴平阳秘，精神乃治〔5〕。阴阳离决，精气乃绝〔6〕。

①阳密乃固：《太素》作"阴密阳固"。
②阳强不能密：《太素》作"故强不能"。

〔1〕【王冰】阴阳交会之要者，正在于阳气闭密而不妄泄尔。密不妄泄，乃生气强固而能久长，此圣人之道也。

【张介宾】阳为阴之卫，阴为阳之宅，必阳气闭密于外，无所妄耗，则邪不能害，而阴气完固于内，此培养阴阳之要，即生气通天之道也。

〔2〕【王冰】两，谓阴阳。和，谓和合，则交会也。若，如也。言绝阴阳和合之道者，如天四时，有春无秋，有冬无夏。所以然者，绝废于生成也。故圣人不绝和合之道，但贵于闭密以守固，天真法也。

〔3〕【王冰】因阳气盛发，中外相应，贾勇有余，乃相交合，则圣人交会之制度也。

【杨上善】腠理密不泄者，乃内阴之力也。五脏藏神固者，外阳之力也。故比四时和气，不得相无也。因四时和气和于身者，乃是先圣法度也。

【张介宾】两，阴阳也。不和，偏病也。若春无秋，若冬无夏，犹言岁气乖则生道废也。故圣人之法天者，在乎和阴阳而已。

〔4〕【王冰】阳自强而不能闭密，则阴泄写而精气竭绝矣。

【杨上善】阴气衰者，可以补阴，更强入房写其阴，故阴气绝也。

【张介宾】强，亢也。孤阳独用，不能固密，则阴气耗而竭绝矣。《痹论》曰：阴气者，静则神藏，躁则消亡。躁，即阳强不密之谓。

〔5〕【王冰】阴气和平，阳气闭密，则精神之用，日益治也。

【张介宾】平，即静也。秘，即固也。人生所赖，惟精与神，精以阴生，神从阳化，故阴平阳秘，则精神治矣。

〔6〕【王冰】若阴不和平，阳不闭密，强用施写，损耗天真，二气分离，经络决泆，则精气不化，乃绝流通也。

【张介宾】决，绝也。有阳无阴则精绝，有阴无阳则气绝，两相离决，非病则亡，正以见阴阳不可偏废也。

因于露风，乃生寒热[1]。是以春伤于风，邪气留连①，乃为洞泄[2]。夏伤于暑，秋为痎疟[3]。秋伤于湿，上逆而咳[4]，发为痿厥[5]。冬伤于寒，春必温病②[6]。四时之气，更伤③五脏[7]。

①留连：《太素》作"流连"。
②春必温病：《太素》作"春乃病热"。
③更伤：《太素》作"争伤"。

〔1〕【王冰】因于露体，触冒风邪，风气外侵，阳气内拒，风阳相薄，故寒热由生。

【杨上善】精亡肝伤，更得寒湿风邪，邪风成者为寒热病也。

【张介宾】上文言风疟，风客淫气，皆未悉风之为义，故此复言之，而并及四时之邪。因于露风者，寒邪外侵，阳气内拒，阴阳相薄，故生寒热。

〔2〕【王冰】风气通肝，春肝木王，木胜脾土，故洞泄生也。新校正云：按《阴阳应象大论》曰：春伤于风，夏生飧泄。

【张介宾】春伤于风，木邪胜也。留连既久，则克制脾土，故为洞泄。

〔3〕【王冰】夏热已甚，秋阳复收，阳热相攻，则为痎疟。痎，老也，亦曰瘦也。

【张介宾】夏伤暑邪，若不即病而留延至秋，寒郁为热，故寒热交争而为痎疟。疟音皆。

〔4〕【王冰】湿，谓地湿气也。秋湿既胜，冬水复王，水来乘肺，故咳逆病生。新校正云：按《阴阳应象大论》云：秋伤于湿，冬生

51

生气通天论篇第三

咳嗽。

〔5〕【王冰】湿气内攻于脏腑则咳逆，外散于筋脉则痿弱也。《阴阳应象大论》曰：地之湿气，感则害皮肉筋脉。故湿气之资，发为痿厥。厥，谓逆气也。

【张介宾】湿土用事于长夏之末，故秋伤于湿也。秋气通于肺，湿郁成热，则上乘肺金，故气逆而为咳嗽。然《太阴阳明论》曰：伤于湿者，下先受之。上文言因于湿者，大筋缓短，小筋弛长，缓短为拘，弛长为痿。所以湿气在下，则为痿为厥，痿多属热，厥则因寒也。

〔6〕【王冰】冬寒且凝，春阳气发，寒不为释，阳怫于中，寒怫相持，故为温病。新校正云：按此与《阴阳应象大论》重，彼注甚详。

【杨上善】洞，大贡反，疾流也。肺恶寒湿之气，故上逆咳也。至冬寒湿变热，四支不用，名曰痿厥。二气离分不和，故精气绝也。

【张介宾】冬伤寒邪，则寒毒藏于阴分，至春夏阳气上升，新邪外应，乃变而为温病。

〔7〕【王冰】寒暑温凉，递相胜负，故四时之气，更伤五脏之和也。

【杨上善】风寒暑湿，四时邪气争而不和，即伤五脏也。

【张介宾】风暑寒湿迭相胜负，故四时之气更伤五脏。然时气外伤，阳邪也。五脏内应，阴气也。惟内不守而后外邪得以犯之。上文五节，即所以明阴气不守之为病。

阴之所生①，本在五味[1]；阴之五宫②，伤在五味[2]。是故味过于酸，肝气以津，脾气③乃绝[3]。味过于咸，大骨气劳，短肌，心气抑④[4]。味过于甘⑤，心气喘满，色黑，肾气不衡⑥[5]。味过于苦⑦，脾气不濡⑧，胃气乃厚[6]。味过于辛，筋脉沮弛，精神乃央[7]。是故谨和五味，骨正筋柔，气血以流，凑理⑨以密[8]，如是则骨气以精，谨道如法，长有天命[9]。

①所生：《太素》"生"上无"所"字。

②五宫：《太素》作"官"。

③脾气：《太素》作"肺气"。

④心气抑：《太素》无"心"字。

⑤甘：《太素》作"苦"。

⑥肾气不衡：《太素》无"气"字。

⑦苦：《太素》作"甘"字。

⑧不濡：《太素》无"不"字。

⑨凑理：《太素》作"腠理"。

〔1〕【杨上善】身内五脏之阴，因五味而生也。

〔2〕【王冰】所谓阴者，五神藏也。宫者，五神之舍也。言五脏所生，本资于五味，五味宣化，各凑于本宫，虽因五味以生，亦因五味以损，正为好而过节，乃见伤也。故下文曰：

【杨上善】五脏，阴之官也。谓眼耳鼻口舌等五官之阳，本于五味者也。故五味内滋五脏，五官于是用强也。

【张介宾】此下言阴之所以生者在五味，而所以伤者亦在五味也。五宫，五脏也。《六节藏象论》曰：地食人以五味。夫味得地气，故能生五脏之阴，若五味不节，则各有所克，反伤其阴矣。义如下文。

〔3〕【王冰】酸多食之令人癃，小便不利则肝多津液，津液内溢则肝叶举，肝叶举则脾经之气绝而不行。何者？木制土也。

【张介宾】津，溢也。酸入肝，过于酸则肝气溢。酸从木化，木实则克土，故脾气乃绝。

【杨上善】夫五味者，各走其脏，得中则益，伤多则损。故伤酸者，能令肝气下流，膀胱胞薄，遂成于癃漏泄病也。肺气克肝，今肝气津泄，则肺无所克，故肺气无用也。

〔4〕【王冰】咸多食之，令人肌肤缩短，又令心气抑滞而不行。何者？咸走血也。大骨气劳，咸归肾也。

【杨上善】咸以资骨，今咸过伤骨，则脾无所克，故肌肉短小，脾气壅抑也。

【张介宾】咸入肾，肾主骨，过于咸则伤肾，故大骨气劳。

53

生气通天论篇第三

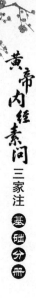

劳，困剧也。咸走血，血伤故肌肉短缩。咸从水化，水胜则克火，故心气抑。

〔5〕【王冰】甘多食之，令人心闷。甘性滞缓，故令气喘满而肾不平。何者？土抑木也。衡，平也。

【杨上善】苦以资心，今苦过伤心，喘满呕吐，则肾气无力，故色黑而不能卫也。

【张介宾】甘入脾，过于甘则滞缓上焦，故心气喘满。甘从土化，土胜则水病，故黑色见于外而肾气不衡于内。衡，平也。

〔6〕【王冰】苦性坚燥，又养脾胃，故脾气不濡，胃气强厚。

【杨上善】甘以资脾气，今甘过伤脾气濡，令心闷胃气厚盛也。

【张介宾】苦入心，过于苦则心阳受伤，而脾失所养，气乃不濡。濡者，润也。脾气不濡则胃气留滞，故曰乃厚。厚者，胀满之谓。《五味论》曰：苦入于胃，五谷之气皆不能胜苦，苦入下脘，三焦之道皆闭而不通，故变呕者，其义亦此。濡音儒。

〔7〕【王冰】沮，润也。弛，缓也。央，久也。辛性润泽，散养于筋，故令筋缓脉润，精神长久。何者？辛补肝也。《藏气法时论》曰：肝欲散，急食辛以散之，用辛补之。新校正云：按此论味过所伤，难作精神长久之解。央，乃殃也，古文通用，如"膏粱"之作"高粱"，"草滋"之作"草兹"之类，盖古文简略，字多假借用者也。

【杨上善】辛以资肺，今辛多伤肺，肺以主气，筋之气坏，洩于皮毛也。心神克肺气沮洩，神气英盛，浮散无用也。

【张介宾】沮，坏也。弛，纵也。央，殃同。辛入肺，过于辛则肺气乘肝，肝主筋，故筋脉沮弛。辛散气则精神耗伤，故曰乃央。沮音直，将鱼、将御二切。弛，施、始二音。

〔8〕【杨上善】谓五味各得其所者，则咸能资骨，故骨正也；酸能资筋，故筋柔也；辛能资气，故气流也；苦能资血，故血流也；甘能资肉，故腠理密也。

〔9〕【王冰】是所谓修养天真之至道也。

【杨上善】谨，顺也。如是调养身者，则气骨常得精胜，上顺天道，如先圣法，则寿敝天地，故长有天命也。

54

【张介宾】五味入口，藏于胃以养五脏气，故当谨和五味，则骨正筋柔，气血以流。盖凡在内者，皆阴气为之主也。然阴气在里，腠理在外，若不相及，而此曰腠理以密者，缘阴阳表里，原自相依，不惟阳密足以固阴，而阴强乃能壮阳也。故如上文之邪因于外，而为喘喝，为痿厥，为精亡，为洞泄咳嗽等证，此阳病之及于阴也。又如烦劳大怒，饮食起居之不节，而为煎厥，为形气绝，为筋脉肠痔气逆骨坏等证，是伤于阴者亦能病及外体阳分，此阴之所以不可忽也。大都本篇之意，在帝则首言阳气，以发通天之大本；在伯则续言阴气，以备阴阳之全义。故在前则言气，气本于天以养阳也；在后则言味，味本于地以养阴也。其所以详言阴阳者，盖欲分表里，明精气，辨邪正之本末耳。然本篇首曰通天，中曰服天气，末曰长有天命，所重在天，则其重在阳气可知矣，故言地者无非天也，言阴者无非阳也。通篇大义，在阳气者若天与日，失其所则折寿而不彰，一言可以蔽之矣。

金匮真言论篇第四①

黄帝问曰：天有八风，经有五风，何谓[1]？岐伯对曰：八风发邪②，以为经风③，触五脏[2]，邪气发病[3]。所谓得四时之胜者[4]，春胜长夏，长夏胜冬，冬胜夏，夏胜秋，秋胜春，所谓④四时之胜也[5]。

①新校正云：按全元起注本在第四卷。
②发邪：此下《太素》有"气"字。
③经风：此上《太素》有"以为"二字。
④所谓：此下《太素》有"得"字。

[1]【王冰】经，谓经脉，所以流通营卫血气者也。

　　【张介宾】经，经脉也。八风，八方之风也，出《九宫八风》篇。五风，五脏之风也，出《风论》。

[2]【杨上善】八风，八正邪风也；正月朔日有此八风，发为邪气伤人者也。经风，八虚风也，谓五时八风，从虚乡来，触于五脏，

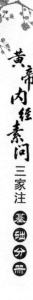

舍之为病也。

〔3〕【王冰】原其所起，则谓八风发邪，经脉受之，则循经而触于五脏，以邪干正，故发病也。

【张介宾】八风不得其正，则发为邪气，其中于人，则入为五经之风，特以所伤之异，故名亦异耳。风自外入，则循经而触于五脏，故发病也。

〔4〕【杨上善】谓得四时相胜之脉以为候。

〔5〕【王冰】春木，夏火，长夏土，秋金，冬水，皆以所克杀而为胜也。言五时之相胜者，不谓八风中人则病，各谓随其不胜则发病也。胜，谓制克之也。

【杨上善】谓天风经风在身，邪气行于寸口，有相胜之候。

【张介宾】春木，夏火，长夏土，秋金，冬水，五时五气，互有克胜。所胜为邪，则不胜者受之。天之运气，人之脏气，无不皆然。

东风生于春，病在肝，俞^①在颈项^{〔1〕}；南风生于夏，病在心，俞在胸胁^{〔2〕}；西风生于秋，病在肺，俞在肩背^{〔3〕}；北风生于冬，病在肾，俞在腰股^{〔4〕}；中央为土，病在脾，俞在脊^{〔5〕}。

①俞：《太素》作"输"，下同。

〔1〕【王冰】春气发荣于万物之上，故俞在颈项。《历忌》曰：甲乙不治颈。此之谓也。

【杨上善】东风从春生已与肝为病者，肝之病气，运致于颈项，颈项为春也。

【张介宾】上文言四时之胜者能为病，此下言邪气随时之为病也。东风生于春，木气也，故病在肝。春气发荣于上，故俞应于颈项。

〔2〕【王冰】心少阴脉，循胸出胁，故俞在焉。

【杨上善】胸胁当心，故为夏也。

【张介宾】火气应于心。心脉循胸出胁，而南方之气主于前，故俞在胸胁。

〔3〕【王冰】肺处上焦，背为胸府，肩背相次，故俞在焉。

【杨上善】肩背当肺，故为秋也。

【张介宾】金之气也，故病在肺。肺居上焦，附近肩背，故俞应焉。

〔4〕【王冰】腰为肾府，股接次之，以气相连，故兼言也。

【杨上善】腰股近肾，故为冬也。

【张介宾】水之气也，故病在肾。腰为肾之府，与股接近，故俞应焉。

〔5〕【王冰】以脊应土，言居中尔。

【杨上善】脊膂当脾，故为仲夏也。

【张介宾】脊居体中，故应土也。

故春气者病在头^{〔1〕}，夏气者病在脏^{〔2〕}，秋气者病在肩背^{〔3〕}，冬气者病在四支^{〔4〕}。故春善病鼽衄^{〔5〕}；仲夏善病胸胁^{〔6〕}，长夏善病洞泄寒中^{〔7〕}，秋善病风疟^{〔8〕}，冬善病痹厥^{〔9〕}。

〔1〕【王冰】春气，谓肝气也，各随其脏气之所应。新校正云：按《周礼》云：春时有痟首疾。

【杨上善】在头颈项。

【张介宾】阳气上升也。

〔2〕【王冰】心之应也。

【杨上善】脏，谓心腹。

【张介宾】在脏言心，心通夏气，为诸脏之主也。

〔3〕【王冰】肺之应也。

【杨上善】肩背为秋气也。

【张介宾】肺之应也。

〔4〕【王冰】四肢气少，寒毒善伤，随所受邪，则为病处。

【杨上善】冬为痹厥，多在四支。

【张介宾】上文北方言在腰股，此言在四支者，盖腰股属阴，四支气薄，皆易于受寒者也。

〔5〕【王冰】以气在头也。《礼记·月令》曰：季秋行夏令，则民

多鼽嚏。

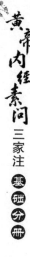

　　【杨上善】伤寒，春病在头，故喜鼽衄也。

　　【张介宾】风邪在头也。鼽音求。衄，女六切。

〔6〕【王冰】心之脉，循胸胁故也。

　　【杨上善】伤温，夏病在胸胁，故喜病胸胁。

　　【张介宾】胸胁近心也。

〔7〕【王冰】土主于中，是为仓廪，糟粕水谷，故为洞泄寒中也。

　　【杨上善】伤风，夏病在脏，故喜病洞洩寒中也。

　　【张介宾】风寒犯脾也。

〔8〕【王冰】以凉折暑，乃为是病。《生气通天论》曰：魄汗未尽，形弱而气烁，穴俞以闭，发为风疟。此谓以凉折暑之义也。《礼记·月令》曰：孟秋行夏令，则民多疟疾也。

　　【杨上善】仲夏伤暑者，秋喜病风疟也。

　　【张介宾】暑汗不出，风寒袭于肤腠也。

〔9〕【王冰】血象于水，寒则水凝，以气薄流，故为痹厥。

　　【杨上善】伤湿，冬病故为痹厥。

　　【张介宾】寒邪在四支也。

　　故冬不按蹻，春不鼽衄①[1]，春不病颈项[2]，仲夏不病胸胁[3]，长夏不病洞泄寒中，秋不病风疟②，冬不病痹厥，飧泄，而汗出也[4]。夫精者，身之本也[5]。故藏于精③者，春不病温[6]。夏暑汗不出者，秋成风疟[7]。此平人脉法也[8]。

　①鼽衄：此上《太素》有"病"字。
　②风疟：此下《太素》有"秋不病肩背胸胁"七字。
　③精：《太素》作"清"。

〔1〕【王冰】按，谓按摩。蹻，谓如蹻捷者之举动手足，是所谓导引也。然扰动筋骨，则阳气不藏，春阳气上升，重热熏肺，肺通于鼻，病则形之，故冬不按蹻，春不鼽衄。鼽，谓鼻中水出。衄，谓鼻中血出。

　　【杨上善】夫冬伤寒气在于腠理者，以冬强勇按蹻，多劳困，

58

腠理开，寒气入客。今冬不作按跷，则无伤寒，至春不患热病衄衄，故春不病颈项者也。跷，几小反，强勇儿也。

【张介宾】按跷，谓按摩肢节以行导引也。三冬元气伏藏在阴，当伏藏之时而扰动筋骨，则精气泄越，以致春夏秋冬各生其病。故冬宜养藏，则春时阳气虽升，阴精自固，何有衄衄及如下文之患？按跷且不可，则冒寒妄劳益可知矣。跷音乔，又极虐切。

〔2〕【杨上善】春伤风时，多循于头，入于腑脏，故至夏日作飧泄寒中病也。所以春无伤风，即无夏飧泄之病，故至仲夏不病胸胁。

〔3〕【杨上善】仲夏不伤暑于胸胁，至秋无疟及肩背胸胁病也。

〔4〕【王冰】此上五句，并为冬不按跷之所致也。新校正云：详"飧泄而汗出也"六字，上文疑剩。

【张介宾】此节五句，亦皆由冬不按跷所致。盖水王则生春木，木王则生夏火，火王则生长夏土，土王则生秋金，金王则生冬水，故可免四时之病。飧音孙。

〔5〕【杨上善】土为五谷之精，以长四脏，故为身之本也。

〔6〕【王冰】此正谓冬不按跷，则精气伏藏，以阳不妄升，故春无温病。

【杨上善】冬病痹厥飧泄内虚，又因汗出，寒入藏于内，故至春病温，是为冬伤于寒、春为温病所由者也。

【张介宾】人身之精，真阴也，为元气之本。精耗则阴虚，阴虚则阳邪易犯，故善病温。此正谓冬不按跷则精气伏藏，阳不妄升则春无温病，又何虑乎衄衄颈项等病？

〔7〕【王冰】此正谓以风凉之气折暑汗也。新校正云：详此下义与上文不相接。

【杨上善】小寒入腠理，不得汗泄，至秋寒气感而成疟也。

〔8〕【王冰】谓平病人之脉法也。

【杨上善】平人脉法，要须知风寒暑湿四气为本，然后候知弦钩毛沉四时脉也。地即本也。

【张介宾】夏月伏暑而汗不出，则暑邪内畜，以至秋凉凄切之时，寒热相争，乃病风疟。故《热论》篇曰：暑当与汗皆出勿止也。以上二节，一言冬宜闭藏，一言夏宜疏泄。冬不藏精则病温，夏

59

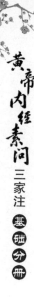

不汗泄则病疟。阴阳启闭，时气宜然。此举冬夏言，则春秋在其中矣。凡四时之气，顺之则安，逆之则病，是即平人之脉法。脉法者，言经脉受邪之由然也。

故曰：阴中有阴，阳中有阳[1]。平旦至日中，天之阳，阳中之阳也；日中至黄昏，天之阳，阳中之阴也[2]；合夜至鸡鸣，天之阴，阴中之阴也；鸡鸣至平旦，天之阴，阴中之阳也[3]。故人亦应之[4]。

〔1〕【王冰】言其初起与其王也。

【张介宾】故曰，引辞也。既言阴矣，而阴中又有阴；既言阳矣，而阳中又有阳。此阴阳之道，所以无穷，有如下文云者。

〔2〕【王冰】日中阳盛，故曰阳中之阳。黄昏阴盛，故曰阳中之阴。阳气主昼，故平旦至黄昏皆为天之阳，而中复有阴阳之殊耳。

【杨上善】子午已东，昼为阳也；卯酉已北，夜为阴。故平旦至日中，阳中之阳也；日中至昏，阳中之阴也。

〔3〕【王冰】鸡鸣阳气未出故也。天之阴，平旦阳气已升，故曰阴中之阳。

【杨上善】子午已西，夜为阴；卯酉已南，昼为阳。故合夜至鸡鸣，阴中之阴也；鸡鸣至平旦，阴中之阳也。

【张介宾】一日之气，自卯时日出地上为昼，天之阳也；自酉时日入地中为夜，天之阴也。然于阴阳之中，复有阴阳，如午前为阳中之阳，午后则阳中之阴也；子前为阴中之阴，子后为阴中之阳也。故以一日分为四时，则子午当二至之中，卯酉当二分之令；日出为春，日中为夏，日入为秋，夜半为冬也。

〔4〕【杨上善】人同阴阳，故人亦有阳中之阳，阳中之阴，阴中之阴，阴中之阳也。

【张介宾】人之阴阳，亦与一日四时之气同。故子后则气升，午后则气降，子后则阳盛，午后则阳衰矣。

夫言人之阴阳，则外为阳，内为阴[1]。言人身之阴阳，则背为阳，腹为阴[2]。言人身之脏腑中阴阳①，则脏者为阴，腑者为阳[3]。肝心脾肺肾②五脏皆为阴，胆胃大肠小肠膀胱三焦六腑皆为阳[4]。

①言人身之脏腑中之阴阳：《太素》作"言人之身五脏中之阴阳"。

②肝心脾肺肾：《太素》作"肺肝心脾肾"。

〔1〕【杨上善】皮毛肤肉，在外为阳；筋骨脏腑，在内为阴。

【张介宾】以表里言。

〔2〕【杨上善】背在胸上近头，故为阳也；腹在胸下近腰，故为阴也。

【张介宾】以前后言。

〔3〕【王冰】脏，谓五神脏。腑，谓六化腑。

〔4〕【王冰】《灵枢经》曰：三焦者，上合于手心主。又曰：足三焦者，太阳之别名也。《正理论》曰：三焦者，有名无形，上合于手心主，下合右肾，主谒道诸气，名为使者也。

【杨上善】就身之中，五脏藏于精神为阴，六腑贮于水谷为阳也。

【张介宾】五脏属里，藏精气而不写，故为阴。六腑属表，传化物而不藏，故为阳。

所以欲知阴中之阴、阳中之阳者，何也？为冬病在阴，夏病在阳，春病在阴，秋病在阳[1]，皆视其所在，为施针石也[2]。故背为阳，阳中之阳，心也[3]；背为阳，阳中之阴，肺也[4]；腹为阴，阴中之阴，肾也[5]；腹为阴，阴中之阳，肝也[6]；腹为阴，阴中之至阴，脾也[7]。此皆阴阳、表里、内外①、雌雄②相输应也，故以应天之阴阳也[8]。

①内外：《太素》作"外内左右"。

②雌雄：此下《太素》有"上下"二字。

61

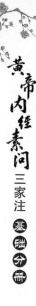

〔1〕【杨上善】所以须知阴阳相在者，以其四时风寒暑湿在阴阳也。何者？冬之所患咳嗽痹厥，得之秋日伤湿，阴也；夏之所患飧泄病者，得之春日伤风，阳也；春之所患温病者，得之冬日伤寒，阴也；秋之所患咳疟病者，得之夏日伤暑，阳也。

〔2〕【杨上善】视，瞻候也。宜以三部九候瞻知所在，然后命于针灸、砭石、汤药、导引，五立疗方，施之不误，使十全者也。

【张介宾】此举一岁之候，以明病治之阴阳也。冬气伏藏故在阴，夏气发越故在阳。春病在阴者，以春阳尚微而余阴尚盛也。秋病在阳者，以秋阴尚微而余阳尚盛也。必当体察气宜，庶无误治。此虽以四时针石言，而凡药食之类，无不皆然，不可不为详察也。

〔3〕【王冰】心为阳脏，位处上焦，以阳居阳，故为阳中之阳也。《灵枢经》曰：心为牡脏。牡，阳也。

〔4〕【王冰】肺为阴脏，位处上焦，以阴居阳，故谓阳中之阴也。《灵枢经》曰：肺为牝脏。牝，阴也。

【杨上善】心肺在隔以上，又近背上，所以为阳也。心以属火，火为太阳，故为阳中之阳。肺以属金，金为少阴，故为阳中之阴也。

〔5〕【王冰】肾为阴脏，位处下焦，以阴居阴，故谓阴中之阴也。《灵枢经》曰：肾为牝脏。牝，阴也。

〔6〕【王冰】肝为阳脏，位处中焦，以阳居阴，故谓阴中之阳也。《灵枢经》曰：肝为牡脏。牡，阳也。

【杨上善】肾肝居隔以下，又近下极，所以为阴也。肾以属水，水为太阴，故为阴中之阴也。肝以属木，木为少阳，故为阴中之阳也。

〔7〕【王冰】脾为阴脏，位处中焦，以太阴居阴，故谓阴中之至阴也。《灵枢经》曰：脾为牝脏。牝，阴也。

【杨上善】脾居腹中至阴之位，以资四脏，故为阴中之阴。

【张介宾】人身背腹阴阳，议论不一。有言前阳后阴者，如《老子》所谓万物负阴而抱阳是也。有言前阴后阳者，如此节所谓背为阳、腹为阴是也。似乎相左。观邵子曰：天之阳在南，阴在北；地之阴在南，阳在北。天阳在南，故日处之；地刚在北，故山处之。所以地高西北，天高东南。然则《老子》所言，言天之象，故人之耳目口鼻动于前，所以应天阳面南也。本经所言，言地之象，故人之脊膂肩背峙于后，所以应地刚居北也。矧以形体言之，本为地象，故背为阳，腹为阴，而阳经行于背，阴经行于腹也。天地阴阳之道，当考《伏羲六十四卦方圆图》，圆图为天，阳在东南，方图象地，阳在西北，其义最精，燎然可见。又如人之五脏，何以心肺为背之阳，肝脾肾为腹之阴？盖心肺居于隔上，连近于背，故为背之二阳脏；肝脾肾居于隔下，藏载于腹，故为腹之三阴脏。然阳中又分阴阳，则心象人之日，故曰牡脏，为阳中之阳。肺象人之天，天象玄而不自明。朱子曰：天之无星空处谓之辰。故天体虽阳，而实包藏阴德，较乎日之纯阳者，似为有间。故肺曰牝脏，为阳中之阴。若阴中又分阴阳，则肾属人之水，故曰牝脏，阴中之阴也。肝属人之木，木火同气，故曰牡脏，阴中之阳也。脾属人之土，其体象地，故曰牝脏，为阴中之至阴也。

〔8〕【王冰】以其气象参合，故能上应于天。

【杨上善】五脏六腑，即表里阴阳也。皮肤筋骨，即内外阴阳也。肝肺所主，即左右阴阳也。牝脏牡脏，即雌雄阴阳也。腰上腰下，即上下阴阳也。此五阴阳，气相输会，故曰合于天也。

【张介宾】雌雄，即牝牡之谓。输应，转输相应也。此总结上文以人应天之义。地即天中之物，言天则地在其中矣。

帝曰：五脏应四时，各有收受乎①[1]？岐伯曰：有。东方青色，入通于肝，开窍于目，藏精于肝[2]，其病发惊骇[3]，其味酸②[4]，其类草木[5]，其畜鸡[6]，其谷麦[7]，其应四时，上为岁星[8]，是以春气在头也[9]，其音角[10]，其数八[11]，是以知病之在筋也[12]，其臭臊[13]。

①各有收受乎：《太素》作"有放乎"。
②酸：《太素》作"辛"。

〔1〕【张介宾】收受者，言同气相求，各有所归也。
〔2〕【王冰】精，谓精气也。木精之气其神魂，阳升之方，以目

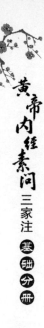

为用，故开窍于目。

【杨上善】精，谓木精也，汁也，三合，藏之肝腑胆中也。

【张介宾】东为木王之方，肝为属木之脏，故相通也。青者木之色。目者肝之窍。木之精气，藏于肝曰魂。

〔3〕【王冰】风木之气多振动，故病为惊骇。其病发惊骇，象木屈伸有摇动也。新校正云：详东方云"病发惊骇"，余方各阙者，按《五常政大论》"委和之纪，其发惊骇"，疑此文为衍。

【杨上善】起怒亡魂，故惊骇也。

〔4〕【杨上善】肝味正酸而言辛者，于义不通。有云：金克木为妻，故肝有辛气。

〔5〕【王冰】性柔脆而曲直。

【杨上善】五行各别多类，故五行中各称类也。草木类同也。

【张介宾】酸者木之味。

〔6〕【王冰】以鸡为畜，取巽言之。《易》曰：巽为鸡。

【张介宾】《易》曰：巽为鸡。东方木畜也。

〔7〕【王冰】五谷之长者麦，故东方用之。《本草》曰：麦为五谷之长。新校正云：按《五常政大论》云：其畜犬，其谷麻。

【张介宾】麦成最早，故应东方春气。《五常政大论》曰：其畜犬，其谷麻。

〔8〕【王冰】木之精气，上为岁星，十二年一周天。

【杨上善】春当岁星。

【张介宾】木之精气，上为岁星。

〔9〕【王冰】万物发荣于上，故春气在头。新校正云：详东方言春气在头，不言故病在头，余方言故病在某，不言某气在某者，互文也。

【张介宾】木王春，春气上升也。

〔10〕【王冰】角，木声也。孟春之月，律中太蔟，林钟所生，三分益一，管率长八寸。仲春之月，律中夹钟，夷则所生，三分益一，管率长七寸五分。新校正云：按郑康成云：七寸二千一百八十七分寸之千七十五。季春之月，律中姑洗，南吕所生，三分益一，管率长七寸又二十分寸之一。新校正云：按郑康成云：九分寸之一。凡是三管，

皆木气应之。

【杨上善】头为身之初首，故春气在也。

【张介宾】木音曰角，其应春，其化丁壬巳亥。

〔11〕【王冰】木生数三，成数八。《尚书·洪范》曰：三曰木。

【杨上善】成数八。

【张介宾】河图数，天三生水，地八成之。

〔12〕【王冰】木之坚柔，类筋气故。

【张介宾】肝主筋也。

〔13〕【王冰】凡气因木变，则为臊。新校正云：详"臊"《月令》作"羶"。

【杨上善】是知筋位居春，故以病在筋也。

【张介宾】臭，气之总名也。臊为木气所化。《礼·月令》曰：其臭羶。羶与臊类。臭，许救、尺救二切。臊音骚。

　　南方①赤色，入通于心[1]，开窍于耳[2]，藏精于心[3]，故病在五脏[4]，其味苦②[5]，其类火[6]，其畜羊[7]，其谷黍[8]，其应四时，上为荧惑星[9]，是以知病之在脉也[10]，其音徵[11]，其数七[12]，其臭焦[13]。

①南方：《太素》无此二字。
②苦：《太素》作"苦酸"。

〔1〕【杨上善】火生于木，心又属火，火色赤，故通心。

〔2〕【杨上善】《九卷》云：心气通舌。舌既非窍，通于耳。

〔3〕【王冰】火精之气其神神，舌为心之官，当言于舌，舌用非窍，故云耳也。《缪刺论》曰：手少阴之络，会于耳中。义取此也。

【杨上善】心有七孔三毛，盛精汁三合。

【张介宾】南为火王之方，心为属火之脏，其气相通。赤者火之色。耳者心之窍。火之精气，藏于心曰神。《阴阳应象大论》曰：心在窍为舌，肾在窍为耳。可见舌本属心，耳则兼乎心肾也。

〔4〕【王冰】以夏气在脏也。

【杨上善】心为五脏主，不得受于外邪，受外邪则五脏皆

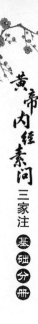

病也。

　　【张介宾】心为五脏之君主，心病则五脏应之。

　〔5〕【杨上善】酸为苦母，并母言之，故有苦酸。

　〔6〕【王冰】性炎上而燔灼。

　　【张介宾】火之味苦。

　〔7〕【王冰】以羊为畜，言其未也，以土同王，故通而言之。新校正云：按《五常政大论》云：其畜马。

　　【张介宾】《五常政大论》曰：其畜马。而此曰羊者，意谓午未，俱属南方耳。

　〔8〕【王冰】黍色赤。

　　【杨上善】《九卷》云：黄黍味辛。苦味克辛，仍金火相济，故并言之。

　　【张介宾】黍之色赤，糯小米也。《五常政大论》曰：其谷麦。

　〔9〕【王冰】火之精气，上为荧惑星，七百四十一周天。

　　【杨上善】夏时上为荧惑。

　　【张介宾】火之精气，上为荧惑星。

　〔10〕【王冰】火之躁动，类于脉气。

　　【杨上善】脉位居夏，故病在脉。

　　【张介宾】心主血脉也。

　〔11〕【王冰】徵，火声也。孟夏之月，律中仲吕，无射所生，三分益一，管率长六寸七分。新校正云：按郑康成云：六寸万九千六百八十三分寸之万二千九百七十四。仲夏之月，律中蕤宾，应钟所生，三分益一，管率长六寸三分。新校正云：按郑康成云：六寸八十一分寸之二十六。季夏之月，律中林钟，黄钟所生，三分减一，管率长六寸。凡是三管，皆火气应之。

　　【张介宾】火音曰徵，其应夏，其化戊癸子午。

　〔12〕【王冰】火生数二，成数七。《尚书·洪范》曰：二曰火。

　　【杨上善】成数七也。

　　【张介宾】地二生火，天七成之。

　〔13〕【王冰】凡气因火变，则为焦。

66

【张介宾】焦为火气所化。

中央①黄色，入通于脾②[1]，开窍于口，藏精于脾[2]，故病在舌本[3]，其味甘，其类土[4]，其畜牛[5]，其谷稷[6]。其应四时，上为镇星[7]，是以知病之在肉也[8]，其音宫[9]，其数五[10]，其臭香[11]。

①中央：《太素》无此二字。
②于脾：《太素》作"脾胃"。

〔1〕【杨上善】五色皆自通脏，不言其腑。此言腑者，以胃为四脏资粮，故兼言也。
〔2〕【王冰】土精之气其神意，脾为化谷，口主迎粮，故开窍于口。
【杨上善】精，脾中散膏半斤，主裹血，温五脏也。
【张介宾】土王四季，位居中央，脾为属土之脏，其气相通。黄者土之色。口者脾之窍。土之精气，藏于脾曰意。
〔3〕【王冰】脾脉上连于舌本，故病气居之。
【杨上善】脾脉足太阴连舌本，故夏病在舌本也。
【张介宾】脾之脉连舌本，散舌下。
〔4〕【王冰】性安静而化造。
【张介宾】土之味甘。
〔5〕【王冰】土王四季，故畜取丑牛，又以牛色黄也。
【张介宾】牛属丑而色黄也。《易》曰：坤为牛。
〔6〕【王冰】色黄而味甘也。
【张介宾】稷，小米也。粳者为稷，糯者为黍，为五谷之长，色黄属土。
〔7〕【王冰】土之精气，上为镇星，二十八年一周天。
【杨上善】其脾工四季，故季夏上为镇星也。
【张介宾】土之精气，上为镇星。
〔8〕【王冰】土之柔厚，类肉气故。
【杨上善】脾肉在夏，故有病在肉。

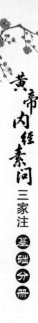

　　【张介宾】脾主肌肉也。

　〔9〕【王冰】宫，土声也。律书以黄钟为浊宫，林钟为清宫，盖以林钟当六月管也。五音以宫为主，律吕初起于黄钟为浊宫，林钟为清宫也。

　　【张介宾】土音曰宫，其应长夏，其化甲己丑未。

　〔10〕【王冰】土数五。《尚书·洪范》曰：五曰土。

　　【杨上善】其数五，谓生数。

　〔11〕【王冰】凡气因土变，则为香。

　　【张介宾】香为土气所化。

　　西方①白色，入通于肺，开窍于鼻，藏精于肺[1]，故病在背[2]，其味辛，其类金[3]，其畜马[4]，其谷稻[5]，其应四时，上为太白星[6]，是以知病之在皮毛也[7]，其音商[8]，其数九[9]，其臭腥[10]。

　①西方：《太素》无此二字。

　〔1〕【王冰】金精之气其神魄，肺藏气，鼻通息，故开窍于鼻。

　　【杨上善】精，肺液也。

　　【张介宾】西为金王之方，肺为属金之脏，其气相通。白者金之色。鼻者肺之窍。金之精气，藏于肺曰魄。

　〔2〕【王冰】以肺在胸中，背为胸中之府也。

　　【杨上善】肺为阳中之阴，在背，故病在背。

　　【张介宾】肺在胸中，附于背也。

　〔3〕【王冰】性音声而坚劲。

　　【张介宾】金之味辛。

　〔4〕【王冰】畜马者，取乾也。《易》曰：乾为马。新校正云：按《五常政大论》云：其畜鸡。

　　【张介宾】肺为乾象。《易》曰：乾为马。

　〔5〕【王冰】稻坚白。

　　【杨上善】《九卷》云：粳米味甘，黍味辛。此中稻辛。

　　【张介宾】稻坚而白，故属金。

〔6〕**【王冰】**金之精气，上为太白星，三百六十五日一周天。

【杨上善】秋时上为太白星。

【张介宾】金之精气，上为太白星。

〔7〕**【王冰】**金之坚密，类皮毛也。

【杨上善】皮毛在秋，故病在皮毛也。

【张介宾】肺主皮毛也。

〔8〕**【王冰】**商，金声也。孟秋之月，律中夷则，大吕所生，三分减一，管率长五寸七分。仲秋之月，律中南吕，太簇所生，三分减一，管率长五寸三分。季秋之月，律中元射，夹钟所生，三分减一，管率长五寸。凡是三管，皆金气应之。

【张介宾】金音曰商，其应秋，其化乙庚卯酉。

〔9〕**【王冰】**金生数四，成数九。《尚书·洪范》曰：四曰金。

【张介宾】地四生金，天九成之。

〔10〕**【王冰】**凡气因金变，则为腥膻之气也。

【杨上善】九为成数。

【张介宾】腥为金气所化。

北方^①黑色，入通于肾，开窍于二阴^[1]，藏精于肾^[2]，故病在溪^{②[3]}，其味咸，其类水^[4]，其畜彘^{③[5]}。其谷豆^[6]。其应四时，上为辰星^[7]，是以知病之在骨也^[8]。其音羽^[9]，其数六^[10]，其臭腐^[11]。

①北方：《太素》无此二字。
②在溪：《太素》作"在溪谷"。
③彘：《太素》作"豕"。

〔1〕**【杨上善】**二阴，谓前后阴也。
〔2〕**【王冰】**水精之气其神志，肾藏精，阴泄注，故开窍于二阴也。

【杨上善】精，谓肾液。

【张介宾】北为水王之方，肾为属水之脏，其气相通。黑者水之色。二便者肾之窍。水之精气，藏于肾曰志。

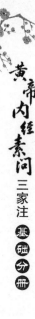

〔3〕【王冰】溪，谓肉之小会也。《气穴论》曰：肉之大会为谷，肉之小会为溪。

【张介宾】《气穴论》曰：肉之大会为谷，肉之小会为溪。溪者，水所流注也，故病在溪。

〔4〕【王冰】性润下而渗灌。

【张介宾】水之味咸。

〔5〕【王冰】彘，豕也。

【张介宾】彘，猪也。《易》曰：坎为豕。彘音治。

〔6〕【王冰】豆，黑色。

【杨上善】肉之大会为谷，小会为溪。肉分之间，溪骨之会，肾间动气为原气，在溪谷间，故冬病在也。

【张介宾】菽也，黑者属水。

〔7〕【王冰】水之精气，上为辰星，三百六十五日一周天。

【杨上善】冬时上为辰星。

【张介宾】水之精气，上为辰星。

〔8〕【王冰】肾主幽暗，骨体内藏，以类相同，故病居骨也。

【杨上善】骨气在冬，故病在骨。

【张介宾】肾主骨也。

〔9〕【王冰】羽，水声也。孟冬之月，律中应钟，沽洗所生，三分减一，管率长四寸七分半。仲冬之月，律中黄钟，仲吕所生，三分益一，管率长九寸。季冬之月，律中太吕，蕤宾所生，三分益一，管率长八寸四分。凡是三管，皆水气应之。

【张介宾】水音曰羽，其应冬，其化丙辛辰戌。

〔10〕【王冰】水生数一，成数六。《尚书·洪范》曰：一曰水。

【杨上善】六为成数。

【张介宾】天一生水，地六成之。

〔11〕【王冰】凡气因水变，则为腐朽之气也。

【张介宾】腐为水气所化。《礼·月令》云：其臭朽。朽，与腐类。

故善为脉者，谨察五脏六腑，一逆一从[①]，阴阳、表里、雌雄

70

之纪，藏之心意，合心于精②[1]，非其人勿教，非其真勿授，是谓得道[2]。

①一逆一从：《太素》作"逆顺"二字。
②合心于精：《太素》作"合之于精"。

〔1〕【王冰】心合精微，则深知通变。

【张介宾】善诊者，必能察此阴阳藏象之精微，而合于吾心，庶神理明而逆从变化无遁情矣。

〔2〕【王冰】随其所能而与之，是谓得师资教授之道也。《灵枢经》曰：明目者，可使视色。耳聪者，可使听音。捷疾辞语者，可使论语。徐而安静，手巧而心审谛者，可使行针艾，理血气而调诸逆顺，察阴阳而兼诸方论。缓节柔筋而心和调者，可使导引行气。疾毒言语轻人者，可使唾痈咒病。爪苦手毒，为事善伤者，可使按积抑痹。由是则各得其能，方乃可行，其名乃彰，故曰非其人勿教，非其真勿授也。

【杨上善】善候脉者，须察脏腑之气，有逆有顺，阴阳表里雌雄纲纪，得之于心，合于至妙，然后教于人。教于人之道，观人所能，妙知声色之情，可使瞻声察色，诸如是等，谓其人也。教，谓教童蒙也。授，谓授久学也。如是行者，可谓上合先圣人道也。

【张介宾】不得贤智而教之，适足以害道；不得真人而授之，适足以乱真。《气交变大论》曰：得其人不教，是谓失道；传非其人，慢泄天宝。此之谓也。

71

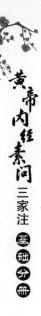

卷第二

阴阳应象大论篇第五①

黄帝曰：阴阳者，天地之道也[1]，万物之纲纪[2]，变化之父母[3]，生杀之本始[4]，神明之府也[5]，治病必求于本②[6]。

①新校正云：按全元起本在第九卷。

②治病必求于本：《太素》作"治病者，必求之于本"。

〔1〕【王冰】谓变化生成之道也。《老子》曰：万物负阴而抱阳，冲气以为和。《易·系辞》曰：一阴一阳之谓道。此之谓也。

【杨上善】道者，理也，天地有形之大也，阴阳者，气之大，阴阳之气，天地之形，皆得其理，以生万物，故谓之道也。

【张介宾】道者，阴阳之理也。阴阳者，一分为二也。太极动而生阳，静而生阴，天生于动，地生于静，故阴阳为天地之道。

〔2〕【王冰】滋生之用也。阳与之正气以生，阴为之主持以立，故为万物之纲纪也。《阴阳离合论》曰：阳与之正，阴为之主。则谓此也。

【杨上善】形气之本，造化之源，由乎阴阳，故为其纲纪。

【张介宾】大曰纲，小曰纪，总之为纲，周之为纪，物无巨细，莫不由之，故为万物之纲纪。王氏曰：滋生之用也，阳与之正气以生，阴为之主持以立者，亦是。

〔3〕【王冰】异类之用也，何者？然鹰化为鸠，田鼠化为鴽，腐草化为萤，雀入大水为蛤，雉入大水为蜃，如此皆异类因变化而成有也。

【杨上善】万物□生，忽然而有，故谓之化也。或□已，或异百端，谓之变也，莫不皆以阴阳雄雌，合成变化，故曰父母。

【张介宾】《天元纪大论》曰：物生谓之化，物极谓之变。《易》曰：在天成象，在地成形，变化见矣。朱子曰：变者化之渐，化者变之成。阴可变为阳，阳可化为阴。然而变化虽多，无非阴阳之所生，故为之父母。

〔4〕【王冰】寒暑之用也。万物假阳气温而生，因阴气寒而死，故知生杀本始，是阴阳之所运为也。

【杨上善】阴为杀本，阳为生始。

【张介宾】生杀之道，阴阳而已，阳来则物生，阳去则物死。凡日从冬至以后，自南而北谓之来，来则春为阳始，夏为阳盛，阳始则温，温则生物，阳盛则热，热则长物；日从夏至以后，自北而南谓之去，去则秋为阴始，冬为阴盛，阴始则凉，凉则收物，阴盛则寒，寒则藏物，此阴阳生杀之道也。然如下文曰：阳生阴长，阳杀阴藏。则阳亦能杀，阴亦能长矣。《六节藏象论》曰：生之本，本于阴阳。则阴亦能生矣。故生于阳者，阴能杀之，生于阴者，阳能杀之，万物死生，皆由乎此，故谓之本始。本，根本也。始，终始也。

〔5〕【王冰】府，宫府也。言所以生杀变化之多端者，何哉？以神明居其中也。下文曰：天地之动静，神明为之纲纪。故《易·系辞》曰：阴阳不测之谓神。亦谓居其中也。新校正云：详"阴阳"至"神明之府"，与《天元纪大论》同，注颇异。

【杨上善】两仪之□，谓之神明。玄元皇帝曰：天不能转，日月不能行，风不能燥，雨不能润，谁使之尔，谓之神明。斯则阴阳之所不测，化阴阳以为神，通穷穷冥以忘知镜七曜而为测，一也；人法天地，具有五脏六腑四肢百体，中有鉴物之灵为神明，二也；亦以阴阳和气，故得神而无□，故为府也。宊，乌了反。

【张介宾】神，变化不测也。明，三光著象也。府，所以藏物也。神明出于阴阳，故阴阳为神明之府，此自首节"阴阳"二字，一贯至此，义当联玩。

〔6〕【王冰】阴阳与万类生杀变化，犹然在于人身，同相参合，故治病之道，必先求之。

【杨上善】本谓阴阳。

【张介宾】本，致病之原也。人之疾病，或在表，或在里，

73

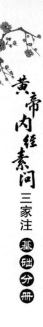

或为寒，或为热，或感于五运六气，或伤于脏腑筋络，皆不外阴阳二气，必有所本。故或本于阴，或本于阳，病变虽多，其本则一。知病所从生，知乱所由起，而直取之，是为得一之道。譬之伐木而引其柢，则千枝万叶，莫得弗从矣。倘但知见病治病，而不求其致病之因，则流散无穷，此许学士所谓广络原野，以冀一人之获，诚哉疏矣。

故积阳为天，积阴为地[1]。阴静阳躁[2]，阳生阴长[3]，阳杀阴藏①[4]。阳化气，阴成形[5]。

①阳杀阴藏：《太素》作"阴杀阳藏"。

〔1〕【王冰】言阴阳为天地之道者何？以此。

【杨上善】夫太极化生两仪，即有两阴阳二气，二气之起必有两仪之形，是即□形生气，积气成形，故积清阳以为天形，积浊阴以为地形。

【张介宾】阴阳体象，大小不同，形气生成，不积不厚，故必积阳至大而为天，积阴至厚而为地。

〔2〕【王冰】言应物类运用之标格也。

【杨上善】阴气主静，阳气主躁。

【张介宾】阴性柔，阳性刚也。

〔3〕【杨上善】少阳，春也，生起万物；少阴，秋也，长熟万物。

〔4〕【王冰】明前天地杀生之殊用也。神农曰：天以阳生阴长，地以阳杀阴藏。新校正云：详阴长阳杀之义，或者疑之。按《周易》八卦布四方之义，则可见矣。坤者阴也，位西南隅，时在六月七月之交，万物之所盛长也，安谓阴无长之理。乾者阳也，位戌亥之分，时在九月十月之交，万物之所收杀也，孰谓阳无杀之理。以是明之，阴长阳杀之理可见矣。此语又见《天元纪大论》，其说自异。

【杨上善】五月是阳起一阴爻，杀气者也。十一月是冬藏，起一阳爻，生气者也。有本云：阴生阳杀也之。

【张介宾】此即四象之义，阳生阴长，言阳中之阳阴也；阳杀阴藏，言阴中之阴阳也。盖阳不独立，必得阴而后成，如发生赖于阳和，而长养由乎雨露，是阳生阴长也；阴不自专，必因阳而后行，

74

如闭藏因于寒冽，而肃杀出乎风霜，是阳杀阴藏也。此于对待之中，而复有互藏之道，所谓独阳不生，独阴不成也。如《天元纪大论》曰：天以阳生阴长，地以阳杀阴藏。实同此义。一曰：阳之和者为发生，阴之和者为成实，故曰阳生阴长。阳之亢者为焦枯，阴之凝者为固闭，故曰阳杀阴藏。此以阴阳之淑慝言，于义亦通。

〔5〕【王冰】明前万物滋生之纲纪也。

【杨上善】阴阳化起物气，以阳为父，故言阳也。阴阳共成于形，以阴为母，故言阴也。

【张介宾】阳动而散，故化气。阴静而凝，故成形。

寒极生热，热极生寒[1]。**寒气生浊，热气生清**[2]。**清气在下，则生飧泄**①；**浊气在上，则生䐜胀**[3]。**此阴阳反作**②，**病之逆从也**③[4]。

①飧泄：《太素》作"飱洩"。观《太素》全书多做"飱洩"。
②反作：《太素》作"反祚"。
③逆从：《太素》作"逆顺"。

〔1〕【王冰】明前之大体也。

【杨上善】物极而变，亦自然之所然耳也。

【张介宾】阴寒阳热，乃阴阳之正气。寒极生热，阴变为阳也；热极生寒，阳变为阴也。邵子曰：动之始则阳生，动之极则阴生；静之始则柔生，静之极则刚生。此《周易》老变而少不变之义。如人伤于寒，则病为热，本寒而变热也；内热已极，而反寒栗，本热而变寒也。故阴阳之理，极则必变。

〔2〕【王冰】言正气也。

【杨上善】阴浊为地，寒气所以起，阳清为天，热气所以生也之。

【张介宾】寒气凝滞，故生浊阴。热气升散，故生清阳。

〔3〕【王冰】热气在下则谷不化，故飧泄。寒气在上则气不散，故䐜胀。何者？以阴静而阳躁也。

【杨上善】清气是阳，在上；浊气为阴，在下；今浊阴既虚，

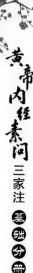

清阳下并，以其阳盛所以飧泄也。清阳既虚，浊阴上并，以其阴盛，所以䐜胀飧泄也，食不化而出也。䐜，七邻反。

【张介宾】清阳主升，阳衰于下而不能升，故为飧泄；浊阴主降，阴滞于上而不能降，故为䐜胀。飧泄，完谷而泄也。䐜胀，胸膈满也。飧音孙。䐜音嗔。

〔4〕【王冰】反，谓反复。作，谓作务。反复作务，则病如是。

【杨上善】祚，福也，逆之则为反，顺之为福也。祚，乍故反。

【张介宾】作，为也。此字，承上文治病必求其本以下而言。如阴云长，阳云杀，寒生热，热生寒，清在下，浊在上，皆阴阳之反作，病之逆从也。顺则为从，反则为逆，逆从虽殊，皆有其本，故必求其本而治之。

故清阳为天，浊阴为地；地气上为云，天气下为雨[1]；雨出地气，云出天气①〔2〕。故清阳出上窍，浊阴出下窍〔3〕。清阳发腠理，浊阴走五脏[4]；清阳实四支，浊阴归六腑②〔5〕。

①雨出地气，云出天气：《太素》作"雨出地，气出天"。
②归六腑：《太素》作"实六腑"。

〔1〕【杨上善】地之浊气上升，与阳气合为云；天之清气下降，与阴气合为雨也。

〔2〕【王冰】阴凝上结，则合以成云；阳散下流，则注而为雨。雨从云以施化，故言雨出地；云凭气以交合，故言云出天。天地之理且然，人身清浊亦如是也。

【杨上善】雨是地之阴气上升，得阳为形。气是天之阳气下降，得阴为兼雾。

【张介宾】此下言阴阳精气之升降，以见天人一理也。天地者，阴阳之形体也。云雨者，天地之精气也。阴在下者为精，精者水也，精升则化为气，云因雨而出也；阳在上者为气，气者云也，气降则化为精，雨由云而生也。自下而上者，地交于天也，故地气上为云，又曰：云出天气；自上而下者，天交于地也，故天气下为雨，又曰雨

76

出地气。《六微旨大论》曰：升已而降，降者谓天；降已而升，升者谓地。天气下降，气流于地；地气上升，气腾于天。可见天地之升降者，谓之云雨；人身之升降者，谓之精气。天人一理，此其为最也。

〔3〕【王冰】气本乎天者亲上，气本乎地者亲下，各从其类也。上窍，谓耳目鼻口。下窍，谓前阴后阴。

【杨上善】夫阴阳者，有名而无形也，所以数之可十，离之可百，散之可千，推之可万，故有上下清浊阴阳，内外表里阴阳等，变化无穷也。内外者，脉内营气，称为清阴；脉外卫气，名为浊阳，是则阴清阳浊者也。言上下者，清阳为天，浊阴为地，是则阳清阴浊者也。彼说内外、清浊、阴阳，此言上下、清浊、阴阳也，是以谷入于胃，分为四道，出于上焦，慓悍行于分肉之间，日五十周，□卫气也。起于中焦，并□于胃口，出上焦之后，泌糟粕，蒸津液，化其精微，上注肺脉，行于经遂，化而为血，以奉生身，名曰营气。其卫气上行于达面，以资七窍，故曰清阳出上窍也。□若以内外阴阳，在内者为清、外者为浊。若以上下阴阳，则上者为清，下者为浊，有此不同。浊者别回肠下行，故曰浊阴阳出下窍也。

【张介宾】本乎天者亲上，本乎地者亲下也。上窍七，谓耳目口鼻。下窍二，谓前后二阴。

〔4〕【王冰】腠理谓渗泄之门，故清阳可以散发；五脏为包藏之所，故浊阴可以走之。

【杨上善】此名卫气为清阳，发腠理，即浊为清也。此名营气为浊阴，走于五脏，即清为浊也。

【张介宾】腠理，肌表也。阳发散于皮肤，故清阳归之。阴受气于五脏，故浊阴走之。腠音凑。

〔5〕【王冰】四支外动，故清阳实之；六腑内化，故浊阴归之。

【杨上善】四支、六腑虽同为阳，复分阴阳也。四支在外，故清气实之；六腑在内，故浊谷实之。

【张介宾】四支为诸阳之本，故清阳实之。六腑传化水谷，故浊阴归之。

水为阴，火为阳[1]。阳为气，阴为味[2]。味归形[3]，形归

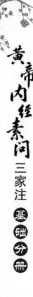

气[4]。气归精[5]，精归化①[6]。精食气[7]，形食味[8]。化生精，气生形②[9]。味伤形，气伤精[10]，精化为气③，气伤于味[11]。

①精归化：《太素》无此三字。
②化生精，气生形：《太素》无此六字。
③化为气：《太素》作"化于气"。

〔1〕【王冰】水寒而静，故为阴；火热而躁，故为阳。

【杨上善】五谷为食中水冷谓之阴也，食中火热谓之阳也。

【张介宾】水润下而寒，故为阴。火炎上而热，故为阳。水火者，即阴阳之征兆；阴阳者，即水火之性情。凡天地万物之气，无往而非水火之运用，故天以日月为水火，《易》以坎离为水火，医以心肾为水火，丹以精炁为水火。夫肾者水也，水中生气，即真火也；心者火也，火中生液，即真水也。水火互藏，乃至道之所在，医家首宜省察。

〔2〕【王冰】气惟散布，故阳为之；味曰从形，故阴为之。

【杨上善】食中火热发谷五气也，食中水冷发谷五味也之。

【张介宾】气无形而升，故为阳。味有质而降，故为阴。此以药食气味言也。

〔3〕【杨上善】五味各入于脏以成之形。

〔4〕【杨上善】阴形阳气有也。

【张介宾】归，依投也。五味生精血以成形，故味归于形。形之存亡，由气之聚散，故形归于气。

〔5〕【杨上善】气生五味精华。

【张介宾】气者，真气也，所受于天，与谷气并而充身者也。人身精血，由气而化，故气归于精。

〔6〕【王冰】形食味，故味归形；气养形，故形归气；精食气，故气归精；化生精，故精归化。故下文曰：

【张介宾】精者，坎水也，天一生水，为五行之最先。故物之初生，其形皆水，由精以化气，由气以化神，是水为万化之原，故精归于化。

〔7〕【杨上善】五味精华，五气变为

78

〔8〕【王冰】气化则精生，味和则形长，故云食之也。

【杨上善】得于形者，以食为味。

【张介宾】食，如子食母乳之义。气归精，故精食气。味归形，故形食味。

〔9〕【王冰】曰：精微之液，惟血化而成，形质之有，资气行营立，故斯二者各奉生乎。

【张介宾】万物化生，必从精始，故化生精。前言精归化者，言未化之前，由精为化也。此言化生精者，言既化之后，由化生精也。气聚则形生，气散则形死也。

〔10〕【王冰】过其节也。

【杨上善】五味各走其脏，淫则各伤其脏。精本从气化，有气淫还，各伤其精也。

【张介宾】味既归形，而味有不节，必反伤形。气既归精，而气有失调，必反伤精。

〔11〕【王冰】精承化养则食气，精若化生则不食气，精血内结，郁为秽腐攻胃，则五味倔然不得入也。女人重身，精化百日，皆伤于味也。

【杨上善】食中气盛，定伤五味。

【张介宾】精化为气，谓元气由精而化也。《珠玉集》曰：水是三才之祖，精为元炁之根。其义即此。然上文既云气归精，是气生精也；而此又曰精化气，是精生气也。二者似乎相反，而不知此正精气互根之妙，以应上文天地云雨之义也。夫阳化气，即云之类；阴成形，即雨之类。雨乃不生于地而降于天之云，气归精也。云乃不出于天而升于地之气，精化为气也。人身精气，全是如此。故气聚则精盈，精盈则气盛，精气充而形自强矣。帝所以先举云雨为言者，正欲示人以精气升降之如此耳。上文曰味伤形，则未有形伤而气不伤者。如云味过于酸，肝气以津，脾气乃绝之类，是皆味伤气也。

阴味出下窍，阳气出上窍[1][1]。味厚者为阴，薄为阴之阳[2]。气厚者为阳，薄为阳之阴[3]。味厚则泄，薄则通。气薄则发泄，厚则发热[2][4]。壮火之气衰，少火之气壮[5]。壮火食气，气食少火。

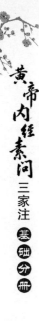

壮火散气，少火生气[6]。

①阴味出下窍，阳气出上窍：《太素》作"味出下窍，气出上窍"。

②气薄则发泄，厚则发热：《太素》作"气薄则洩，厚则发"。

〔1〕【王冰】味有质，故下流于便写之窍；气无形，故上出于呼吸之门。

【杨上善】五味糟粕为大小便也。谷气不行经隧者，积于胃中，成于吐纳也。

【张介宾】味为阴故降，气为阳故升。

〔2〕【杨上善】夫阴阳之道，推之可万也。如五味是阴，味之厚薄，亦是阴阳。故味之厚者，阴中之阴；味薄者，阴中之阳也。

〔3〕【王冰】阳为气，气厚者为纯阳；阴为味，味厚者为纯阴。故味薄者为阴中之阳，气薄者为阳中之阴。

【杨上善】五气是阳，气之厚薄，又是阴阳。故气之厚者，阳中之阳；气之薄者，阳中之阴也。上下贵贱吉凶福祸等万物皆然。

【张介宾】此言气味之阴阳，而阴阳之中，复各有阴阳也。味为阴矣，而厚者为纯阴，薄者为阴中之阳；气为阳矣，而厚者为纯阳，薄者为阳中之阴。

〔4〕【王冰】阴气润下，故味厚则泄利；阳气炎上，故气厚则发热。味薄为阴少，故通泄；气薄为阳少，故汗出。发泄，谓汗出也。

【杨上善】味厚气薄则上下吐洩，味薄气厚则上下通发。

【张介宾】阴味下行，故味厚者能泄于下，薄者能通利；阳气上行，故气薄者能泄于表，厚者能发热也。

〔5〕【王冰】火之壮者，壮已必衰；火之少者，少已则壮。

【杨上善】壮盛火热之气盛，必衰也，少微火暖之气，必为壮盛，此阴阳之□也。

〔6〕【王冰】气生壮火，故云壮火食气；少火滋气，故云气食少火。以壮火食气，故气得壮火则耗散；以少火益气，故气得少火则生长。人之阳气，壮少亦然。

【杨上善】壮火壮盛，食气必衰，气食少火，气得所壮，故得壮火之盛，必散于气，少火之微，定聚生气也。

【张介宾】火，天地之阳气也。天非此火，不能生物；人非此火，不能有生。故万物之生，皆由阳气。但阳和之火则生物，亢烈之火反害物，故火太过则气反衰，火和平则气乃壮。壮火散气，故云食气，犹言火食此气也。少火生气，故云食火，犹言气食此火也。此虽承气味而言，然造化之道，少则壮，壮则衰，自是如此，不特专言气味者。

气味辛甘发散为阳，酸苦涌泄为阴[1]。阴胜则阳病，阳胜则阴病[2]。阳胜①则热，阴胜①则寒[3]。重寒则热②，重热则寒[4]。寒伤形，热伤气[5]。气伤痛，形伤肿[6]。故先痛而后肿者，气伤形也；先肿而后痛者，形伤气也[7]。

①阳胜、阴胜：《太素》作"阴病"、"阳病"。
②重寒则热：《太素》作"重阴则热"。

〔1〕【王冰】非惟气味分正阴阳，然辛甘酸苦之中，复有阴阳之殊气尔。何者？辛散甘缓，故发散为阳；酸收苦泄，故涌泄为阴。

【杨上善】气之味□□是辛甘，辛甘阴之厚者发散，薄为阳也，酸苦薄者为阳，下涌洩者为阴也。

【张介宾】此言正味之阴阳也。辛散甘缓，故发肌表。酸收苦泄，故为吐写。涌，湧同。

〔2〕【王冰】胜则不病，不胜则病。

【杨上善】夫阴阳和物生者也。今阳虚者，阴必并之。阴并阳者，是则阴胜，故阳病□阴虚亦尔。

【张介宾】此下言阴阳偏胜之为病也。阴阳不和，则有胜有亏，故皆能为病。

〔3〕【王冰】是则太过而致也。新校正云：按《甲乙经》作"阴病则热，阳病则寒"。文异意同。

【杨上善】阴病阳胜故热，阳病阴胜故寒也。

【张介宾】太过所致。

〔4〕【王冰】物极则反，亦犹壮火之气衰，少火之气壮也。

81

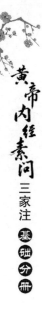

【杨上善】谓阴阳极。

【张介宾】物极则变也。此即上文寒极生热、热极生寒之义。盖阴阳之气，水极则似火，火极则似水，阳盛则隔阴，阴盛则隔阳。故有真寒假热，真热假寒之辨，此而错认，则死生反掌。重，平声。

〔5〕【王冰】寒则卫气不利，故伤形；热则荣气内消，故伤气。虽阴成形，阳化气，一过其节，则形气被伤。

【杨上善】形者和阴也，气者和阳也。寒甚有伤于形，热甚伤夺其气，斯之常。

【张介宾】寒为阴，形亦属阴，寒则形消故伤形。热为阳，气亦属阳，热则气散故伤气。

〔6〕【王冰】气伤则热结于肉分，故痛；形伤则寒薄于皮腠，故肿。

【杨上善】卫气行于肤肉之中，邪气客于肤肉，壅遏卫气，迫于分肉故痛。

【张介宾】气欲利，故伤之则痛。形有质，故伤之则肿。

〔7〕【王冰】先气证而病形，故曰气伤形；先形证而病气，故曰形伤气。

【张介宾】气先病而后及于形，因气伤形也。形先病而后及于气，因形伤气也。

风胜则动[1]，**热胜则肿**①[2]，**燥胜则干**[3]，**寒胜则浮**②[4]，**湿胜则濡写**③[5]。

①风胜则动，热胜则肿：《太素》作"风胜则肿"。
②浮：《太素》作"胕"。
③写：《太素》无此字。

〔1〕【王冰】风胜则庶物皆摇，故为动。新校正云：按《左传》曰：风淫末疾。即此义也。

【杨上善】邪风客于皮肤，则为䐜肿也。

【张介宾】风胜者，为振掉摇动之病，即医和云风淫末疾之类。

82

〔2〕【王冰】热胜则阳气内郁，故洪肿暴作，甚则荣气逆于肉理，聚为痈脓之肿。

【张介宾】热胜者，为丹毒痈肿之病，即医和云阳淫热疾之类。

〔3〕【王冰】燥胜则津液竭涸，故皮肤干燥。

【杨上善】邪热燥于皮肤，则皮干无汗。

【张介宾】燥胜者，为津液枯涸、内外干涩之病。

〔4〕【王冰】寒胜则阴气结于玄府，玄府闭密，阳气内攻，故为浮。

【杨上善】扶付反，检义当腐，寒胜肉热，肉当腐。

【张介宾】寒胜者，阳气不行，为胀满浮虚之病，即医和云阴淫寒疾之类。

〔5〕【王冰】湿胜则内攻于脾胃，脾胃受湿则水谷不分，水谷相和，故大肠传导而注写也。以湿内盛而写，故谓之濡写。新校正云：按《左传》曰：雨淫腹疾。则其义也。风胜则动，至此五句，与《天元纪大论》文重，彼注颇详矣。

【杨上善】阴湿气盛，则多汗也。

【张介宾】脾恶湿而喜燥，湿胜者必侵脾胃，为水谷不分濡写之病，即医和云雨淫腹疾之类。濡音如，湿滞也。

天有四时五行，以生长收藏，以生寒暑燥湿风①[1]。**人有五脏，化**②**五气，以生**③**喜怒悲忧恐**[2]。**

①风：《太素》无此字。
②化：《太素》作"有"。
③生：《太素》无此字。

〔1〕【王冰】春生夏长，秋收冬藏，谓四时之生长收藏。冬水寒，夏火暑，秋金燥，春木风，长夏土湿，谓五行之寒暑湿燥风也。然四时之气，土虽寄王，原其所主，则湿属中央，故云五行以生寒暑燥湿风五气也。

【杨上善】天之用也。四时之用。五行所生也。有本有风，

83

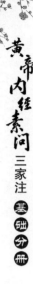

谓具五者也。

【张介宾】四时者，春夏秋冬。五行者，木火土金水。合而言之，则春属木而主生，其化以风；夏属火而主长，其化以暑；长夏属土而主化，其化以湿；秋属金而主收，其化以燥；冬属水而主藏，其化以寒。五行各一，惟火有君相之分。此言寒暑燥湿风者，即五行之化也。《五运行》等论言寒暑燥湿风火者，是为六气也。

〔2〕【王冰】五脏，谓肝心脾肺肾。五气，谓喜怒悲忧恐。然是五气更伤五脏之和气矣。新校正云：按《天元纪大论》"悲"作"思"，又本篇下文肝在志为怒，心在志为喜，脾在志为思，肺在志为忧，肾在志为恐。《玉机真脏论》作"悲"，诸论不同。皇甫士安《甲乙经·精神五脏篇》具有其说。盖言悲者，以悲能胜怒，取五志迭相胜而为言也。举思者，以思为脾之志也。各举一，则义俱不足；两见之，则互相成义也。

【杨上善】人之有也。五气，五脏气也。喜怒等，心肺肝脾肾五志者。

【张介宾】五脏者，心肺肝脾肾也。五气者，五脏之气也。由五气以生五志。如本论及《五运行大论》，俱言心在志为喜，肝在志为怒，脾在志为思，肺在志为忧，肾在志为恐。《天元纪大论》亦以"悲"作"思"。

　　故喜怒伤气，寒暑伤形[1]。**暴怒伤阴，暴喜伤阳**①[2]。**厥气上行，满脉去形**②[3]。**喜怒不节，寒暑过度，生乃不固**[4]。

　　①暴怒伤阴，暴喜伤阳：《太素》无此八字。
　　②厥气上行，满脉去形：《太素》无此八字。

　　〔1〕【王冰】喜怒之所生，皆生于气，故云喜怒伤气。寒暑之所胜，皆胜于形，故云寒暑伤形。近取举凡，则如斯矣；细而言者，则热伤于气，寒伤于形。

　　【杨上善】内伤者也。外伤者也。

　　【张介宾】喜怒伤内故伤气，寒暑伤外故伤形。举喜怒言，则悲忧恐同矣。举寒暑言，则燥湿风同矣。上文言寒伤形、热伤气，与此二句似乎不同，盖彼以阴阳分形气，此以内外分形气也。

〔2〕【王冰】怒则气上，喜则气下，故暴卒气上则伤阴，暴卒气下则伤阳。

【张介宾】气为阳，血为阴。肝藏血，心藏神。暴怒则肝气逆而血乱，故伤阴。暴喜则心气缓而神逸，故伤阳。如《行针篇》曰：多阳者多喜，多阴者多怒。亦各从其类也。

〔3〕【王冰】厥，气逆也。逆气上行，满于经络，则神气浮越，去离形骸矣。

【张介宾】厥，逆也。言寒暑喜怒之气，暴逆于上，则阳独实，故满脉。阳亢则阴离，故去形。此孤阳之象也。《脉经》曰：诸浮脉无根者死。有表无里者死。其斯之谓。

〔4〕【王冰】《灵枢经》曰：智者之养生也，必顺四时而适寒暑，和喜怒而安居处。然喜怒不恒，寒暑过度，天真之气，何可久长。

【杨上善】内外伤已，生得坚固不道夭者，未之有也。

【张介宾】固，坚也。

故重阴必阳，重阳必阴[1]**。故曰：冬伤于寒，春必温病**①[2]**；春伤于风，夏生飧泄**[3]**；夏伤于暑，秋必**②**痎疟**[4]**；秋伤于湿，冬生咳嗽**[5]**。**

①温病：《太素》作"病温"。
②秋必：《太素》作"秋生"。

〔1〕【王冰】言伤寒、伤暑亦如是。

【张介宾】重者，重叠之义，谓当阴时而复感寒，阳时而复感热，或以天之热气伤人阳分，天之寒气伤人阴分，皆谓之重。盖阴阳之道，同气相求，故阳伤于阳，阴伤于阴；然而重阳必变为阴证，重阴必变为阳证，如以热水沐浴身反凉，凉水沐浴身反热，因小可以喻大，下文八句，即其征验。此与上文重寒则热、寒极生热义相上下，所当互求。

〔2〕【王冰】夫伤于四时之气，皆能为病，以伤寒为毒者，最为杀厉之气，中而即病，故曰伤寒；不即病者，寒毒藏于肌肤，至春变

85

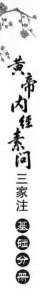

为温病，至夏变为暑病。故养生者，必慎伤于邪也。

【杨上善】伤，过多也。冬寒，阴也。人于冬时，温衣热食，腠理开发，多取寒凉以快其志者，寒入腠理，腠理遂闭，内行脏腑，至春寒极变为温病也。

【张介宾】冬伤于寒者，以类相求，其气入肾，其寒侵骨。其即病者，为直中阴经之伤寒；不即病者，至春夏则阳气发越，营气渐虚，所藏寒毒，外合阳邪而变为温病。然其多从足太阳始者，正以肾与膀胱为表里，受于阴而发于阳也。愚按：伤寒温疫，多起于冬不藏精，及辛苦饥饿之人。盖冬不藏精，则邪能深入，而辛苦之人，其身常煖，其衣常薄，煖时窍开，薄时忍寒，兼以饥饿劳倦，致伤中气，则寒邪易入，待春而发，此所以大荒之后，必有大疫，正为此也。但此辈疫气既盛，势必传染，又必于虚者先受其气，则有不必冬寒而病者矣。避之之法，必节欲节劳，仍勿忍饥而近其气，自可无虑。

〔3〕【王冰】风中于表，则内应于肝，肝气乘脾故飧泄。新校正云：按《生气通天论》云：春伤于风，邪气留连，乃为洞泄。

【杨上善】春风，阳也。春因腠理开发，风入腠闭，内行脏腑肠胃之中，至夏飧洩也。飧，水洗饭也，音孙，谓肠胃有风，水谷不化而出也。

【张介宾】春伤于风，木气通于肝胆，即病者乃为外感，若不即病而留连于夏，脾土当令，木邪相侮，变为飧泄也。飧音孙，完谷而泄也。

〔4〕【王冰】夏暑已甚，秋热复壮，两热相攻，故为痎疟。痎，瘦也。

【杨上善】夏因汗出，小寒入腠，藏之于内，至□气发，腠理外闭，风气内发，以成痎疟。痎音皆。

【张介宾】夏伤于暑，金气受邪，即病者乃为暑证，若不即病而暑汗不出，延至于秋，新凉外束，邪郁成热，金火相拒，寒热交争，故病为痎疟。痎音皆。

〔5〕【王冰】秋湿既多，冬水复王，水湿相得，肺气又衰，故冬寒甚则为嗽。新校正云：按《生气通天论》云：秋伤于湿，上逆而咳，发为痿厥。

【杨上善】秋多雨湿，人伤受湿，湿从上下，至冬寒并伤肺，故成咳嗽也。愷代反，又邱吏反，谓逆气也。

【张介宾】夏秋之交，土金用事，秋伤于湿，其即病者，湿气通脾，故为濡泄等证，若不即病，而湿蓄金藏，久之变热，至冬则外寒内热，相搏乘肺，病为咳嗽。《生气通天论》亦云：秋伤于湿，上逆而咳。按此四节，春夏以木火伤人而病反寒，秋冬以寒湿伤人而病反热，是即上文重阴必阳、重阳必阴之义。

帝曰：余闻上古圣人，论理人形，列别脏腑，端络经脉，会通六合，各从其经，气穴所发，各有处名，溪谷属骨，皆有所起，分部逆从，各有条理，四时阴阳，尽有经纪，外内之应，皆有表里，其信然乎[1]？

〔1〕【王冰】六合，谓十二经脉之合也。《灵枢经》曰：太阴阳明为一合，少阴太阳为一合，厥阴少阳为一合，手足之脉各三，则为六合也。手厥阴，则心包络脉也。《气穴论》曰：肉之大会为谷，肉之小会为溪，肉分之间，溪谷之会，以行荣卫，以会大气。属骨者，为骨相连属处。表里者，诸阳经脉皆为表，诸阴经脉皆为理。新校正云：详"帝曰"至"其信然乎"，全元起本及《太素》在"上古圣人之教也"上。

【张介宾】论理，讲求也。列别，分辨也。端言经脉之发端，络言支脉之横络。两经交至谓之会，他经相贯谓之通。十二经之表里，谓之六合。气穴溪谷、分部逆从等义，如《经脉篇》及《气穴》《气府》《皮部》《骨空》等论，各有详载，而此篇所答，则惟四时五行藏象气味之化，其他则散见各篇也。别，必列切。

岐伯对曰：东方生风[1]，风生木[2]，木生酸[3]，酸生肝[4]，肝生筋[5]，筋生心[6]，肝主目[7]。其在天为玄[8]，在人为道[9]，在地为化[10]。化生五味[11]，道生智[12]，玄生神[13]，神在天为风[14]，在地为木[15]，在体为筋[16]，在脏为肝[17]，在色为苍[18]，在音为角[19]，在声为呼[20]，在变动为握[21]，在窍为目[22]，在味为酸[23]，在志为怒^[24]。怒伤肝^[25]，悲胜怒^[26]；风伤筋^[27]，燥胜风^[28]；酸伤筋^[29]，辛胜酸^[30]。

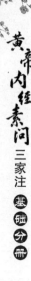

〔1〕【王冰】阳气上腾，散为风也。风者天之号令，风为教始，故生自东方。

【张介宾】风者，天地之阳气；东者，日升之阳方。故阳生于春，春王于东，而东方生风。

〔2〕【王冰】风鼓木荣，则风生木也。

【张介宾】风动则木荣也。

〔3〕【王冰】凡物之味酸者，皆木气之所生也。《尚书·洪范》曰：曲直作酸。

【张介宾】《洪范》曰：木曰曲直，曲直作酸。故凡物之味酸者，皆木气之所化。

〔4〕【王冰】生，谓生长也。凡味之酸者，皆先生长于肝。

【张介宾】酸先入肝也。

〔5〕【王冰】肝之精气，生养筋也。

【张介宾】肝主筋也。

〔6〕【王冰】《阴阳书》曰：木生火。然肝之木气，内养筋已，乃生心也。

【张介宾】木生火也。

〔7〕【王冰】目见曰明，类齐同也。

【张介宾】目者肝之官也。

〔8〕【王冰】玄，谓玄冥，言天色高远，尚未盛明也。

【张介宾】玄，深微也。天道无穷，东为阳升之方，春为发生之始，故曰玄。

〔9〕【王冰】道，谓道化，以道而化，人则归从。

【张介宾】道者，天地之生意也。人以道为生，而知其所生之本，则可与言道矣。

〔10〕【王冰】化谓造化也，庶类时育，皆造化者也。

【张介宾】化，生化也。有生化而后有万物，有万物而后有终始。凡自无而有，自有而无，总称曰化。化化生生，道归一气，故于东方首言之。

〔11〕【王冰】万物生，五味具，皆变化为母，而使生成也。

【张介宾】万物化生，五味具矣。

〔12〕【王冰】智从正化而有，故曰道生智。

【张介宾】生意日新，智慧出矣。

〔13〕【王冰】玄冥之内，神处其中，故曰玄生神。

【张介宾】玄冥之中，无有而无不有也，神神奇奇，所从生矣。按：在天为玄至此六句，他方皆无，而东独有之。盖东方为生物之始，而元贯四德，春贯四时，言东方之化，则四气尽乎其中矣。此盖通举五行六气之大法，非独指东方为言也。观《天元纪大论》有此数句，亦总贯五行而言，其义可见。

〔14〕【王冰】飞扬鼓坼，风之用也。然发而周远，无所不通，信乎神化而能尔。

【张介宾】飞扬散动，风之用也。鼓之以雷霆，润之以雨露，无非天地之神，而风则神之一者。又风为六气之首，故应东方。

〔15〕【王冰】柔软曲直，木之性也。新校正云：详"其在天"至"为木"，与《天元纪大论》同，注颇异。

【张介宾】五行在地，东方属木。

〔16〕【王冰】束络连缀，而为力也。

【张介宾】筋属众体之木。

〔17〕【王冰】其神，魂也。《道经义》曰：魂居肝，魂静则至道不乱。

【张介宾】肝属五脏之木。

〔18〕【王冰】苍谓薄青色，象木色也。

【张介宾】苍属五色之木。

〔19〕【王冰】角，谓木音，调而直也。《乐记》曰：角乱则忧，其民怨。

【张介宾】角属五音之木。

〔20〕【王冰】呼，谓叫呼，亦谓之啸。

【张介宾】怒则叫呼。

〔21〕【王冰】握所以牵就也。新校正云：按杨上善云：握、忧、

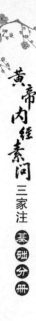

哕、咳、栗五者，改志而有，名曰变动也。

　　　　【张介宾】握同搐搦，筋之病也。

〔22〕【王冰】目所以司见形色。

　　　　【张介宾】肝之窍也。

〔23〕【王冰】酸可用收敛也。

　　　　【张介宾】木之味也。

〔24〕【王冰】怒所以禁非也。

　　　　【张介宾】强则好怒，肝之志也。《宣明五气篇》曰：并于肝则忧。

〔25〕【王冰】虽志为怒，甚则自伤。

　　　　【张介宾】怒出于肝，过则伤肝。

〔26〕【王冰】悲则肺金并于肝木，故胜怒也。《宣明五气篇》曰：精气并于肺则悲。新校正云：详五志云怒喜思忧，恐"悲"当云"忧"，今变"忧"为"悲"者，盖以"患忧而不解则伤意"，"悲哀而动中则伤魂"，故不云"忧"也。

　　　　【张介宾】悲忧为肺金之志，故胜肝木之怒。悲则不怒，是其征也。

〔27〕【王冰】风胜则经络拘急。新校正云：按《五运行大论》曰：风伤肝。

　　　　【张介宾】同气相求，故风伤筋。

〔28〕【王冰】燥为金气，故胜木风。

　　　　【张介宾】燥为金气，故胜风木。

〔29〕【王冰】过节也。

　　　　【张介宾】酸走筋，过则伤筋而拘挛。

〔30〕【王冰】辛金味，故胜木酸。

　　　　【张介宾】辛为金味，故胜木之酸。

　　南方生热[1]，热生火[2]，火生苦[3]，苦生心[4]，心生血[5]，血生脾①[6]，心主舌[7]。其在天为热[8]，在地为火[9]，在体为脉[10]，在脏为心[11]，在色为赤[12]，在音为徵[13]，在声为笑[14]，在变动为忧[15]，在窍为舌[16]，在味为苦[17]，在志为喜[18]。喜伤心[19]，恐 胜 喜[20]；热 伤 气[21]，寒 胜 热[22]；苦 伤 气[23]，咸胜苦[24]。

①新校正云：按《太素》"血"作"脉"。

〔1〕【王冰】阳气炎燥故生热。

　　【张介宾】阳极于夏，夏王于南，故南方生热。

〔2〕【王冰】钻燧改火，惟热是生。

　　【张介宾】热极则生火也。

〔3〕【王冰】凡物之味苦者，皆火气之所生也。《尚书·洪范》曰：炎上作苦。

　　【张介宾】《洪范》曰：火曰炎上，炎上作苦。故物之味苦者，由火气之所化。

〔4〕【王冰】凡味之苦者，皆先生长于心。

　　【张介宾】苦先入心也。

〔5〕【王冰】心之精气，生养血也。

　　【张介宾】心主血脉也。

〔6〕【王冰】《阴阳书》曰：火生土。然心火之气，内养血已，乃生脾土。

　　【张介宾】火生土也。

〔7〕【王冰】心别是非，舌以言事，故主舌。

　　【张介宾】舌为心之官也。

〔8〕【王冰】暄暑炽燠，热之用也，

　　【张介宾】六气在天者为热。

〔9〕【王冰】炎上翕炦，火之性也。

　　【张介宾】五行在地者为火。

〔10〕【王冰】通行荣卫而养血也。

　　【张介宾】脉属众体之火。

〔11〕【王冰】其神，心也。《道经义》曰：神处心，神守则血气流通。

　　【张介宾】心属五脏之火。

〔12〕【王冰】象火色。

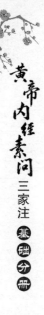

【张介宾】赤属五色之火。

〔13〕【王冰】徵谓火音，和而美也。《乐记》曰：徵乱则哀，其事勤。

【张介宾】徵属五音之火。

〔14〕【王冰】笑，喜声色。

【张介宾】喜则发笑，心之声也。

〔15〕【王冰】忧可以成务。新校正云：按杨上善云：心之忧在心变动，肺之忧在肺之志，是则肺主于秋，忧为正也，心主于夏，变而生忧也。

【张介宾】心藏神，神有余则笑，不足故忧。

〔16〕【王冰】舌所以司辨五味也。《金匮真言论》曰：南方赤色，入通于心，开窍于耳。寻其为窍，则舌义便乖，以其主味，故云舌也。

【张介宾】心之窍也。

〔17〕【王冰】苦可用燥泄也。

【张介宾】火之味也。

〔18〕【王冰】喜所以和乐也。

【张介宾】心之志也。

〔19〕【王冰】虽志为喜，甚则自伤。

【张介宾】喜出于心，过则伤心。

〔20〕【王冰】恐则肾水并于心火，故胜喜也。《宣明五气篇》曰：精气并于肾则恐。

【张介宾】恐为肾水之志，故胜心火之喜。恐则不喜，是其征也。

〔21〕【王冰】热胜则喘息促急。

【张介宾】壮火食气也。

〔22〕【王冰】寒为水气，故胜火热。

【张介宾】水胜火也。

〔23〕【王冰】以火生也。新校正云：详此篇论所伤之旨，其例有三：东方云风伤筋酸伤筋，中央云湿伤肉甘伤肉，是自伤者也。南方云热伤气苦伤气，北方云寒伤血咸伤血，是伤己所胜。西方云热伤皮毛，是被胜伤己，辛伤皮毛，是自伤者也。凡此五方所伤，有此三例

不同,《太素》则俱云自伤。

【张介宾】苦从火化,故伤肺气,火克金也。又如阳气性升,苦味性降,气为苦遏,则不能舒伸,故苦伤气。

〔24〕【王冰】咸水味,故胜火苦。

【张介宾】咸为水味,故胜火之苦。愚按:气为苦伤而用咸胜之,此自五行相制之理。苦以辛助金,而以甘泄苦,亦是捷法。盖气味以辛甘为阳,酸苦咸为阴,阴胜者制之以阳,阳胜者制之以阴,何非胜复之妙?而其中宜否,则在乎用之权变耳。

中央生湿[1],湿生土[2],土生甘[3],甘生脾[4],脾生肉[5],肉生肺[6],脾主口[7]。其在天为湿[8],在地为土[9],在体为肉[10],在脏为脾[11],在色为黄[12],在音为宫[13],在声为歌[14],在变动为哕[15],在窍为口[16],在味为甘[17],在志为思[18]。思伤脾[19],怒胜思[20];湿伤肉[21],风胜湿[22];甘伤肉[23],酸胜甘[24]。

〔1〕【王冰】阳气盛薄,阴气固升,升薄相合,故生湿也。《易义》曰:阳上薄阴,阴能固之,然后蒸而为雨,明湿生于固阴之气也。新校正云:按杨上善云:六月四阳二阴合蒸,以生湿气也。

【张介宾】土王中央,其气化湿。

〔2〕【王冰】土湿则固,明湿生也。新校正云:按杨上善云:四阳二阴,合而为湿,蒸腐万物成土也。

【张介宾】湿润则土气王而万物生。

〔3〕【王冰】凡物之味甘者,皆土气之所生也。《尚书·洪范》曰:稼穑作甘。

【张介宾】《洪范》曰:土爱稼穑,稼穑作甘。凡物之味甘者,皆土气之所化。

〔4〕【王冰】凡味之甘者,皆先生长于脾。

【张介宾】甘先入脾也。

〔5〕【王冰】脾之精气,生养肉也。

【张介宾】脾主肌肉也。

〔6〕【王冰】《阴阳书》曰:土生金。然脾土之气,内养肉已,乃

阴阳应象大论篇第五

生肺金。

　　【张介宾】土生金也。

〔7〕【王冰】脾受水谷，口纳五味，故主口。

　　【张介宾】口唇者脾之官也。

〔8〕【王冰】雾露云雨，湿之用也。

　　【张介宾】气化于天，中央为湿。

〔9〕【王冰】安静稼穑，土之德也。

　　【张介宾】形成于地，中央属土。

〔10〕【王冰】覆裹筋骨，充其形也。

　　【张介宾】肉属众体之土。

〔11〕【王冰】其神，意也。《道经义》曰：意托脾，意宁则智无散越。

　　【张介宾】脾属五脏之土。

〔12〕【王冰】象土色也。

　　【张介宾】黄属五色之土。

〔13〕【王冰】宫谓土音，大而和也。《乐记》曰：宫乱则荒，其君骄。

　　【张介宾】宫属五音之土。

〔14〕【王冰】歌，叹声也。

　　【张介宾】得意则歌，脾之声也。

〔15〕【王冰】哕，谓哕噫，胃寒所生。新校正云：详王谓哕为哕噫。噫，非哕也。按杨上善云：哕，气忤也。

　　【张介宾】哕，于决切，呃逆也。

〔16〕【王冰】口所以司纳水谷。

　　【张介宾】脾之窍也。

〔17〕【王冰】甘可用宽缓也。

　　【张介宾】土之味也。

〔18〕【王冰】思所以知远也。

　　【张介宾】脾之志也。《宣明五气篇》曰：并于脾则畏。

〔19〕【王冰】虽志为思，甚则自伤。

　　【张介宾】脾志为思，过则伤脾。

94

〔20〕【王冰】怒则不思，胜可知矣。

【张介宾】怒为肝木之志，故胜脾土之思。怒则不思，是其征也。

〔21〕【王冰】脾主肉而恶湿，故湿胜则肉伤。

【张介宾】脾主肉而恶湿，故湿胜则伤肉。

〔22〕【王冰】风为木气，故胜土湿。

【张介宾】木胜土也。

〔23〕【王冰】亦过节也。新校正云：按《五运行大论》云：甘伤脾。

【张介宾】过于甘也。

〔24〕【王冰】酸木味，故胜土甘。

【张介宾】酸为木味，故胜土之甘。

西方生燥[1]，燥生金[2]，金生辛[3]，辛生肺[4]，肺生皮毛[5]，皮毛生肾[6]，肺主鼻[7]。其在天为燥[8]，在地为金[9]，在体为皮毛[10]，在脏为肺[11]，在色为白[12]，在音为商[13]，在声为哭[14]，在变动为咳[15]，在窍为鼻[16]，在味为辛[17]，在志为忧[18]。忧伤肺[19]，喜胜忧[20]；热伤皮毛[21]，寒胜热[22]；辛伤皮毛[23]，苦胜辛[24]。

〔1〕【王冰】天气急切故生燥。

【张介宾】金王西方，其气化燥。

〔2〕【王冰】金燥有声，则生金也。

【张介宾】燥则刚劲，金气所生也。

〔3〕【王冰】凡物之味辛者，皆金气之所生也。《尚书·洪范》曰：从革作辛。

【张介宾】《洪范》曰：金曰从革，从革作辛。故味辛者，皆金气之所化。

〔4〕【王冰】凡味之辛者，皆先生长于肺。

【张介宾】辛先入肺也。

〔5〕【王冰】肺之精气，生养皮毛。

95

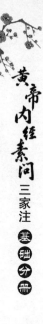

【张介宾】肺主皮毛也。

〔6〕【王冰】《阴阳书》曰：金生水。然肺金之气，养皮毛已，乃生肾水。

　　【张介宾】金生水也。

〔7〕【王冰】肺藏气，鼻通息，故主鼻。

　　【张介宾】鼻者肺之官也。

〔8〕【王冰】轻急劲强，燥之用也。

　　【张介宾】气化于天，在西为燥。

〔9〕【王冰】坚劲从革，金之性也。

　　【张介宾】形成于地，在西属金。

〔10〕【王冰】包藏肤腠，捍其邪也。

　　【张介宾】皮毛属众体之金。

〔11〕【王冰】其神，魄也。《道经义》曰：魄在肺，魄安则德修寿延。

　　【张介宾】肺属五脏之金。

〔12〕【王冰】象金色。

　　【张介宾】白属五色之金。

〔13〕【王冰】商谓金声，轻而劲也。《乐记》曰：商乱则陂，其宫坏。

　　【张介宾】商属五音之金。

〔14〕【王冰】哭，哀声也。

　　【张介宾】悲哀则哭，肺之声也。

〔15〕【王冰】咳，谓咳嗽，所以利咽喉也。

　　【张介宾】邪伤于肺，其病为咳。

〔16〕【王冰】鼻所以司嗅呼吸。

　　【张介宾】肺之窍也。

〔17〕【王冰】辛可用散润也。

　　【张介宾】金之味也。

〔18〕【王冰】忧，深虑也。

　　【张介宾】肺之志也。金气惨凄，故令人忧。《宣明五气篇》曰：并于肺则悲。

〔19〕【王冰】虽志为忧，过则损也。

【张介宾】忧则气消，故伤肺也。

〔20〕【王冰】喜则心火并于肺金，故胜忧也。《宣明五气篇》曰：精气并于心则喜。

【张介宾】喜为心火之志，能胜肺金之忧。喜则神畅，故胜忧也。

〔21〕【王冰】热从火生，耗津液故。

【张介宾】热胜则津液耗而伤皮毛，火克金也。

〔22〕【王冰】阴制阳也。新校正云：按《太素》作"燥伤皮毛，热胜燥。"又按：王注《五运行大论》云：火有二别。故此再举热伤之形证。

【张介宾】水制火也。

〔23〕【王冰】过而招损。

【张介宾】辛能散气，故伤皮毛。

〔24〕【王冰】苦火味，故胜金辛。

【张介宾】苦为火味，故胜金之辛。

北方生寒[1]，寒生水[2]，水生咸[3]，咸生肾[4]，肾生骨髓[5]，髓生肝[6]，肾主耳[7]。其在天为寒[8]，在地为水[9]，在体为骨[10]，在脏为肾[11]，在色为黑[12]，在音为羽[13]，在声为呻[14]，在变动为栗[15]，在窍为耳[16]，在味为咸[17]，在志为恐[18]。恐伤肾[19]，思胜恐[20]；寒伤血[21]，燥胜寒[22]；咸伤血[23]，甘胜咸[24]。

〔1〕【王冰】阴气凝冽，故生寒也。

【张介宾】水王北方，其气化寒。

〔2〕【王冰】寒气盛凝变为水。

【张介宾】寒气阴润，其化为水。

〔3〕【王冰】凡物之味咸者，皆水气之所生也。《尚书·洪范》曰：润下作咸。

【张介宾】《洪范》曰：水曰润下，润下作咸。故物之味咸者，皆水气之所化。

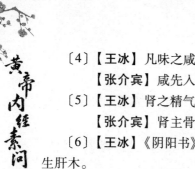

〔4〕【王冰】凡味之咸者，皆生长于肾。

【张介宾】咸先入肾也。

〔5〕【王冰】肾之精气，生养骨髓。

【张介宾】肾主骨髓也。

〔6〕【王冰】《阴阳书》曰：水生木。然肾水之气，养骨髓已，乃生肝木。

【张介宾】水生木也。

〔7〕【王冰】肾属北方，位居幽暗，声入故主耳。

【张介宾】耳者肾之官也。

〔8〕【王冰】凝清惨冽，寒之用也。

【张介宾】气化于天，在北为寒。

〔9〕【王冰】清洁润下，水之用也。

【张介宾】形成于地，在北属水。

〔10〕【王冰】端直贞干，以立身也。

【张介宾】骨属众体之水。

〔11〕【王冰】其神，志也。《道经义》曰：志藏肾，志营则骨髓满实。

【张介宾】肾属五脏之水。

〔12〕【王冰】象水色。

【张介宾】黑属五色之水。

〔13〕【王冰】羽谓水音，沉而深也。《乐记》曰：羽乱则危，其财匮。

【张介宾】羽属五音之水。

〔14〕【王冰】呻，吟声也。

【张介宾】气郁则呻吟，肾之声也。

〔15〕【王冰】栗谓战栗，甚寒大恐而悉有之。

【张介宾】战栗也。大寒甚恐则有之，故属水。

〔16〕【王冰】耳所以司听五音。新校正云：按《金匮真言论》云：开窍于二阴。盖以心寄窍于耳，故与此不同。

【张介宾】肾之窍也。按前篇《金匮真言论》云：南方赤色，开窍于耳。北方黑色，开窍于二阴。则耳又为心之窍。如《本脏篇》以耳之高下坚脆而验肾。则耳信为肾之窍，而又属于心也。

〔17〕【王冰】咸可用柔软也。

【张介宾】水之味也。

〔18〕【王冰】恐所以惧恶也。

【张介宾】肾之志也。

〔19〕【王冰】恐而不已，则内感于肾，故伤也。《灵枢经》曰：恐惧而不解则伤精。明感肾也。

【张介宾】恐则精却，故伤肾。凡猝然恐者多遗尿，甚则阳痿，是其征也。

〔20〕【王冰】思深虑远，则见事源，故胜恐也。

【张介宾】思为脾土之志，故胜肾水之恐。深思见理，恐可却也。

〔21〕【王冰】寒则血凝，伤可知也。新校正云：按《太素》"血"作"骨"。

【张介宾】寒则血凝涩，故寒伤血。《阴阳应象大论》云：寒伤形。盖形即血也。

〔22〕【王冰】燥从热生，故胜寒也。新校正云：按《太素》"燥"作"湿"。

【张介宾】燥则水涸故胜寒。

〔23〕【王冰】食咸而渴，伤血可知。新校正云：按《太素》"血"作"骨"。

【张介宾】咸从水化，故伤心血，水胜火也。食咸则渴，伤血可知。

〔24〕【王冰】甘土味，故胜水咸。新校正云：详自前"岐伯对曰"至此，与《五运行论》同，两注颇异，当并用之。

【张介宾】甘为土味，故胜水之咸。按：新校正云：详此篇论所伤之旨，其例有三：东方云风伤筋、酸伤筋，中央云湿伤肉、甘伤肉，是自伤者也；南方云热伤气、苦伤气，北方云寒伤血、咸伤血，是伤己所胜也；西方云热伤皮毛，是被胜伤也，辛伤皮毛，是自伤者也。凡此五方所伤，有此三例不同。愚按：北方云燥胜寒，若以五行正序，当云湿胜寒；但寒湿同类，不能相胜，故曰燥胜寒也。诸所

99

阴阳应象大论篇第五

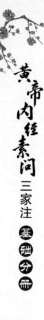

不同如此，盖因其切要者为言也。

故曰：天地者，万物之上下也[1]；阴阳者，血气之男女也[2]；左右者，阴阳之道路也[3]；水火者，阴阳之征兆也[4]；阴阳者，万物之能始也[5]。故曰：阴在内，阳之守也；阳在外，阴之使也[6]。

〔1〕【王冰】观其覆载而万物之上下可见矣。

【张介宾】天覆物，故在上。地载物，故在下。《五运行大论》曰：所谓上下者，岁上下见阴阳之所在也。

〔2〕【王冰】阴主血，阳主气。阴生女，阳生男。

【张介宾】阳为气为男，阴为血为女。

〔3〕【王冰】阴阳间气，左右循环，故左右为阴阳之道路也。新校正云：详间气之说，具《六微旨大论》中。杨上善云：阴气右行，阳气左行。

【张介宾】阳左而升，阴右而降。《五运行大论》曰：左右者，诸上见厥阴，左少阴、右太阳之类。

〔4〕【王冰】观水火之气，则阴阳征兆可明矣。

【张介宾】征，证也。兆，见也。阴阳不可见，水火即其证而可见也。

〔5〕【王冰】谓能为变化之生成之元始。新校正云：详"天地者"至"万物之能始"，与《天元纪大论》同，注颇异，彼无"阴阳者，血气之男女"一句，又以"金木者，生成之终始"代"阴阳者，万物之能始"。

【张介宾】能始者，能为变化生成之元始也，能始则能终矣。

〔6〕【王冰】阴静，故为阳之镇守；阳动，故为阴之役使。

【张介宾】阴性静，故为阳之守；阳性动，故为阴之使。守者守于中，使者运于外。以法象言，则地守于中，天运于外；以人伦言，则妻守于中，夫运于外；以气血言，则营守于中，卫运于外。故朱子曰：阳以阴为基，阴以阳为偶。

帝曰：法阴阳奈何[1]？岐伯曰：阳胜则身热[2]，腠理闭[3]，喘

100

粗①[4]为之俛仰[5]，汗不出而热[6]，齿干②[7]，以烦冤③[8]，腹满死[9]，能冬不能夏[10]。阴盛则身寒[11]，汗出[12]，身常清④[13]，数栗[14]而寒[15]，寒则厥[16]，厥则腹满死[17]，能夏不能冬[18]。此阴阳更胜之变，病之形能也[19]。

①喘粗：《太素》作"而粗"。
②齿干：《太素》作"干齿"。
③冤：《太素》作"悗"。
④清：《太素》作"凊"。

〔1〕【杨上善】阴阳者，天地纲纪，变化父母，养生之道，法之以成，故问之。

　　【张介宾】法，则也。以辨病之阴阳也。

〔2〕【杨上善】阳胜八益为实，阴胜七损为虚。言八益者：身热，一益也，阴弱阳盛，故通身热也。

〔3〕【杨上善】二益也，阳开腠理，过盛则闭。

〔4〕【杨上善】三益也，热盛则腠理皮上粗涩也。

〔5〕【杨上善】四益也，热盛上下，故身俛仰。

〔6〕【杨上善】五益也，阴气内绝，故汗不出，身仍热。

〔7〕【杨上善】六益也，热盛至骨，故齿干也。

〔8〕【杨上善】七益也，热以乱神，故烦闷也。

〔9〕【杨上善】八益也，热盛胃中，故腹满也。前已七益，复加腹满，故致死。

〔10〕【王冰】阳胜故能冬，热甚故不能夏。

　　【杨上善】以其内热，故能冬之大寒，不能夏之小热。

　　【张介宾】阳胜者火盛，故身热。阳盛者表实，故腠理闭。阳实于胸，则喘粗不得卧，故为俛仰。汗闭于外，则热郁于内，故齿干。阳极则伤阴，故以烦冤腹满死。阴竭者，得冬之助，犹可支持；遇夏之热，不能耐受矣。冤，郁而乱也。腠音凑。俛，俯同。能，耐同。

〔11〕【杨上善】下言七损也：身寒，一损也，身苦寒。

〔12〕【杨上善】二损也，无阳禁腠，故汗出。

101

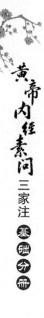

〔13〕【杨上善】三损也，清，冷也，身皮肤常冷也。

〔14〕【杨上善】四损也，数数战栗也。

〔15〕【杨上善】五损也，战而复寒也。

〔16〕【杨上善】六损也，寒则手足逆冷也。

〔17〕【王冰】厥谓气逆。

【杨上善】七损也。前已六损，复加冷气满腹，冷气满腹，故致死也。

〔18〕【王冰】阴胜故能夏，寒甚故不能冬。

【杨上善】寒人遇热，故堪能也。

【张介宾】阴胜则阳衰，故身寒。阳衰则表不固，故汗出而身冷。栗，战栗也。厥，厥逆也。阴极者，阳竭于中，故腹满而死。阳衰者，喜暖恶寒，故能夏不能冬也。《脉要精微论》亦曰：阳气有余为身热无汗，阴气有余为多汗身寒。

〔19〕【杨上善】此是阴阳变极之理，亦是人之病所能也。

【张介宾】更胜，迭为胜负也，即阴胜阳病、阳胜阴病之义。形言阴阳之病形，能言气令之耐受也。

帝曰：调此二者奈何[1]？岐伯曰：能知七损八益，则二者可调[2]，不知①用此，则早衰之节也②[3]。年四十，而阴气自半也，起居衰矣[4]。年五十，体重，耳目不聪明矣[5]。年六十，阴痿，气大衰③，九窍不利[6]，下虚上实，涕泣俱出矣[7]。故曰：知之则强[8]，不知则老[9]，故同出而名异耳④[10]。智者察同，愚者察异[11]，愚者不足，智者有余[12]，有余则耳目聪明，身体轻强，老者复壮，壮者益治⑤[13]。

①知：《太素》作"去"。

②早衰之节也：《太素》作"早衰，衰之节"。

③气大衰：《太素》作"大气衰"。

④故同出而名异耳：《太素》作"故同名异邪"。

⑤益治：《太素》作"益理"。

〔1〕【王冰】调，谓顺天癸性，而治身之血气精气也。

102

【杨上善】阴阳相胜，遂有七损八益，虚实不和，故谓调之。

【张介宾】帝以阴阳为病俱能死，故问调和二者之道。

〔2〕【杨上善】损者损于身，益者益于病，若人能修道察同，去损益之病，则阴阳气和，无诸衰老，寿命无穷，与天地同极也。

〔3〕【王冰】用，谓房色也。女子以七七为天癸之终，丈夫以八八为天癸之极。然知八可益，知七可损，则各随气分，修养天真，终其天年，以度百岁。《上古天真论》曰：女子二七，天癸至，月事以时下；丈夫二八，天癸至，精气溢写。然阴七可损，则海满而血自下；阳八宜益，交会而泄精。由此则七损八益，理可知矣。

【杨上善】人不修道，不去损益，则阴阳不调，是谓不道，不道早衰也。

【张介宾】上文言阴阳之变病，此言死生之本原也。七为少阳之数，八为少阴之数。七损者言阳消之渐，八益者言阴长之由也。夫阴阳者，生杀之本始也。生从乎阳，阳不宜消也；死从乎阴，阴不宜长也。使能知七损八益之道，而得其消长之几，则阴阳之柄，把握在我，故二者可调，否则未央而衰矣。愚按：阴阳二气，形莫大乎天地，明莫著乎日月。虽天地为对待之体，而地在天中，顺天之化；日月为对待之象，而月得日光，赖日以明。此阴阳之征兆，阴必以阳为主也。故阳长则阴消，阳退则阴进，阳来则物生，阳去则物死，所以阴邪之进退，皆由乎阳气之盛衰耳。故《生气通天》等论皆专重阳气，其义可知。又华元化曰：阳者生之本，阴者死之基。阴常宜损，阳常宜盈。顺阳者多长生，顺阴者多消灭。《中和集》曰：大修行人，分阴未尽则不仙；一切常人，分阳未尽则不死。亦皆以阳气为言。可见死生之本，全在阳气。故《周易》三百八十四爻，皆卷卷于扶阳抑阴者，盖恐其自消而剥，自剥而尽，而生道不几乎息矣。观圣贤虑始之心，相符若此，则本篇损益大义，又安能外乎是哉？一曰：七损八益者，乃互言阴阳消长之理，欲知所预防也。如《上古天真论》云：女得七数，男得八数。使能知七之所以损，则女可预防其损而益自在也；能知八之所以益，则男可常守其益而损无涉也。阴阳皆有损益，能知所预，则二者何不可调哉？此说亦通。按启玄子注此，谓女为阴七可损，则海满而血自下，男为阳八宜益，交会而精泄，以用字解为

103

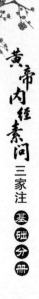

房事。然经血宜调，非可言损，交会精泄，何以言益？故马氏因之而注为采取之说，岂此论专为男而不为女耶？刿裞狎之训，亦岂神圣正大之意哉？

〔4〕【王冰】内耗故阴减，中干故气力始衰。《灵枢经》曰：人年四十，腠理始疏，荣华稍落，发斑白。由此之节言之，亦起居衰之次也。

【杨上善】始衰时节，年四十也。六腑为阳气，五脏为阴气。人年四十，五脏阴气自半已衰，腠理始疏，荣华颓落，发鬓颁白，行立之起，坐卧之居，日渐已衰也。

【张介宾】阴，真阴也。四十之后，精气日衰，阴减其半矣。然此言常人之大较，至若彭殇椿菌，禀赋不齐，而太极初中，则又各有其局象。愚按：真阴之义，即天一也，即坎水也，丹家谓之元精。《道书》曰：涕唾精津汗血液，七般灵物总属阴。又曰：四大一身皆属阴，不知何物是阳精？此阳精二字，专指神气为言，谓神必由精而生也。又《钟吕集》曰：真气为阳，真水为阴。阳藏水中，阴藏气中。气主于升，气中有真水；水主于降，水中有真气。真水乃真阴也，真气乃真阳也。凡此之说，皆深得阴阳之精义。试以人之阳事验之，夫施而泄者，阴之精也，坚而热者，阳之气也，精去而阳痿，则阴之为阳，尤易见也。此即阴气自半之谓。故《本神篇》曰：五脏主藏精者也，不可伤，伤则失守而阴虚，阴虚则无气，无气则死矣。由此观之，可见真阴者，即真阳之本也。夫水火皆宅于命门，拆之则二，合之则一，造化由此而生，万物由此而出。其在人身，为性命之根柢，为脏腑之化原，故许叔微云：补脾不若补肾。诚独见之玄谈，医家之宗旨也。后世有以苦寒为补阴者，伐阴者也，害莫甚矣，不可不为深察。真阴已半，所以衰也。

〔5〕【王冰】衰之渐也。

【杨上善】人年五十，脾气衰，故体重。肝气衰，故目不明。肾气衰，故听不聪也。

【张介宾】肝受血而能视，足受血而能步，今精血渐衰，故体重而耳目不聪矣。

〔6〕【杨上善】人年六十，肾气衰，精气减，筋弛，故宗筋痿也。

十二经脉、三百六十五络为大气也，其气皆上于面而走空窍，其精阳气上于目而为睛，其别气走于耳而为听，其宗气上出于鼻而为臭，其浊气出于胃走唇舌而为味，今经脉大气皆衰，故九窍不利。

〔7〕【王冰】衰之甚也。

【杨上善】腰以上为阳，以居上也；腰以下为阴，以居下也。年六十者，精减阴痿，行步无力，即下虚上实也。神衰失守，故涕泣俱出。

【张介宾】阴痿，阳不举也。阴气内亏，故九窍不利。阴虚则阳无所归而气浮于上，故上实下虚而涕泣俱出。

〔8〕【杨上善】知察于同，去七损八益，其身日强。

〔9〕【王冰】知，谓知七损八益，全形保性之道也。

【杨上善】人察于异，有损有益，故身速衰也。玄元皇帝曰：物壮则老，谓之不道，不道早已。此之谓也。

【张介宾】知，谓知损益之道。

〔10〕【王冰】同，谓同于好欲；异，谓异其老壮之名。

【杨上善】道理无物不通，故同名也。物有方殊，故异邪也。

【张介宾】同出者，人生同此阴阳也。而知与不知，则智愚之名异矣。

〔11〕【王冰】智者察同欲之闲，而能性道；愚者见形容别异，方乃效之。自性则道益有余，仿效则治生不足。故下文曰：

【杨上善】察，观也。智者反物观道，愚者反道观物。

【张介宾】智者所见，皆合于道，故察同。愚者闻道则笑，而各是其是，故察异。

〔12〕【王冰】先行故有余，后学故不足。

【张介宾】愚者失之，智者得之也。

〔13〕【王冰】夫保性全形，盖由知道之所致也。故曰：道者不可斯须离，可离非道。此之谓也。

【杨上善】愚者观物，有三不足：目暗耳聋，则视听不足也；体重力衰，则身不足也；老者日衰，壮者日老，则寿不足也。智者观道，神清性明，故三有余也。视听日胜，则耳目有余也；身强体

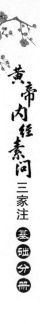

轻，则身有余也；年老反同乳子之形，年壮更益气色之理，则寿有余。

【张介宾】此智者有余之征验。

是以圣人为无为之事[1]，乐恬惔之能[2]，从欲快志于虚无之守[3]，故寿命无穷，与天地终，此圣人之治身也[4]。

〔1〕【杨上善】圣人，谓广成子等也。忘物丧我，任物之动，即为无为之事也。

〔2〕【杨上善】怡神适性，即乐恬惔之能也。

【张介宾】无为者，天地之道也。恬惔者，自然之乐也。《老子》曰：道常无为而无不为。又曰：人法地，地法天，天法道，道法自然。夫自然而然者，即恬惔无为之道也。《庄子》曰：天无为以之清，地无为以之宁，故两无为相合，万物皆化。芒乎芴乎而无从出乎？芴乎芒乎而无有象乎？万物职职，皆从无为殖。故曰天地无为也，而无不为也，人也孰能得无为哉？二子之言，皆本乎此。能者，如关尹子所谓惟有道之士能为之，亦能能之而不为之之义。

〔3〕【杨上善】圣人欲无欲之欲，志无求之志，故从快于虚无。不失其道，谓之守也。

〔4〕【王冰】圣人不为无益以害有益，不为害性而顺性，故寿命长远，与天地终。《庚桑楚》曰：圣人之于声色滋味也，利于性则取之，害于性则损之，此全性之道也。《书》曰：不作无益害有益也。

【杨上善】虚无守者，其神不扰，其性不秽。性不秽故外邪不入，神不扰故脏腑□内，与虚无同道，与天地齐德，遂获有余无穷之寿也。故广成子语黄帝曰：吾以目无所见，耳无所闻，心无所知，神将自守，故人尽死，而我独存。即其事也。斯乃圣人理身之道也。

【张介宾】从欲，如孔子之从心所欲也。快志，如庄子之乐全得志也。虚无之守，守无为之道也。故欲无不从，志无不快，寿命可以无穷，而与天地同其终矣。愚按：圣人之道，惟圣人能之，人非生知，诚未能也。然而效法圣贤，则在明哲之所必不容已者，欲得其门，当自养心保身始。故但能于动中藏静，忙里偷闲，致远钩深，庶乎近矣。观谭景升曰：明镜无心，无物不照；昊天无心，万物自驰；

行师无状，敌不敢欺；至人无虑，元精自归。能师于无者，无所不之。故镜以察物，物去而镜自镜；心以应事，事去而心自心。此养心之道也。《南华经》曰：知道者，必达于理；达于理者，必明于权；明于权者，不以物害己。故至德者，火弗能热，水弗能溺，寒暑弗能害，禽兽弗能贼，非谓其薄之也，言察乎安危，宁于祸福，谨于去就，莫之能害也。《淮南子》曰：得道之士，内有一定之操，而外能诎伸卷舒，于物推移，故万举而不陷。所以贵圣人者，以其能龙变也，此保身之道也。知此二者，则跻圣功夫，必有能因学而至者矣。

天不足西北，故西北方①阴也，而人右耳目不如左明也[1]。地不满东南，故东南方②阳也，而人左手足不如右强也[2]。帝曰：何以然？岐伯答曰：东方阳也，阳者③其精并于上，并于上④则上盛而下虚，故使耳目聪明而手足不便[3]；西方阴也，阴者其精并于下，并于下则下盛而上虚，故其耳目不聪明而手足便也[4]。故俱感于邪，其在上则右甚，在下则左甚，此天地阴阳所不能全也，故邪居之[5]。

①西北方：《太素》作"西方"。
②东南方：《太素》作"东方"。
③阳者：《太素》无此二字。
④并于上：《太素》无此三字。

[1]【王冰】在上故法天。
[2]【王冰】在下故法地。
　　【杨上善】夫天地者，形之大也。阴阳者，气之大也。大形而生万形，则大形以为父母，万形为子也。故大形有所不足而生万物，万物不可足也。故人头法天，则右耳目聪明不足也。手足法地，故左手足便强不足也。以其天阳不足西北，地阴不足东南故也。
　　【张介宾】天为阳，西北阴方，故天不足西北。地为阴，东南阳方，故地不满东南。日月星辰，天之四象，犹人之有耳目口鼻，故耳目之左明于右，以阳胜于东南也。水火土石，地之四体，犹人之有皮肉筋骨，故手足之右强于左，以阴强于西北也。

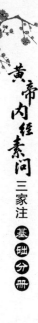

〔3〕【杨上善】东方是阳，阳气上升，故上实下虚，则人左箱上胜下劣也。

〔4〕【杨上善】西方是阴，阴气下沉，故下实上虚，则人右箱下胜上劣也。

【张介宾】并，聚也。天地之道，东升西降，升者为阳，降者为阴。阳气生于子中，极于午中，从左升而并于上，故耳目之明亦在左，而左之手足不便也。阴气生于午中，极于子中，从右降而并于下，故手足之强亦在右，而右之耳目不聪也。

〔5〕【王冰】夫阴阳之应天地，犹水之在器也，器圆则水圆，器曲则水曲。人之血气亦如是，故随不足则邪气留居之。

【杨上善】非直左右阴阳虚处耳目手足有所不善，然左右俱感于邪，虚处独甚，今人患手足左甚，耳目右甚，即其事也。则天地阴阳有所不全，人法天地，何取可具其全。非直人有不全，万物皆尔，不可全也。故圣人法天则地，中顺万物，居不得已，安于不足，是谓摄生之大妙。

【张介宾】俱，兼上下而言也。夫邪之所凑，必因其虚。故在上则右者甚，在下则左者甚。盖以天之阳不全于上之右，地之阴不全于下之左，故邪得居之而病独甚也。

故天有精，地有形[1]，天有八纪，地有五里[2]，故能为万物之父母[3]。清阳上天，浊阴归地[4]，是故天地之动静，神明为之纲纪[5]，故能以生长收藏，终而复始[6]。惟贤人上配天以养头，下象地以养足，中傍①人事以养五脏[7]。

①傍：《太素》作"象"。

〔1〕【杨上善】天有气之精，成人耳目。地有质之形，成人手足。

〔2〕【王冰】阳为天，降精气以施化；阴为地，布和气以成形。五行为生育之井里，八风为变化之纲纪。八纪，谓八节之纪。五里，谓五行化育之里。

【张介宾】五行精气，成象于天，则为七政二十八宿，以定天之度；布位于地，则为山川河海，以成地之形。惟天有精，故八节之纪正；惟地有形，故五方之里分。纪，考记也。里，道里也。

〔3〕【王冰】阳天化气，阴地成形，五里运行，八风鼓折，收藏生长，无替时宜，夫如是故能为万物变化之父母也。

【杨上善】天有八风之纪，纪生万物，地有五行之理，理成万物，故为父母也。

【张介宾】乾知大始，坤作成物，阳以化气，阴以成形，阴阳合德，变化见矣，故天地为万物之父母。

〔4〕【王冰】所以能为万物之父母者何？以有是之升降也。

【杨上善】故阴阳和也，称为万物；阴阳离也，号为天地也。

【张介宾】阳升阴降也。

〔5〕【王冰】清阳上天，浊阴归地，然其动静，谁所主司？盖由神明之纲纪尔。上文曰：神明之府。此之谓也。

【张介宾】神明者，阴阳之情状也。天地动静，阴阳往来，即神明之纲纪也。《易》曰：神也者，妙万物而为言者也。动万物者莫疾乎雷，挠万物者莫疾乎风，燥万物者莫熯乎火，说万物者莫说乎泽，润万物者莫润乎水，终万物始万物者莫盛乎艮。故水火相逮，雷风不相悖，山泽通气，然后能变化既成万物者。是皆神明纲纪之义。

〔6〕【王冰】神明之运为，乃能如是。

【杨上善】是故以天之动也，以地之静也，以神明御之为纲纪也，三者备，故能为四时生长化成收藏终始者也。

【张介宾】一阴一阳，互为进退，故消长无穷，终而复始。

〔7〕【王冰】头圆故配天，足方故象地，人事更易，五脏递迁，故从而养也。

【杨上善】人头象天，故配天养头，使七窍俱美，同七曜之明也。足以象地，故使五常安，同山岳双镇也。中身象于人事，人有五脏，余禽兽等有不具者，故象人事以养五脏，同真人。

【张介宾】清阳在上，故头配天以养其清。浊阴在下，故足象地以养其静。五气运行于中，故五脏傍人事以养其和。此虽以头足五脏为言，而实谓上中下，无非法于天地人也。

天气通于肺[1]，地气通于嗌①[2]，风气通于肝[3]，雷气通于

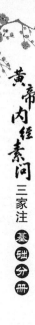

心^[4]，谷气通于脾^[5]，雨气通于肾^[6]。

①嗌：《太素》作"咽"。

〔1〕【王冰】居高故。

　　【杨上善】肺为四脏上盖，是人之天，故天气通肺也。

〔2〕【王冰】次下故。

　　【张介宾】天气，清气也，谓呼吸之气。地气，浊气也，谓饮食之气。清气通于五脏，由喉而先入肺。浊气通于六腑，由嗌而先入胃。嗌，咽也。《六节藏象论》曰：天食人以五气，地食人以五味。五气入鼻，藏于心肺；五味入口，藏于肠胃。《太阴阳明论》曰：喉主天气，咽主地气。其义皆同。嗌音益。

〔3〕【王冰】风生木故。

　　【杨上善】咽中入食，以生五脏六腑，故地气通咽也。东方生风，风生木，木生酸，酸生肝，故风气通于肝。

　　【张介宾】风为木气，肝为木脏，同气相求，故通于肝。上文二句，总言天地阴阳通于人；此下四句，分言五行气候通于人。此详言天气通肺，以及于五脏者也。

〔4〕【王冰】雷象火之有声故。

　　【杨上善】心能觉动四支百体，故雷气通心也。

　　【张介宾】雷为火气，心为火脏，故相通。

〔5〕【王冰】谷空虚，脾受纳故。

　　【杨上善】五谷滋味入脾，故谷气通脾也。

　　【张介宾】山谷土气，脾为土脏，故相通。

〔6〕【王冰】肾主水故。新校正云：按《千金方》云：风气应于肝，雷气动于心，谷气感于脾，雨气润于肾。

　　【杨上善】雨者水也，故雨气通肾也。

　　【张介宾】雨为水气，肾为水脏，故相通。

　　六经为川^[1]，肠胃为海^[2]，九窍为水注^①之气^[3]。以天地为之阴阳^[4]，阳之汗，以天地之雨名之^[5]；阳之气，以天地之疾风名之^{②[6]}。暴气象雷^[7]，逆气^③象阳^[8]，故治不法天之纪，不用地之

理，则灾害至矣[9]。

①水注：此下《太素》重出"水注"二字。

②阳之气，以天地之疾风名之：《太素》作"气以天地之风"六字。

③逆气：《太素》作"气逆"。

〔1〕**【王冰】**流注不息故。

【杨上善】三阴三阳六经之脉，流诸血气以注肠胃，故为川也。

〔2〕**【王冰】**以皆受纳也。《灵枢经》曰：胃为水谷之海。

【杨上善】夫海者，一则众川归之，二则利泽万物。肠胃为彼六经所归，又滋百节，故为海也。

【张介宾】六经者，三阴三阳也，周流气血，故为人之川。肠胃者，盛受水谷，故为人之海。此详言地气通于嗌也。

〔3〕**【王冰】**清明者，象水之内明。流注者，象水之流注。

【杨上善】声色芳味，如水从外，流于上之七窍，注入经川，溲后糟粕之水，从内出下二窍也。有本为外注，理亦相似。

【张介宾】上七窍，下二窍，是为九窍。水注之气，言水气之注也，如目之泪，鼻之涕，口之津，二阴之尿秽皆是也。虽耳若无水，而耳中津气湿而成垢，是即水气所致。气至水必至，水至气必至，故言水注之气。愚按：阴阳合一之妙，于气水而见之矣。夫气者阳也，气主升；水者阴也，水主降。然水中藏气，水即水也；气中藏水，气即水也。升降虽分阴阳，气水实为同类。何也？请以釜观，得其象矣。夫水在釜中，下得阳火则水干，非水干也，水化气而去也；上加复固则水生，非水生也，气化水而流也。故无水则气从何来？无气则水从何至？水气一体，于斯见矣。而人之精气亦犹是也，故言气注之水亦可，言水注之气亦可，然不曰气注之水，而曰水注之气者，至哉妙哉！此神圣发微之妙，于颠倒中而见其真矣。

〔4〕**【王冰】**以人事配象，则近指天地，以为阴阳。

【杨上善】声色芳味之气，从外入内有养，故以地为阴也。糟粕溲后，从内出外得通，故以天为阳也。

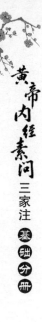

【张介宾】此重申上文，言贤人之养身，皆法乎天地之阴阳，如天气地气、风雷谷雨、川海九窍之类皆是也。

〔5〕【王冰】夫人汗泄于皮腠者，是阳气之发泄尔。然其取类于天地之间，则云腾雨降而相似也，故曰：阳之汗，以天地之雨名之。

【杨上善】阳发腠理出汗，同天地间雨，故汗名雨也。

【张介宾】汗出于阳而本于阴，故以天地之雨名之。雨即人之汗，汗即天之雨，皆阴精之所化。知雨之为义，则可与言汗矣。

〔6〕【王冰】阳气散发，疾风飞扬，故以应之。旧经无"名之"二字，寻前类例故加之。

【杨上善】前明人汗，以天地之雨为名；则人之气，以天地之风为名也。

【张介宾】气本属阳，阳胜则气急，故以天地之疾风名之。知阴阳之权衡，动静之承制，则可与言气矣。

〔7〕【王冰】暴气鼓击，鸣转有声故。

【杨上善】人身中气，上下有声，故象雷也。

【张介宾】天有雷霆，火郁之发也；人有刚暴，怒气之逆也。故语曰雷霆之怒。

〔8〕【王冰】逆气陵上，阳气亦然。

【杨上善】无阴之阳即为灾，故气逆不和者，象于阳也。

【张介宾】天地之气，升降和则不逆矣。天不降，地不升，则阳亢于上，人之气逆亦犹此也。

〔9〕【王冰】背天之纪，违地之理，则六经反作，五气更伤，真气既伤，则灾害之至可知矣。新校正云：按上文"天有八纪，地有五里"，此文注中"理"字当作"里"。

【杨上善】为家为国之道，不依天之八纪，地之五理，国有亡破之灾，身有夭丧之害也。

【张介宾】上文言人之阴阳，无不合乎天地，故贤人者必法天以治身。设不知此，而反天之纪，逆地之理，则灾害至矣。此理字与前五里之里不同，盖彼言广舆之里，此言理气之理。

故邪风①之至，疾②如风雨[1]，故善治者治皮毛[2]，其次治肌肤[3]，其次治筋脉[4]，其次治六腑[5]，其次治五脏。治五脏者，半死半生也[6]。

①邪风：《太素》无"风"字。
②疾：《太素》作"傍"。

〔1〕【王冰】至，谓至于身形。

【杨上善】风，谓天之邪气者也。邪气至，触身傍，伤人体者，如暴风雨入人腠理，渐深为病者也。

【张介宾】邪风中人，疾速如此。

〔2〕【王冰】止于萌也。

【张介宾】皮毛尚浅，用力少而成功易也。

〔3〕【王冰】救其已生。

【张介宾】深于皮毛矣。

〔4〕【王冰】攻其已病。

【张介宾】深于肌肤矣。

〔5〕【王冰】治其已甚。

【张介宾】深于筋脉矣。

〔6〕【王冰】治其已成。《神农》曰：病势已成，可得半愈。然初成者获愈，固久者伐形，故治五脏者半生半死也。

【杨上善】善者，谓上工善知声色形脉之候，妙识本标，故疗皮毛，能愈脏腑之病，亦疗脏腑，能除皮毛之疾。故病在皮毛，疗于皮毛，病在五脏，疗于五脏，或病浅而疗浅，或病深而疗深，或病浅而疗深，或病深而疗浅，皆愈者，斯为上智十全者也。今夫邪气，始入皮毛之浅，遂至五脏之深，上工疗之有十，五死五生者，以其阴阳两感深重故也。

【张介宾】深于六腑矣。邪愈深则治愈难。邪及五脏而后治之，必难为力，故曰上工救其萌芽，下工救其已成。救其已成者，用力多而成功少，吉凶相半矣。《缪刺论》曰：邪之客于形也，必先舍于皮毛，留而不去，入舍于经脉，内连五脏，散于肠胃，阴阳相感，五脏乃伤。亦言邪自皮毛而至腑脏，与此义同。

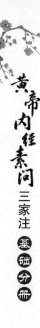

故天之邪气，感则害人①五脏[1]；水谷之寒热②，感则害于六腑[2]，地之湿气，感则害皮肉筋脉[3]。

①人：《太素》无此字。
②寒热：《太素》作"寒温"。

〔1〕【王冰】四时之气，八正之风，皆天邪也。《金匮真言论》曰：八风发邪，以为经风，触五脏，邪气发病。故天之邪气，感则害人五脏。

【杨上善】谓天降八正虚风，从冲上来，为损至深，故害五脏也。

〔2〕【王冰】热伤胃及膀胱，寒伤肠及胆气。

【杨上善】天地之间，资生气味，谓水谷也。六腑贮于水谷，节之失和，次害六腑也。

【张介宾】天之邪气，即风寒暑湿火燥，受于无形者也。喉主天气而通于脏，故感则害人五脏。水谷之寒热，即谷食之气味，受于有形者也。咽主地气而通于腑，故感则害于六腑。

〔3〕【王冰】湿气胜，则荣卫之气不行，故感则害于皮肉筋脉。

【杨上善】肾为水脏，主骨又深，少湿未能即伤。余之四脏，所主皮肉筋脉在外，感即先伤，未至六腑也。

【张介宾】人之应土者肉也，湿胜则营卫不行，故感则害于皮肉筋脉。

故善用针者，从阴引阳，从阳引阴[1]，以右治左，以左治右[2]，以我知彼[3]，以表知里[4]，以观过与不及之理，见微得过，用之不殆[5]。

〔1〕【杨上善】肝脏足厥阴脉实，肝腑胆足少阳脉虚，须写厥阴以补少阳，即从阴引阳也。若少阳实，厥阴虚，须写少阳以补厥阴，即从阳引阴也。余例准此。

〔2〕【杨上善】谓以缪刺，刺诸络脉；谓以巨刺，刺诸经脉。

〔3〕【杨上善】谓医不病，能知病人。

〔4〕【杨上善】或瞻六腑表脉，以知五脏里脉；或瞻声色之表，能知脏腑之里也。

〔5〕【王冰】深明故也。

【杨上善】寸口之脉，过五十动，然后一代，谓之过。不满五十，谓之不及。见关格微病，得过失也。见微过而救人者，谓未病之病，疗十十全，故无危殆。

【张介宾】善用针者，必察阴阳。阴阳之义，不止一端，如表里也，气血也，经络也，脏腑也，上下左右有分也，时日衰王有辨也。从阴引阳者，病在阳而治其阴也。从阳引阴者，病在阴而治其阳也。以右治左、以左治右者，缪刺之法也。以我知彼者，推己及人也。以表知里者，有无相求也。能因此以观过与不及之理，则几微可见，过失可则，用之可不殆矣。则，度也。

善诊者，察色①按脉，先别阴阳[1]；审清浊，而知部分②[2]；视喘息，听音声，而知所苦[3]；观权衡规矩，而知病所主③[4]。按尺寸，观浮沉滑涩，而知病所生[5]；以治④无过，以诊则不失矣[6]。

①察色：《太素》无此二字。
②部分：《太素》作"部候"。
③所主：《太素》作"所在"。
④以治：《太素》无此二字。

〔1〕【王冰】别于阳者，则知病处；别于阴者，则知死生之期。

【杨上善】善，谓上工善能诊候。诊候之要，谓按脉。

【张介宾】此下皆言诊法也。诊之一字，所该者广，如下文审清浊，知部分，视喘息，听声音，观权衡规矩，总皆诊法，非独指诊脉为言也，然无非欲辨阴阳耳。前节言针治之阴阳，此言脉色之阴阳，皆医家之最要者，故曰先别阴阳，以见其不可缓也。

〔2〕【王冰】谓察色之青赤黄白黑也。部分，谓脏腑之位，可占候处。

【杨上善】按脉之道，先须识别五脏阴脉，六腑阳脉，亦须审量营气为浊，卫气为清，和两手各有寸关尺三部之别也。

【张介宾】色者神之华，故可望颜察色、审清浊而知部分，如《五色篇》所言者是也。又仲景《金匮要略》曰：病人有气色见于面部。鼻头色青，腹中痛苦冷者死；鼻头色微黑者，有水气；色黄者，胸上有寒；色白者，亡血。设微赤非时者死。又色青为痛，色黑为劳，色赤为风，色黄者便难，色鲜明者有留饮。亦此之谓。

〔3〕【王冰】谓听声之宫商角徵羽也。视喘息，谓候呼吸之长短也。

【杨上善】须看病人喘息迟急粗细，听病人五行音声，即知五脏六腑皮毛肤肉筋脉骨髓何者所苦，此谓听声而知者也。

【张介宾】病苦于中，声发于外，故可视喘息、听音声而知其苦也。如《阴阳应象大论》曰：肝在音为角，声为呼；心在音为徵，声为笑；脾在音为宫，声为歌；肺在音为商，声为哭；肾在音为羽，声为呻。此五脏之音声也。声有不和，必有所病矣。仲景曰：病人语声寂然、喜惊呼者，骨节间病。语声喑喑然不彻者，心膈间病。语声啾啾然细而长者，头中病。又曰：息摇肩者心中坚，息引胸中上气者咳，息张口短气者肺痿唾沫。又曰：吸而微数，其病在中焦实也，当下之即愈，虚者不治。在上焦者其吸促，在下焦者其吸远，此皆难治。呼吸动摇振振者不治。又曰：设令病人向壁卧，闻师到，不惊起而盼视，若三言三止，脉之咽唾者，此诈病也。设令脉自和处，但言此病大重，须服吐下药，及针灸数十百处，当自愈。师持脉，病人欠者，无病也。脉之呻者，痛也。言迟者，风也。摇头言者，里痛也。行迟也，表强也。坐而伏者，短气也。坐而下一脚者，腰痛也。里实护腹如怀卵者，心痛也。又曰：人病恐怖者其脉何状？师曰：脉形如循丝累累然，其面白脱色也。又曰：人愧者其脉何类？师曰：脉浮而面色乍白乍赤也。此皆疾病之声色，总之声由气发，气充则声壮，气衰则声怯。故华元化曰：阳候多语，阴证无声；多语者易济，无声者难荣。然则音声不惟知所苦，而且可知死生矣。

〔4〕【王冰】权谓秤权，衡谓星衡，规谓圆形，矩谓方象。然权也者，所以察中外；衡也者，所以定高卑；规也者，所以表柔虚；矩也者，所以明强盛。《脉要精微论》曰：以春应中规，言阳气柔软；

以夏应中矩，言阳气盛强；以秋应中衡，言阴升阳降，气有高下；以冬应中权，言阳气居下也。故善诊之用，必备见焉。所主者，谓应四时之气所主，生病之在高下中外也。

【杨上善】面部有五脏六腑五行气色，观乎即知病在何脏腑也，此谓察色而知也。

【张介宾】权衡规矩，义详脉色类九，但彼以脉言也。然此四者，所包者多，不独在脉。盖权言其重，衡言其轻，规言其圆，矩言其方，能明方圆轻重之理，则知变通之道矣。

〔5〕**【王冰】**浮沉滑涩，皆脉象也。浮脉者，浮于手下也；沉脉者，按之乃得也；滑脉者，往来易；涩脉者，往来难。故审尺寸，观浮沉，而知病之所生以治之也。新校正云：按《甲乙经》作"知病所在，以治则无过"。下"无过"二字，续此为句。

【杨上善】涩，所敕反，不滑也。人之两手，从关至鱼九分，为寸也；从关至尺一寸，为尺也；尺寸终始一寸九分，为尺寸也。凡按脉也者，按寸口得五脏六腑十二经脉之气，已知善恶，又按尺部，得知善恶，依此大经，竟无关部。关者，尺寸分处，关自无地。依秦越人，寸口为阳，得地九分，尺部为阴，得地一寸，尺寸始终一寸九分，亦无关地。华佗云：尺寸关三部各有一寸，三部之地合有三寸。未知此言何所依据。王叔和、皇甫谧等各说不同，并有关地，既无依据，不可行用。但关部不得言无，然是尺寸分处，自无其地，脾脉在中，有病寄见尺寸两间，至下脉经之中，具定是非也。按脉之道，先别阴阳清浊，知部分，以次察声色，知病所苦所在，始按尺寸，观浮沉等四时之脉，以识病源也。

〔6〕**【王冰】**有过无过，皆以诊知，则所主治，无误失也。

【杨上善】此以诊候知病源已，然后命诸针艾汤药等法疗诸病者，必有祛疾服灵之福，定无夭年损伤之罪，以其善诊则无失也。

【张介宾】此诊字应前善诊之诊至此。过，失也。言无失以前诸法，则治亦可以无失矣。

故曰：病之始起也，可刺而已[1]；其盛，可待衰而已①[2]。故因其轻而扬之[3]，因其重而减之[4]，因其衰而彰之[5]。形不足者，

117

温之以气^[6]；精不足者，补之以味^[7]。

温之以气[6]；精不足者，补之以味[7]。

①可待衰而已：《太素》作"可待而衰也"。

[1]【王冰】以轻微也。

【杨上善】以其善诊，病之始生，即以小针消息去之，不用毒药者，此则其微易散者也。

[2]【王冰】病盛取之，毁伤真气，故其盛者，必可待衰。

【杨上善】病盛不可疗者，如堂堂之阵，不可即击，待其衰时然后疗者，易得去之，如疟病等也。

【张介宾】此下皆言治法也。凡病之始起者，邪必在经络，故可刺之而已。及其既盛，则必待其盛势衰退而后已。已者，止针止药之谓，即《五常政大论》所谓十去其八、十去其九之意。

[3]【王冰】轻者发扬则邪去。

【杨上善】谓风痹等，因其轻动，道引微针，扬而散之。

[4]【王冰】重者节减去之。

【杨上善】谓湿痹等，因其沉重，燔针按熨，渐减损也。

[5]【王冰】因病气衰，攻令邪去，则真气坚固，血色彰明。

【杨上善】谓癫狂等，取其衰时，彰写去之也。

【张介宾】轻者浮于表，故宜扬之。扬者，散也。重者实于内，故宜减之。减者，写也。衰者气血虚，故宜彰。彰者，补之益之而使气血复彰也。于此三者，而表里虚实之治尽之矣。

[6]【杨上善】谓寒瘦少气之徒，补其阳气也。

[7]【王冰】气，谓卫气。味，谓五脏之味也。《灵枢经》曰：卫气者，所以温分肉而充皮肤，肥腠理而司开阖。故卫气温则形分足矣。《上古天真论》曰：肾者主水，受五脏六腑之精而藏之，故五脏盛，乃能写。由此则精不足者，补五脏之味也。

【杨上善】五脏精液少者，以药以食五种滋味而补养之。

【张介宾】此正言彰之之法，而在于药食之气味也。以形精言，则形为阳，精为阴。以气味言，则气为阳，味为阴。阳者卫外而为固也，阴者藏精而起亟也。故形不足者，阳之衰也，非气不足以达表而温之。精不足者，阴之衰也，非味不足以实中而补之。阳性暖，故曰温。阴性静，故曰补。愚按：本论有云：味归形，形食味，气归精，精食气，而此曰形不足者温之以气，精不足者补之以味，义似相反；不知形以精而成，精以气而化，气以味而生，味以气而行。故以阴阳言，则形与气皆阳也，故可以温；味与精皆阴也，故可以补。以清浊言，则味与形皆浊也，故味归形；气与精皆清也，故气归精。然则气不能外乎味，味亦不能外乎气，虽气味有阴阳清浊之分，而实则相须为用者也。

其高者，因而越之[1]；其下者，引而竭之[2]；中满者，写之于内[3]；其有邪者，渍形①以为汗[4]；其在皮者，汗而发之[5]；其慓悍者，按而收之②[6]；其实者，散而写之[7]。审其阴阳，以别柔刚[8]，阳病治阴，阴病治阳[9]，定其血气，各守其乡[10]，血实宜决之[11]，气虚宜掣③引之[12]。

①渍形：《太素》作"清"。
②收之：《太素》作"投之"。
③掣：《太素》作"挚"。

〔1〕【王冰】越，谓越扬也。
　　【杨上善】风热实于头胸，因写越之。
　　【张介宾】越，发扬也。谓升散之，吐涌之，可以治其上之表里也。
〔2〕【王冰】引，谓泄引也。
　　【杨上善】寒湿实于腰足，引写竭之。
　　【张介宾】竭，祛除也。谓涤荡之，疏利之，可以治其下之前后也。
〔3〕【王冰】内，谓腹内。
　　【杨上善】气胀肠胃之中，可以写之。
　　【张介宾】中满二字，最宜详察，即痞满大实坚之谓，故当写之于内。若外见浮肿而胀不在内者，非中满也，妄行攻写，必至为害。此节之要，最在一中字。
〔4〕【王冰】邪，谓风邪之气。风中于表，则汗而发之。

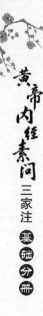

【张介宾】邪在肌表，故当渍形以为汗。渍，浸也，言令其汗出如渍也。如许胤宗用黄芪防风汤数十斛置于床下以蒸汗，张苗烧地加桃叶于上以蒸汗，或用药煎汤浴洗之，皆渍形之法也。渍，资四切。

〔5〕【王冰】在外，故汗发泄也。

【杨上善】清，冷也。邪，肠胃寒热病气也。或入脏腑，或在皮毛，皆用针药，以调汗而出之也。

【张介宾】前言有邪者，兼经络而言，言其深也。此言在皮者，言其浅也。均为表证，故皆宜汗。

〔6〕【王冰】慓，疾也。悍，利也，气候疾利，则按之以收敛也。

【杨上善】慓，芳照反，急疾也。悍，胡且反。禁其气急不散，以手按取，然后投针也。

【张介宾】慓，急也。悍，猛利也。按，察也。此兼表里而言，凡邪气之急利者，按得其状，则可收而制之矣。慓，飘、票二音。悍音汗。

〔7〕【王冰】阳实则发散，阴实则宣写，故下文：

【杨上善】诸有实者，皆散写之。

【张介宾】阳实者宜散之。阴实者宜写之。

〔8〕【王冰】阴曰柔，阳曰刚。

【张介宾】形证有柔刚，脉色有柔刚，气味尤有柔刚。柔者属阴，刚者属阳。知柔刚之化者，知阴阳之妙用矣，故必审而别之。

〔9〕【王冰】所谓从阴引阳，从阳引阴，以右治左，以左治右者也。

【杨上善】夫物柔弱者，阳之徒也；刚强者，阴之徒也。阴经受邪，流入阳经为病，是为阴经为本，阳经为标。疗其本者，疗于阴经，即阳病疗阴也。阳经受邪，准阴疗阳也，即阴病疗阳也。人阴阳二经，阴经若实，阳经必虚，阳经若实，阴经定虚，故阳虚病者宜写阴，阴实病者宜补阳也。

【张介宾】阳胜者阴必病，阴胜者阳必病。如《至真要大论》曰：诸寒之而热者取之阴，热之而寒者取之阳。启玄子曰：壮水之主，以制阳光；益火之源，以消阴翳。皆阳病治阴，阴病治阳之道也。亦

120

上文从阴引阳、从阳引阴之义。

〔10〕【王冰】乡谓本经之气位。

【张介宾】病之或在血分，或在气分，当各察其处而不可乱也。

〔11〕【王冰】决，谓决破其血。

【张介宾】决，谓泄去其血，如决水之义。

〔12〕【王冰】掣，读为导，导引则气行条畅。新校正云：按《甲乙经》"掣"作"挈"。

【杨上善】须定所病在气在血，各守血气病之别乡，写乃用针刺去实血，补乃用针引气，引皮补已，纵皮闭门，使气不洩。掣，死曳反，引也。

【张介宾】掣，《甲乙经》作"挈"，挽也。气虚者，无气之渐，无气则死矣；故当挽回其气而引之使复也。如上气虚者升而举之，下气虚者纳而归之，中气虚者温而补之，是皆掣引之义。

阴阳离合论篇第六[①]

黄帝问曰：余闻天为阳，地为阴，日为阳，月为阴，大小月三百六十日[②]成一岁，人亦应之[1]。今三阴三阳，不应阴阳，其故何也[2]？岐伯对曰：阴阳者，数之可十，推之[③]可百，数之[④]可千，推之可万，万之大不可胜数，然其要一也[3]。

①新校正云：按全元起本在第三卷。
②六十日：《太素》为"六十五日"。
③推之：《太素》作"离之"，下同。
④数之：《太素》作"散之"。

〔1〕【王冰】以四时五行运用于内，故人亦应之。新校正云：详"天为阳"至"成一岁"，与《六节藏象篇》重。

〔2〕【杨上善】三阴三阳之数各三，不应天地日月阴阳二数何也？黄帝非不知之，欲因问广衍阴阳变化无穷之数也。

121

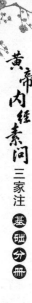

【张介宾】此言天地之阴阳，无不合于人者。如上为阳，下为阴，前为阳，后为阴，皆其理也。然而三阴三阳，其亦有不相应者，故疑以为问。

〔3〕【王冰】一，谓离合也。虽不可胜数，然其要妙，以离合推步，悉可知之。

【杨上善】言阴阳之理，大而无外，细入无间，豪末之形，并阴阳雕刻，故其数者，不可胜数也。故阴中有阴，阳中有阳，阳中有阴，阴中有阳。然则混成，同为一气，则要一也。

【张介宾】谓阴阳之道，合之则一，散之则十百千万，亦无非阴阳之变化。故于显微大小，象体无穷，无不有理存焉。然变化虽多，其要则一，一即理而已。是以人之三阴三阳，亦岂有不应乎天地者哉？

天覆地载，万物方生^[1]，未出地者，命曰阴处，名曰阴中之阴^[2]；则出地者，命曰阴中之阳^[3]。阳予之正，阴为之主^[4]。故生因春，长因夏，收因秋，藏因冬，失常则天地四塞^[5]。阴阳之变，其在人者，亦数之^①可数^[6]。

①数之：《太素》作"散也"。

〔1〕【杨上善】二仪合气也。

〔2〕【王冰】处阴之中，故曰阴处。形未动出，亦是为阴。以阴居阴，故曰阴中之阴。

【杨上善】辨阴阳，所谓雄雌者也。人之与物，未生以前，合在阴中，未出地也。未生为阴，在阴之中，故为阴中之阴也。

【张介宾】天覆地载，即阴阳之上下也。凡万物方生者，未出乎地，处阴之中，故曰阴处。以阴形而居阴分，故又曰阴中之阴也。

〔3〕【王冰】形动出者，是则为阳。以阳居阴，故曰阴中之阳。

【杨上善】所生已生曰阳，初生未离于地，故曰阴中之阳也。

【张介宾】形成于阴而出于阳，故曰阴中之阳。

〔4〕【王冰】阳施正气，万物方生；阴为主持，群形乃立。

【杨上善】阳气以为人物生正，阴气以为人物养主也。

122

【张介宾】阳正其气，万物乃生；阴主其质，万形乃成。《易》曰：乾知大始，坤作成物。大抵阳先阴后，阳施阴受，阳之轻清未形，阴之重浊有质，即此之谓。予，与同。

〔5〕【王冰】春夏为阳，故生长也。秋冬为阴，故收藏也。若失其常道，则春不生，夏不长，秋不收，冬不藏。夫如是则四时之气闭塞，阴阳之气无所运行矣。

【杨上善】一气离为阴阳，以作生养之本，复分四时，遂为生长收藏之用，终而复始，如环无端，谓之常也。若失其常，四时之施，壅塞不行也。

【张介宾】四时阴阳，先后有序，若失其常，则天地四塞矣。四塞者，阴阳否隔，不相通也。长，上声。塞，入声。

〔6〕【王冰】天地阴阳，虽不可胜数，在于人形之用者，则数可知之。

【杨上善】散，分也。阴阳之变，俱通内外，外物既尔，内身之变，亦可分为众□□可胜数也。

【张介宾】凡如上文者，皆天地阴阳之变也。其在于人，则亦有阴中之阳，阳中之阴，上下表里，气数皆然，知其数则无不可数矣。数，推测也。数字，上者去声，下者上声。

帝曰：愿闻三阴三阳之离合也[1]。岐伯曰：圣人南面而立[2]，前曰广明，后曰太冲[3]，太冲之地，名曰少阴[4]，少阴之上，名曰太阳[5]，太阳根起①于至阴，结于命门，名曰阴中之阳[6]。

①起：《太素》无此字。

〔1〕【杨上善】别为三阴三阳，推之可万，故为离也。唯一阴一阳，故为合也。

【张介宾】分而言之谓之离，阴阳各有其经也。并而言之谓之合，表里同归一气也。

〔2〕【杨上善】古者圣人欲法天地人三才形象，处于明堂，南面而立，以取法焉也。

〔3〕【王冰】广，大也。南方丙丁，火位主之，阳气盛明，故曰

123

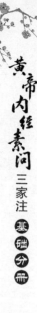

大明也。向明治物，故圣人南面而立。《易》曰：相见乎离。盖谓此也。然在人身中，则心脏在南，故谓前曰广明；冲脉在北，故谓后曰太冲。然太冲者，肾脉与冲脉合而盛大，故曰太冲，是以下文云：

【张介宾】云圣人者，崇人道之大宗也。南面而立者，正阴阳之向背也。广，大也。南方者，丙丁之位。天阳在南，故曰处之；人阳亦在南，故七窍处之。《易》曰：相见乎离。即广明之谓。且人身前后经脉，任脉循腹里，至咽喉，上颐循面入目；冲脉循背里，出颃颡，其输上在于大杼。分言之，则任行乎前而会于阳明，冲行乎后而为十二经脉之海，故前曰广明，后曰太冲；合言之，则任冲名位虽异，而同出一原，通乎表里，此腹背阴阳之离合也。

〔4〕【王冰】此正明两脉相合而为表里也。

【杨上善】圣人中身以上，阳明为表在前，故曰广明。太阴为里在后，故广明下名曰太阴。冲脉在太阴之下，故称后曰太冲。太冲脉下，次有少阴，故曰少阴为地，以肾最居下故也。

〔5〕【王冰】肾脏为阴，膀胱腑为阳，阴气在下，阳气在上，此为一合之经气也。《灵枢经》曰：足少阴之脉者，肾脉也，起于小指之下，邪趣足心。又曰：足太阳之脉者，膀胱脉也，循京骨至小指外侧。由此故少阴之上，名太阳也，是以下文曰：

【杨上善】太阳即足太阳，是肾之腑膀胱脉也。脏阴在内，腑阳居外，故为上者也。

〔6〕【王冰】至阴，穴名，在足小指外侧。命门者，藏精光照之所，则两目也。太阳之脉，起于目而下至于足，故根于指端，结于目也。《灵枢经》曰：命门者，目也。此与《灵枢》义合。以太阳居少阴之地，故曰阴中之阳。新校正云：按《素问》太阳言根结，余经不言结。《甲乙》今具。

【杨上善】至阴，是肾少阴脉也，是阴之极，阳生之处，故曰至阴。太阳接至阴而起，故曰根于至阴。上行络项，聚于目也。结，聚也。少阴水中而有此阳气，故曰阴中之阳也。

【张介宾】冲脉并少阴而行，故太冲之地为少阴。地者，次也。有少阴之里，则有太阳之表，阴气在下，阳气在上，故少阴经起于小指之下，太阳经止于小指之侧，故曰少阴之上名太阳也。太阳之脉起于目，止于足，下者为根，上者为结，故曰根于至阴，结于命门。命门者，目也。此以太阳而合于少阴，故为阴中之阳。然离则阴阳各其经，合则表里同其气，是为水藏阴阳之离合也。下仿此。

中身而上，名曰广明，广明之下，名曰太阴[1]，太阴之前，名曰阳明[2]，阳明根起于厉兑①[3]，名曰阴中之阳[4]。厥阴之表，名曰少阳[5]，少阳根起于窍阴②，名曰阴中之少阳[6]。是故三阳之离合也，太阳为开③，阳明为阖，少阳为枢[7]。三经者，不得相失也，搏而勿浮④，命曰一阳[8]。

①厉兑：此下《太素》有"结于颡大"四字。
②窍阴：此下《太素》有"结于窗笼"四字。
③开：《太素》作"关"。
④浮：《太素》作"传"。

〔1〕【王冰】《灵枢经》曰：天为阳，地为阴。腰以上为天，腰以下为地。分身之旨，则中身之上属于广明，广明之下属太阴也。又心广明脏，下则太阴脾脏也。

【杨上善】身中表之上，名曰广明。脾脏足太阴脉，从足至舌下，太阴脉在广明里，故为下也。广明为表，故为上也。

〔2〕【王冰】人身之中，胃为阳明脉，行在脾脉之前；脾为太阴脉，行于胃脉之后。《灵枢经》曰：足太阴之脉者，脾脉也，起于大指之端，循指内侧白肉际，过核骨后，上内踝前廉，上腨内，循胫骨之后，足阳明之脉者，胃脉也，下膝三寸而别，以下入中指外间。由此故太阴之前，名阳明也，是以下文曰：

〔3〕【杨上善】阳明，脾腑之脉，在太阴表前，从足指厉兑，上行聚于颡上额颅。颡，额也，苏荡反。

〔4〕【王冰】厉兑，穴名，在足大指次指之端。以阳明居太阴之前，故曰阴中之阳。

【杨上善】人腹为阴，阳明从太阴而起，行于腹阴，上至于颡，故为阴中阳。

【张介宾】中身，身之中半也。中身而上，心之所居，心属

阴阳离合论篇第六

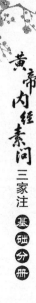

火而通神明，故亦曰广明。心脏之下，太阴脾也，故广明之下，名曰太阴。太阴之表，阳明胃也，故太阴之前，名曰阳明。阳明脉止于足之次指，与太阴为表里，故曰根起于厉兑，为阴中之阳。此土藏阴阳之离合也。

〔5〕【王冰】人身之中，胆少阳脉，行肝脉之分外；肝厥阴脉，行胆脉之位内。《灵枢经》曰：足厥阴之脉者，肝脉也，起于足大指聚毛之际，上循足跗上廉。足少阳之脉者，胆脉也，循足跗上，出小指次指之端。由此则厥阴之表，名少阳也，故下文曰：

〔6〕【王冰】窍阴，穴名，在足小指次指之端。以少阳居厥阴之表，故曰阴中之少阳。

【杨上善】厥阴之脉，起于足大指丛毛之上，循阴股上注于肺，阴脏行内也。少阳，肝腑之脉，起足窍阴，上聚于耳，为表阳腑也。以少阳属木，故为阴中少阳也。

【张介宾】少阳与厥阴为表里，而少阳止于足之小指次指端，故厥阴之表，为阴中之少阳也。所谓少阳者，以厥阴气尽，阴尽而阳始，故曰少阳。此木藏阴阳之离合也。

〔7〕【王冰】离，谓别离应用。合，谓配合于阴。别离则正位于三阳，配合则表里而为脏腑矣。开阖枢者，言三阳之气，多少不等，动用殊也。夫开者所以司动静之基，阖者所以执禁固之权，枢者所以主动转之微。由斯殊气之用，故此三变之也。新校正云：按《九墟》：太阳为关，阳明为阖，少阳为枢。故关折则肉节溃缓而暴病起矣，故候暴病者取之太阳。阖折则气无所止息，悸病起，故悸者皆取之阳明。枢折则骨摇而不能安于地，故骨摇者取之少阳。《甲乙经》同。

【杨上善】三阳离合为关阖枢以营于身也。夫为门者具有三义：一者门关，主禁者也。膀胱足太阳脉主禁津液及于毛孔，故为关也。二者门阖，谓是门扉，主关闭也。胃足阳明脉令真气止息，复无留滞，故名为阖也。三者门枢，主转动者也。胆足少阳脉主筋，纲维诸骨，令其转动，故为枢也。

【张介宾】此总三阳为言也。太阳为开，谓阳气发于外，为三阳之表也。阳明为阖，谓阳气畜于内，为三阳之里也。少阳为枢，谓阳气在表里之间，可出可入，如枢机也。然开阖枢者，有上下中之分，亦如上文出地未出地之义，而合乎天地之气也。

〔8〕【王冰】三经之至，搏击于手，而无轻重之异，则正可谓一阳之气，无复有三阳差降之为用也。

【杨上善】惟有太阳关者，则真气行止留滞、骨摇动也。惟有阳明阖者，则肉节败、骨动摇也。惟有少阳枢者，则真气行止留滞、肉节内败也。相得各守所司，同为一阳之道也。搏，相得也。传，失所守也。

【张介宾】三经者，言阳经也。阳从阳类，不得相失也。其为脉也，虽三阳各有其体，然阳脉多浮，若纯于浮，则为病矣。故但欲搏手有力，得其阳和之象，而勿至过浮，是为三阳合一之道，故命曰一阳，此三阳脉之离合也。

帝曰：愿闻三阴。岐伯曰：外者为阳，内者为阴[1]**，然则中为阴**[2]**，其冲在下，名曰太阴**[3]**，太阴根起于隐白**①**，名曰阴中之阴**[4]**。太阴之后，名曰少阴**[5]**，少阴根起于涌泉**②**，名曰阴中之少阴**③[6]**。

①隐白：此下《太素》有"结于太仓"四字。
②涌泉：此下《太素》有"结于廉泉"四字。
③名曰阴中之少阴：《太素》作"名曰少阴"。

〔1〕【王冰】言三阳为外运之离合，三阴为内用之离合也。
〔2〕【张介宾】外者为阳，言表也。内者为阴，言里也。然则中为阴，总言属里者为三阴如下文也。
〔3〕【王冰】冲脉在脾之下，故言其冲在下也。《灵枢经》曰：冲脉者，与足少阴之络皆起于肾下，上行者过于胞中。由此则其冲之上，太阴位也。
〔4〕【王冰】隐白，穴名，在足大指端。以太阴居阴，故曰阴中之阴。

【杨上善】冲在太阴之下，少阴脉上。足太阴脉从隐白而出，聚于太仓，上至舌本。是脾阴之脉，行于腹阴，故曰阴中之阴也。
【张介宾】其冲在下，名曰太阴，以太阴居冲脉之上也。上

127

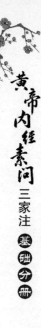
文曰广明之下，名曰太阴，广明以心为言，冲脉并肾为言，盖心脾肾三脏，心在南，脾在中，肾在北也。凡此三阳三阴皆首言冲脉者，以冲为十二经脉之海，故先及之，以举其纲领也。太阴起于足大指，故根于隐白。以太阴而居阴分，故曰阴中之阴。此下三阴表里离合之义，俱如前三阳经下。后准此。

〔5〕【王冰】脏位及经脉之次也。太阴，脾也。少阴，肾也。脾脏之下近，后则肾之位也。《灵枢经》曰：足太阴之脉，起于大指之端，循指内侧，及上内踝前廉，上腨内，循胫骨后。足少阴之脉，起于小指之下，斜趣足心，出于然骨之下，循内踝之后，以上腨内。由此则太阴之下，名少阴也。

〔6〕【王冰】涌泉，穴名，在足心下蜷指宛宛中。

【杨上善】肾脉足少阴，从足小指之下，入涌泉，上行聚于廉泉，至于舌本也。

【张介宾】脾下之后，肾之位也，故太阴之后，名曰少阴。少阴脉起小指之下，斜趋足心，故根于涌泉穴。肾本少阴而居阴分，故为阴中之少阴。

少阴之前，名曰厥阴[1]**，厥阴根起于大敦**①[2]**，阴之绝阳，名曰阴之绝阴**[3]**。**

①大敦：此下《太素》有"结于玉英"四字。

〔1〕【王冰】亦脏位及经脉之次也。少阴，肾也。厥阴，肝也。肾脏之前近上，则肝之位也。《灵枢经》曰：足少阴脉，循内踝之后，上腨内廉。足厥阴脉，循足跗上廉，去内踝一寸，上踝八寸，交出太阴之后，上腘内。由此故少阴之前，名厥阴也。

〔2〕【杨上善】肝脉足厥阴在少阴前，起于大指丛毛之上，入大敦，聚于玉英，上头与督脉会于颠，注于肺中也。

〔3〕【王冰】大敦，穴名，在足大指之端，三毛之中也。两阴相合，故曰阴之绝阳，厥，尽也。阴气至此而尽，故名曰阴之绝阴。

【杨上善】无阳之阴，是阴必绝，故曰阴之绝阴。

【张介宾】肾前之上，肝之位也，故曰少阴之前，名厥阴。

厥阴起于足大指，故根于大敦。厥，尽也；绝，亦尽也。此阴极之经，故曰阴之绝阳，又曰阴之绝阴。

　　是故三阴之离合也，太阴为开①，厥阴为阖，少阴为枢[1]。三经者，不得相失也，搏而勿沉，名曰一阴[2]。阴阳霶霶②，积③传为一周[3]，气里形表而为相成也④[4]。

①开：《太素》作"关"。
②霶霶：《太素》作"钟钟"。
③积：《太素》无此字。
④而为相成也：《太素》作"而相成者也"。

〔1〕【王冰】亦气之不等也。新校正云：按《九墟》云：关折则仓廪无所输隔洞者取之太阴。阖折则气弛而善悲，悲者取之厥阴。枢折则脉有所结而不通，不通者取之少阴。《甲乙经》同。

　　【杨上善】三阳为外门，三阴为内门。内门亦有三者，一者门关，主禁者也。脾脏足太阴脉，主禁水谷之气，输纳于中不失，故为关也。二者门阖，主开闭者也。肝脏足厥阴脉，主守神气出入通塞悲乐，故为阖也。三者门枢，主动转也。肾脏足少阴脉，主行津液，通诸经脉，故为枢者也。

　　【张介宾】此总三阴为言，亦有内外之分也。太阴为开，居阴分之表也。厥阴为阖，居阴分之里也。少阴为枢，居阴分之中也，开者主出，阖者主入，枢者主出入之间，亦与三阳之义同。

〔2〕【王冰】沉，言殊见也。阳浮亦然。若经气应至，无沉浮之异，则悉可谓一阴之气，非复有三阴差降之殊用也。

　　【杨上善】三阴经脉也。三阴之脉，搏聚而不偏沉，故得三阴同一用也。

　　【张介宾】三经皆阴，阴脉皆沉，不得相失也。若过于沉，则为病矣。故但宜沉搏有神，各得其阴脉中和之体，是为三阴合一之道，故名曰一阴。此三阴脉之离合也。

〔3〕【杨上善】钟钟，行不止住貌。营卫行三阴三阳之气，相注不已，传行周旋，一日一夜五十周也。

阴阳离合论篇第六

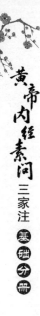

〔4〕【王冰】霭霭，言气之往来也。积，谓积脉之动也。传，谓阴阳之气流传也。夫脉气往来，动而不止，积其所动，气血循环，应水下二刻而一周于身，故曰积传为一周也。然荣卫之气，因息游布，周流形表，拒捍虚邪，中外主司，互相成立，故言气里形表而为相成也。新校正云：按别本"霭霭"作"冲冲"。

【杨上善】五脏之气在里，内营形也；六腑之气在表，外成形者也。

【张介宾】霭霭，一作冲冲，言阴阳之气，运动无已也。积传为一周，言诸经流传相积，昼夜五十营而为一周也。然形以气而成，气以形而聚，故气运于里，形立于表，交相为用，此则阴阳表里、离合相成之道也。愚按：本篇所言，惟足经阴阳，而不及手经者何也？观上文云：天覆地载，万物方生，未出地者，命曰阴处，名曰阴中之阴，则出地者，名曰阴中之阳。盖言万物之气，皆自地而升也。而人之腰以上为天，腰以下为地，言足则通身上下经气皆尽，而手在其中矣，故不必言手也。然足为阴，故于三阳也言阴中之阳，三阴也言阴中之阴。然则手经亦有离合，其在阳经，当为阳中之阳，其在阴经，当为阳中之阴，可类推矣。

阴阳别论篇第七①

黄帝问曰：人有四经十二从②，何谓[1]？岐伯对曰：四经应四时，十二从应十二月[2]，十二月应十二脉[3]。脉有阴阳[4]，知阳者知阴，知阴者知阳[5]。凡阳有五，五五二十五阳[6]。

①新校正云：按全元起本在第四卷。
②十二从：《太素》作"十二顺"，下同。

〔1〕【王冰】经，谓经脉。从，谓顺从。
　　【杨上善】四经，谓四时经脉也。十二顺，谓六阴爻、六阳爻，相顺者也。
〔2〕【杨上善】肝心肺肾四脉应四时之气，十二爻应十二月。

〔3〕**【王冰】**春脉弦，夏脉洪，秋脉浮，冬脉沉，谓四时之经脉也。从，谓天气顺行十二辰之分，故应十二月也。十二月，谓春建寅卯辰，夏建巳午未，秋建申酉戌，冬建亥子丑之月也。十二脉，谓手三阴三阳、足三阴三阳之脉也。以气数相应，故参合之。

【杨上善】十二经脉也。

【张介宾】四经应四时，肝木应春，心火应夏，肺金应秋，肾水应冬；不言脾者，脾主四经，而土王四季也。十二从应十二月，手有三阴三阳，足有三阴三阳，以应十二月之气，而在人则应十二经之脉也。所谓从者，即手之三阴从脏走手等义。

〔4〕**【杨上善】**十二经脉，六阴六阳。

〔5〕**【王冰】**深知则备识其变易。

【杨上善】妙知人迎之变，即悬识气口，于气口之动，亦达人迎。

【张介宾】脉有阴阳，最当详辨。必知阳脉之体，而后能察阴脉；必知阴脉之体，而后能察阳脉。阳中有阴，似阳非阳也；阴中有阳，似阴非阴也。辨阴阳未必难，辨真假为难耳。误认者杀人反掌。

〔6〕**【王冰】**五阳，谓五脏之阳气也。五脏应时，各形一脉，一脉之内，包括五脏之阳，五五相乘，故二十五阳也。新校正云：按《玉机真脏论》云：故病有五变，五五二十五变。义与此通。

【杨上善】五脏之脉于五时见，随一时中即有五脉，五脉见时皆有胃气，即阳有五也。五时脉见，即有二十五阳数者也。

【张介宾】阳者，如下文所谓胃脘之阳，即胃气也。五者，即五脏之脉，如肝弦、心钩、脾耎、肺毛、肾石也。以一脏而兼五脉、则五脏互见，是为五五二十五脉也。然五脏之脉，皆不可以无胃气，故曰凡阳有五；而二十五脉亦皆不可无胃气，故又曰五五二十五阳也。

　　所谓阴者，真脏也，见则为败，败必死也[1]。所谓阳者，胃脘①之阳也[2]。别于阳者，知病处也；别于阴者，知死生之期[3]。

　　①脘：《太素》作"胞"。

　　〔1〕**【王冰】**五脏为阴，故曰阴者真脏也。然见者，谓肝脉至，

131

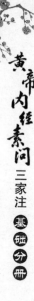

中外急如循刀刃责责然，如按琴瑟弦。心脉至，坚而搏，如循薏苡子累累然。肺脉至，大而虚，如以毛羽中人肤。肾脉至，搏而绝，如以指弹石辟辟然。脾脉至，弱而乍数乍疏。夫如是脉见者，皆为脏败神去，故必死也。

【杨上善】于五时中，五脏脉见各无胃气，唯有真脏独见，此为阴也。

【张介宾】阴者，无阳之谓。无阳者，即无阳明之胃气，而本脏之阴脉独见，如但弦但钩之类，是为真脏，胃气败也，故必死。

〔2〕【王冰】胃脘之阳，谓人迎之气也，察其气脉动静小大与脉口应否也。胃为水谷之海，故候其气而知病处。人迎在结喉两傍脉动应手，其脉之动常左小而右大，左小常以候脏，右大常以候腑。一云胃胞之阳，非也。

【杨上善】胃胞之中，苞裹五谷，具五脏为粮，此则真脏阴为阳，故曰胃胞阴阳者也。

【张介宾】胃属阳明。胃脘之阳，言胃中阳和之气，即胃气也，五脏赖之以为根本者也。故人无胃气曰逆，逆者死。脉无胃气亦死，即此之谓。脘音管。

〔3〕【王冰】阳者卫外而为固，然外邪所中，别于阳则知病处。阴者藏神而内守，若考真正成败，别于阴则知病者死生之期。新校正云：按《玉机真脏论》云：别于阳者，知病从来；别于阴者，知死生之期。

【杨上善】阳，胃气也。足阳明脉通于胃，是以妙别阳明胃气，则诸脉受病所在并知之。妙别五脏之脉，即知死生有期。

【张介宾】能别阳和之胃气，则一有不和，便可知疾病之所。能别纯阴之真脏，则凡遇生克，便可知死生之期也。按：《玉机真脏论》曰：别于阳者，知病从来，别于阴者，知死生之期。其义与此互有发明，所当并考。别音鳖。

三阳在头，三阴在手[1]，所谓一也[2]。别于阳者，知病忌时[3]；别于阴者，知死生之期[4]。谨熟阴阳，无与众谋[5]。所谓阴阳者，去者为阴，至者为阳；静者为阴，动者为阳①；迟者为阴，

132

数者为阳②〔6〕。

①静者为阴，动者为阳：《太素》作"动者为阳，静为阴"。
②迟者为阴，数者为阳：《太素》作"数者为阳，迟者为阴"。

〔1〕**【杨上善】**三阳行胃人迎之脉，在头；三阴行太阴寸口之脉，在手也。

〔2〕**【王冰】**头，谓人迎。手，谓气口。两者相应，俱往俱来，若引绳小大齐等者，名曰平人，故言所谓一也。气口在手鱼际之后一寸，人迎在结喉两旁一寸五分，皆可以候脏腑之气。

【杨上善】阴阳上下动如引绳，故曰一也。

【张介宾】三阳在头，指人迎也。三阴在手，指气口也。《太阴阳明论》曰：阳明者表也，为之行气于三阳。盖三阳之气，以阳明胃气为本，而阳明动脉曰人迎，在结喉两傍一寸五分，故曰三阳在头。又曰：足太阴者三阴也，为之行气于三阴。盖三阴之气，以太阴脾气为本，然脾脉本非气口，何云在手？如《五脏别论》曰：五味入口，藏于胃以养五脏气，而变见于气口，气口亦太阴也。故曰三阴在手。上文以真脏胃气言阴阳，此节以人迎气口言阴阳。盖彼言脉体，此言脉位，二者相依，所谓一也。

〔3〕**【杨上善】**善别胃脉，即和胃气有无禁忌在于四时。

〔4〕**【王冰】**识气定期，故知病忌。审明成败，故知死生之期。

【杨上善】善别手太阴脉，即知真脏脉之有无，死生之期。

【张介宾】此与前节稍同而复言之者，盖前以真脏胃气言，而此以阴阳表里言，是正与《玉机真脏论》者同，二义相关，皆不可缺，观者当会通其意可也。忌时，言气有衰王，病有时忌也。

〔5〕**【王冰】**谨量气候，精熟阴阳，病忌之准可知，生死之疑自决，正行无惑，何用众谋议也。

【杨上善】谨能纯熟阴阳脉气之道，决于心者，不复有疑，故不与众人谋议也。

【张介宾】阴阳之理，不可不熟，故曰谨，独闻独见，非众所知，故无与谋。

〔6〕**【王冰】**言脉动之中也。

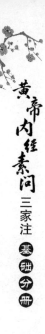

【杨上善】凡阴阳者，去静与迟皆为阴，至动与数皆为阳。

【张介宾】脉之阴阳，其概如此。得阳者生，得阴者死，此其要也。

凡持真脉之脏脉①者，肝至悬绝急，十八日死②〔1〕；心至悬绝，九日死〔2〕；肺至悬绝，十二日死③〔3〕；肾至悬绝，七日死④〔4〕；脾至悬绝，四日死〔5〕。

①真脉之脏脉：《太素》作"真脏之脉"。

②急，十八日死：《太素》作"九日死"三字。

③十二日死：《太素》作"十日死"三字。

④七日死：《太素》作"五日死"。

〔1〕【张介宾】真脉之脏脉，即真脏也。悬绝急者，全失和平而弦搏异常也。十八日者，为木金成数之余，金胜木而死也。此下死期，悉遵王氏之意，以《河图》计数，诚为得理；然或言生数，或言成数，若不归一，弗能无疑。

〔2〕【张介宾】九日者，为火水生成数之余，水胜火也。

〔3〕【张介宾】十二日者，为金火生成数之余，火胜金也。

〔4〕【张介宾】七日者，为水土生数之余，土胜水也。

〔5〕【王冰】真脉之脏脉者，谓真脏之脉也。十八日者，金木成数之余也。九日者，水火生成数之余也。十二日者，金火生成数之余也。七日者，水土生数之余也。四日者，木生数之余也。故《平人气象论》曰：肝见庚辛死，心见壬癸死，肺见丙丁死，肾见戊己死，脾见甲乙死者，以此。如是者，皆至所期，不胜而死也。何者？以不胜克贼之气也。

【杨上善】有本为十八日。得真脏脉者死，然死之期，得五脏悬绝已去，各以其脏之气分昼日为数。脉至即绝，久而不来，故曰悬绝。

【张介宾】四日者，为木生数之余，木胜土也。凡此者皆不胜克贼之气，故真脏独见者，气败而危矣。

曰：二阳之病发心脾[1]，有不得隐曲，女子不月[1]；其传为风消，其传为息贲[2]者，死不治[2]。

①心脾：《太素》作"心痹"。
②息贲：此下《太素》有"三日"二字。

〔1〕【王冰】二阳，谓阳明大肠及胃之脉也。隐曲，谓隐蔽委曲之事也。夫肠胃发病，心脾受之，心受之则血不流，脾受之则味不化，血不流故女子不月，味不化则男子少精，是以隐蔽委曲之事，不能为也。《阴阳应象大论》曰：精不足者，补之以味。由是则味不化而精气少也。《奇病论》曰：胞胎者，系于肾。又《评热病论》曰：月事不来者，胞脉闭。胞脉者，属于心而络于胞中，今气上迫肺，心气不得下通，故月事不来。则其义也。又《上古天真论》曰：女子二七，天癸至，任脉通，太冲脉盛，月事以时下。丈夫二八，天癸至，精气溢写。由此则在女子为不月，在男子为少精。

【张介宾】二阳，阳明也，为胃与大肠二经。然大肠小肠皆属于胃，故此节所言则独重在胃耳。盖胃与心，母子也，人之情欲本以伤心，母伤则害及其子。胃与脾，表里也，人之劳倦本以伤脾，脏伤则病连于腑。故凡内而伤精，外而伤形，皆能病及于胃，此二阳之病，所以发于心脾也。不得隐曲，阳道病也。夫胃为水谷气血之海，主化营卫而润宗筋。如《厥论》曰：前阴者，宗筋之所聚，太阴阳明之所合也。《痿论》曰：阴阳总宗筋之会，会于气街而阳明为之长。然则精血下行，生化之本，惟阳明为最，今化原即病，则阳道外衰，故为不得隐曲。其在女子，当为不月，亦其候也。按：王氏注曰：夫肠胃发病，心脾受之，心受之则血不流，脾受之则味不化。然心脾何以受肠胃之病？未免牵强，不可不察。隐曲二字，本经见者凡五，皆指阳道为言，以类察之，可得其义。

〔2〕【王冰】言其深久者也。胃病深久，传入于脾，故为风热以消削。大肠病甚，传入于肺，为喘息而上贲。然肠胃脾肺，兼及于心，三脏二腑，互相克薄，故死不治。

【杨上善】二阳者，阳明也。阳明，谓手阳明大肠脉也，足阳明胃脉也。阳明所发，心痹等病也。隐曲，大小便。风消，谓风热

阴阳别论篇第七

病消骨肉也。息贲，贲，隔也，为隔息也。

【张介宾】风，木气也。消，枯瘦也。贲，急迫也。阳明受病，久而传变，则木邪胜土，故肌体风消。胃病则肺失所养，故气息奔急。气竭于上，由精亏于下，败及五脏，故死不治。

曰：三阳为病发寒热，下为痈肿，及为痿厥腨痛①[1]；其传为索泽，其传为㿉疝[2]。

①腨痛：《太素》作"喘悁"。

〔1〕【王冰】三阳，谓太阳小肠及膀胱之脉也。小肠之脉，起于手，循臂绕肩膊上头。膀胱之脉，从头别下背，贯臀入腘中循腨。故在上为病，则发寒热；在下为病，则为痈肿，腨痛及为痿厥。痛，疼也。痿，无力也。厥，足冷即气逆也。

【张介宾】三阳，太阳也，为膀胱小肠二经。三阳为表，故病发寒热及为痈肿。足太阳之脉，从头下背，贯臀入腘，循腨抵足，故其为病，则足膝无力曰痿，逆冷曰厥，足肚酸疼，曰腨痛也。腨音篆，痛音渊。

〔2〕【王冰】热甚则精血枯涸，故皮肤润泽之气皆散尽也。然阳气下坠，阴脉上争，上争则寒多，下坠则筋缓，故睾垂纵缓，内作㿉疝。

【杨上善】三阳，太阳也，谓手太阳小肠脉也，足太阳膀胱脉也。太阳所发寒热等病。悁，季绵反，忧患也。索，夺也。忧恚不已，传为夺人色润泽也。

【张介宾】阳邪在表为热，则皮肤润泽之气必皆消散，是为索泽也。㿉疝者，小腹控睾而痛也。按《邪气脏腑病形》篇曰：膀胱病者，小便偏肿而痛，小肠病者，小腹痛，腰脊控睾而痛。是太阳之传为㿉疝也。

曰：一阳发病，少气善①咳善泄[1]；其传为心掣②，其传为隔[2]。二阳一阴发病，主③惊骇背痛，善噫善欠，名曰风厥[3]。二阴一阳发病，善胀心满善气[4]。三阳三阴发病，为偏枯痿易，四支

136

不举[5]。

①善：《太素》作"喜"，下同。
②掣：《太素》作"瘛"。
③主：《太素》作"生"。

〔1〕【王冰】一阳，谓少阳胆及三焦之脉也。胆气乘胃故善泄，三焦内病故少气，阳土熏肺故善咳。何故？心火内应也。

【张介宾】一阳，少阳也，为胆与三焦二经。胆属风木，三焦属相火。其为病也，壮火则食气伤肺，故为少气为咳。木强则侮土，故善泄也。

〔2〕【王冰】隔气乘心，心热故阳气内掣。三焦内结，中热故膈塞不便。

【杨上善】一阳，少阳也，手少阳三焦脉也，足少阳胆脉也。少阳发少气等病。隔，塞也。

【张介宾】心为君火，而相火上炎，则同气相求，邪归于心。心动不宁，若有所引，名曰心掣。又其传者，以木乘土，脾胃受伤，乃为隔证。如《邪气脏腑病形》篇曰：脾脉微急为隔中。《风论》曰：胃风之状，食饮不下，鬲塞不通。《上膈》篇曰：食饮入而还出者，皆隔之谓。掣，撤、翅二音。

〔3〕【王冰】一阴，谓厥阴心主及肝之脉也。心主之脉，起于胸中，出属心。经云：心病膺背肩胛间痛。又在气为噫，故背痛善噫。心气不足，则肾气乘之，肝主惊骇，故惊骇善欠。夫肝气为风，肾气陵逆，既风又厥，故名风厥。

【杨上善】二阳，阳明也。一阴，厥阴也，手厥阴心包脉也，足厥阴肝脉也。此二脉发惊骇等病，风厥也。

【张介宾】二阳，胃与大肠也。一阴，肝与心主也。肝胃二经，皆主惊骇。如《金匮真言论》曰：东方通于肝，其病发惊骇。《经脉》篇曰：足阳明病，闻木声则惕然而惊者是也。背痛者，手足阳明之筋，皆夹脊也。噫，嗳气也，其主在心。然《邪客》篇曰：诸邪之在于心者，皆在于心之包络也。又《脉解》篇曰：所谓上走心为噫者，阴盛而上走于阳明，阳明络属心，故曰上走心为噫也。欠，呵

阴阳别论篇第七

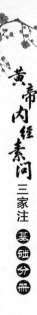

欠也，欠虽主于肾，而《经脉》篇曰足阳明病为数欠，此又噫欠之在心包胃经也。肝主风，心包主火，风热为邪而阳明受之，故病名风厥。又风厥义，详《评热病论》。

〔4〕【王冰】二阴，谓少阴心肾之脉也。肾胆同逆，三焦不行，气蓄于上故心满，下虚上盛故气泄出也。

【杨上善】二阴，少阴也，手少阴心脉也，足少阴肾脉。少阴少阳发喜胀等病。

【张介宾】二阴，心与肾。一阳，胆与三焦也。胆经邪胜则侮脾，故善胀。肾经邪胜则乘心，故心满。三焦病则上下不行，故善气也。

〔5〕【王冰】三阴不足，则发偏枯；三阳有余，则为痿易。易，谓变易常用，而痿弱无力也。

【杨上善】三阳，太阳也。三阴，太阴也，手太阴肺脉也，足太阴脾脉也。太阴发偏枯等病也。

【张介宾】三阳，膀胱小肠也。三阴，脾肺也。膀胱之脉，自头背下行两足。小肠之脉，自两手上行肩胛。且脾主四支，肺主诸气，四经俱病，故当为偏枯，为痿易，为四支不举。痿易者，痿弱不支，左右相掉易也。

鼓一阳曰钩[1]，鼓一阴曰毛[2]，鼓阳胜急①曰弦[3]，鼓阳至而绝曰石[4]，阴阳相过曰溜②[5]。

①急：《太素》作"隐"。
②溜：《太素》作"弹"。

〔1〕【杨上善】一阳，少阳也。少阳脉至手太阴寸口，其脉鼓也。鼓，脉鼓动也。一阳之鼓曰钩也。

〔2〕【杨上善】一阴，厥阴也。厥阴脉至之寸口曰毛，此阴脉不称鼓也。有本一曰：阴曰毛也。

〔3〕【杨上善】脉鼓阳胜于隐曰弦。

〔4〕【杨上善】至者为阳也，鼓阳至绝曰石也。

〔5〕【王冰】言何以知阴阳之病脉邪，一阳鼓动，脉见钩也。何

138

以然？一阳谓三焦，心脉之府。然一阳鼓动者，则钩脉当之，钩脉则心脉也，此言正见者也。一阴，厥阴，肝木气也。毛，肺金脉也。金来鼓木，其脉则毛，金气内乘，木阳尚胜，急而内见，脉则为弦也。若阳气至而急，脉名曰弦，属肝。阳气至而或如断绝，脉名曰石，属肾。阴阳之气相过，无能胜负，则脉如水溜也。

【杨上善】阴阳之脉至寸口相击曰弹也。

【张介宾】此举五脉之体，以微盛分阴阳，非若上文言经次之阴阳也。鼓，有力也。一阳一阴，言阴阳之微也。脉于微阳而见鼓者为钩，其气来盛去衰，应心脉也。脉于微阴而见鼓者曰毛，其气来轻虚以浮，应肺脉也。鼓动阳脉胜而急者曰弦，其气来端直以长而不至甚急，应肝脉也。鼓阳至而绝者，阳之伏也，脉名曰石，其气来沉以搏，应肾脉也。阴阳相过，谓流通平顺也，脉名曰溜，其气来柔缓而和，应脾脉也。

阴争于内，阳扰于外，魄汗未藏，四逆而起，起则熏肺[1]，使人喘鸣[2][1]。阴之所生，和本曰和[3][2]。是故刚与刚，阳气破散，阴气乃消亡[3]。淖则刚柔不和，经气乃绝[4]。死阴之属，不过三日而死[5]；生阳之属，不过四日而死[4][6]。

①熏肺：《太素》作"动肺"。

②喘鸣：《太素》作"喘喝"。

③和：《太素》作"味"。

④而死：《太素》作"而已"。

〔1〕【王冰】若金鼓不已，阳气大胜，两气相持，内争外扰，则流汗不止，手足反寒，甚则阳气内燔，流汗不藏，则热攻于肺，故起则熏肺，使人喘鸣也。

【杨上善】五脏为阴，内邪阴气，以伤五脏，故曰争内；六腑为阳，外邪阳气，以侵六腑，故曰扰外。皮毛腠理也，肺魄所主，故汗出腠理，名魄汗也。藏，犹闭也。阴阳争扰，汗出腠理未闭，寒气因入，四支逆冷，内伤于肺，故使喘喝。喝，喘声，呼割反。

【张介宾】此兼表里以言阴阳之害也。表里不和，则或为脏

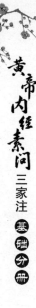

病，阴争于内也。或为经病，阳扰于外也。然或表或里，皆干于肺。盖肺主气，外合于皮毛，内为五脏六腑之长。魄汗未藏者，表不固也。四逆而起者，阳内竭也。甚至正不胜邪，则上熏及肺，令人气喘声鸣。此以营卫下竭，孤阳独浮，其不能免矣。

〔2〕【王冰】阴，谓五神脏也。言五脏之所以能生，而全天真和气者，以各得自从其和性而安静尔。苟乖所适，则为他气所乘，百端之病，由斯而起，奉生之道，可不慎哉。

【杨上善】五脏所生和气之本，曰五味也。

【张介宾】阴者，五脏之真阴也。阴之所以生者，以脏气和；脏气之和，以阴阳之和也。不和则为争为扰，为刚为淖，而病由兴矣。

〔3〕【王冰】刚，谓阳也。言阳气内蒸，外为流汗，灼而不已，则阳胜又阳，故盛不久存，而阳气自散。阳已破败，阴不独存，故阳气破散，阴气亦消亡。此乃争胜招败矣。

【杨上善】刚与刚，阳盛也。阳盛必衰，故破散也。无阳之阴，必消亡也。

【张介宾】此言偏阳之为害。刚与刚，阳之极也。以火济火，盛极必衰，故阳气反为之破散。阳气散则阴气不能独存，亦必从而消亡，而阴阳俱绝矣。

〔4〕【王冰】血淖者，阳常胜。视人之血淖者，宜谨和其气，常使流通。若不能深思寡欲，使气序乖衷，阳为重阳，内燔脏腑，则死且可待，生其能久乎。

【杨上善】淖，乱也，音浊。言阳散阴消，故刚柔不和，则十二经气绝也。

【张介宾】此言偏阴之害也。淖，谓寒湿妄行，阴气胜也。若阳刚阴柔，皆失其和，经气从而败绝矣。

〔5〕【王冰】火乘金也。

〔6〕【王冰】木乘火也。新校正云：按别本作"四日而生"，全元起注本作"四日而已"，俱通。详上下文义，作"死"者非。

【杨上善】阴阳死生期也。

【张介宾】此言脏气相传，死生有异也。死阴生阳，义如下文，"四日而死"，按全元起作"四日而已者是"，盖既属生阳，不当死矣，死字疑误。

所谓生阳死阴者，肝之心谓之生阳[1]，心之肺谓之死阴[2]，肺之肾谓之重阴[3]，肾之脾谓之辟阴，死不治[4]。

〔1〕【王冰】母来亲子，故曰生阳，匪惟以木生火，亦自阳气主生尔。

【杨上善】木生火也。

【张介宾】肝之心，自肝传心也。以木生火，得其生气，是谓生阳，不过四日而愈已。

〔2〕【王冰】阴主刑杀，火复乘金，金得火亡，故云死。

【杨上善】火克金也。

【张介宾】心之肺，自心传肺也。以火克金，阴气散亡，故曰死阴，不过三日而死。

〔3〕【王冰】亦母子也。以俱为阴气，故曰重阴。

【杨上善】少阴重至阴也。

【张介宾】肺，金也。肾，水也。虽曰母子，而金水俱病，故曰重阴，无阳之候也。

〔4〕【王冰】土气辟并，水乃可升，土辟水升，故云辟阴。

【杨上善】辟，重叠。至阴太阴重也。

【张介宾】辟，放辟也。土本制水，而水反侮脾，水无所畏，是谓辟阴，故死不治。辟音劈。

结阳者，肿四支[1]。结阴者，便血一升[2]，再结二升，三结三升[3]。阴阳结斜①，多阴少阳曰石水，少腹肿[4]。二阳结②谓之消[5]，三阳结③谓之隔[6]，三阴结谓之水[7]，一阴一阳结谓之喉痹[8]。阴搏阳别，谓之有子[9]。阴阳虚，肠辟死[10]。阳加于阴谓之汗[11]。阴虚阳搏谓之崩[12]。

①结斜：《太素》作"结者针"。

②二阳结：《太素》作"三阳结"

③三阳结：《太素》作"二阳结"。

阴阳别论篇第七

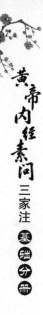

〔1〕【王冰】以四支为诸阳之本故。

【杨上善】结，聚。

【张介宾】此下言邪聚诸经之为病也。阳，六阳也。结阳者肿四支，四支为诸阳之本也。

〔2〕【王冰】阴主血故。

〔3〕【王冰】二盛，谓之再结。三盛，谓之三结。

【杨上善】血聚多至三升也。

【张介宾】阴，六阴也。阴主血，邪结阴分则血受病，故当便血。其浅者便血一升，则结邪当解。若不解而再结，以邪盛也，故便血二升。若又不解，邪为尤甚，故曰三结三升也。

〔4〕【王冰】所谓失法。

【杨上善】少阴为水，故多字误也。

【张介宾】斜，邪同。阴经阳经皆能结聚水邪，若多在阴少在阳者，名曰石水。石水者，沉坚在下，其证则少腹肿也。

〔5〕【王冰】二阳结，谓胃及大肠俱热结也。肠胃藏热，则喜消水谷。新校正云：详此少"二阴结"。

【杨上善】消渴，消中也。三阳，太阳。

【张介宾】胃与大肠经也。阳邪留结肠胃，则消渴善饥，其病曰消。

〔6〕【王冰】三阳结，谓小肠膀胱热结也。小肠结热则血脉燥，膀胱热则津液涸，故膈塞而不便泻。

【杨上善】便溲不通也。二阳，阳明也。

【张介宾】膀胱小肠二经也。小肠属火，膀胱属水，邪结小肠则阳气不化，邪结膀胱则津液不行，下不通则上不运，故为隔塞之病。

〔7〕【王冰】三阴结，谓脾肺之脉俱寒结也。脾肺寒结，则气化为水。

【杨上善】三阴，太阴。

【张介宾】脾肺二经也。脾土所以制水，土病则水反侮之，肺金所以生水，气病则水为不行，故寒结三阴，则气化为水。

〔8〕【王冰】一阴，谓心主之脉；一阳，谓三焦之脉也。三焦心

142

主脉并络喉，气热内结，故为喉痹。

【杨上善】厥阴、少阳也。

【张介宾】一阴，肝与心主也。一阳，胆与三焦也。肝胆属木，心主三焦属火，四经皆从热化，其脉并络于喉，热邪内结，故为喉痹。痹者，闭也。痹音秘。

〔9〕【王冰】阴，谓尺中也。搏，谓搏触于手也。尺脉搏击，与寸口殊别，阳气挺然，则为有妊之兆。何者？阴中有别阳故。

【杨上善】阴脉聚，阳脉不聚也。

【张介宾】阴，如前手少阴也，或兼足少阴而言亦可。盖心主血，肾主子宫，皆胎孕之所主也。搏，搏击于手也。阳别者，言阴脉搏手，似乎阳邪，然其鼓动滑利，本非邪脉，盖以阴中见阳而别有和调之象，是谓阴搏阳别也。《腹中论》曰：何以知怀子之且生也？曰：身有病而无邪脉也。亦此之义，王氏《脉经》曰：尺中之脉，按之不绝，法妊娠也。滑伯仁曰：三部脉浮沉正等，无他病而不月者，妊也。愚按：妊子有子之义，乃男子女子之通称。盖本经以孕育为言，而于男女皆称子，非男曰子而女则否也，后世以此为男子者非。然本经未分男女，而男女之别将何如？考之叔和《脉经》曰：左疾为男，右疾为女。又曰：左手沉实为男，右手浮大为女。又曰：尺脉左偏大为男，右偏大为女。又曰：得太阴脉为男，得太阳脉为女；太阴脉沉，太阳脉浮。自后凡言妊脉者，总不出此。及滑伯仁则曰：左手尺脉洪大为男，右手沉实为女。近代徐东皋曰：男女之别，须审阴阳。右肺盛，阴状多，俱主弄瓦；左尺盛，阳状多，俱主弄璋。备察诸义，固已详尽，然多彼此矛盾，难以凭据。若其不易之理，则在阴阳二字。以左右分阴阳，则左为阳右为阴；以寸尺分阴阳，则寸为阳尺为阴；以脉体分阴阳，则鼓搏沉实为阳，虚弱浮涩为阴；诸阳实者为男，诸阴虚者为女，庶为一定之论。然犹当察孕妇之强弱老少，及平日之偏左偏右，尺寸之素强素弱，斯足以尽其妙也。

〔10〕【王冰】辟，阴也。然胃气不留，肠开勿禁，阴中不廪，是真气竭绝故死。新校正云：按全元起本"辟"作"澼"。

【杨上善】阴阳腑脏脉皆虚者，肠辟叠死。

【张介宾】阴阳虚者，尺寸俱虚也。肠辟，利脓血也。胃气

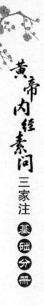

不留，魄门不禁，而阴阳虚者，脏气竭也，故死。《通评虚实论》曰：滑大者曰生，悬涩者曰死。

〔11〕【王冰】阳在下，阴在上，阳气上搏，阴能固之，则蒸而为汗。

【杨上善】加，胜之也。

【张介宾】阳言脉体，阴言脉位。汗液属阴而阳加于阴，阴气泄矣，故阴脉多阳者多汗。

〔12〕【王冰】阴脉不足，阳脉盛搏，则内崩而血流下。

【杨上善】崩，下血也。

【张介宾】阴虚者，沉取不足，阳搏者，浮取有余。阳实阴虚，故为内崩失血之证。

三阴俱搏，二十日①夜半死[1]。二阴俱搏，十三日②夕时死[2]。一阴俱搏，十日③死[3]。三阳俱搏且鼓，三日死[4]。三阴三阳俱搏，心腹满发尽，不得隐曲，五日死[5]。二阳俱搏，其④病温，死不治，不过十日死[6]。

①二十日：《太素》作"三十日"。
②十三日：《太素》作"十五日"。
③十日：此下《太素》有"平旦"二字。
④其：《太素》作"募"。

〔1〕【王冰】脾肺成数之余也，搏，谓伏鼓，异于常候也。阴气盛极，故夜半死。

【杨上善】太阴总得三阴之气。

【张介宾】三阴，手太阴肺、足太阴脾也。搏即真脏之击搏也。二十日者，脾肺成数之余也。夜半阴极，气尽故死。

〔2〕【王冰】心肾之成数也，阴气未极，故死在夕时。

【杨上善】少阴总得二阴之气。

【张介宾】二阴，手少阴心，足少阴肾也。十三日者，心肾之成数也。夕时者，阴阳相半，水火分争之会也。

〔3〕【王冰】肝心生成之数也。

144

【杨上善】厥阴气皆来聚，故曰俱也。

【张介宾】一阴，手厥阴心主、足厥阴肝也。十日者，肝心生成之数也。平旦者，木火王极而邪更甚，故死。

〔4〕【王冰】阳气速急故。

【杨上善】三阳之脉，聚而且鼓。

【张介宾】三阳，手太阳小肠、足太阳膀胱也。水一火二，故死在三日。其死之速者，以既搏且鼓，阳邪之盛极也。

〔5〕【王冰】兼阴气也。隐曲，谓便写也。

【张介宾】三阴三阳，脾肺小肠膀胱也。四脏俱搏则上下俱病，故在上则心腹胀满，至于发尽。发尽者，胀之极也。在下则不得隐曲，阴道不利也。四脏俱病，惟以胃气为主，土数五，五数尽而死矣。

〔6〕【王冰】肠胃之王数也。新校正云：详此阙一阳搏。

【杨上善】阳明之气皆聚，则阳明募病。有本为幕也。

【张介宾】二阳，手阳明大肠、足阳明胃也。十日者，肠胃生数之余也。此篇独缺一阳搏者，必脱简也。

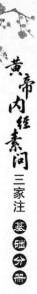

卷第三

灵兰秘典论篇第八①

黄帝问曰：愿闻十二脏之相使，贵贱何如[1]？岐伯对曰：悉乎哉问也，请遂言之。心者，君主之官也，神明出焉[2]。肺者，相傅之官，治节出焉[3]。肝者，将军之官，谋虑出焉[4]。胆者，中正之官，决断出焉[5]。膻中者，臣使之官，喜乐出焉[6]。脾胃者，仓廪之官，五味出焉[7]。大肠者，传道之官，变化出焉[8]。小肠者，受盛之官，化物出焉[9]。肾者，作强之官，伎巧出焉[10]。三焦者，决渎之官，水道出焉[11]。膀胱者，州都之官，津液藏焉，气化则能出矣[12]。凡此十二官者，不得相失也[13]。

①新校正云：按全元起本名《十二脏相使》，在第三卷。

〔1〕【王冰】脏，藏也。言腹中之所藏者，非复有十二形神之脏也。

【张介宾】脏，藏也。六脏六腑，总为十二。分言之，则阳为腑，阴为脏；合言之，则皆可称脏，犹言库藏之藏，所以藏物者。如《宣明五气》篇曰：心藏神、肺藏魄之类是也。相使者，辅相臣使之谓。贵贱者，君臣上下之分。脏，去声。

〔2〕【王冰】任治于物，故为君主之官。清静栖灵，故曰神明出焉。

【张介宾】心为一身之君主，禀虚灵而含造化，具一理以应万几，脏腑百骸，惟所是命，聪明智慧，莫不由之，故曰神明出焉。

〔3〕【王冰】位高非君，故官为相傅。主行荣卫，故治节由之。

【张介宾】肺与心皆居膈上，位高近君，犹之宰辅，故称相傅之官。肺主气，气调则营卫脏腑无所不治，故曰治节出焉。节，制也。相，去声。

〔4〕【王冰】勇而能断，故曰将军；潜发未萌，故谋虑出焉。

【张介宾】肝属风木，性动而急，故为将军之官。木主发生，故为谋虑所出。

〔5〕【王冰】刚正果决，故官为中正；直而不疑，故决断出焉。

【张介宾】胆禀刚果之气，故为中正之官，而决断所出。胆附于肝，相为表里，肝气虽强，非胆不断，肝胆相济，勇敢乃成。故《奇病论》曰：肝者中之将也，取决于胆。

〔6〕【王冰】膻中者，在胸中两乳间，为气之海。然心主为君，以敷宣教令，膻中主气，以气布阴阳。气和志适，则喜乐由生，分布阴阳，故官为臣使也。

【张介宾】膻中在上焦，亦名上气海，为宗气所积之处，主奉行君相之令而布施气化，故为臣使之官。《行针》篇曰：多阳者多喜，多阴者多怒。膻中为二阳脏所居，故喜乐出焉。按十二经表里，有心包络而无膻中。心包之位正居膈上，为心之护卫。《胀论》曰：膻中者，心主之宫城也。正合心包臣使之义，意者其即指此欤？膻，唐坦切。

〔7〕【王冰】包容五谷，是为仓廪之官；营养四傍，故云五味出焉。

【张介宾】脾主运化，胃司受纳，通主水谷，故皆为仓廪之官。五味入胃，由脾布散，故曰五味出焉。《刺法论》曰：脾为谏议之官，知周出焉。

〔8〕【王冰】传道，谓传不洁之道。变化，谓变化物之形。故云传道之官，变化出焉。

【张介宾】大肠居小肠之下，主出糟粕，故为肠胃变化之传道。

〔9〕【王冰】承奉胃司，受盛糟粕，受已复化，传入大肠，故云受盛之官，化物出焉。

【张介宾】小肠居胃之下，受盛胃中水谷而分清浊，水液由此而渗于前，糟粕由此而归于后，脾气化而上升，小肠化而下降，故曰化物出焉。

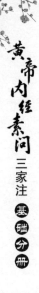

〔10〕【王冰】强于作用，故曰作强；造化形容，故云伎巧。在女则当其伎巧，在男则正曰作强。

【张介宾】伎，技同。肾属水而藏精，精为有形之本，精盛形成则作用强，故为作强之官。水能化生万物，精妙莫测，故曰伎巧出焉。

〔11〕【王冰】引导阴阳，开通闭塞，故官司决渎，水道出焉。

【张介宾】决，通也。渎，水道也。上焦不治则水泛高原，中焦不治则水留中脘，下焦不治则水乱二便。三焦气治，则脉络通而水道利，故曰决渎之官。

〔12〕【王冰】位当孤腑，故谓都官。居下内空，故藏津液。若得气海之气施化，则溲便注泄；气海之气不及，则闭隐不通。故曰气化则能出矣。《灵枢经》曰：肾上连肺，故将两脏。膀胱是孤腑。则此之谓也。

【张介宾】膀胱位居最下，三焦水液所归，是同都会之地，故曰州都之官，津液藏焉。膀胱有下口而无上口，津液之入者为水，水之化者由气，有化而入，而后有出，是谓气化则能出矣。《营卫生会》篇曰：水谷俱下而成下焦，济泌别汁，循下焦而渗入膀胱。正此谓也。然气化之原，居丹田之间，是名下气海，天一元气，化生于此。元气足则运化有常，水道自利，所以气为水母。知气化能出之旨，则治水之道，思过半矣。

〔13〕【王冰】失则灾害至，故不得相失。新校正云：详此乃十一官，脾胃二脏共一官故也。

【张介宾】失则气不相使而灾害至矣。

故主明则下安，以此养生则寿，殁世不殆，以为天下则大昌[1]。主不明则十二官危，使道闭塞而不通，形乃大伤，以此养生则殃，以为天下者，其宗大危，戒之戒之[2]！至道在微，变化无穷，孰知其原[3]！窘乎哉，消者瞿瞿①，孰知其要！闵闵之当，孰者为良[4]！恍惚之数，生于毫厘[5]，毫厘之数，起于度量，千之万之，可以益大，推之大之，其形乃制[6]。黄帝曰：善哉，余闻精光之道，大圣之业，而宣明大道，非斋戒择吉日，不敢受也[7]。黄帝

148

乃择吉日良兆，而藏灵兰之室，以传保焉[8]。

①消者瞿瞿：新校正云：按《太素》作"肖者濯濯"。

〔1〕【王冰】主，谓君主，心之官也。夫主肾明则刑赏一，刑赏一则吏奉法，吏奉法则民不获罪于枉滥矣，故主明则天下安也。夫心内明则铨善恶，铨善恶则察安危，察安危则身不夭伤于非道矣，故以此养生则寿，没世不至于危殆矣，然施之于养生，没世不殆，施之于君主，天下获安，以其为天下主，则国祚昌盛矣。

【张介宾】心主明则十二官皆安，所以不殆。能推养生之道，以及齐家治国平天下，未有不大昌者矣。

〔2〕【王冰】使道，谓神气行使之道也。夫心不明则邪正一，邪正一则损益不分，损益不分则动之凶咎，陷身于羸瘠矣，故形乃大伤，以此养生则殃也。夫主不明则委于左右，委于左右则权势妄行，权势妄行则吏不得奉法，吏不得奉法则人民失所而皆受枉曲矣。且人惟邦本，本固邦宁，本不获安，国将何有，宗庙之立，安可不至于倾危乎！故曰戒之戒之者，言深慎也。

【张介宾】心不明则神无所主，而脏腑相使之道闭塞不通，故自君主而下，无不失职，所以十二脏皆危，而不免于殃也。身且不免，况于天下乎？重言戒之者，甚言心君之不可不明也。

〔3〕【王冰】孰，谁也。言至道之用也，小之则微妙而细无不入，大之则广远而变化无穷，然其渊原，谁所知察。

【张介宾】至道之大，其原甚微，及其变化，则有莫测，人能见其多，而不能见其少，安得知原者相与谈是哉？！

〔4〕【王冰】窘，要也。瞿瞿，勤勤也。人身之要者，道也，然以消息异同，求诸物理，而欲以此知变化之原本者，虽瞿瞿勤勤以求明悟，然其要妙谁得知乎！既未得知，转成深远，闵闵玄妙，复不知谁者为善。知要妙哉玄妙深远，固不以理求而可得，近取诸身则十二官粗可探寻，而为治身之道尔。闵闵，深远也。良，善也。新校正云：详此四句与《气交变大论》文重，彼"消"字作"肖"。

【张介宾】窘，穷也。瞿瞿，不审貌。闵闵，忧恤也。消者瞿瞿，孰知其要，谓十二官相失，则精神日消，瞿瞿然莫审其故，诚

149

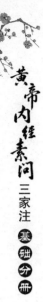

哉窘矣，然所致之由，果孰得而知其要也？闵闵之当，孰者为良，谓能忧人之忧而恤人之危者，又孰知以当其明哲之良哉？盖甚言知道之少也。《气交变大论》作"肖者瞿瞿"，其义稍异。瞿音劬。

〔5〕【王冰】恍惚者，谓似有似无也，忽亦数也，似无似有，而毫厘之数生其中。《老子》曰：恍恍惚惚，其中有物。此之谓也。《算书》曰：似有似无为忽。

【张介宾】恍惚者，无形之始。毫厘者，有象之初。即至道在微之征也。

〔6〕【王冰】毫厘虽小，积而不已，命数乘之，则起至于尺度斗量之绳准。千之万之，亦可增益至载之大数。推引其大，则应通人形之制度也。

【张介宾】毫厘者，度量之所起也。千之万之者，积而不已，而形制益多也。喻言大必由于小，著必始于微，是以变化虽多，原则一耳。故但能知一，则无一之不知也；不能知一，则无一之能知也。正以见人之安危休咎，亦惟心君为之原耳。

〔7〕【王冰】深敬故也。韩康伯曰：洗心曰斋，防患曰戒。

【张介宾】洗心曰斋，远欲曰戒。盖深敬大道，而示人以珍重之甚也。

〔8〕【王冰】秘之至也。

六节藏象论篇第九①

黄帝问曰：余闻天以六六之节，以成一岁，人以九九制会[1]，计人亦有三百六十五节，以为天地，久矣。不知其所谓也[2]？岐伯对曰：昭乎哉问也，请遂言之。夫六六之节，九九制会者，所以正天之度、气之数也[3]。天度者，所以制日月之行也；气数者，所以纪化生之用也[4]。

①新校正云：按全元起注本在第三卷。

〔1〕新校正云：详下文云：地以九九制会。

〔2〕【王冰】六六之节，谓六竟于六甲之日，以成一岁之节限。九九制会，谓九周于九野之数，以制人形之会通也。言人之三百六十五节，以应天之六六之节久矣。若复以九九为纪法，则两岁太半，乃曰一周，不知其法真原安谓也。新校正云：详王注云两岁太半，乃曰一周。按九九制会，当云两岁四分岁之一，乃曰一周也。

【张介宾】天有上下四方，是为六合，地有正隅中外，是为九宫，此乾坤合一之大数也。凡寰中物理，莫不由之。故节以六六而成岁，人因九九以制会。且人有三百六十五节，正以合天之度数，复有九岁以应地之九野，此其所以为天地人也。六六九九，义如下文。

〔3〕【王冰】六六之节，天之度也；九九制会，气之数也。所谓气数者，生成之气也。周天之分，凡三百六十五度四分度之一，以十二节气均之，则岁有三百六十日而终兼之，小月日又不足其数矣，是以六十四气而常置闰焉。何者？以其积差分故也。天地之生育，本址于阴阳，人神之运为，始终于九气，然九之为用，岂不大哉！《律书》曰：黄钟之律，管长九寸，冬至之日，气应灰飞。由此则万物之生，咸因于九气矣。古之九寸，即今之七寸三分，大小不同，以其先矩黍之制，而有异也。新校正云：按别本"三分"作"二分"。

【张介宾】六六之节，谓如天地合数则花甲生焉，花甲一周凡六十日，而所包天干各六，是一周之六六也。一岁之数三百六十日，而所包甲子凡六周，三阴三阳凡六气，是一岁之六六也。九九制会者，天有四方，方各九十度有奇而制其会。岁有四季，季各九十日有奇而制其会。以至地有九野，人有九脏，皆应此数。故黄钟之数生于九，而律度量衡准绳规矩之道，无不由之。夫有气则有度，有度则有数，天度由此而正，气数由此而定，而裁制其会通之妙者则在乎人，其为功也亦大矣，故首节曰人以九九制会也。

〔4〕【王冰】制，谓准度。纪，谓纲纪。准日月之行度者，所以明日月之行迟速也。纪化生之为用者，所以彰气至而斯应也。气应无差，则生成之理不替；迟速以度，而大小之月生焉。故曰异长短，月移寒暑，收藏生长，无失时宜也。

【张介宾】制，节也，正也。纪，记也。太虚廖廓，本不可测；所可测者，赖列宿周旋，附于天体，有宿度则天道昭然，而七政

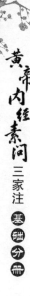

之迟疾有节，是所以制日月之行也。气数无形，本不易察；所可察者，在阴阳往来，见于节序，有节序则时令相承，而万物之消长有期，乃所以纪化生之用也。

天为阳，地为阴；日为阳，月为阴[1]；行有分纪[2]，周有道理[3]，日行一度，月行十三度而有奇焉，故大小月三百六十五日而成岁[4]，积气余而盈闰矣[5]。立端于始[6]，表正于中[7]，推余于终，而天度毕矣[8]。

〔1〕【张介宾】天包地外，地居天中，天动地静，乾健坤顺，故天为阳，地为阴。火之精为日，水之精为月，故日为阳，月为阴。

〔2〕【张介宾】凡天地日月之运行，各有所纪。天象正圆，周旋不息。天体倚北，北高南下，南北二极居其两端，乃其枢轴不动之处也。天有黄赤二道。赤道者，当两极之中，横络天腰，中半之界也。赤道之北为内郭，北极居之；赤道之南为外郭，南极居之。日月循天运行，各有其道，日行之道是为黄道。黄道之行，春分后行赤道之北，秋分后行赤道之南。月行之道有九，与日不同。九道者，黑道二，出黄道北；赤道二，出黄道南；白道二，出黄道西；青道二，出黄道东。故立春春分，月东从青道；立秋秋分，月西从白道；立冬冬至，月北从黑道；立夏夏至，月南从赤道。此亦云赤道者，以五方五色言，又非天腹赤道之谓也。凡此青黑白赤道各二，并黄道而为九。盖黄为土之正色，位居中央，亦曰中道。班固《天文志》曰：日之所由，谓之黄道是也。凡节序之分，以日为主，日则随天而行。邵子曰：夏则日随斗而北，冬则日随斗而南。太玄曰：一北而万物生，一南而万物死。刘昭曰：日行北陆谓冬，西陆谓春，南陆谓夏，东陆谓秋。夫以南北为夏冬者是也，以西陆为春、东陆为秋者何也？盖天地之道，子午为经，卯酉为纬。一岁之气，始于冬至，一阳在子，为天日之会。由是斗建随天左旋以行于东方，日月挨宫右退以会于西宿。故仲冬斗建在子，则日月会于星纪，斗宿丑宫也。季冬斗建在丑，则日月会于玄枵，女宿子宫也。此所以日行北陆谓冬也。又由是则斗建自东北顺而南，日月自西北逆而南，故孟春斗建在寅，则日月会于娵訾，室宿亥宫也。

仲春斗建在卯，则日月会于降娄，奎宿戌宫也。季春斗建在辰，则日月会于大梁，胃宿酉宫也。是皆以西纬东，此所以日行西陆谓春也。又由是则斗建自东南顺而西，日月自西南逆而东，故孟夏斗建在巳，则日月会于实沉，毕宿申宫也。仲夏斗建在午，则日月会于鹑首，井宿未宫也。季夏斗建在未，则日月会于鹑火，柳宿午宫也。此所以日行南陆谓夏也。又由是则斗建自西南顺而北，日月自东南逆而北，故孟秋斗建在申，则日月会于鹑尾，翼宿巳宫也。仲秋斗建在酉，则日月会于寿星，角宿辰宫也。季秋斗建在戌，则日月会于大火，房宿卯宫也。是皆以东纬西，此所以日行东陆谓秋也。以至孟冬斗建在亥，则日月会于析木，尾宿寅宫，而复交乎冬至。故春不在东而在西，秋不在西而在东也。由此观之，则天运本顺而左旋，日月似逆而右转，故星家以七政为右行。殊不知日月五星皆循天左行，其所以似右者，乃日不及天，月不及日，并五星之退度耳。故天之与日，正会于子半之中，是为一岁之首，即冬至节也。自子半之后，则天渐余而东，日渐缩而西，而时序节令从兹变更矣。五星之行，亦各有度。如木曰岁星，其行一年一宫，十二年一周天。火曰荧惑，其行六十一日有零过一宫，七百四十日一周天。土曰镇星，其行二十八月过一宫，二十八年一周天。金曰太白，其行一月一宫，一岁一周天。水曰辰星，常随太阳而行，然或前或后，不出三十度之外，亦一月一宫，一岁一周天。凡此五星，皆所以佐日月而循序如纬者也。此行有分纪之谓。

〔3〕【张介宾】按：混天说曰：天地之体，状如鸟卵，天包地外，犹壳裹黄，其形体混然，周旋无已，故曰混天。然则周天之度，何从考正？乃于日行之数，有以见之。日之行度，不及于天，故以每日所短之数，纪为一度，凡行三百六十五日又四分日之一，竟天一周，复会于旧宿之处，故纪天为三百六十五度又四分度之一，而周天二十八宿均此数焉。其行则自东而升，自西而降。安定胡氏曰：人一呼一吸为一息，一息之间，大约天行八十里。凡人昼夜呼吸，总计一万三千五百息，以八十里之数因之，共得一百八万里。考之《洛书甄曜度》及《春秋考异邮》，皆云周天一百七万一千里，其大概亦不相远，此周天围圆之数也。以三百六十五度四分度之一分之，则每度得二千九百三十二里，又千四百六十一分里之三百四十八。以围三径一言之，

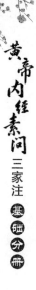

则周天上下四旁，直径三十五万七千里。地面去天，又减此之半，而三光出入乎其中，此周有道理之谓。

〔4〕【张介宾】日行一度、月行十三度者，言日月之退度也。日月循天运行，俱自东而西，天行速，日行迟，月行又迟。天体至圆，绕地左旋，常一日一周而过日一度。日行迟，亦一日绕地一周，而比天少行一度。凡积三百六十五日又二十五刻，仍至旧处而与天会，是为一岁，此日行之数也，故曰日行一度。月行又迟，亦一日绕地一周，而比天少十三度又十九分度之七，积二十七日半有奇而与天会，是为一月，此月行之数也，故曰月行十三度而有奇焉。然于正度之外，阳气尚盈，阴气常缩，是为盈缩，气有盈缩，故月有大小。盈者气盈，天之数也。缩者朔虚，日月之数也。凡月有三十日，岁有十二月，是一岁之数，当以三百六十日为常。然天之气盈，每于过日一度之外，仍盈十三分七厘八丝三忽有奇，积三百六十日，共得四千九百三十五分，以日法九百四十分为一日除之，合盈五日又二百三十五分，其合于刻数，则为二十五刻零。此一岁三百六十日之外，天行过日之数也。月之朔虚，一日常不及日十二度十九分度之七，积二十九日又九百四十分日之四百九十九，其合于刻数，则为五十三刻零，而与日会。是每月常虚四百四十一分，积十二个月，共得五千二百九十二分，以日法九百四十分为一日除之，则每岁合虚五日又五百九十二分，其合于刻数，则为六十三刻零，故一岁日数，止实得三百五十四日又三十七刻。以成数为言，则一岁约少六日，是当六大六小矣，此一岁月不及日之数也。故朱子曰：气言则三百六十五日，朔言则三百五十四日，举气盈朔虚之中数言，则三百六十日，尧典举成数言，故曰三百六十六日也。此大小月三百六十五日而成岁之谓。

〔5〕【王冰】日行迟，故昼夜行天之一度，而三百六十五日一周天，而犹有度之奇分矣。月行速，故昼夜行天之十三度余，而二十九日一周天也。言有奇者，谓十三度外，复行十九分度之七，故云月行十三度而有奇也。《礼义》及《汉·律历志》云：二十八宿及诸星，皆从东而循天西行。日月及五星，皆从西而循天东行。今太史说云：并循天而东行，从东而西转也。诸历家说：月一日至四日，月行最疾，日夜行十四度余；自五日至八日，行次疾，日夜行十三度余；自九日

154

至十九日，其行迟，日夜行十二度余；二十日至二十三日，行又小疾，日夜行十三度余；二十四日至晦日，行又大疾，日夜行十四度余。今太史说月行之率不如此矣，月行有十五日前疾，有十五日后迟者，有十五日前迟，有十五日后疾者，大率一月四分之，而皆有迟疾，迟速之度固无常准矣。虽尔，终以二十七日月行一周天，凡行三百六十一度。二十九日日行二十九度，月行三百八十七度，少七度，而不及日也。至三十日，日复迁，计率至十三分日之八，月方及日矣，此大尽之月也。大率其计率至十三分日之半者，亦大尽法也。其计率至十三分日之五之六而及日者，小尽之月也。故云：大小月三百六十五日而成岁也。正言之者，三百六十五日四分日之一，乃一岁法，以奇不成日，故举大以言之。若通以六小为法，则岁止有三百五十四日，岁少十一日余矣。取月所少之辰，加岁外余之日，故从闰后三十二日而盈闰焉。《尚书》曰：期三百有六旬有六日，以闰月定四时成岁。则其义也。积余盈闰者，盖以月之大小，不尽天度故也。

【张介宾】积气余者，岁气余分之积而成闰也。一岁之日，以三百六十为常数，而月少于日，故每年止三百五十四日又三十七刻，而十二晦朔尽矣。是周岁月不及日者，凡五日又六十三刻为朔虚。日又少于天，故周天之数，共三百六十五度四分度之一，是周岁天多于日者，凡五日又二十五刻为气盈。合气盈朔虚，共得十日零八十八刻，此一岁气余之数而闰生焉。故以三岁而计，则得三十二日又六十四刻，是一闰而有余。以五岁而计，则得五十四日又四十刻，是再闰而不足。故以十九年而计，则得二百六日又七十二刻，以月法二十九日零五十三刻除之，正得七个月不差时刻。此所以十九年而七闰，则气朔分齐，是谓一章。大约三十二个月有奇置一闰，虽不尽同，亦不相远。故三年不置闰，则春之一月入于夏，子之一月入于丑。积之之久，至于三失闰则春季皆为夏，十二失闰则子年皆为丑，寒暑反易，岁时变乱，农桑庶务，全失其时矣。故以余日置闰于其间，然后岁气不差，四时得成，而众功皆立也。

〔6〕【张介宾】端，首也。始，初也。天地有气运，气运有元首，元首立而始终正矣。天有其端，北极是也。气有其端，子半是也。节有其端，冬至是也。故立天之端而宿度见，立气之端而辰次见，立节

六节藏象论篇第九

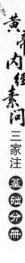

之端而时候见。如周正建子为天统，商正建丑为地统，夏正建寅为人统，皆所以立岁首而授民以时也，即立端于始之义。

〔7〕【张介宾】表，识记也。正者，正其子午。中者，中其四方。盖天道玄远，窥测不易，虽立端以察其始，尚不足以探其微，故又立表以正其中也。如周公营洛置五表，颍川阳城置中表，其度景处，古迹犹存。中表南千里置一表，北千里置一表，东西亦然，此正日景以求地中也。考之《周礼》曰：大司空之职，立土圭之法，测土深，正日景，以求地中。日南则景短多暑，日北则景长多寒，日东则景夕多风，日西则景朝多阴。此在郑康成固有注疏，但亦未甚明悉。朱子曰：今人都不识土圭，康成亦误。圭尺是量表景底尺，长一尺五寸，以玉为之是也。按古制土圭之长，尺有五寸，而测景之表，其长八尺。立表以测景，用圭以量景，而天地之中，气候之序，于斯乎正矣。详求其法，盖以天体浑圆，半复地上，半在地下。其上下二端，谓之二极，北极出地三十六度，南极入地三十六度，两极相去一百八十二度半有奇。两极之中，横络天腰者，是为赤道，其去两极，各九十一度有奇。日行之道，是为黄道，由赤道内外周行各半。其入于赤道之内，最近者，日行于参九度之间，在赤道之北二十四度，其去北极六十七度少强，是为夏至日行之道，去极最近，其景最短，故立八尺之表，而景惟一尺五寸，此以地在日中之南，时当阳极，故曰日南则景短多暑也。斯时也，黄道在参宿度中，出寅末，入戌初。凡昼行地上者二百一十九度强，故昼长；夜行地下一百四十六度强，故夜短也。其出于赤道之外，最远者，日行于箕四度之间，在赤道之南二十四度，其去北极一百一十五度有奇，是为冬至日行之道，去极最远，其景最长，故以八尺之表，而景长一丈三尺，此以地在日中之北，时当阴极，故曰日北则景长多寒也。斯时也，黄道在箕宿度中，出辰初，入申末。凡昼行地上者一百四十六度强，故昼短；夜行地下二百一十九度强，故夜长也。其黄道交行于赤道之间者，是为日行之中道。春分日黄赤二道交于西北壁三度，秋分日交于东南翼十七度，各去极九十一度有奇，此度在南北远近之中，故景居二至长短之半而寒热匀也。斯时也，黄道出卯中，入酉中，日行地上地下各一百八十二度有奇而昼夜平也。所谓日东则景夕多风者，言地在日中之东，则日甫中而景已如夕，是

156

地偏于左而东方木气多风也。所谓日西则景朝多阴者，言地在日中之西，则日已中而景犹如朝，是地偏于右而西方金气多阴也。所谓日至之景、尺有五寸、谓之地中者，言夏至为一岁之中，日在中天，其景最短，故景惟一尺五寸与土圭之长正相合处，此便是地之中，亦所以见岁之中也。故嵩高正当天之中。极南五十五度，当嵩高之上。又其南十二度，为夏至之日道。又其南二十四度，为春秋分之日道，即赤道也。又其南二十四度，为冬至之日道，南下去地，三十一度而已。是夏至日去北极六十七度，春秋分日去北极九十一度，冬至日去北极一百一十五度，乃其大数。此天地之所合也，四时之所交也，风雨之所会也，阴阳之所和也。故邵子曰：天地之本，其起于中乎。天之中何在？曰：在辰极。地之中何在？曰：在嵩山。惟天以辰极为中，故可以起历数而推节候；惟地以嵩山为中，故可以定方隅而均道里。子午其天地之中乎。冬至阳生子，夜半时加子，所以乾始于坎而终于离，此南北二极独为天枢而不动。夏至阴生午，天中日在午，所以坤始于离而终于坎，此冬夏二至，一在南，一在北，而不可移也。惟天地之中，一定不易，是以圣人者出，处玑衡以观大运，据会要以察方来，皆自此而得之，是所谓表正于中也。

〔8〕【王冰】端，首也。始，初也。表，彰示也。正，斗建也。中，月半也。推，退位也。言立首气于初节之日，示斗建于月半之辰，退余闰于相望之后。是以闰之前，则气不及月；闰之后，则月不及气。故常月之制，建初立中；闰月之纪，无初无中。纵历有之，皆他节气也。故历无云某候，闰某月节，闰某月中也，推终之义，断可知乎。故曰立端于始，表正于中，推余于终也。由斯推日成闰，故能令天度毕焉。

　　【张介宾】推余于终，即上文气余盈闰之义。盖欲求天道者，不立其端则纲领不得，不正其中则前后不明，不推其余则气候不正，凡此三者缺一不可，知乎此则天度之道毕矣。推音吹。

　　帝曰：余已闻天度矣，愿闻气数何以合之？岐伯曰：天以六六为节，地以九九制会①[1]，天有十日[2]，日六竟而周甲，甲六复而终岁，三百六十日法也[3]。

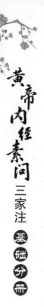

①新校正云：详篇首云：人以九九制会。

〔1〕【张介宾】六六九九义见前。

〔2〕【张介宾】十者成数之极，天地之至数也。天有十日，如一月之数凡三十，一岁之数凡三百六十，皆以十为制也。故大挠察其象，作十干以纪之曰：甲乙丙丁戊己庚辛壬癸。

〔3〕【王冰】十日，谓甲乙丙丁戊己庚辛壬癸之日也。十者，天地之至数也。《易·系辞》曰：天九地十。则其义。六十日而周甲子之数，甲子六周而复始，则终一岁之日，是三百六十日之岁法，非天度之数也。此盖十二月各三十日者，若除小月，其日又差也。

【张介宾】竟，尽也。十干六竟，则六十日也，是为花甲一周。甲复六周，则六六三百六十也，是为一岁日法之常数，而气盈朔虚不与焉，故云日法也。

夫自古通天者，生之本，本于阴阳，其气九州九窍，皆通乎天气[1]。故其生五，其气三[2]，三而成天，三而成地，三而成人[3]，三而三之，合则为九，九分为九野，九野为九脏[4]，故形脏四，神脏五，合为九脏以应之也[5]。

〔1〕【王冰】通天，谓元气，即天真也。然形假地生，命惟天赋，故奉生之气，通系于天，禀于阴阳，而为根本也。《宝命全形论》曰：人生于地，悬命于天，天地合气，命之曰人。《四气调神大论》曰：阴阳四时者，万物之终始也，死生之本也。又曰：逆其根，则伐其本，坏其真矣。此其义也。九州，谓冀、兖、青、徐、杨、荆、豫、梁、雍也。然地列九州，人施九窍，精神往复，气与参同，故曰九州九窍也。《灵枢经》曰：地有九州，人有九窍。则其义也。先言其气者，谓天真之气，常系属于中也。天气不绝，真灵内属，行藏动静，悉于天通，故曰皆通乎天气也。

【张介宾】凡自古有生之物，皆出天元之气，虽形假地生，而命惟天赋，故《宝命全形论》曰：人生于地，悬命于天。此通天之谓也。然通天之本，本于阴阳，故《四气调神论》曰：阴阳四时者，万物之终始也，死生之本也。至若在地而有九州，在人而有九窍，又孰非通于天气，而本于阴阳者乎？

〔2〕【王冰】形之所存，假五行而运用，征其本始，从三气以生成，故云其生五其气三也。气之三者，亦副三元，故下文曰。新校正云：详"夫自古通天者"至此，与《生气通天论》同，注颇异，当两观之。

【张介宾】自阴阳以化五行，而万物之生莫不由之，故曰其生五。然五行皆本于阴阳，而阴阳之气各有其三，是谓三阴三阳，故曰其气三。夫生五气三者，即运五气六之义，不言六而言三者，合阴阳而言也。一曰：五运之气，各有太过不及平气之化，故《五常政大论》有三气之纪者即此。其义亦通。按：王氏以三为三元，谓天气地气运气也。然观下文云：三而成天，三而成地，三而成人。是天气、地气、运气者亦由三而成，则三元之义又若居其次矣。此上二节与《生气通天论》同。

〔3〕【王冰】非唯人独由三气以生，天地之道亦如是矣，故《易》乾坤诸卦，皆必三矣。

【张介宾】天者天之气，司天是也。地者地之气，在泉是也。上下之间，气交之中，人之居也。天地人之气皆有三阴三阳，故曰三而成天，三而成地，三而成人。此下三节，与《三部九候论》同，但彼以上中下三部为言，与此稍异。

〔4〕【王冰】九野者，应九脏而为义也。《尔雅》曰：邑外为郊，郊外为甸，甸外为牧，牧外为林，林外为坰，坰外为野。则此之谓也。新校正云：按今《尔雅》云：邑外谓之郊，郊外谓之牧，牧外谓之野，野外谓之林，林外谓之坰。与王氏所引有异。

【张介宾】三而三之，合则为九，正以见阴阳之变。故地之九野，人之九脏，皆相应者如此。九野，九州之野，九脏，义如下文。

〔5〕【王冰】形脏四者：一头角，二耳目，三口齿，四胸中也。形分为脏，故以名焉。神脏五者：一肝，二心，三脾，四肺，五肾也。神藏于内，故以名焉。所谓神脏者，肝藏魂，心藏神，脾藏意，肺藏魄，肾藏志也。故此二别尔。新校正云：详此乃《宣明五气》篇文，与《生气通天》注重，又与《三部九候论》注重。所以名神脏、形脏

159

之说，具《三部九候论》注。

【张介宾】形脏四者：一头角，二耳目，三口齿，四胸中也。出《三部九候论》。神脏五者：肝藏魂，心藏神，肺藏魄，脾藏意，肾藏志也。出《宣明五气》篇及《九针论》。

帝曰：余已闻六六九九之会也，夫子言积气盈闰，愿闻何谓气？请夫子发蒙解惑焉[1]。**岐伯曰：此上帝所秘，先师传之也**[2]。

〔1〕【王冰】请宣扬旨要，启所未闻，解疑惑者之心，开蒙昧者之耳，令其晓达，咸使深明。

【张介宾】蒙者，蒙昧于目。惑者，疑惑于心也。

〔2〕【王冰】上帝，谓上古帝君也。先师，岐伯祖之师僦贷季，上古之理色脉者也。《移精变气论》曰：上古使僦贷季，理色脉而通神明。《八素经》序云：天师对黄帝曰：我于僦贷季理色脉已三世矣，言可知乎。新校正云：详"素"一作"索"，或以"八"为"太"，按今《太素》无此文。

【张介宾】上帝，上古圣帝也。先师，岐伯之师，僦贷季也。僦，将秀切。

帝曰：请遂闻之[1]。**岐伯曰：五日谓之候**[2]，**三候谓之气**[3]，**六气谓之时**[4]，**四时谓之岁，而各从其主治焉**[5]。**五运相袭，而皆治之，终朞之日，周而复始，时立气布，如环无端，候亦同法**[6]。**故曰：不知年之所加，气之盛衰，虚实之所起，不可以为工矣**[7]。

〔1〕【王冰】遂，尽也。

〔2〕【张介宾】天地之气，五行而已。日行天之五度，则五日也。日有十二时，五日则六十时，是甲子一周，五行毕而气候易矣，故五日谓之候，而一岁三百六十日，共成七十二候也。

〔3〕【张介宾】气，节也。岁有二十四节，亦曰二十四气。一气统十五日二时五刻有奇，故三候谓之气。

〔4〕【张介宾】岁有四时，亦曰四季。时各九十一日有奇，积六气而成也。故谓之时。按：此乃一季之六节，亦曰六气，非一岁三阴

三阳之六气各得六十者之谓，盖彼为大六气，此为小六气也。

〔5〕【王冰】日行天之五度，则五日也。三候，正十五日也。六气凡九十日，正三月也，设其多之矣，故十八候为六气，六气谓之时也。四时凡三百六十日，故曰四时谓之岁也。各从主治，谓一岁之日，各归从五行之一气，而为之主以王也。故下文曰：

【张介宾】积四九而成三百六十日，故四时谓之岁。岁易时更，故各有所主之气，以为时之治令焉。

〔6〕【张介宾】五运，即五行也。袭，承也。治，主也。此承上文而言岁时气候皆五运相承，各治其时，以终期岁之日。故时立则气布，如春气主木，夏气主火，长夏气主土，秋气主金，冬气主水，周而复始，如环无端也。不惟周岁之气为然，即五日为候，而气亦迭更，故云候亦同法。

〔7〕【王冰】五运，谓五行之气，应天之运而主化者也。袭，谓承袭，如嫡之承袭也。言五行之气，父子相承，主统一周之日，常如是无已，周而复始也。时，谓立春之前当至时也。气，谓当王之脉气也。春前气至，脉气亦至，故曰时立气布也。候，谓日行五度之候也。言一候之日，亦五气相生，而直之差则病矣。《移精变气论》曰：上古使僦贷季理色脉而通神明，合之金木水火土四时八风六合，不离其常。此之谓也。工，谓工于修养者也。言必明于此，乃可横行天下矣。新校正云：详王注时立气布，谓立春前当至时，当王之脉气也。按此正谓岁立四时，时布六气，如环之无端，故又曰候亦同法。

【张介宾】年之所加，如《天元纪》《气交变》《五运行》《五常政》《六微旨》《六元正纪》《至真要》等论所载五运六气之类是也。天运有盛衰，则人气有虚实，医不知此，焉得为工？工者精良之称，故本经屡及此字，诚重之也，非后世工技之工之谓。此数句又出《官针》篇。

帝曰：五运之始，如环无端，其太过不及何如？岐伯曰：五气更立，各有所胜，盛虚之变，此其常也[1]。帝曰：平气何如？岐伯曰：无过者也[2]。帝曰：太过不及奈何？岐伯曰：在经有也[3]。

六节藏象论篇第九

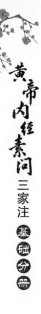

〔1〕【王冰】言盛虚之变见，此乃天之常道尔。

【张介宾】太过不及，即盛虚之变，但五运更立，则变有不同耳。过，过失之谓，凡太过不及皆为过也。

〔2〕【王冰】不愆常候，则无过也。

〔3〕【王冰】言《玉机真脏论》篇，已具言五气平和太过不及之旨也。新校正云：详王注言《玉机真脏论》已具，按本篇言脉之太过不及，即不论运气之太过不及与平气，当云《气交变大论》《五常政大论》篇已具言也。

【张介宾】经，即本经《气交变》《五常政》等论。

帝曰：何谓所胜？岐伯曰：春胜长夏，长夏胜冬，冬胜夏，夏胜秋，秋胜春，所谓得五行时之胜，各以气命其脏[1]。

〔1〕【王冰】春应木，木胜土；长夏应土，土胜水；冬应水，水胜火；夏应火，火胜金；秋应金，金胜木，常如是矣。四时之中，加之长夏，故谓得五行时之胜也。所谓长夏者，六月也，土生于火，长在夏中，既长而王，故云长夏也。以气命脏者，春之木，内合肝；长夏土，内合脾；冬之水，内合肾；夏之火，内合心；秋之金，内合肺。故曰各以气命其脏也。命，名也。

【张介宾】所胜，五气互有所胜也。春应木，木胜土。长夏应土，土胜水。冬应水，水胜火。夏应火，火胜金。秋应金，金胜木。故曰五行时之胜。所谓长夏者，六月也，土生于火，长在夏中，万物盛长，故云长夏。不惟四时之胜如此，人之五脏亦然，如肝应木而胜脾，脾应土而胜肾，肾应水而胜心，心应火而胜肺，肺应金而胜肝，故曰以气命其脏。命者天之所畀也。春胜长夏五句，与《金匮真言论》同。

帝曰：何以知其胜？岐伯曰：求其至也，皆归始春[1]，未至而至，此谓太过，则薄所不胜，而乘所胜也，命曰气淫[2]。不分邪僻内生，工不能禁[3]。至而不至，此谓不及，则所胜妄行，而所生受病，所不胜薄之也，命曰气迫。所谓求其至者，气至之时也[4]。谨

162

候其时，气可与期，失时反候，五治不分，邪僻内生，工不能禁也[5]。

〔1〕【王冰】始春，谓立春之日也。春为四时之长，故候气皆归于立春前之日也。

【张介宾】至，气至也，如春则暖气至、夏则热气至者是也，即《天元纪》等论所谓至数之义也。始春者，谓立春之日，如《六元正纪大论》曰：常以正月朔日平旦视之，睹其位而知其所在矣。盖春为四时之首，元旦为岁度之首，故可以候一岁盛衰之气。一曰：在春前十五日，当大寒节为初气之始亦是。

〔2〕【张介宾】未至而至，谓时未至而气先至，此太过也。太过则薄所不胜而乘所胜者，凡五行之气，克我者为所不胜，我克者为所胜，假如木气有余，金不能制而木反侮金，薄所不胜也。木盛而土受其克，乘所胜也。故命曰气淫。淫者，恃己之强而肆为淫虐也。余太过之气皆同。按：此下旧有"不分邪僻内生工不能禁"十字，乃下文之辞，误重于此，今删去之。

〔3〕【王冰】此上十字，文义不伦，应古人错简，次后五治下，乃其义也，今朱书之。

〔4〕【王冰】凡气之至，皆谓立春前十五日，乃候之初也。未至而至，谓所直之气，未应至而先期至也。先期而至，是气有余，故曰太过。至而不至，谓所直之气，应至不至而后期至。后期而至，是气不足，故曰不及。太过则薄所不胜而乘所胜，不及则所胜妄行，而所生受病，所不胜薄之者，凡五行之气，我克者为所胜，克我者为所不胜，生我者为所生。假令肝木有余，是肺金不足，金不制木，故木太过，木气既余，则反薄肺金，而乘于脾土矣，故曰太过则薄所不胜，而乘所胜也。此皆五脏之气，内相淫并为疾，故命曰气淫也。余太过例同之。又如肝木气少，不能制土，土气无畏而遂妄行，木被土凌，故云所胜妄行而所生受病也。肝木之气不平，肺金之气自薄，故曰所不胜薄之。然木气不平，土金交薄，相迫为疾，故曰气迫也。余不及例皆同。

【张介宾】至而不至，谓时已至而气不至，此不及也。不及

163

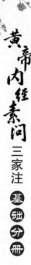

则所胜者妄行，所生者受病，所不胜者薄之。所生者，生我者也。如木不及则土无畏，所胜妄行也。土妄行则水受克，所生受病也。金因木衰而侮之，所不胜薄之也。故命曰气迫。迫者，因此不及而受彼侵迫也，余不及之气皆同。按：《五运行大论》曰：主岁何如？曰：气有余，则制己所胜而侮所不胜；其不及，则己所不胜侮而乘之，己所胜轻而侮之。与此二节义同。

〔5〕【王冰】时，谓气至时也。候其年则始于立春之日，候其气则始于四气定期，候其日则随于候日，故曰谨候其时，气可与期也。反，谓反背也。五治，谓五行所治，主统一岁之气也。然不分五治，谬引入邪，天真气运，尚未该通，人病之由，安能精达，故曰工不能禁也。

【张介宾】候其时者，候四时六气之所主也。知其时，则气之至与不至，可得其期矣。若不知之而失其时，反其候，则五运之治，盛衰不分，其有邪僻内生，病及于人者，虽称为工，莫能禁之，由其不知时气也。如《阴阳应象大论》曰：故治不法天之纪，不用地之理，则灾害至矣。正此之谓。

帝曰：有不袭乎[1]？岐伯曰：苍天之气，不得无常也。气之不袭，是谓非常，非常则变矣[2]。帝曰：非常而变奈何？岐伯曰：变至则病，所胜则微，所不胜则甚，因而重感于邪，则死矣[3]。故非其时则微，当其时则甚也[4]。

〔1〕【王冰】言五行之气，有不相承袭者乎？
【张介宾】言五行之气，亦有行无常候、不相承袭者否？
〔2〕【王冰】变，谓变易天常也。
【张介宾】苍天者，天象之总称也。不得无常，言天地之正化也。气之不袭，是谓非常，言天地之邪化也。邪则为变，变则为病矣。

〔3〕【张介宾】所胜则微，如木受土邪、土受水邪之类，我克者为微邪也。所不胜则甚，如土受木邪、火受水邪之类，克我者为贼邪也。贼邪既甚而复重感之，则不免于死矣。时气脏气皆然。

〔4〕【王冰】言苍天布气，尚不越于五行；人在气中，岂不应于天道？夫人之气乱，不顺天常，故有病死之征矣。《左传》曰：违天不祥。此其类也。假令木直之年，有火气至，后二岁病矣；土气至，后三岁病矣；金气至，后四岁病矣；水气至，后五岁病矣。真气不足，复重感邪，真气内微，故重感于邪则死也。假令非主直年而气相干者，且为微病，不必内伤于神脏，故非其时则微而且持也。若当所直之岁，则易中邪气，故当其直时则病疾甚也。诸气当其王者，皆必受邪，故曰非其时则微，当其时则甚也。《通评虚实论》曰：非其时则生，当其时则死。当，谓正直之年也。

【张介宾】邪不得令，非其时也，故为病微。邪气得令，当其时也，故为病甚。所胜所不胜皆同。

帝曰：善。余闻气合而有形，因变以正名。天地之运，阴阳之化，其于万物，孰少孰多，可得闻乎①[1]？岐伯曰：悉哉问也，天至广不可度，地至大不可量，大神灵问，请陈其方[2]。草生五色，五色之变，不可胜视，草生五味，五味之美，不可胜极[3]，嗜欲不同，各有所通[4]。

①新校正云：详从前"岐伯曰昭乎哉问也"至此，全元起注本及《太素》并无，疑王氏之所补也。

〔1〕【张介宾】因气之合而有万物之形，因形之变而有万物之名，皆天地之运，阴阳之化也。然万物之广，孰少孰多，无不有数，欲详知之，故以为问。

〔2〕【王冰】言天地广大，不可度量而得之；造化玄微，岂可以人心而遍悉。大神灵问，赞圣深明，举大说凡，粗言纲纪，故曰请陈其方。

【张介宾】天地广大，不可度量，万物众多，亦难尽悉，请陈其方，谓举其要者言之耳。

〔3〕【王冰】言物生之众，禀化各殊，目视口味，尚无能尽之。况于人心，乃能包括耶。

【张介宾】此以草言者，木亦在其中矣。青黄赤白黑，五色

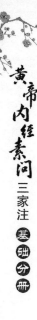

之正也，然色有浅深间杂之异，故五色之变不可胜视。酸辛甘苦咸，五味之正也，然味有厚薄优劣之殊，故五味之美，不可胜极。即此五色五味之变，已不可穷，而天地万物之化，又乌得而量哉？

〔4〕【王冰】言色味之众，虽不可遍尽所由，然人所嗜所欲，则自随己心之所爱耳。故曰嗜欲不同，各有所通。

【张介宾】物性不齐，各有嗜欲，声色臭味，各有相宜，故各有所通也。

天食人以五气，地食人以五味[1]。五气入鼻，藏于心肺，上使五色修明，音声能彰[2]。五味入口，藏于肠胃，味有所藏，以养五气，气和而生，津液相成，神乃自生[3]。

〔1〕【王冰】天以五气食人者，臊气凑肝，焦气凑心，香气凑脾，腥气凑肺，腐气凑肾也。地以五味食人者，酸味入肝，苦味入心，甘味入脾，辛味入肺，咸味入肾也。清阳化气而上为天，浊阴成味而下为地，故天食人以气，地食人以味也。《阴阳应象大论》曰：清阳为天，浊阴为地。又曰：阳为气，阴为味。

【张介宾】天以五气食人者，臊气入肝，焦气入心，香气入脾，腥气入肺，腐气入肾也。地以五味食人者，酸先入肝，苦先入心，甘先入脾，辛先入肺，咸先入肾也。清阳化气出乎天，浊阴成味出乎地，故天食人以气，地食人以味，此即天地之运，阴阳之化，而人形之所以成也。

〔2〕【张介宾】五气入鼻，由喉而藏于心肺，以达五脏。心气充则五色修明，肺气充则声音彰著。盖心主血，故华于面。肺主气，故发于声。

〔3〕【王冰】心荣面色，肺主音声，故气藏于心肺，上使五色修洁分明，音声彰著。气为水母，故味藏于肠胃，内养五气，五气和化，津液方生，津液与气相副，化成神气，乃能生而宣化也。

【张介宾】五味入口，由咽而藏于肠胃，胃藏五味，以养五脏之气，而化生津液以成精，精气充而神自生，人生之道，止于是耳。而其所以成之者，则在于天之气，地之味。气味之切于用者，则在乎

166

药食之间而已。愚按：本篇帝以天地阴阳之化为问，而伯独以草为对，因发明五气五味之理。观者但谓其言草，而不知人生所赖者惟此，故特明其义，诚切重之也。余居京邸，尝治一荐绅之疾，愈已七八，势在将安。忽其契者，荐一伪诞庸流，以导引栽接称长技，极口眇医，冀要其功。且云：彼医药者，虽为古法，然但可除轻浅之疾，疗不死之病耳。至于存真接气，固本回天，岂果草根树皮之力所能及哉？病者忻服，信为神仙。自后凡见相候者，辄云近得神仙之术，幸脱沉疴，今赖为主，而以药副之。余闻是言，殊为不平。然窃计之，则又安忍以先圣之道，为人之副。由是谢绝，不为加意。居无何，旧疾大作，遣人相延者再四且急。余不得已，勉效冯妇之举，既至，察其药缺已久，更剧于前，复为殚竭心力，仅获保全。乃相问曰：向闻得导引之功，今则何以至此？彼赧颜答曰：此固一说，然亦无可凭据，及病作而用之，则无济于事，以今观之，似不可与斯道争先也。余因告之曰：医祖三皇，其来尚矣，岂易言者哉？虽轩岐之教，初未尝废恬淡虚无、呼吸精气之说，然而缓急之宜，各有所用。若于无事之时，因其固有而存之养之，亦足为却病延年之助，此于修养之道，而有能及其妙者，固不可不知也。至于疾病既成，营卫既乱，欲舍医药，而望其邪可除，元可复，则无是理也。亦犹乱世之甲兵，饥馁之粮饷，所必不容己者，即此药也。孰谓草根树皮，果可轻视之哉？然余犹有说焉。按史氏曰：人生于寅。朱子曰：寅为人统。夫寅属三阳，木王之乡也，而人生应之，其为属木可知矣。至察养生之用，则琼浆玉粒，何所生也？肥鲜甘脆，何所成也？高堂广厦安其居，何所建也？布帛衣裘温其体，何所制也？然则草木之于人也，服食居处，皆不可以顷刻无也，无则无生矣。而人之属木也，果信然否？第以谷食之气味，得草木之正；药饵之气味，得草木之偏。得其正者，每有所亏；钟其偏者，常有所胜。以所胜而治所亏，则致其中和而万物育矣。此药饵之功用，正所以应同声，求同气，又孰有更切于是而谓其可忽者哉？是以至圣如神农，不惮其毒，而偏尝以救蒸民者，即此草根树皮。何物狂生，敢妄肆口吻，以眇圣人之道乎！病者闻之曰：至哉言也，谨奉教矣。言者闻之，乃缩颈流汗而不敢面者许久焉。余观本篇之言，知岐伯之意正亦在此，因并附之，用以彰其义云。

167

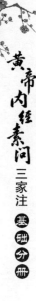

帝曰：藏象何如[1]？岐伯曰：心者，生之本，神之变也，其华在面，其充在血脉，为阳中之太阳，通于夏气[2]。肺者，气之本，魄之处也，其华在毛，其充在皮，为阳中之太阴，通于秋气[3]。肾者，主蛰，封藏之本，精之处也，其华在发，其充在骨，为阴中之少阴，通于冬气[4]。肝者，罢极之本，魂之居也，其华在爪，其充在筋，以生血气，其味酸，其色苍[5]，此为阳中之少阳，通于春气[6]。脾、胃、大肠、小肠、三焦、膀胱者，仓廪之本，营之居也，名曰器，能化糟粕，转味而入出者也[7]，其华在唇四白，其充在肌，其味甘，其色黄①，此至阴之类，通于土气[8]。凡十一脏，取决于胆也[9]。

①新校正云：详此六字当去，并注中引《阴阳应象大论》文四十字亦当去，已解在前条。

〔1〕【王冰】象，谓所见于外，可阅者也。

【张介宾】象，形象也。脏居于内，形见于外，故曰藏象。

〔2〕【王冰】心者，君主之官，神明出焉。然君主者，万物系之以兴亡。故曰心者生之本，神之变也。火气炎上，故华在面也。心养血，其主脉，故充在血脉也。心主于夏，气合太阳，以太阳居夏火之中，故曰阳中之太阳，通于夏气也。《金匮真言论》曰：平旦至日中，天之阳，阳中之阳也。新校正云：详"神之变"，全元起本并《太素》作"神之处"。

【张介宾】心为君主而属阳，阳主生，万物系之以存亡，故曰生之本。心藏神，神明由之以变化，故曰神之变。心主血脉，血足则面容光彩，脉络满盈，故曰其华在面，其充在血脉。心属火，以阳脏而通于夏气，故为阳中之太阳。

〔3〕【王冰】肺藏气，其神魄，其养皮毛，故曰肺者气之本，魄之处，华在毛，充在皮也。肺脏为太阴之气，主王于秋，昼日为阳气所行，位非阴处，以太阴居于阳分，故曰阳中之太阴，通于秋气也。《金匮真言论》曰：日中至黄昏，天之阳，阳中之阴也。新校正云：按"太阴"《甲乙经》并《太素》作"少阴"，当作少阴，肺在十二

168

经虽为太阴，然在阳分之中当为少阴也。

【张介宾】诸气皆主于肺，故曰气之本。肺藏魄，故曰魄之处。肺主身之皮毛，故其华在毛，其充在皮。肺金以太阴之气而居阳分，故为阳中之太阴，通于秋气。

〔4〕**【王冰】**地户封闭，蛰虫深藏，肾又主水，受五脏六腑之精而藏之，故曰肾者主蛰，封藏之本，精之处也。脑者髓之海，肾主骨髓，发者脑之所养，故华在发，充在骨也。以盛阴居冬阴之分，故曰阴中之少阴，通于冬气也。《金匮真言论》曰：合夜至鸡鸣，天之阴，阴中之阴也。新校正云：按全元起本并《甲乙经》《太素》"少阴"作"太阴"，当作太阴，肾在十二经虽为少阴，然在阴分之中当为太阴。

【张介宾】肾者，胃之关也，位居亥子，开窍二阴而司约束，故为主蛰，封藏之本。肾主水，受五脏六腑之精而藏之，故曰精之处也。发为血之余，精足则血足而发盛，故其华在发。肾之合骨也，故其充在骨。肾为阴脏，故为阴中之少阴，通于冬气。愚按：新校正言：全元起本及《甲乙经》《太素》，俱以肺作阳中之少阴，肾作阴中之太阴。盖谓肺在十二经虽属太阴，然阴在阳中，当为少阴也；肾在十二经虽属少阴，然阴在阴中，当为太阴也。此说虽亦理也，然考之《刺禁论》云：膈肓之上，中有父母。乃指心火肺金为父母也。父曰太阳，母曰太阴，自无不可；肾虽属水而阳生于子，即曰少阴，于义亦当。此当仍以本经为正。

〔5〕新校正云：详此六字当去。按《太素》：心，其味苦，其色赤；肺，其味辛，其色白；肾，其味咸，其色黑。今惟肝脾二脏载其味其色，据《阴阳应象大论》已著色味详矣，此不当出之。今更不添心肺肾三脏之色味，只去肝脾二脏之色味可矣。其注中所引《阴阳应象大论》文四十一字，亦当去之。

〔6〕**【王冰】**夫人之运动者，皆筋力之所为也，肝主筋，其神魂，故曰肝者罢极之本，魂之居也。爪者筋之余，筋者肝之养，故华在爪，充在筋也。东方为发生之始，故以生血气也。《阴阳应象大论》曰：东方生风，风生木，木生酸。肝合木，故其味酸也。又曰：神在脏为肝，在色为苍。故其色苍也。以少阳居于阳位，而王于春，故曰阳中之少阳，通于春气也。《金匮真言论》曰：平旦至日中，天之阳，阳

169

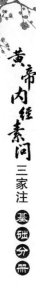

中之阳也。新校正云：按全元起本并《甲乙经》《太素》作"阴中之少阳"，当作"阴中之少阳"。详王氏引《金匮真言论》云"平旦至日中，天之阳，阳中之阳也"以为证，则王意以为"阳中之少阳"也。再详上文心脏为"阳中之太阳"，王氏以引"平旦至日中"之说为证，今肝脏又引为证，反不引"鸡鸣至平旦，天之阴，阴中之阳"为证，则王注之失可见，当从全元起本及《甲乙经》《太素》作"阴中之少阳"为得。

【张介宾】人之运动，由乎筋力，运动过劳，筋必罢极。肝藏魂，故为魂之居。爪者筋之余，故其华在爪，其充在筋。肝属木，位居东方，为发生之始，故以生血气。酸者木之味。苍者木之色。木王于春，阳犹未盛，故为阳中之少阳，通于春气。按：上文三脏，皆不言色味，而肝脾二脏独言之，意必脱简也。五脏色味，详载《五运行大论》及《阴阳应象大论》等篇。罢音皮。

〔7〕【王冰】皆可受盛，转运不息，故为仓廪之本，名曰器也。营起于中焦，中焦为脾胃之位，故云营之居也。然水谷滋味入于脾胃，脾胃糟粕转化其味，出于三焦膀胱，故曰转味而入出者也。

【张介宾】此六者皆主盛受水谷，故同称仓廪之本。营者水谷之精气也，水谷贮于六腑，故为营之所居而皆名曰器，凡所以化糟粕转五味者，皆由乎此也。粕音朴。

〔8〕【王冰】口为脾官，脾主肌肉，故曰华在唇四白，充在肌也。四白，谓唇四际之白色肉也。《阴阳应象大论》曰：中央生湿，湿生土，土生甘。脾合土，故其味甘也。又曰：在脏为脾，在色为黄，故其色黄也，脾藏土气，土合至阴，故曰此至阴之类，通于土气也。《金匮真言论》曰：阴中之至阴，脾也。

【张介宾】四白，唇之四际白肉也。唇者，脾之荣。肌肉者，脾之合。甘者，土之味。黄者，土之色也。脾以阴中之至阴而分王四季，故通于土气。此虽若指脾为言，而实总结六腑者，皆仓廪之本，无非统于脾气也，故曰此至阴之类。

〔9〕【王冰】上从心脏，下至于胆，为十一也。然胆者，中正刚断无私偏，故十一脏取决于胆也。

【张介宾】五脏六腑，共为十一，禀赋不同，情志亦异，必

170

资胆气，庶得各成其用，故皆取决于胆也。愚按：五脏者，主藏精而不写，故五脏皆内实；六腑者，主化物而不藏，故六腑皆中虚。惟胆以中虚，故属于府；然藏而不写，又类乎脏。故足少阳为半表半里之经，亦曰中正之官，又曰奇恒之府，所以能通达阴阳，而十一脏皆取决乎此也。然东垣曰：胆者少阳春升之气，春气升则万化安。故胆气春升，则余脏从之，所以十一脏皆取决于胆。其说亦通。

故人迎一盛病在少阳，二盛病在太阳，三盛病在阳明，四盛已上为格阳[1]。寸口一盛病在厥阴，二盛病在少阴，三盛病在太阴，四盛病已上为关阴[2]。人迎与寸口俱盛四倍已上为关格，关格之脉赢，不能极于天地之精气，则死矣[3]。

〔1〕【王冰】阳脉法也。少阳，胆脉也。太阳，膀胱脉也。阳明，胃脉也。《灵枢经》曰：一盛而躁在手少阳，二盛而躁在手太阳，三盛而躁在手阳明。手少阳，三焦脉。手太阳，小肠脉。手阳明，大肠脉。一盛者，谓人迎之脉大于寸口一倍也。余盛同法。四倍已上，阳盛之极，故格拒而食不得入也。《正理论》曰：格则吐逆。

【张介宾】人迎，足阳明胃脉也，在颈下夹结喉旁一寸五分。一盛二盛，犹言一倍二倍，谓以人迎寸口相较，或此大于彼，或彼大于此，而有三倍四倍之殊。《禁服》篇曰：寸口主中，人迎主外，两者相应，俱往俱来，若引绳大小齐等，春夏人迎微大，秋冬寸口微大，如是者命曰平人。故人迎寸口而至于盛衰相倍者，乃不免于病矣。然人迎候阳，故一盛在少阳，胆与三焦也。二盛在太阳，膀胱小肠也。三盛在阳明，胃与大肠也。四盛已上者，以阳脉盛极而阴无以通，故曰格阳。

〔2〕【王冰】阴脉法也。厥阴，肝脉也。少阴，肾脉也。太阴，脾脉也。《灵枢经》曰：一盛而躁在手厥阴，二盛而躁在手少阴，三盛而躁在手太阴。手厥阴，心包脉也。手少阴，心脉也。手太阴，肺脉也。盛法同阳。四倍已上，阴盛之极，故关闭而溲不得通也。《正理论》曰：闭则不得溺。

【张介宾】寸口，手太阴肺脉也。寸口候阴，故一盛在厥阴，

171

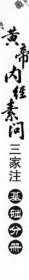

肝与心主也。二盛在少阴，心与肾也。三盛在太阴，脾与肺也。四盛已上者，以阴脉盛极而阳无以交，故曰关阴。

〔3〕【王冰】俱盛，谓俱大于平常之脉四倍也。物不可以久盛，极则衰败，故不能极于天地之精气则死矣。《灵枢经》曰：阴阳俱盛，不得相营，故曰关格。关格者，不得尽期而死矣。此之谓也。新校正云：详"羸"当作"赢"，脉盛四倍已上，非羸也，乃盛极也，古文"赢"与"盈"通用。

【张介宾】俱盛四倍已上，谓盛于平常之脉四倍也。物不可以过盛，盛极则败。凡脉盛而至于关格者，以阴阳离绝，不能相营，故至赢败。极，尽也。精气，天禀也。言不能尽其天年而夭折也。《脉度》篇曰：邪在腑则阳脉不和，阳脉不和则气留之，气留之则阳气盛矣。阳气太盛则阴不利，阴脉不利则血留之，血留之则阴气盛矣。阴气太盛则阳气不能荣也，故曰关。阳气太盛则阴气弗能荣也，故曰格。阴阳俱盛，不得相荣，故曰关格。关格者，不得尽期而死也。愚按：关格脉证，本经垂训极明，世人病此不少；而历代医师，每各立名目以相传训，甚至并其大义而失之，其谬甚矣。夫所谓关格者，阴阳否绝，不相荣运，乖赢离散之候也。故人迎独盛者，病在三阳之腑也。寸口独盛者，病在三阴之脏。盖太阴行气于三阴，而气口之脉，亦太阴也。阳明行气于三阳，而人迎之脉，在结喉之傍也。故古法诊三阳之气于人迎，诊三阴之气于寸口。如《四时气》篇曰：气口候阴，人迎候阳。正此谓也。其于关格之证，则以阴阳偏盛之极，而或见于人迎，或见于气口，皆孤阳之逆候，实真阴之败竭也。故六腑之阴脱者曰格阳，格阳者，阳格于阴也。五脏之阴脱者曰关阴，关阴者，阴拒乎阳也。脏腑之阴俱脱，故云关格。然既曰阴阳关格，必其彼此否绝，似当阴阳对言，而余皆谓之阴脱者何也？正以脉盛之极为无阴，无阴则无根，而孤阳浮露于外耳，凡犯此者，必死无疑。余尝于蒯司马、田宗伯辈见之，其脉则坚盛至极，其证则喘息日增，甚至手颈通身之脉，俱为振动不已，是皆酒色伤精所致，终至不救。故《本神》篇曰：五脏主藏精者也，不可伤，伤则失守而阴虚，阴虚则无气，无气则死矣。其即关阴格阳之谓欤？又按：关格之脉，如《六节藏象》《脉度》《终始》《禁服》《经脉》等篇，言之再四。盖恐其难明，故宣而又宣，诚重之也。而后世诸贤，鲜有得其旨者，岂皆未之察耶？夫人迎在头，系阳明表脉，故人迎倍大者曰格阳。寸口在手，系太阴里脉，故寸口倍大者曰关阴。此以阴阳否绝，气不相营，故名关格，不可易也。而《三难》曰：脉有太过，有不及，有阴阳相乘，有覆有溢，有关有格，何谓也？然。关之前者，阳之动也，脉当见九分而浮，过者法曰太过，减者法曰不及，遂上鱼为溢，为外关内格，此阴乘之脉也。关以后者，阴之动也，脉当见一寸而沉，过者法曰太过，减者法曰不及，遂入尺为覆，为内关外格，此阳乘之脉也。故仲景宗之曰：在尺为关，在寸为格；关则不得小便，格则吐逆。夫人迎四倍，寸口四倍，既非尺寸之谓，而曰吐逆者，特隔食一证耳，曰不得小便者，特癃闭一证耳，二证未必至死，何两经谆谆特重之若是耶？继自王叔和以后，俱莫能辨，悉以尺寸言关格，而且云左为人迎，右为气口，以致后世惑乱，遂并阴阳表里大义尽皆失之。迨及东垣之宗脉经者，则亦以左为人迎，右为气口。曰气口之脉，大四倍于人迎，此清气反行浊道也，故曰格。人迎之脉，大四倍于气口，此浊气反行清道也，故曰关。其宗仲景者，则亦曰格则吐逆，关则不便。甚至丹溪则特立关格一门，曰此证多死，寒在上，热在下，脉两寸俱盛四倍以上。夫两寸俱盛四倍，又安得为寒在上热在下耶？其说愈乖，其义愈失，致使后学茫然莫知所辨，欲求无误，其可得乎？独近代马玄台知诸子之非，而谓关格之义，非隔食癃闭之证，曰呜呼痛哉！轩岐之旨乎。秦、张、王、李、朱，后世业医者所宗，尚与《内经》渺然如此，况能使后世下工，复知关格为脉体而非病名也，又焉能决关格脉之死生，治关格脉之病证，及治隔证闭癃证而无谬也哉？此马子之言诚是矣，然观其诸篇之注，则亦未详经义，谬宗叔和，仍以左为人迎，右为气口，竟置阳明胃脉于乌有，而仍失本经表里阴阳根本对待之义，此其复为误也。故于阴阳别论中三阳在头三阴在手之义，竟皆谬注。呜呼！玄台哀前人之误，而余复哀其误，所谓后人而复哀后人也。使余之后人，又复有哀余之误者，余诚不自知其非，而今日之言，乃又不如无矣。

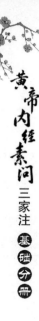

五脏生成篇第十①

心之合脉也[1]，其荣色也[2]，其主肾也[3]。肺之合皮也[4]，其荣毛也[5]，其主心也[6]。肝之合筋也[7]，其荣爪也[8]，其主肺也[9]。脾之合肉也[10]，其荣唇也[11]，其主肝也[12]。肾之合骨也[13]，其荣发也[14]，其主脾也[15]。是故多食咸，则脉凝泣而变色[16]；多食苦，则皮槁而毛拔[17]；多食辛，则筋急而爪枯[18]；多食酸，则肉胝䐢而唇揭[19]；多食甘，则骨痛而发落[20]，此五味之所伤也[21]。故心欲苦[22]，肺欲辛[23]，肝欲酸[24]，脾欲甘[25]，肾欲咸[26]，此五味之所合也②[27]。

①新校正云：详全元起本在第九卷。按此篇云《五脏生成》篇而不云论者，盖此篇直记五脏生成之事，而无问答论议之辞，故不云论。后不言论者，义皆仿此。

②此五味之所合也：《太素》作"此五味之合"。

〔1〕【王冰】火气动躁，脉类齐同，心脏应火，故合脉也。

〔2〕【王冰】火炎上而色赤，故荣美于面而赤色。新校正云：详王以赤色为面荣美，未通，大抵发见于面之色，皆心之荣也，岂专为赤哉。

〔3〕【王冰】主，谓主与肾相畏也。火畏于水，水与为官，故畏于肾。

【张介宾】心生血，血行脉中，故合于脉。血华在貌，故荣于色。心属火，受水之制，故以肾为主。

〔4〕【王冰】金气坚定，皮象亦然，肺脏应金，故合皮也。

〔5〕【王冰】毛附皮革，故外荣。

〔6〕【王冰】金畏于火，火与为官，故主畏于心也。

【张介宾】肺属金，皮得金之坚，故合于皮。毛得皮之养，故荣于毛。五脏之应天者肺，故肺主皮毛。凡万物之体，其表必坚，正合乾金之象，所谓物物一太极也。金受火之制，故肺以心为主。

〔7〕【王冰】木性曲直，筋体亦然，肝脏应木，故合筋也。

〔8〕【王冰】爪者筋之余，故外荣也。

〔9〕【王冰】木畏于金，金与为官，故主畏于肺也。

【张介宾】肝属木，木曲直而柔，筋体象之，故合于筋。爪者筋之余，故荣于爪。木受金之制，故肝以肺为主。

〔10〕【王冰】土性柔厚，肉体亦然，脾脏应土，故合肉也。

〔11〕【王冰】口为脾之官，故荣于唇，唇谓四际白色之处，非赤色也。

〔12〕【王冰】土畏于木，木与为官，故主畏于肝也。

【张介宾】脾属土，肉象地之体，故合肉也。脾气通于唇，故荣唇也。土受木之制，故脾以肝为主。

〔13〕【王冰】水性流湿，精气亦然，骨通精髓，故合骨也。

〔14〕【王冰】脑为髓海，肾气主之，故外荣发也。

〔15〕【王冰】水畏于土，土与为官，故主畏于脾也。

【张介宾】肾属水，肾藏精，骨藏髓，精髓同类，故肾合骨。发为精血之余，精髓充满，其发必荣，故荣在发。水受土之制，故肾以脾为主。

〔16〕【王冰】心合脉，其荣色，咸益肾，胜于心，心不胜，故脉凝泣而颜色变易也。

【张介宾】咸从水化，水能克火，故病在心之脉与色也。《五味》篇曰：心病禁咸。泣，涩同。

〔17〕【王冰】肺合皮，其荣毛，苦益心，胜于肺，肺不胜，故皮枯槁而毛拔去也。

【张介宾】苦从火化，火能克金，故病在肺之皮毛也。《五味》篇曰：肺病禁苦。

〔18〕【王冰】肝合筋，其荣爪，辛益肺，胜于肝，肝不胜，故筋急而爪干枯也。

【张介宾】辛从金化，金能克木，故病在肝之筋爪也。《五味》篇曰：肝病禁辛。

〔19〕【王冰】脾合肉，其荣唇，酸益肝，胜于脾，脾不胜，故肉胝胎，而唇皮揭举也。

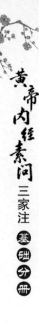

【张介宾】胝，皮厚也，手足骈胝之谓。酸从木化，木能克土，故病在脾之肉与唇也。《五味》篇曰：脾病禁酸。胝音支。胗音绉。

〔20〕【王冰】肾合骨，其荣发，甘益脾，胜于肾，肾不胜，故骨痛而发堕落。

【张介宾】甘从土化，土能克水，故病在肾之骨与发也。《五味》篇曰：肾病禁甘。

〔21〕【王冰】五味入口，输于肠胃而内养五脏，各有所养，有所欲，欲则互有所伤，故下文曰：

〔22〕【王冰】合火故也。

【张介宾】合于火也。

〔23〕【王冰】合金故也。

【张介宾】合于金也。

〔24〕【王冰】合木故也。

【张介宾】合于木也。

〔25〕【王冰】合土故也。

【张介宾】合于土也。

〔26〕【王冰】合水故也。

【张介宾】合于水也。

〔27〕【王冰】各随其欲而归凑之。

【张介宾】凡此皆五味之合于五脏者。旧本"也"字在"合"字之下，于义不通。按：全元起本及《太素》俱云此五味之所合五脏之气也，今改从之。

五脏之气①，故色见青如草兹者死[1]，黄如枳实者死[2]，黑如炲者死[3]，赤如衃血者死[4]，白如枯骨者死[5]，此五色之见死也[6]。

①五脏之气：新校正云：按全元起本云：此五味之合，五脏之气也。连上文。《太素》同。

〔1〕【王冰】兹，滋也，言如草初生之青色也。

176

【张介宾】兹，滋同。如草滋者，纯于青而色深也。此以土败木贼，全失红黄之气故死。

〔2〕【王冰】色青黄也。

【张介宾】黄黑不泽也。

〔3〕【王冰】炲，谓炲煤也。

【张介宾】炲，烟煤也。炲音台。

〔4〕【王冰】衃血，谓败恶凝聚之血，色赤黑也。

【张介宾】衃血，死血也，赤紫而黑。衃，铺杯切。

〔5〕【王冰】白而枯槁，如干骨之白也。

【张介宾】枯槁无神也。

〔6〕【王冰】脏败，故见死色也。《三部九候论》曰：五脏已败，其色必夭，夭必死矣。此之谓也。

【杨上善】兹，青之恶色也。炲音苔，谓草烟栖聚炲煤，黑之恶色也。衃，凝恶之血也。枯骨，白之恶色也。

【张介宾】脏气败于中，则神色夭于外。《三部九候论》曰：五脏已败，其色必夭，夭必死矣。此之谓也。

青如翠羽者生，赤如鸡冠者生，黄如蟹腹者生，白如豕膏者生，黑如乌羽者生，此五色之见生也①[1]。生于心，如以缟裹朱；生于肺，如以缟裹红；生于肝，如以缟裹绀；生于脾，如以缟裹栝楼实；生于肾，如以缟裹紫[2]，此五脏所生之外荣也[3]。色味当五脏，白当肺、辛，赤当心、苦，青当肝、酸，黄当脾、甘，黑当肾、咸[4]。故白当皮，赤当脉，青当筋，黄当肉，黑当骨[5]。

①之见生也：《太素》作"见而生者也"。

〔1〕【王冰】此谓光润也。色虽可爱，若见朦胧，尤善矣。故下文曰：

【杨上善】此五者，皆病候不死者色也。

【张介宾】此皆五色之明润光彩者，故见之者生。

〔2〕【王冰】是乃真见生色也。缟，白色。绀，薄青色。

〔3〕【王冰】荣，美色也。

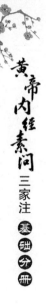

【杨上善】缟，工道反，白练。此五者，皆是无病平人之色也。

【张介宾】生，生气也，言五脏所生之正色也。缟，素帛也。以缟裹五物者，谓外皆白净而五色隐然内见也。朱与红皆赤，朱言其深，红言其浅也。绀，青而含赤也。凡此皆五脏所生之正色，盖以气足于中，而后色荣于外者若此。绀，高暗切。

〔4〕【王冰】各当其所应而为色味也。

【杨上善】此言五味脏色所当也。

【张介宾】当，合也。此五色五味之合于五脏者，皆五行之一理也。

〔5〕【王冰】各归其所养之脏气也。

【杨上善】此言五事五色所当也。

【张介宾】肺主皮毛，故白当皮。心主血脉，故赤当脉。肝主筋，故青当筋。脾主肉，故黄当肉。肾主骨，故黑当骨也。

诸脉者皆属于目[1]，诸髓者皆属于脑[2]，诸筋者皆属于节①[3]，诸血者皆属于心[4]，诸气者皆属于肺[5]，此四支八溪之朝夕也[6]。

①节：《太素》作"肝"。

〔1〕【王冰】脉者，血之府。《宣明五气》篇曰：久视伤血。由此明诸脉皆属于目也。新校正云：按皇甫士安云："《九卷》曰：心藏脉，脉舍神。神明通体，故云属目。"

【张介宾】《大惑论》曰：五脏六腑之精气，皆上注于目而为之精。《口问》篇曰：目者，宗脉之所聚也。故诸脉者皆属于目。

〔2〕【王冰】脑为髓海，故诸髓属之。

【张介宾】脑为髓海，故诸髓皆属之。

〔3〕【王冰】筋气之坚结者，皆络于骨节之间也。《宣明五气》篇曰：久行伤筋。由此明诸筋皆属于节也。

【张介宾】筋力坚强，所以连属骨节。如《宣明五气》篇曰：久行伤筋。以诸筋皆属于节故也。

178

〔4〕【王冰】血居脉内，属于心也。《八正神明论》曰：血气者，人之神。然神者心之主，由此故诸血皆属于心也。

【张介宾】《阴阳应象大论》曰：心生血。《痿论》曰：心主身之血脉。故诸血皆属于心。

〔5〕【王冰】肺脏主气故也。

【张介宾】《调经论》《本神》篇皆曰：肺藏气。《五味》篇曰：其大气之抟而不行者，积于胸中，命曰气海，出于肺，循喉咽，故呼则出，吸则入。此诸气之皆属于肺也。

〔6〕【王冰】溪者，肉之小会名也。八溪，谓肘膝腕也。如是气血筋脉，互有盛衰，故为朝夕矣。

【杨上善】诸脉、髓、筋、血、气等五属血气，皆于四支八溪朝夕往来。八溪，八脉也。

【张介宾】四支者，两手两足也。八溪者，手有肘与腋，足有髀与腘也，此四支之关节，故称为溪。朝夕者，言人之诸脉髓筋血气，无不由此出入，而朝夕运行不离也。《邪客》篇曰：人有八虚，皆机关之室，真气之所过，血络之所游。即此之谓。一曰：朝夕即潮汐之义，言人身气血往来，如海潮之消长，早曰潮，晚曰汐者，亦通。

故人卧血归于肝[1]，肝受血而能视[2]，足受血而能步[3]，掌受血而能握[4]，指受血而能摄①[5]。

①摄：《太素》作"捕"。

〔1〕【王冰】肝藏血，心行之，人动则血运于诸经，人静则血归于肝脏。何者？肝主血海故也。

【张介宾】人寤则动，动则血随气行阳分而运于诸经，人卧则静，静则血随气行阴分而归于肝，以肝为藏血之脏也。故人凡寐者，其面色多白，以血藏故耳。

〔2〕【王冰】言其用也。目为肝之官，故肝受血而能视。

【张介宾】肝开窍于目，肝得血则神聚于目，故能视。

〔3〕【王冰】气行乃血流，故足受血而能行步也。

【张介宾】足得之则神在足，故步履健矣。

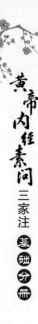
〔4〕【王冰】以当把握之用。

【张介宾】掌得之则神在手，故把握固矣。

〔5〕【王冰】以当摄受之用也。血气者，人之神，故所以受血者，皆能运用。

【杨上善】人卧之时，肝、足、掌、手指四事，皆受作于四，能有所用也。

【张介宾】指得之则神在指，故摄持强矣。愚按：血气者，人之神也，而此数节皆但言血而不言气何也？盖气属阳而无形，血属阴而有形，而人之形体，以阴而成。如《九针》篇曰：人之所以生成者，血脉也。《营卫生会》篇曰：血者神气也。《平人绝谷》篇曰：血脉和则精神乃居。故此皆言血者，谓神依形生，用自体出也。

卧出而风吹之，血凝①于肤者为痹[1]，凝于脉者为泣[2]，凝于足者为厥[3]，此三②者，血行而不得反其空，故为痹厥也[4]。

①凝：《太素》作"泆"，下同。
②三：《太素》作"五"。

〔1〕【王冰】谓瘴痹也。

【张介宾】卧出之际，若玄府未闭、魄汗未藏者，为风所吹，则血凝于肤，或致麻木，或生疼痛而病为痹。

〔2〕【王冰】泣，谓血行不利。

【张介宾】风寒外袭，血凝于脉，则脉道泣滞而为病矣。泣，涩同。

〔3〕【王冰】厥，谓足逆冷也。

【杨上善】出不覆身也。卧不覆身，为风所吹，寒风入膝，血寒凝聚，积肤为痹，积脉血涩，积足为厥。厥，逆也。

【张介宾】四支为诸阳之本，风寒客之而血凝于足，则阳衰阴胜而气逆为厥也。

〔4〕【王冰】空者，血流之道，大经隧也。

【杨上善】此诸五者，为得寒邪，入血凝涩，不得流入空窍中，故聚为足厥之病。有三无五，五当字误也。

180

【张介宾】血得热则行，得寒则凝。凡此上文三节者，以风寒所客，则血脉凝涩，不能运行而反其空，故为痹厥之病也。空，孔同，谓血行之道。

人有大谷十二分[1]，小溪三百五十四名，少十二俞①[2]，此皆卫气之所留止，邪气之所客②也[3]，针石缘而去之③[4]。

①少十二俞：《太素》作"小十二关"。

②客：《太素》作"容"。

③针石缘而去之：《太素》作"针之缘而去也"。

[1]**【王冰】**大经所会，谓之大谷也。十二分者，谓十二经脉之部分。

【张介宾】大谷者，言关节之最大者也。节之大者无如四支，在手者肩肘腕，在足者髁膝腕，四支各有三节，是为十二分。分，处也。按：此即上文八溪之义，夫既曰溪，何又曰谷？如《气穴论》曰：肉之大会为谷，小会为溪，肉分之间，溪谷之会，以行荣卫，以会大气。是溪谷虽以小大言，而为气血之会则一，故可以互言也。上文单言之，故止云八溪，此节与下文小溪三百五十四名相对为言，故云大谷也。诸注以大谷十二分为十二经脉之部分者，皆非。

[2]**【王冰】**小络所会，谓之小溪也。然以三百六十五小络言之者，除十二俞外，则当三百五十三名，经言三百五十四者，传写行书，误以三为四也。新校正云：按别本及全元起本、《太素》"俞"作"关"。

【张介宾】小溪者，言通身骨节之交也。《小针解》曰：节之交三百六十五会者，络脉之渗灌诸节者也。十二俞，谓十二脏之俞，如肺俞、心俞之类是也。此除十二俞皆通于脏气者，不在小溪之列，则当为三百五十三名，兹云五十四者，传写之误也。

[3]**【王冰】**卫气满填以行，邪气不得居止，卫气亏缺留止，则为邪气所客，故言邪气所客。

[4]**【王冰】**缘，谓夤缘行去之貌。言邪气所客，卫气留止，针其溪谷，则邪气夤缘随脉而行去也。

181

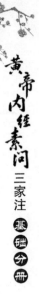

【杨上善】小曰溪，大曰谷，溪谷皆流水处也。故十二经脉名为大谷，三百六十五络名曰小溪，据前后体例，无五十四。手足十二大节，名十二关。此等溪谷关节，皆是气之行止之处，故为卫气所留，邪气所容，缘此针石行之，以去诸疾也。

【张介宾】凡此溪谷之会，本皆卫气留止之所，若其为病，则亦邪气所客之处也。邪客于经，治以针石，必缘其所在，取而去之。缘，因也。

诊病之始，五决为纪[1]，欲知①其始，先建其母[2]。所谓五决者，五脉也[3]。是以头痛巅疾，下虚上实，过在足少阴②、巨阳，甚则入肾[4]。徇蒙招尤，目冥耳聋，下实上虚，过在足少阳③、厥阴，甚则入肝[5]。

①欲知：《太素》作"欲得"。

②足少阴：《太素》作"少阴"。

③足少阳：《太素》作"少阳"。

〔1〕【王冰】五决，谓以五脏之脉，为决生死之纲纪也。

【张介宾】五决者，谓察五脏之疾以决死生，乃为诊病之纲纪也。

〔2〕【王冰】建，立也。母，谓应时之王气也。先立应时王气，而后乃求邪正之气也。

【张介宾】始，病之始也。建，立也。母，病之因也。不得其因，则标本弗辨，故当先建其母，如下文某脏某经之谓。

〔3〕【王冰】谓五脏脉也。

【杨上善】诊五脏之脉，以知其病，故为其母。母，本也。

【张介宾】五脉者，五脏之脉，各有其经也。又如肝脉弦，心脉钩，脾脉软，肺脉毛，肾脉石，皆所谓五脉也。

〔4〕【王冰】足少阴，肾脉。巨阳，膀胱脉。膀胱之脉者，起于目内眦，上额交巅上；其支别者，从巅至耳上角；其直行者，从巅入络脑，还出别下项，循肩膊内，侠脊抵腰中，入循膂，络肾，属膀胱。然肾虚而不能引巨阳之气，故头痛而为上巅之疾也。经病甚已，则入

于脏矣。

【杨上善】肾脉足少阴为里，脏也；膀胱脉足太阳为表，腑也。少阴在舌本以下，太阳在头，故为上也。少阴虚，太阳实，故为头痛癫疾也。此之二脉盛则入脏也。

【张介宾】头痛巅疾，实于上也。上实者因于下虚，其过在肾与膀胱二经。善足太阳之脉从巅络脑，而肾与膀胱为表里，阴虚阳实，故为是病，甚则腑病已而入于脏，则肾独受伤矣。

〔5〕【王冰】徇，疾也。蒙，不明也。言目暴疾而不明。招，谓掉也，摇掉不定也。尤，甚也。目疾不明，首掉尤甚，谓暴病也。目冥耳聋，谓渐病也。足少阳，胆脉；厥阴，肝脉也。厥阴之脉，从少腹上侠胃，属肝络胆，贯膈，布胁肋，循喉咙之后，入颃颡，上出额，与督脉会于巅。其支别者，从目系下颊里。足少阳之脉，起于目锐眦，上抵头角，下耳后，循颈，入缺盆。其支别者，从耳后，入耳中；又支别者，别目锐眦，下颊，加颊车，下颈，合缺盆以下胸中，贯膈，络肝，属胆。今气不足，故为是病。新校正云：按王注徇蒙，言目暴疾而不明，义未甚显。循蒙者，盖谓目睑瞤动疾数而蒙暗也。又少阳之脉"下颊"，《甲乙经》作"下颌"。

【杨上善】徇蒙，谓眩冒也。招尤，谓目招摇、头动战尤也。尤音宥。过者，少阳脉虚，厥阴实也。

【张介宾】徇，亦作巡，行视貌。蒙，茫昧也。招，掉摇也。尤，甚也。目无光则蒙昧不明，头眩动则招尤不定，甚至目冥者不能视，耳聋者无所闻，其过在肝胆之气，实于下而虚于上也。盖足少阳之脉起于目锐眦，上抵头角，下耳后，足厥阴之脉连目系，上出额，与督脉会于巅，故为此病。甚则自腑归脏，而并入于肝矣。按：此下三节，皆不言甚则入脏，盖文之缺而义则同也。

腹满䐜胀，支鬲胠胁，下厥上冒，过在足太阴、阳明[1]。**咳嗽上气，厥在胸中，过在手阳明、太阴**[2]。**心烦头痛，病在鬲中，过在手巨阳、少阴**[3]。

〔1〕【王冰】胠，谓胁上也。下厥上冒者，谓气从下逆上，而冒

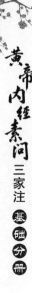

于目也。足太阴，脾脉；阳明，胃脉也。足太阴脉，自股内前廉，入腹，属脾络胃，上膈。足阳明脉，起于鼻，交于頞，下循鼻外，下络颐颔，从喉咙，入缺盆，属胃络脾。其直行者，从缺盆，下乳内廉，下侠齐，入气街中。其支别者，起胃下口，循腹里，至气街中而合以下髀。故为是病。

【杨上善】脾脏胃腑二经病也。

【张介宾】支，隔塞也。胠，胁之上也。足太阴之脉入腹属脾络胃上膈，足阳明之脉属胃络脾，其支者循腹里，且脾胃皆主四支，故为支鬲胠胁，而四支厥逆于下，胸腹冒闷于上者，皆过在足太阴阳明经也。膜，昌真切。

〔2〕【王冰】手阳明，大肠脉。太阴，肺脉也。手阳明脉，自肩髃前廉，上出于柱骨之会上，下入缺盆，络肺，下膈，属大肠。手太阴脉，起于中焦，下络大肠，还循胃口，上膈，属肺，从肺系横出掖下。故为咳嗽上气，厥在胸中也。新校正云：按《甲乙经》"厥"作"病"。

【杨上善】肺脏大肠腑二经病。

【张介宾】上气，喘急也。肺居胸中，手太阴也，其脉起于中焦，上膈属肺。手阳明，大肠也，为太阴之表，其脉下入缺盆络肺。二经之气，皆能逆于胸中，故为咳嗽上气之病。

〔3〕【王冰】手巨阳，小肠脉；少阴，心脉也。巨阳之脉，从肩上入缺盆，络心，循咽，下膈，抵胃，属小肠。其支别者，从缺盆，循颈上颊，至目锐眦。手少阴之脉，起于心中，出属心系，下膈，络小肠。故心烦头痛，病在膈中也。新校正云：按《甲乙经》云："胸中痛，支满，腰背相引而痛，过在手少阴、太阳也。"

【杨上善】手太阳上头，故头痛也。心脏小肠腑二经病也。后之三脉皆有入脏，略而不言也。

【张介宾】膈中，膈上也。手太阳小肠之脉，入缺盆络心，其支者循颈上颊至目锐眦。手少阴心脉起于心中，出属心系，其支者上挟咽，系目系。故病在膈中而为心烦头痛者，过在手太阳少阴也。

夫脉之小大滑涩浮沉，可以指别[1]；五脏之象，可以类推[2]；

184

五脏相音①**，可以意识**[3]**；五色微诊，可以目察**[4]**。能合脉色，可以万全**[5]**。**

①五脏相音：《太素》作"上医相音"。

〔1〕【王冰】夫脉，小者细小，大者满大，滑者往来流利，涩者往来塞难，浮者浮于手下，沉者按之乃得也。如是，虽众状不同，然手巧心谛，而指可分别也。

【杨上善】寸口六脉之形，指下得之，故曰指别。

【张介宾】小者细小，阴阳俱不足也。大者豁大，阳强阴弱也。滑者往来流利，血实气壅也。涩者往来艰难，气滞血少也。浮者轻取，所以候表。沉者重按，所以候里。夫如是者得之于手，应之于心，故可以指而分别也。

〔2〕【王冰】象，谓气象也。言五脏虽隐而不见，然其气象性用，犹可以物类推之。何者？肝象木而曲直，心象火而炎上，脾象土而安静，肺象金而刚决，肾象水而润下。夫如是皆大举宗兆，其中随事变化，象法傍通者，可以同类而推之尔。

【杨上善】皮肉筋脉骨等，五脏外形，故为象也。五脉为五象之类，推脉可以知也。

【张介宾】象，气象也。肝象木之曲直而应在筋，心象火之炎上而应在脉，脾象土之安静而应在肉，肺象金之坚敛而应在皮毛，肾象水之润下而应在髓骨。凡若此者，藏象之辨，各有所主，皆可以类而推也。

〔3〕【王冰】音，谓五音也。夫肝音角，心音徵，脾音宫，肺音商，肾音羽，此其常应也。然其互相胜负，声见否臧，则耳聪心敏者，犹可以意识而知之。

【张介宾】相，形相也。音，五音也。相音，如《阴阳二十五人》篇所谓木形之人比于上角之类，又如肝音角、心音徵、脾音宫、肺音商、肾音羽。若以胜负相参，臧否自见，五而五之、二十五变，凡耳聪心敏者，皆可意会而识也。相，去声。

〔4〕【王冰】色，谓颜色也。夫肝色青，心色赤，脾色黄，肺色白，肾色黑，此其常色也。然其气象交互，微见吉凶，则目明智远者，

可以占视而知之。

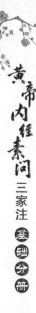

【张介宾】五色者，肝青、心赤、脾黄、肺白、肾黑，此其常色也。至于互为生克，诊有精微，凡目明智圆者，可以视察而知也。

〔5〕【王冰】色青者其脉弦，色赤者其脉钩，色黄者其脉代，色白者其脉毛，色黑者其脉坚，此其常色脉也。然其参校异同，断言成败，则审而不惑，万举万全。色脉之病，例如下说。

【杨上善】耳听五音，目察五色，以合于脉，用此三种候人病者，所为皆当，故得万全也。

【张介宾】因脉以知其内，因色以察于外，脉色明则参合无遗，内外明则表里具见，斯可万全无失矣。

赤脉之至也，喘而坚，诊曰有积气在中，时害于食，名曰心痹[1]，得之外疾，思虑而心虚，故邪从之[2]。白脉之至也，喘而浮，上虚下实，惊，有积气在胸中，喘而虚，名曰肺痹，寒热[3]，得之醉而使内也[4]。青脉之至也，长而左右弹，有积气在心下支胠，名曰肝痹[5]，得之寒湿，与疝同法，腰痛足清头痛[6]。黄脉之至也，大而虚，有积气在腹中，有厥气，名曰厥疝[7]，女子同法[8]，得之疾使四支汗出当风[9]。黑脉之至也，上坚而大，有积气在小腹①与阴，名曰肾痹[10]，得之沐浴清水而卧[11]。

①小腹：《太素》作"腹中"。

〔1〕【王冰】喘，谓脉至如卒喘状也。脏居高，病则脉为喘状，故心肺二脏，而独言之尔。喘为心气不足，坚则病气有余。心脉起于心胸之中，故积气在中，时害于食也。积，谓病气积聚。痹，谓脏气不宣行也。

【杨上善】心脉手少阴属火色赤，故曰赤脉。赤脉，夏脉。夏脉如钩，其气来盛去衰，以为平好。今动如人喘又坚，故有积气在胸中，满闷妨食，名曰心痹。积者阴气，聚者阳气；积者五脏所生，聚者六腑所成；积者其始有常处，聚者发无根本，无所留止也。

〔2〕【王冰】思虑心虚，故外邪因之，而居止矣。

186

【杨上善】得之急疾思虑外事，劳伤心虚，邪气因袭，不从内传，以为痹也。

【张介宾】此下即所以合脉色也。赤者，心之色。脉喘而坚者，谓急盛如喘而坚强也。心脏居高，病则脉为喘状，故于心肺二脏独有之。喘为心气不足，坚为病气有余。心脉起于心胸之中，故积气在中，时害于食。积为病气积聚，痹为脏气不行。外疾，外邪也。思虑心虚，故外邪从而居之矣。

〔3〕【王冰】喘为不足，浮者肺虚，肺不足是谓心虚，上虚则下当满实矣。以其不足，故善惊而气积胸中矣。然脉喘而浮，是肺自不足；喘而虚者，是心气上乘。肺受热而气不得营，故名肺痹，而外为寒热也。

【杨上善】肺脉手太阴属金也，色白，故曰白脉。白脉，秋脉。秋脉如浮，其气来轻虚以浮，来急去散，以为平好。今虽得浮，然动如人喘，即知肺气并心，心实故惊，肺虚故有积气在于胸中，出气多嘘，名曰肺。亦以肺虚，故病寒热也。

〔4〕【王冰】酒味苦燥，内益于心，醉甚入房，故心气上胜于肺矣。

【杨上善】以因酒醉力意入房，喘呼伤肺之所致也。

【张介宾】白者，肺色见也。脉喘而浮者，火乘金而病在肺也。喘为气不足，浮为肺阴虚。肺虚于上，则气不行而积于下，故上虚则为惊，下实则为积。气在胸中，喘而且虚，病为肺痹者，肺气不行而失其治节也。寒热者，金火相争，金胜则寒，火胜则热也。其因醉以入房，则火必更炽，水必更亏，肾虚盗及母气，故肺病若矣。

〔5〕【王冰】脉长而弹，是为弦紧，紧为寒气，中湿乃弦，肝主胠胁，近于心，故气积心下，又支胠胁。《正理论·脉名例》曰：紧脉者，如切绳状。言左右弹人手也。

【杨上善】肝脉足厥阴属木色青，故曰青脉。青脉，春脉。春脉如弦，气来濡弱软虚而滑，端直以长，以为平好。今青脉至，长而左右弹，即知有积气在心下，支胠而妨，名曰肝痹。

〔6〕【王冰】脉紧为寒，脉长为湿，疝之为病，亦寒湿所生，故言与疝同法也。寒湿在下，故腰痛也。肝脉者，起于足，上行至头，

187

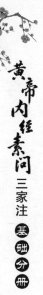

出额，与督脉会于巅，故病则足冷而头痛也。清，亦冷也。

【杨上善】得之因于寒湿，足冷而上，以成其病，与疝病同。足厥阴脉从足循少腹上头，故腰足头痛。

【张介宾】青者，肝色见也。长而左右弹，言两手俱长而弦强也。弹，搏击之义。此以肝邪有余，故气积心下，及于支胠，因成肝痹。然得之寒湿而积于心下支胠者，则为肝痹；积于小腹前阴者，则为疝气。总属厥阴之寒邪，故云与疝同法。肝脉起于足大指，与督脉会于巅，故病必腰痛足冷头痛也。胠音区，腋下胁也。

〔7〕【王冰】脉大为气，脉虚为虚，既气又虚，故脾气积于腹中也。若肾气逆上，则是厥疝；肾气不上，则但虚而脾气积也。

〔8〕【杨上善】脾脉足太阴属土色黄，故曰黄脉。黄脉好者，代而不见；恶者，见时脉大而虚，即知积气在于腹中，腹中厥气，名曰厥疝。男女同病。

〔9〕【王冰】女子同法，言同其候也。风气通于肝，故法出当风，则脾气积满于腹中。

【杨上善】脾主四支，急促用力，四支汗出，受风所致。

【张介宾】黄者，脾色见也。脉大为邪气盛，虚为中气虚。中虚则脾不能运，故有积气在腹中。脾虚则木乘其弱，水无所畏，而肝肾之气上逆，是为厥气。且脾肝肾三经皆结于阴器，故名曰厥疝，而男女无异也。四支皆禀气于脾，疾使之则劳伤脾气而汗易泄，汗泄则表虚而风邪客之，故为是病。

〔10〕【王冰】上，谓寸口也。肾主下焦，故气积聚于小腹与阴也。

【杨上善】肾脉足少阴属水色黑，故曰黑脉。黑脉，冬脉。冬脉如营，其气来沉而搏，以为平好。今黑脉至，上坚而大，即知有积气在腹中及阴中，名曰肾痹。

〔11〕【王冰】湿气伤下，自归于肾，况沐浴而卧，得无病乎。《灵枢经》曰：身半以下，湿中之也。

【杨上善】得之因以冷水沐发及洗浴而卧也。

【张介宾】黑者，肾色见也。上言尺之上，即尺外以候肾也。肾主下焦，脉坚而且大者，肾邪有余，故主积气在小腹与阴处，因成肾痹。其得于沐浴清水而卧者，以寒湿内侵而气归同类，故病在下焦而邪居于肾。

凡相五色之奇脉，面黄目青，面黄目赤，面黄目白，面黄目黑者，皆不死也[1]。面青目赤[2]，面赤目白[3]，面青目黑[4]，面黑目白[5]，面赤目青[6]，皆死也[7]。

〔1〕【王冰】奇脉，谓与色不相偶合也。凡色见黄，皆为有胃气，故不死也。新校正云：按《甲乙经》无"之奇脉"三字。

【杨上善】相前五色异脉，先相于面五色者，见面得黄色，目之四色见于面者，以土为本，故皆生。

【张介宾】凡此色脉之不死者，皆兼面黄，盖五行以土为本，而胃气之犹在也。相，去声。

〔2〕【杨上善】肝病心乘，名曰实邪。

〔3〕【杨上善】心病肺乘，名曰微邪。

〔4〕【杨上善】肝病肾乘，名曰虚邪。

〔5〕【杨上善】肾病肺乘，亦曰虚邪。

〔6〕【杨上善】心病肝乘，名曰虚邪。

〔7〕【王冰】无黄色而皆死者，以无胃气也。五脏以胃气为本，故无黄色，皆曰死焉。

【杨上善】此之五色，皆为他克，不得其时，不疗皆死。但色难知，且依一义如此也。

【张介宾】此脉色之皆死者，以无黄色，无黄色则胃气已绝，故死。上文言合脉色以图万全，此二节则单言五色，亦可以决死生也。

五脏别论篇第十一①

黄帝问曰：余闻方士，或以脑髓为脏，或以肠胃为脏，或以为腑，敢问更相反，皆自谓是，不知其道，愿闻其说[1]。岐伯对曰：脑髓骨脉胆女子胞，此六者地气之所生也，皆藏于阴而象于地，故

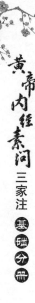

藏而不写，名曰奇恒之府[2]。夫胃大肠小肠三焦膀胱，此五者，天气之所生也，其气象天，故写而不藏，此受五脏浊气，名曰传化之府②〔3〕，此不能久留输写者也③〔4〕。魄门亦为五脏使，水谷不得久藏[5]。

①新校正云：按全元起本在第五卷。
②名曰传化之府：《太素》作"故名曰府"。
③者也：《太素》作"魄门"。

〔1〕【王冰】方士，谓明悟方术之士也。言互为脏腑之差异者，经中犹有之矣，《灵兰秘典论》以肠胃为十二脏相使之次，《六节藏象论》云：十一脏取决于胆。《五脏生成》篇云：五脏之象可以类推，五脏相音可以意识。此则互相矛盾尔。脑髓为脏，应在别经。

【杨上善】方，道也。异道之士，所说脏腑不同。脑髓骨脉胆及女子胞，此六或有说之为脏，或有说之为腑。胃大肠小肠三焦膀胱，此五或有说之为脏，或有说之为腑。所说脏腑相反，何者为真？

【张介宾】方士，谓明悟方术之士。脏腑之称，异同不一，故欲辨正之也。即在本经亦有之矣，如《灵兰秘典论》曰：愿闻十二脏之相使。《六节藏象论》曰：凡十一脏取决于胆也。是亦此类。

〔2〕【王冰】脑髓骨脉，虽名为府，不正与神脏为表里。胆与肝合，而不同六府之传写。胞虽出纳，纳则受纳精气，出则化出形容，形容之出，谓化极而生。然出纳之用，有殊于六府，故言藏而不写，名曰奇恒之府也。

【杨上善】胞，豹交反，生儿裹也。地主苞纳收藏，脑髓等六法地之气，阴藏不写，故得名脏；以其聚，故亦名腑。腑，聚也。此本非是常腑，乃是奇恒之腑，奇异恒常。

【张介宾】凡此六者，原非六腑之数，以其藏畜阴精，故曰地气所生，皆称为腑。然胆居六腑之一，独其藏而不写，与他腑之传化者为异。女子之胞，子宫是也，亦以出纳精气而成胎孕者为奇。故此六者，均称为奇恒之腑。奇，异也。恒，常也。胞音包。

〔3〕【杨上善】天主输洩风气雨露，故此五者受于五脏糟粕之浊，去于天气，输写不藏，故是恒腑。唯有五者，以胆一种，藏而不写，

割入奇府，是肝之表，故得名腑也。

〔4〕【王冰】言水谷入已，糟粕变化而泄出，不能久久留住于中，但当化已，输写令去而已，传写诸化，故曰传化之府也。

【杨上善】并精□□之处，谓之魄门。此五之中，三焦亦能输写精气于魄门也。

【张介宾】凡此五者，是名六腑，胆称奇恒，则此惟五矣。若此五腑，包藏诸物而属阳，故曰天气所生；传化浊气而不留，故曰写而不藏；因其转输运动，故曰象天之气。

〔5〕【王冰】谓肛之门也。内通于肺，故曰魄门。受已化物，则为五脏行使。然水谷亦不得久藏于中。

【杨上善】五脏在内为主，六腑在外为使，使之行于水谷也。

【张介宾】魄门，肛门也。大肠与肺为表里，肺藏魄而主气，肛门失守则气陷而神去，故曰魄门。不独是也，虽诸腑糟粕固由其写，而脏气升降亦赖以调，故亦为五脏使。

所谓五脏者，藏精气而不写也，故满而不能实[1]。六腑者，传化物而不藏，故实而不能满也[2]。所以然者，水谷入口，则胃实而肠虚[3]；食下，则肠实而胃虚[4]。故曰实而不满，满而不实也[5]。

〔1〕【王冰】精气为满，水谷为实，但藏精气，故满而不能实。新校正云：按全元起本及《甲乙经》《太素》"精气"作"精神"。

【杨上善】精神遍于脏中不离，故不写而满也。虽满常虚，故不实。

〔2〕【王冰】以不藏精气，但受水谷故也。

【张介宾】五脏主藏精气，六腑主传化物。精气质清，藏而不写，故但有充满而无所积实；水谷质浊，传化不藏，故虽有积实而不能充满。

〔3〕【王冰】以未下也。

【张介宾】食未下也。

〔4〕【王冰】水谷下也。

【张介宾】水谷下也。

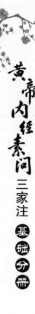

〔5〕【杨上善】肠胃更满，故为实也；更虚，故不满也。饱食未消，肠中未有糟粕，即胃实肠虚也；食消以下于肠，胃中未有食入，即肠实胃虚也。以其胃虚，故气得上也；以其肠虚，故气得下也。气得上下，神气宣通，长生久视。

帝曰：气口何以独为五脏主①〔1〕？岐伯曰：胃者，水谷之海，六腑之大源也〔2〕。五味入口，藏于胃以养五脏气，气口亦太阴也〔3〕。是以五脏六腑之气味，皆出于胃，变见于气口〔4〕。

①主：《太素》作"主气"。

〔1〕【王冰】气口，则寸口也，亦谓脉口。以寸口可候气之盛衰，故云气口。可以切脉之动静，故云脉口。皆同取于手鱼际之后同身寸之一寸，是则寸口也。

【杨上善】谓九候各候五脏之气，何因气口独主五脏六腑十二经脉等气也。

【张介宾】气口之义，其名有三：手太阴肺经脉也，肺主诸气，气之盛衰见于此，故曰气口；肺朝百脉，脉之大会聚于此，故曰脉口；脉出太渊，其长一寸九分，故曰寸口。是名虽三而实则一耳。五脏六腑之气味，皆出于胃，变见于气口，故为五脏之主。义见下文。愚按：气口寸口脉口之义，乃统两手而言，非独指右手为气口也。如《经脉》篇曰：手太阴之脉，入寸口，上循鱼际。又曰：经脉者，常不可见也，其虚实也，以气口知之。《经筋》篇曰：手太阴之筋，结于鱼后，行寸口外侧。《经脉别论》曰：权衡以平，气口成寸，以决死生。《平人气象论》曰：欲知寸口太过与不及。《小针解》曰：气口虚而当补，盛而当写。本篇曰：气口何以独为五脏主？《难经》曰：十二经皆有动脉，独取寸口，以决五脏六腑死生吉凶之法，何谓也？曰：寸口者，脉之大会，五脏六腑之所终始，故取法于寸口也。诸如此者，岂独指右手为言耶？而王叔和未详经旨，突谓左为人迎，右为气口，左手寸口人迎以前，右手寸口气口以前等说，自晋及今，以讹传讹，莫可解救；甚至以左候表，以右候里，无稽之言，其谬为甚。夫肝心居左，岂不可以为里？肠胃在右，岂不可以言表？如仲景为伤寒之祖，但曰大浮数滑动者，此名阳也；沉涩弱弦微者，此名阴也。又曰：表有病者，脉当浮而大；里有病者，脉当沉而细。又如其上取寸口，太阴脉也；下取趺阳，阳明脉也。是皆阴阳表里之谓，初未闻以左为人迎而候表，右为气口而候里。即余初年亦尝为左表右里之说所惑，及今见多识定，乃知脉体自有阴阳，诸经皆具表里。凡今之习讹者，但见左强，便曰外感而攻其表；但见右盛，便曰内伤而攻其里。亦焉知脏气有不齐，脉候有禀赋，或左脉素大于右，或右脉素大于左，孰者为常？孰者为变？或于偏弱中略见有力，已隐虚中之实；或于偏盛中稍觉无神，便是实中之虚。设不知此而执欲以左右分表里，岂左无里而右无表乎？故每致攻伐无过，颠倒阴阳，非惟大失经旨，而遗害于人不小，无怪乎脉之日难也，此不得不辨正。再按：人迎气口之脉，本皆经训；但人迎为足阳明之脉，不可以言于手，气口总手太阴而言，不可以分左右，如《动输》《本输》《经脉》等篇，明指人迎为结喉旁胃经动脉。愚尝考之《四时气》篇曰：气口候阴，人迎候阳。《五色》篇曰：人迎盛坚者伤于寒，气口盛坚者伤于食。《禁服》篇曰：寸口主中，人迎主外。《经脉》《终始》等篇曰，人迎一盛二盛三盛，脉口一盛二盛三盛等义。皆言人迎为阳明之腑脉，故主乎表；脉口为太阴之脏脉，故主乎里。如《太阴阳明论》曰：太阴为之行气于三阴，阳明为之行气于三阳。《阴阳别论》曰：三阳在头，正言人迎行气于三阳也；三阴在手，正言脉口行气于三阴也。盖上古诊法有三：一取三部九候以诊通身之脉，一取太阴阳明以诊阴阳之本，一取左右气口以诊脏腑之气。然则人迎自有其位，脉经则扯人迎于左手，而分气口于右手，不知何据何见而云然？愚初惑之，未敢遽辩，及见《纲目》之释人迎气口者，亦云人迎在结喉两旁，足阳明之脉也。又见庞安常《论脉》曰：何谓人迎？喉旁取之。近见徐东垣曰：《脉经》谓左手关前一分为人迎，误也。若此数君者，已觉吾之先觉矣，兹特引而正之。呜呼！夫一言之谬，遗误千古，成心授受，何时复正哉？立言者，可不知所慎乎？

〔2〕【王冰】人有四海，水谷之海，则其一也，受水谷已，荣养四傍，以其当运化之源，故为六腑之大源也。

〔3〕【王冰】气口在手鱼际之后同身寸之一寸，气口之所候脉动

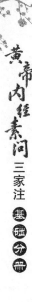

者，是手太阴脉气所行，故言气口亦太阴也。

〔4〕【王冰】荣气之道，内谷为实。新校正云：详此注出《灵枢》，"实"作"宝"。谷入于胃，气传与肺，精专者，循肺气行于气口，故云变见于气口也。新校正云：按全元起本"出"作"入"。

【杨上善】胃为水谷之海，六腑之长，出五味以养脏腑。血气卫气行手太阴脉至于气口，五脏六腑善恶，皆是卫气所将而来，会手太阴，见于气口，故曰变见也。

【张介宾】人有四海而胃居其一，是为水谷之海。脏腑之属，阳为腑，阴为脏，胃属阳而为六腑之本，故云六腑之大源。然五味入口，藏于胃以养五脏气，故又曰胃为五脏六腑之海。气口本属太阴，而曰亦太阴者何也？盖气口属肺，手太阴也；布行胃气，则在于脾，足太阴也。按《营卫生会》篇曰：谷入于胃，以传于肺，五脏六腑，皆以受气。《厥论》曰：脾主为胃行其津液者也。《经脉别论》曰：饮入于胃，游溢精气，上输于脾，脾气散精，上归于肺。然则胃气必归于脾，脾气必归于肺，而后行于脏腑营卫，所以气口虽为手太阴，而实即足太阴之所归，故曰气口亦太阴也。是以五脏六腑之气味，皆出于胃而变见于气口，故胃为脏腑之大源，然无不由脾达肺也。

故五气入鼻，藏于心肺，心肺有病，而鼻为之不利也[1]。凡治病必察其下，适其脉，观其志意，与其病也[2]。拘于鬼神者，不可与言至德①[3]。恶于针石②者，不可与言至巧[4]。病不许治者，病必不治，治之无功矣[5]。

①至德：《太素》作"至治"。
②针石：《太素》作"镵石"。

〔1〕【杨上善】谷入于胃，以养五脏，上薰入鼻，藏于心肺，鼻中出入，鼻为肺官，故心肺有病，鼻气不利也。

【张介宾】气味之化，在天为气，在地为味。上文言五味入口藏于胃者，味为阴也；此言五气入鼻藏于心肺者，气为阳也。鼻为肺之窍，故心肺有病而鼻为之不利。观此两节曰味曰气，皆出于胃而达于肺，既达于肺，亦必变见于气口，故气口独为五脏主。

194

〔2〕【王冰】下，谓目下所见可否也。调适其脉之盈虚，观量志意之邪正，及病深浅成败之宜，乃守法以治之也。新校正云：按《太素》作"必察其上下，适其脉候，观其志意，与其病能"。

【张介宾】此治病之四要也。下言二阴，二阴者，肾之窍，胃之关也。《脉要精微论》曰：仓廪不藏者，是门户不要也。得守者生，失守者死。故二便为胃气之关锁，而系一身元气之安危，此下之不可不察也。适，测也。脉为气血之先，故独取寸口以决吉凶之兆。如《平人气象论》曰：人无胃气曰逆，逆者死。脉无胃气亦死。此脉之不可不察。志意者，如《本脏》篇曰：志意和则精神专直，魂魄不散，悔怒不起，五脏不受邪矣。是志意关乎神气而存亡系之，此志意之不可不察也。病有标本，不知求本，则失其要矣；病有真假，不知逆从，则及于祸矣。此病因之不可不察。合是四者而会观之，则治病之妙，无遗法矣。

〔3〕【王冰】志意邪则好祈祷，言至德则事必违，故不可与言至德也。

【杨上善】疗病之要，必须上察人迎，下诊寸口，适于脉候。又观志意有无，无志意者，不可为至。及说疗疾，复观其人病态，能可疗以否。若人风寒暑湿为病，乃情系鬼神，斯亦不可与言也。

【张介宾】阳之灵曰神，阴之灵曰鬼。张子曰：鬼神者，二气之良能也。程子曰：鬼神只是一个造化，天尊地卑，乾坤定矣，鼓之以雷霆，润之以风雨是也。然则鬼神者，即天地之灵耳。祸福有因，惟人自作，天地无私，鬼神焉得而蔽之？彼昧理者，不知鬼神不可媚，而崇尚虚无，不求实济，何益之有？若此者，即与论天人至德，必不见信，又何足与道哉？故曰信巫不信医，一不治也。即此之谓。

〔4〕【王冰】恶于针石，则巧不得施，故不可与言至巧。

【张介宾】针石之道，法三才而调阴阳，和气血而通经络，故曰知机之道者，不可挂以发，盖言其至精至微也；而或有恶于针石者，诚不可与言至巧矣。

〔5〕【王冰】心不许人治之，是其必死，强为治者，功亦不成，故曰治之无功矣。

【杨上善】镵，仕监反，钺也。其病非针石不为而恶之者，

五脏别论篇第十一

195

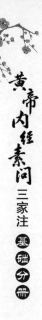

纵岐黄无所施其功。其病可疗而不许疗者，纵仓扁不可为其功也。

【张介宾】不治已病治未病，圣人之道也。其有已病而尚不许治者，特以偏见不明，信理不笃，如拘于鬼神，恶于针石之类皆是也。既不相信，不无掣肘，强为之治，焉得成功？即有因治而愈者，彼亦犹谓不然，总亦属之无功也。

卷第四

异法方宜论篇第十二[①]

黄帝问曰：医之治病也，一病而治各不同，皆愈何也[1]？岐伯对曰：地势使然也[2]。故东方之域，天地之所始生也[3]，鱼盐之地，海滨[②]傍水[4]，其民食鱼[③]而嗜咸[④]，皆安其处，美其食[5]，鱼者使人热中[6]，盐者胜血[7]，故其民皆黑色疏理[8]，其病皆为痈疡[9]，其治宜砭石[10]。故砭石者，亦从东方来[11]。

①新校正云：按全元起本在第九卷。
②海滨：《太素》作"滨海"。
③食鱼：《太素》作"嗜鱼"。
④嗜咸：《太素》作"食咸"。

〔1〕【王冰】不同，谓针石、灸焫、毒药、导引、按跷也。

【张介宾】治各不同，如下文砭石、毒药、灸焫、九针、导引按跷之类。

〔2〕【王冰】谓法天地生长收藏及高下、燥湿之势。

【杨上善】五方土地各异，人食其土，生病亦异，疗方又别。圣人量病所宜，一病合以余方，疗之皆得愈者，大圣之巧。

【张介宾】地势不同，则气习有异，故治法亦随而不一也。

〔3〕【王冰】法春气也。

【张介宾】天地之气，自东而升，为阳生之始，故发生之气始于东方，而在时则为春。

〔4〕【王冰】鱼盐之地，海之利也。滨，水际也。随业近之。

【张介宾】地不满东南，故东南低下而多水。鱼盐海滨，皆傍水之地利也。

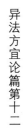

197

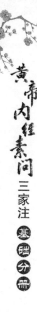

〔5〕【王冰】丰其利，故居安。恣其味，故食美。

【杨上善】天地之法，东方为春，万病始生之方也。人生鱼盐之地，故安其处，美其食也。

【张介宾】得鱼盐之利，故居安食美。

〔6〕【张介宾】鱼，鳞虫也。鱼生水中，水体外阴而内阳，故能热中。然水从寒化，亦脾寒者所忌。

〔7〕【王冰】鱼发疮，则热中之信。盐发渴，则胜血之征。

【张介宾】食咸者渴，胜血之征也。

〔8〕【杨上善】鱼性是热，故食之令人热中。盐，水也。血者，火也。水以克火，故胜血而人色黑也。

〔9〕【王冰】血弱而热，故喜为痈疡。

【张介宾】血弱故黑色疏理。热多故为痈疡。

〔10〕【王冰】砭石，谓以石为针也。《山海经》曰：高氏之山，有石如玉，可以为针。则砭石也。新校正云：按"氏"一作"伐"。

〔11〕【王冰】东人今用之。

【杨上善】热中疏理之人，多生痈疡病也。疡，养良反，疮也。砭针破痈已成，冷石熨其初起，此言东方病异疗。

【张介宾】砭石，石针也，即磁锋之属。《山海经》曰：高氏之山，有石如玉，可以为针。亦此类也。东方之民疏理而痈疡，其病在肌表，故用砭石，砭石者其治在浅。凡后世所用砭石之法，亦自东方来也。砭音边。

西方者，金玉之域，沙石之处，天地之所收引也[1]，其民陵居而多风，水土刚强[2]，其民不衣而褐荐①，其民华食②而脂肥[3]，故邪不能伤其形体，其病生于内[4]，其治宜毒药[5]，故毒药者，亦从西方来[6]。

①褐荐：《太素》作"叠篇"。
②华食：《太素》作"笮食"。

〔1〕【王冰】法秋气也。引，谓牵引，使收敛也。

【张介宾】地之刚在西方，故多金玉砂石。然天地之气，自西而降，故为天地之收引，而在时则应秋。

〔2〕【王冰】居室如陵，故曰陵居。金气肃杀，故水土刚强也。新校正云：详大抵西方地高，民居高陵，故多风也，不必室如陵矣。

【张介宾】陵居，高处也，故多风。金气肃杀，故水土刚强。

〔3〕【王冰】不衣丝绵，故曰不衣。褐，谓毛布也。荐，谓细草也。华，谓鲜美，酥酪骨肉之类也。以食鲜美，故人体脂肥。

【张介宾】不衣，不事服饰也。褐，毛布也。荐，草茵也。华，浓厚也，谓酥酪膏肉之类也。饮食华厚，故人多脂肥。

〔4〕【王冰】水土刚强，饮食脂肥，肤腠闭封，血气充实，故邪不能伤也。内，谓喜怒悲忧恐及饮食男女之过甚也。新校正云：详"悲"一作"思"，当作"思"，已具《阴阳应象大论》注中。

【张介宾】水土刚强，饮食肥厚，肌肉充实，肤腠闭密，故邪不能伤其外，而惟饮食男女七情，病多生于内也。

〔5〕【王冰】能攻其病，则谓之毒药。以其血气盛，肌肉坚，饮食华，水土强，故病宜毒药，方制御之。药，谓草、木、虫、鱼、兽之类，皆能除病者也。

〔6〕【王冰】西人方术今奉之。

【杨上善】笮，诈白反。西方金，亦金玉之所出，故为金玉之域也。西方为秋，故为万物收引之方也。不衣者，不以棉为衣，而以叠篇其身。食物皆压笮磨碎，不以完粒食之。人多脂肥，腠理致密，风寒暑湿外邪不伤，而为饮食男女内邪生病，故宜用毒药攻之。

【张介宾】病生于内，故非针灸按导所能治，而宜用毒药也。毒药者，总括药饵而言，凡能除病者，皆可称为毒药。如《五常政大论》曰：大毒治病十去其六，常毒治病十去其七，小毒治病十去其九之类是也。凡后世所用毒药之法，亦自西方来也。

北方者，天地所闭藏之域也[1]**，其地高陵居，风寒冰冽**①[2]**，其民乐野处而乳食，脏寒生满病**②[3]**，其治宜灸焫**[4]**。故灸焫者，亦从北方来**[5]**。**

①冰冽：《太素》作"冰冻"。

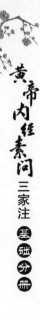

②生满病：《太素》作"生病"。

〔1〕【张介宾】天之阴在北，故其气闭藏，而在时则应冬。

〔2〕【王冰】法冬气也。

【张介宾】地高陵居，西北之势也。风寒冰冽，阴气胜也。

〔3〕【王冰】水寒冰冽，故生病于脏寒也。新校正云：按《甲乙经》无"满"字。

【张介宾】野处乳食，北人之性，胡地至今犹然。地气寒，乳性亦寒，故令人脏寒。脏寒多滞，故生胀满等病。

〔4〕【王冰】火艾烧灼，谓之灸焫。

〔5〕【王冰】北人正行其法。

【杨上善】北方为冬，故为万物闭藏之方也。北方其地渐高，是阴中之阴。故风寒也。所乐之处既于寒，所美之食非温，故五脏寒而生病，宜以灸焫。焫，烧也，而悦反。有本冻为湖。量北方无湖也。

【张介宾】灸焫，艾灸火灼也，亦火针之属，今北人多用之。故后世所用灸焫之法，亦自北方来也。焫，如瑞切。

南方者，天地所长养，阳之所盛处也[1]**，其地下**①**，水土弱，雾露之所聚也**[2]**，其民嗜酸而食胕**[3]**，故其民皆致理而赤色，其病挛痹**[4]**，其治宜微针**[5]**。故九针者，亦从南方来**[6]**。**

①地下：《太素》作"地污下"。

〔1〕【张介宾】天之阳在南，故万物长养，而在时则应夏。

〔2〕【王冰】法夏气也。地下则水流归之，水多故土弱而雾露聚。

【张介宾】南方低下而湿，故水土弱而多雾露。

〔3〕【王冰】言其所食不芬香。新校正云：按全元起云：食鱼也。

【张介宾】胕，腐也。物之腐者，如豉鲊曲酱之属是也。嗜音示。胕音父。

〔4〕【王冰】酸味收敛，故人皆肉理密致。阳盛之处，故色赤。湿气内满，热气内薄，故筋挛脉痹也。

【张介宾】嗜酸者收，食胕者湿，故其民致理而挛痹。挛痹

200

者，湿热盛而病在筋骨也。南方属火，故其色赤致密也。挛，间员切，又去声。痹音秘。

〔5〕【王冰】微，细小也。细小之针，调脉衰盛也。

〔6〕【王冰】南人盛崇之。

【杨上善】南方为夏，万物养长，阳盛之方也。阳中之阳，其地渐下，故水土弱，雾露之所聚也。污下，湿也。胕，快付反，义当腐。南方为火，色赤，故人多赤色也。以居下湿，多挛痹病，故宜用九针也。

【张介宾】病在经络，故宜用九针。凡后世所用针法，亦自南方来也。

中央者，其地平以湿，天地所以生万物也众①〔1〕，其民食杂而不劳〔2〕，故其病多痿厥寒热〔3〕，其治宜导引②按跷〔4〕，故导引按跷者，亦从中央出也〔5〕。故圣人杂合以治，各得其所宜〔6〕，故治所以异而病皆愈者，得病之情，知治之大体也〔7〕。

①万物也众：《太素》作"物色者众"。
②导引：《太素》无此二字。

〔1〕【王冰】法土德之用，故生物众。然东方海，南方下，西方、北方高，中央之地平以湿，则地形斯异，生病殊焉。

【杨上善】中央为土，故其地平湿，中土之所生物色多。

【张介宾】土体平，土性湿。土王于四方之中，而为万物之母，故其生物也众。

〔2〕【王冰】四方辐辏而万物交归，故人食纷杂而不劳也。

【张介宾】四方辐辏，万物所归，故民食杂。土性和缓，故不勤劳也。

〔3〕【王冰】湿气在下，故多病痿弱、气逆及寒热也。《阴阳应象大论》曰：地之湿气，感则害皮肉筋脉。居近于湿故尔。

【张介宾】土气通脾而主四肢，故湿滞则为痿，寒热则为厥。中央者，四方之气交相集，故或寒或热也。

〔4〕【王冰】导引，谓摇筋骨，动支节。按，谓抑按皮肉。跷，

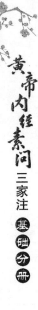

谓捷举手足。

〔5〕【王冰】中人用为养神调气之正道也。

【杨上善】跷，巨绍反。人之食杂则寒温非理，故多得寒热之病；不劳则血气不通，故多得痿厥之病。故导引按跷则寒热咸和，血气流通。此非但愈斯二疾，万病皆可用之。跷，又九绍反，举平也。

【张介宾】导引，谓摇筋骨，动肢节，以行气血也。按，捏按也。跷，即阳跷、阴跷之义。盖谓推拿溪谷跷穴以除疾病也。病在肢节，故用此法。凡后世所用导引按摩之法，亦自中州出也。跷音乔，又极虐切。

〔6〕【王冰】随方而用，各得其宜，唯圣人法，乃能然矣。

〔7〕【王冰】达性怀故然。

【杨上善】五方水土生病不同，随疗各异，圣人即知一病为众药所疗，故以所宜为工，得疗病之大体也。

【张介宾】杂合五方之治而随机应变，则各得其宜矣。故治法虽异，而病无不愈，知通变之道者，即圣人之能事也。

移精变气论篇第十三①

黄帝问曰：余闻古之治病，惟其移精变气，可祝由而已。今世治病，毒药治其内，针石治其外，或愈或不愈，何也[1]？岐伯对曰：往古人居禽兽之间[2]，动作以避寒，阴居以避暑[3]，内无眷慕之累，外无伸官②之形，此恬憺之世，邪不能深入也。故毒药不能治其内，针石不能治其外，故可移精祝由而已[4]。当今之世不然[5]，忧患缘③其内，苦形伤其外[6]，又失四时之从，逆④寒暑之宜，贼风数至，虚邪⑤朝夕，内至五脏骨髓，外伤空窍肌肤，所以小病必甚，大病必死，故祝由不能已也。帝曰：善[7]。

①新校正云：按全元起本在第二卷。
②伸官：《太素》作"申宦"。《素问》新校正云：按全元起本"伸"作"夷"。

③缘：《太素》作"瑑"。

④从，逆：《太素》作"逆，顺"。

⑤虚邪：《太素》作"阴虚邪"。

〔1〕【王冰】移，谓移易。变，谓变改。皆使邪不伤正，精神复
强而内守也。《生气通天论》曰：圣人传精神，服天气。《上古天真
论》曰：精神内守，病安从来。

【杨上善】上古之时有疾，但以祝为去病所由，其病即已。
今代之人，苦于针药而疗病不愈者，为是病有轻重？为是方术不妙？

【张介宾】上古以全德之世，邪不能侵，故凡有疾病，惟用
祝由而已，以其病不甚而治亦易也。王氏曰：移，谓移易。变，谓变
改，皆使邪不伤正，精神复强而内守也。按国朝医术十三科：曰大方
脉，曰小方脉，曰妇人，曰伤寒，曰疮疾，曰针灸，曰眼，曰口齿，
曰咽喉，曰接骨，曰金镞，曰按摩，曰祝由。今按摩、祝由二科失其
传，惟民间尚有之。祝，之救切。

〔2〕【杨上善】上古禽兽多而人少，人在禽兽之间，巢居以避禽
兽，故称有巢氏也。

〔3〕【杨上善】以躁胜寒，故动作以避寒。以静胜热，故阴居以
避暑。

〔4〕【王冰】古者巢居穴处，夕隐朝游，禽兽之间，断可知矣。
然动躁阳盛，故身热足以御寒；凉气生寒，故阴居可以避暑矣。夫志
捐思想，则内无眷慕之累，心亡愿欲，故外无伸官之形，静保天真，
自无邪胜，是以移精变气，无假毒药，祝说病由，不劳针石而已。新
校正本：按全元起云：祝由，南方神。

【杨上善】既为恬惔之世，有性莫不恬惔自得。恬然自得，
内无眷慕之情；惔然至乐，外无申宦之役。申宦不役于躯，故外物不
形；眷慕不劳于志，故内欲不累。内外恬惔，自然泰和，外邪轻入，
何所深哉？是以有病以祝为由，移精变气去之，无假于针药也。

【张介宾】古人巢居穴处，故居禽兽之间。动作者，阳生而
暖，故可避寒。阴居者，就凉远热，故可避暑。伸，屈伸之情。宦，
利名之累。内无眷慕，外无趋求，故曰恬惔之世。恬惔则天真完固，

移精变气论篇第十三

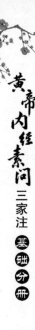

气血坚实，邪不能入，故无事于毒药针石，但以祝由即可移易精气而愈其病也。祝，呪同。由，病所从生也。故曰祝由。王氏曰：祝说病由，不劳针石而已。

〔5〕【王冰】情慕云为，远于道也。

〔6〕【杨上善】眷慕起于心，则忧其内；申宦苦其形，则伤于外也。

〔7〕【杨上善】夏则凉风以适情，冬则求温以从欲。不领四时逆顺之宜，不依冬夏寒暑之适，由是贼风至于腠理，虚邪朝夕以伤体。虚邪伤体，内入脏而客髓，贼风开腠，外客肌以伤窍，所以微疾积而成大病也。加而致死，苦之针药尚不能愈，况祝由之轻其可遣也。

【张介宾】内伤五脏，外逆四时，则表里俱伤，为病必甚，故不能以祝由治之也。数音朔。空，孔同。愚按：祝由者，即符咒禁禳之法，用符咒以治病，谓非鬼神而何？故《贼风》篇帝曰：其毋所遇邪气，又毋怵惕之所志，卒然而病者，其故何也？唯有因鬼神之事乎？岐伯曰：此亦有故邪留而未发，因而志有所恶，及有所慕，血气内乱，两气相搏。其所从来者微，视之不见，听而不闻，故似鬼神。帝又问曰：其祝而已者，其故何也？岐伯曰：先巫因知百病之胜，先知其病所从生者，可祝而已也。只此数语，而祝由鬼神之道尽之矣，愚请竟其义焉。夫曰似鬼神者，言似是而实非也。曰所恶所慕者，言鬼生于心也。曰知其胜、知其所从生，可祝而已者，言求其致病之由，而释去其心中之鬼也。何也？凡人之七情生于好恶，好恶偏用则气有偏并，有偏并则有胜负而神志易乱，神志既有所偏而邪复居之，则鬼生于心，故有素恶之者则恶者见，素慕之者则慕者见，素疑之者则疑者见，素畏忌之者则畏忌者见，不惟疾病，梦寐亦然，是所谓志有所恶，及有外慕，血气内乱，故似鬼神也。又若神气失守，因而致邪，如《补遗·刺法》等论曰：人虚即神游失守，邪鬼外干，故人病肝虚，又遇厥阴岁气不及，则白尸鬼犯之；人病心虚，又遇二火岁气不及，则黑尸鬼犯之；人病脾虚，又遇太阴岁气不及，则青尸鬼犯之；人病肺虚，又遇阳明岁气不及，则赤尸鬼犯之；人病肾虚，又遇太阳岁气不及，则黄尸鬼犯之。非但尸鬼，凡一切邪犯者，皆是神失守位故也。此言正气虚而邪胜之，故五鬼生焉，是所谓故邪也，亦所谓因知百病之胜也。又如《关尹子》曰：心蔽吉凶者，灵鬼摄之；心蔽男女者，淫鬼摄之；心蔽幽忧者，沉鬼摄之；心蔽放逸者，狂鬼摄之；心蔽盟诅者，奇鬼摄之；心蔽药饵者，物鬼摄之。此言心有所注，则神有所依，依而不正，则邪鬼生矣，是所谓知其病所从生也。既得其本，则治有其法，故察其恶，察其慕，察其胜，察其所从生，则祝无不效矣。如王中阳治一妇，疑其夫有外好，因病失心狂惑，虽投药稍愈，终不脱然。乃阴令人佯言某妇暴死，殊为可怜，患者忻然，由是遂愈。此虽非巫，然亦以法而去其所恶之谓也。又如韩世良治一女，母子甚是相爱，既嫁而母死，遂思念成疾，诸药罔效。韩曰：此病得之于思，药不易愈，当以术治之。乃赂一巫妇，授以秘语。一日夫谓其妻曰：汝之念母如此，不识彼在地下，亦念汝否？吾当他往，汝盍求巫妇卜之。妻忻诺，遂召巫至，焚香礼拜而母灵降矣。一言一默，宛然其母之生前也。女遂大泣。母叱之曰：勿泣！汝之生命克我，我遂蚤亡，我之死，皆汝之故。今在阴司，欲报汝仇，汝病恹恹，实我所为。我生则与尔母子，死则与尔寇仇矣。言讫，女改容大怒曰：我因母病，母反害我，我何乐而思之！自是而病愈矣。此去其所慕之谓也。又如《阴阳应象大论》曰：怒伤肝，悲胜怒；喜伤心，恐胜喜；思伤脾，怒胜思；忧伤肺，喜胜忧；恐伤肾，思胜恐。此因其情志之胜，而更求其胜以制之之法也。又如《外台秘要》载祝由一科，丹溪谓符水惟膈上热痰，一呷凉水，胃热得之，岂不清快，亦可取效；若内伤涉虚之人，及严冬天寒之时，符水下咽，胃气受伤，反致害者多矣。此因其热而胜以寒也。又如近有患疟者，厌以符物，每多取效何也？盖以疟之轻者，日发一次，多在半表半里少阳胆经。当其邪正相争，迭为胜负之际，但得一厌，则胆气若有所恃，故正胜邪而病退矣。此借其相胜之气，以移易其邪正也。又余尝治一少年姻妇，以热邪乘胃，依附鬼神，殴詈惊狂，举家恐怖，欲召巫以治，谋之于余。余曰：不必，余能治之。因令人高声先导，首慑其气，余即整容，随而突入。病者褰衣不恭，瞠视相向。余施怒目胜之，面对良久，见其赧生神怯，忽尔潜遁，余益令人索之，惧不敢出。乃进以白虎汤一剂，诸邪悉退。此以威仪胜其亵渎，寒凉胜其邪火也。又治一儒生，以伤寒后金水二脏不足，忽一日正午，对余叹曰：生平业儒，无所欺害，何有白须老

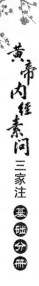

者，素服持扇，守余不去者三日矣，意必宿冤所致也，奈之何哉？余笑曰：所持者非白纸扇耶？生惊曰：公亦见乎？余曰：非也。因对以《刺法论》人神失守五鬼外干之义，且解之曰：君以肺气不足，眼多白花，故见白鬼；若肾水不足者，眼多黑花，当见黑鬼矣。此皆正气不足，神魂不附于体，而外见本脏之色也，亦何冤之有哉？生大喜曰：有是哉妙理也。余之床侧，尚有一黑鬼在，余心虽不惧，而甚恶之，但不堪言耳，今得教可释然矣。遂连进金水两脏之药而愈。此知其病所从生，而微言以释之也。诸如此类，皆鬼从心生，而实非鬼神所为，故曰似鬼神也。然鬼既在心，则诚有难以药石奏效，而非祝由不可者矣。使祝由家能因岐伯之言而推广其妙，则功无不奏，术无不神，无怪其列于十三科之一，又岂近代惑世诬民者流，所可同日语哉。又按：鬼神之谓，虽属渺茫，然《易》曰：精气为物，游魂为变，是故知鬼神之情状。孔子曰：鬼神之为德，其盛矣乎！然则鬼神之道，其可忽哉。故周官之有大祝者，掌六祝之辞以事鬼神，示祈福祥，求永贞也。注曰：告神之辞曰：祝号者，尊其名为美称也。又有男巫者，春招弭以除疾病。注曰：招吉祥，弭祸祟，而疾病可除矣。又有女祝者，掌王后之内祭祀，以时招梗祎禳之事。注曰：招以吉祥，梗以循疠，祎以除灾害，禳以弭变异，四者所以除疾殃也。以此观之，则巫祝之用，虽先王大圣未始或废，盖借以宣诚悃，通鬼神而消灾害，实亦先巫祝由之意也。故其法至今流传，如时瘟、骨鲠、邪祟、神志等疾，间或取效。然必其轻浅小疾，乃可用之，设果内有虚邪，外有实邪，苟舍正大之法而崇尚虚无，鲜不误事。奈何末世奸徒，借神鬼为妖祥，假符祝为欺诳。今之人，既不知祝由之法自有一种当用之处，乃欲动辄赖之，信为实然，致有妄言祸福而惑乱人心者，有禁止医药而坐失儿宜者，有当忌寒凉而误吞符水者，有作为怪诞而荡人神气者，本以治病而适以误病，本以去一不治也。吁！人生于地，悬命于天。彼鬼神者，以天地之至德，二气之良能，既不得逆天命以祸福私人，又焉得乐诸媚以祝禳免患？尼父曰：获罪于天，无所祷也。又曰：敬鬼神而远之。此则吾心之所谓祝由也。苟有事于斯者，幸鉴余之迂论。

余欲临病人，观死生，决嫌疑，欲知其要，如日月光，可得闻

乎[1]？岐伯曰：色脉者，上帝之所贵也，先师之所传也[2]。上古使
僦贷季，理色脉而通神明，合之金木水火土四时八风六合，不离其
常[3]，变化相移，以观其妙，以知其要[4]，欲知其要，则色脉是
矣[5]。色以应日，脉以应月，常求①其要，则其要也[6]。

①常求：《太素》作"帝求"。

〔1〕【杨上善】闻决死生之要也。
　　【张介宾】如日月光，欲其明显易见也。
〔2〕【王冰】上帝，谓上古之帝。先师，谓岐伯祖世之师僦贷
季也。
　　【张介宾】言明如日月者，无过色脉而已。上帝，上古之帝
也。先师，即下文所谓僦贷季也。
〔3〕【王冰】先师以色白脉毛而合金应秋，以色青脉弦而合木应
春，以色黑脉石而合水应冬，以色赤脉洪而合火应夏，以色黄脉代而
合土应长夏及四季。然以是色脉，下合五行之休王，上副四时之往来，
故六合之间，八风鼓坼，不离常候，尽可与期。何者？以见其变化而
知之也。故下文曰：
　　【张介宾】理色脉，察内外之精微也。通神明，色脉辨而神
明见也。色脉之应，无往不合，如五行之衰王，四时之往来，八风之
变，六合之广，消长相依，无不有常度也。
〔4〕【杨上善】上帝，上古帝王者也。贷季，上古真者也。上帝
使贷季调理人之色脉，令通神明，外合五行四时阴阳八风六合等物变
化常道，深观常道物理之妙，能知深妙色脉之用也。
〔5〕【王冰】言所以知四时五行之气变化相移之要妙者何？以色
脉故也。
　　【杨上善】安生未病之要，无加色脉，故为要也。
　　【张介宾】五行四时八风之气，迭有盛衰，则变化相移，色
脉随之而应，故可以观其妙，知其要。凡人之五脏六腑、百骸九窍，
脉必由乎气，气必合乎天，虽其深微难测，而惟于色脉足以察之，故
曰欲知其要，则色脉是矣。
〔6〕【王冰】言脉应月色应日者，占候之期准也。常求色脉之差

移精变气论篇第十三

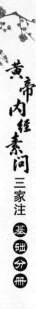

忒，是则平人之诊要也。

【杨上善】形色外见为阳，故应日也。脉血内见为阴，故应月也。日应三百六十日也，月应十二月也，故知色脉以为要也。

【张介宾】色分五行而明晦是其变，日有十干而阴晴是其变，故色以应日。脉有十二经而虚实是其变，月有十二建而盈缩是其变，故脉以应月。常求色脉之要，则明如日月而得其变化之要矣。

夫色^①之变化，以应四时之脉^②，此上帝之所贵，以合于神明也，所以远死而近生[1]。生道^③以长，命曰圣王[2]。中古之治病，至而治之，汤液十日，以去八风五痹之病[3]，十日不已，治以草苏草荄之枝，本末为助^④，标本已得，邪气乃服[4]。

①色：《太素》作"色脉"。
②之脉：《太素》作"之胜"。
③生道：《太素》作"上道"。
④为助：《太素》作"为眇"。

[1]【王冰】观色脉之臧否，晓死生之征兆，故能常远于死而近于生也。

【杨上善】四时和气为胜，上代帝王，贵为帝道，用合神明，以宝于生，所以远死长生久视也。

[2]【王冰】上帝闻道，勤而行之，生道以长，惟圣王乃尔而常用也。

【杨上善】上帝理色脉，通神明，合于常道，长生久视者，称曰圣王也。

【张介宾】上帝贵色脉之应，故能见几察微，合于神明，常远于死，常近于生，生道永昌，此圣王之治身如此。

[3]【王冰】八风，谓八方之风。五痹，谓皮肉筋骨脉之痹也。《灵枢经》曰：风从东方来，名曰婴儿风，其伤人也，外在筋纽，内舍于肝。风从东南来者，名曰弱风，其伤人也，外在于肌，内舍于胃。风从南方来，名曰大弱风，其伤人者也，外在于脉，内舍于心。风从西南来，名曰谋风，其伤人也，外在于肉，内舍于脾。风从西方来，

名曰刚风，其伤人也，外在于皮，内舍于肺。风从西北来，名曰折风，其伤人也，外在手太阳之脉，内舍于小肠。风从北方来，名曰大刚风，其伤人也，外在于骨，内舍于肾。风从东北来，名曰凶风，其伤人也，外在于掖胁，内舍于大肠。又《痹论》曰：以春甲乙伤于风者为筋痹，以夏丙丁伤于风者为脉痹，以秋庚辛伤于风者为皮痹，以冬壬癸伤于邪者为骨痹，以至阴遇此者为肉痹。是所谓八风五痹之病也。新校正云：按此注引《痹论》，今经中《痹论》不如此，当云《风论》曰：以春甲乙伤于风者为肝风，以夏丙丁伤于风者为心风，以季夏戊己伤于邪者为脾风，以秋庚辛中于邪者为肺风，以冬壬癸中于邪者为肾风。《痹论》曰：风寒湿三气杂至，合而为痹，以冬遇此者为骨痹，以春遇此者为筋痹，以夏遇此者为脉痹，以至阴遇此者为肌痹，以秋遇此者为皮痹。

【杨上善】未病之病至已，方服汤液，以其病微，故十日病除也。

〔4〕【王冰】草苏，谓药煎也。草荄，谓草根也。枝，谓茎也。言以诸药根苗，合成其煎，俾相佐助，而以服之。凡药有用根者，有用茎者，有用枝者，有用华实者，有用根茎枝华实者，汤液不去则尽用之，故云本末为助也。标本已得邪气乃服者，言工人与病主疗相应，则邪气率服而随时顺也。《汤液醪醴论》曰：病为本，工为标，标本不得，邪气不服。此之谓主疗不相应也。或谓取《标本论》末云针也。新校正云：按全元起本又云：得其标本，邪气乃散矣。

【杨上善】荄，古来反，草根茎也。眇，亡绍反。药草根茎，疗病之要也。服汤液十日不已，可服药草根茎枝叶，丸散醪醴，又得病本药末，故邪气皆伏也。

【张介宾】中古之治病，必病至而后治之。其治也，先以汤液。汤液者，五谷所制而非药也。服之十日，而八风五痹之病可以去矣。使十日不已，则治以草苏草荄之枝。苏，叶也。荄，根也。枝，茎也。根枝相佐，故云本末为助，即后世之煎剂也。病原为本，病变为标，得其标本，邪无不服。此中古之治，虽不若上古之见于未然，而犹未若后世之误也。荄音该。

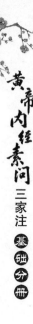

暮世①之治病也则不然，治不本四时，不知日月，不审逆从②〔1〕，病形已成，乃欲微针治其外，汤液治其内〔2〕，粗工凶凶，以为可攻，故病未已，新病复起〔3〕。

①暮世：《太素》作"暮代"。
②逆从：《太素》作"逆顺"。

〔1〕【王冰】四时之气各有所在，不本其处而即妄攻，是反古也。《四时刺逆从论》曰：春气在经脉，夏气在孙络，长夏气在肌肉，秋气在皮肤，冬气在骨髓。工当各随所在而辟伏其邪尔。不知日月者，谓日有寒温明暗，月有空满亏盈也。《八正神明论》曰：凡刺之法，必候日月星辰四时八正之气，气定乃刺之。是故天温日明，则人血淖液而卫气浮，故血易写，气易行。天寒日阴，则人血凝泣而卫气沉。月始生，则血气始精，卫气始行。月郭满，则血气盛，肌肉坚。月郭空，则肌肉减，经络虚，卫气去，形独居。是以因天时而调血气也，是故天寒无刺，天温无凝，月生无写，月满无补，月郭空无治，是谓得时而调之。因天之序，盛虚之时，移光定位，正立而待之。故曰：月生而写，是谓脏虚。月满而补，血气盈溢，络有留血，命曰重实。月郭空而治，是谓乱经。阴阳相错，真邪不别，沉以留止，外虚内乱，淫邪乃起。此之谓也。不审逆从者，谓不审量其病可治与不可治。故下文曰：

【张介宾】王氏曰：四时之气各有所在，不本其处而即妄攻，是反古也。《四时刺逆从论》曰：春气在经脉，夏气在孙络，长夏气在肌肉，秋气在皮肤，冬气在骨髓。工当各随所在而辟伏其邪尔。不知日月者，谓日有寒温明暗，月有空满亏盈也。《八正神明论》曰：凡刺之法，必候日月星辰，四时八正之气，气定乃刺之。是故天温日明，则人血淖溢而卫气浮，故血易写，气易行；天寒日阴，则人血凝泣而卫气沉。月始生，则血气始精，卫气始行；月郭满，则血气盛，肌肉坚；月郭空，则肌肉减，经络虚，卫气去，形独居。是以因天时而调血气也。是故天寒无刺，天温无凝，月生无写，月满无补，月郭空无治，是谓得时而调之。此之谓也。不审逆从者，谓不审量其病可治与不可治也。愚按：王太仆引经注此，其说虽是，而殊有未尽者，如不本四时，则有不知运气之盛衰，阴阳之消长，故好用温热者，忘天地之赫曦，专用寒凉者，昧主客之流衍，五音皆有宜忌，胡可视为泛常，故《五常政大论》曰：必先岁气，无伐天和。设不知此而犯之，如抱薪救火，因雪加霜，误人误己而终身不悟者，良可慨矣！如不知日月，王注即以日月为解，然本篇所言者原在色脉，故不知色脉，则心无参伍之妙，诊无表里之明。色脉不合者，孰当舍证以从脉？缓急相碍者，孰当先此而后彼？理趣不明，其妄孰甚，此色脉之参合必不可少，故云日月也。又若不审逆从，则有气色之逆从，如《玉版论要》曰：色见上下左右，各在其要，上为逆，下为从。女子右为逆，左为从；男子左为逆，右为从。《卫气失常》篇曰：审察其有余不足而调之，可以知逆顺矣。有四时脉息之逆从，如《平人气象论》曰：脉有逆从四时，未有脏形，春夏而脉瘦，秋冬而脉浮大，命曰逆四时也。《玉机真脏论》曰：所谓逆四时者，春得肺脉，夏得肾脉，秋得心脉，冬得脾脉，其至皆悬绝沉涩者，命曰逆四时也。有脉证之逆从，如《平人气象论》曰：风热而脉静，泄而脱血脉实，病在中脉虚，病在外脉涩坚者，皆难治，命曰反四时也。《玉机真脏论》曰：病热脉静，泄而脉大，脱血而脉实，病在中脉实坚，病在外脉不实坚者，皆难治也。有治法之逆从，如《至真要大论》曰：有逆取而得者，有从取而得者。逆，正顺也；若顺，逆也。又曰：微者逆之，甚者从之。又曰：逆者正治，从者反治，从少从多，观其事也。《五常政大论》曰：强其内守，必同其气，可使平也，假者反之。是皆逆从之道，医所最当潜心者。若不明四时脉证之逆从，则不识死生之理而病必多失；不明论治之逆从，则必至妄投而绝人长命。是乃所谓医杀之耳，此暮世之通弊也，宜详察之。

〔2〕【王冰】言心意粗略，不精审也。

【杨上善】前云上古、中古，黄帝之时即以为暮代。下黄帝曰上古、中古、当今之时，即其信也。疗病者，疗已病之病也。暮代疗病，与古不同，凡有五别：一则不知根寻四时之疗，二则不知色脉法于日月之异，三则不审病之逆顺，四则不知病成未成，五则不知所行疗方。故欲以微针汤液，去其已成之病也。

【张介宾】既不能防于未然，又不能察其见在，心粗见浅，

移精变气论篇第十三

211

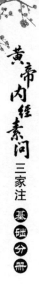

针药乱施也。

〔3〕【王冰】粗，谓粗略也。凶凶，谓不料事宜之可否也。何以言之？假令饥人，形气羸劣，食令极饱，能不霍乎！岂其与食而为恶邪？盖为失时复过节也。非病逆，针石汤液失时过节，则其害反增矣。新校正云：按别本"霍"一作"害"。

【杨上善】凶，许容反，恶勇也。以微针小液，攻已成之病，更加他病，不工而勇于事，故曰凶也。

【张介宾】粗工，学不精而庸浅也。凶凶，好自用而孟浪也。若辈者，意其为实而攻之，则假实未去而真虚至；意其为热而寒之，则故热未除而新寒起。是不足以治人，而适足以害人耳。

帝曰：愿闻要道。岐伯曰：治之要极，无失色脉，用之不惑，治之大则[1]。逆从到行①，标本不得，亡神失国[2]。去故就新，乃得真人[3]。帝曰：余闻其要于夫子矣，夫子言不离色脉，此余之所知也。岐伯曰：治之极于一。帝曰：何谓一？岐伯曰：一者因得之[4]。帝曰：奈何？岐伯曰：闭户塞牖，系之病者，数问其情，以从其意[5]，得神者昌，失神者亡。帝曰：善[6]。

①逆从到行：《太素》作"逆顺倒行"。

〔1〕【王冰】惑，谓惑乱。则，谓法则也。言色脉之应，昭然不欺，但顺用而不乱纪纲，则治病审当之大法也。

【张介宾】色脉之与疾病，犹形之与影，声之与应也。故察病之要道，在深明色脉之精微而不至惑乱，即明如日月之大法也。

〔2〕【王冰】逆从到行，谓反顺为逆。标本不得，谓工病失宜。夫以反理倒行，所为非顺，岂唯治人而神气受害，若使之辅佐君主，亦令国祚不保康宁矣。

【张介宾】逆从到行，反顺为逆也。标本不得，舍本趋末也。故致亡神失国，而身命又可知也。到，倒同。

〔3〕【王冰】标本不得，工病失宜，则当去故逆理之人，就新明悟之士，乃得至真精晓之人以全已也。

【杨上善】言失知色脉，不知损益也。

212

【张介宾】此戒人以进德修业，无蹈暮世之辙而因循自弃也。去故者，去其旧习之陋。就新者，进其日新之功。新而又新，则圣贤可以学至，而得真人之道矣。

〔4〕【王冰】因问而得之也。

【张介宾】一之为道大矣，万事万物之原也。《易》曰：天一生水。尧曰：惟精惟一，允执厥中。《老子》曰：道生一，一生二，二生三，三生万物。又曰：天得一以清，地得一以宁，神得一以灵，谷得一以盈，万物得一以生，侯王得一以为天下正。孔子曰：吾道一以贯之。释氏曰：万法归一。庄子曰：通于一而万事毕。邵子曰：天向一中分造化。《至真要》等论曰：知其要者，一言而终，不知其要，流散无穷。此曰治之极于一，其道皆同也。故人能得一，则宇宙在乎手，人能知一，则万化归乎心。一者本也，因者所因也，得其所因，又何所而不得哉。

〔5〕【王冰】问其所欲而察是非也。

【张介宾】闭户塞牖，系之病者，欲其静而无扰也。然后从容询其情，委曲顺其意，盖必欲得其欢心，则问者不觉烦，病者不知厌，庶可悉其本末之因而治无误也。愚按：本篇前言治之要极，无失色脉；此言数问其情，以从其意。是亦《邪气脏腑病形》篇所谓：见其色，知其病，命曰明；按其脉，知其病，命曰神；问其病，知其处，命曰工。故知一则为工，知二则为神，知三则神且明矣。与此意同。若必欲得其致病之本，非于三者而参合求之，终不能无失也。

〔6〕【杨上善】一，得神也。得神，谓问病得其意也。得其意者，加之针药，去死得生，故曰昌也。

【张介宾】此总结上文而言死生之大本也。《天年》篇曰：失神者死，得神者生。又《本病论》亦有此二句，俱当互考。

汤液醪醴论篇第十四①

黄帝问曰：为五谷汤液及醪醴奈何[1]？岐伯对曰：必以稻米，炊之稻薪，稻米者完，稻薪者坚[2]。帝曰：何以然[3]？岐伯曰：此得天地之和②，高下之宜，故能至完，伐取得时，故能至坚也[4]。

①新校正云：按全元起本在第五卷。
②天地之和：《太素》作"之天之和"。

〔1〕【王冰】液，谓清液。醪醴，谓酒之属也。

【杨上善】醪，汁泽酒。醴，宿酒也。此并拟以去病，为之奈何也？

【张介宾】汤液醪醴，皆酒之属。《韵义》云：醨酒浊酒曰醪。《诗诂》云：酒之甘浊而不沛者曰醴。然则汤液者，其即清酒之类欤。醪音劳。醴音礼。沛音济。

〔2〕【王冰】坚，谓资其坚劲。完，谓取其完全。完全则酒清冷，坚劲则气迅疾而效速也。

【张介宾】完者其味全，坚者其气锐。

〔3〕【王冰】言何以能完坚邪？

〔4〕【王冰】夫稻者，生于阴水之精，首戴天阳之气，二者和合，然乃化成，故云得天地之和而能至完。秋气劲切，霜露凝结，稻以冬采，故云伐取得时而能至坚。

【杨上善】稻米得天之和气，又高下得所，故完。稻薪收伐得时，所以坚实，用炊以为醪醴，可以疗病者也。

【张介宾】谷之性味中正，功用周全，以其得天地之和，高下之宜，故能至完。完，全也。

帝曰：上古圣人作汤液醪醴，为而不用何也？岐伯曰：自古圣人之作汤液醪醴者，以为备耳[1]，夫上古作汤液，故为而弗服也[2]。中古之世，道德稍衰，邪气时至，服之万全[3]。

〔1〕【王冰】言圣人愍念生灵，先防萌渐，陈其法制，以备不虞耳。

〔2〕【王冰】圣人不治已病治未病，故但为备用而不服也。

【杨上善】伏羲以上，名曰上古；伏羲以下，名曰中古；黄帝之时，称曰当今。上古之时，呼吸与四时合气，不为嗜欲乱神，不

214

为忧患伤性，精神不越，志意不散，营卫行通，腠理致密，神清性明，邪气不入，虽作汤液醪醴，以为备拟，不为服用者也。

【张介宾】圣人之作汤液者，先事预防，所以备不虞耳。盖上古之世，道全德盛，性不嗜酒，邪亦弗能害，故但为而弗服也。

〔3〕【王冰】虽道德稍衰，邪气时至，以心犹近道，故服用万全也。

【杨上善】上古行于道德，建德既衰，下至伏羲，故曰稍衰也。帝王德衰，不能以神化物，使疵疠不起，嗜欲情生，腠理开发，邪气因入，以其病微，故服汤液醪醴。稍衰而犹纯，故因汤液而万病万全。

【张介宾】道德稍衰，天真或损，则邪能侵之；然犹不失于道，故但服汤液醪醴而可万全矣。

帝曰：今之世不必已何也[1]？岐伯曰：当今之世，必齐毒药攻其中，镵石针艾治其外也[2]。帝曰：形弊血尽而功不立者何[3]？岐伯曰：神不使也[4]。帝曰：何谓神不使[5]？岐伯曰：针石，道也[6]。精神不进①，志意不治②，故病不可愈[7]。今精坏神去，荣卫不可复收[8]。何者？嗜欲③无穷，而忧患不止，精气弛坏④，荣泣⑤卫除，故神去之而病不愈也[9]。

①不进：《太素》作"越"。
②不治：《太素》"散"。
③嗜欲：《太素》作"视欲"。
④弛坏：《太素》作"施坏"。
⑤荣泣：《太素》作"营涩"。

〔1〕【王冰】言不必如中古之世何也？
【杨上善】不定皆全，故曰不必已也。
【张介宾】谓治以汤液醪醴，而不能必其病之已也。
〔2〕【王冰】言法殊于往古也。
【张介宾】齐毒药，以毒药为剂也。镵，针也。《九针论》：一曰镵针。今世道德已衰，疾病已甚，故非毒药不能攻其中，非针艾

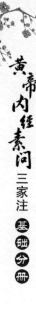
不能治其外。齐，剂同。镵音惭，锐也。

〔3〕【杨上善】广前问意。问意曰：良药可以养性，毒药以疗病。黄帝不能致德，邪气入深，百姓疾甚，尽齐毒药以攻其内，镵石针艾以疗其外，外则形弊，内则血气尽，而形不愈，其意何也？

【张介宾】此承上文而言治之如法，以至于形弊血尽，而病犹不愈者何也？

〔4〕【张介宾】凡治病之道，攻邪在乎针药，行药在乎神气，故治施于外，则神应于中，使之升则升，使之降则降，是其神之可使也。若以药剂治其内而脏气不应，针艾治其外而经气不应，此其神气已去，而无可使矣。虽竭力治之，终成虚废已尔，是即所谓不使也。

〔5〕【杨上善】人之神明有守，以营于身，即为有使也。

〔6〕【王冰】言神不能使针石之妙用也。何者？志意违背于师示故也。

〔7〕【王冰】动离于道，耗散天真故尔。新校正云：按全元起本云：精神进，志意定，故病可愈。《太素》云：精神越，志意散，故病不可愈。

【杨上善】针石道者，行针石者须有道也。有道者神不驰越，志不异求，意不妄思，神清内使，虽有邪客，服之汤液醪醴万全也。

【张介宾】道，治病之道也。不进不治者，欲其进而不进，欲其治而不治也，故病不可愈。

〔8〕【杨上善】今时五脏精坏，五神又去，营卫之气去而不还，故病不愈。

〔9〕【王冰】精神者生之源，荣卫者气之主，气主不辅，生源复消，神不内居，病何能愈哉！

【杨上善】以下释前精坏神去、营卫不行所由也。一则纵耳目于声色，乐而不穷；二则招忧患于悲怨，苦而不休。天之道也，乐将未毕，哀已继之。故精气施坏，营涩卫除，神明去身，所以虽疗不愈也。故无恒愚品，不可为医作巫，斯之谓也。

【张介宾】肾藏精，精为阴，心藏神，神为阳，精坏神去则阴阳俱败，表里俱伤，荣卫不可收拾矣。此其故，以令人嗜欲忧患不节，失其所养，故致精气弛坏，荣泣卫除，而无能为力也。荣，营同。

泣，涩同。

帝曰：夫病之始生也，极微极精，必先入结^①于皮肤。今良工皆称曰：病成名曰逆，则针石不能治，良药不能及也。今良工皆得其法^②，守其数，亲戚兄弟远近音声日闻于耳，五色日见于目，而病不愈者，亦何暇^③不早乎[1]？岐伯曰：病为本，工为标，标本不得，邪气不服，此之谓也[2]。

①必先入结：《太素》作"必先舍"。
②得其法：《太素》作"持法"。
③何暇：《太素》作"可谓"。《素问》新校正云：按别本"暇"一作"谓"。

[1]【杨上善】精，谓有而不虚也。但有病在皮肤，微小精实不虚，若不疗者，定成大病，故良工称为病成。以其病者精志眷慕于亲戚，耳目玩乐于声色，日久病成，不可疗也，由其不破于胞微也。

【张介宾】极微者，言轻浅未深。极精者，言专一未乱。斯时也，治之极易，及其病成，则良工称为逆矣。然良工之治，既云得法而至数弗失，亲戚之闻见极熟而声色无差，宜乎无不速愈者，而顾使其直至于精坏神去而病不能愈，亦何暇治之不蚤乎？暇，言慢事也。

[2]【王冰】言医与病不相得也。然工人或亲戚兄弟该明，情疑勿用，工先备识，不谓知方，针艾之妙靡容，药石之攻匪预，如是则道虽昭著，万举万全，病不许治，欲奚为疗！《五脏别论》曰：拘于鬼神者，不可与言至德；恶于针石者，不可与言至巧；病不许治者，病必不治，治之无功。此皆谓工病不相得，邪气不宾服也。岂惟针艾之有恶哉，药石亦有之矣。新校正云：按《移精变气论》曰："标本已得，邪气乃服。"

【杨上善】若本无病，则亦无疗方，故知有病为本，然后设工，是则以病为本，以工为末也。标，末也。风寒暑湿所生之病以为本也，工之所用针石汤药以为标也。故病与工相契当者，无大而不愈；若工病不相符者，虽微而不遣，故曰不得，邪不服也。

【张介宾】病必得医而后愈，故病为本，工为标。然必病与

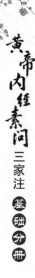

医相得，则情能相浃，才能胜任，庶乎得济而病无不愈。惟是用者未必良，良者未必用，是为标本不相得，不相得则邪气不能平服，而病之不愈者以此也。又如《五脏别论》曰：拘于鬼神者，不可与言至德。恶于针石者，不可与言至巧。病不许治者，病必不治，治之无功矣。又如脉色类不失人情详按，皆标本不得之谓。

帝曰：其有不从毫毛而生，五脏阳①以竭也[1]，津液充郭②[2]，其魄独居③[3]，孤精于内，气耗于外[4]，形不可与衣相保④[5]，此四极⑤急而动中，是气拒于内，而形施于外，治之奈何[6]？

①新校正云：按全元起本及《太素》"阳"作"伤"，义亦通。
②充郭：《太素》作"虚廓"。
③其魄独居：《太素》作"其魂魄独"。
④形不可与衣相保：《太素》作"形别不与衣相保"。
⑤四极：《太素》作"四亟"。

〔1〕【杨上善】有病不以风寒暑湿外邪袭于毫毛腠理，入而为病而五脏伤竭，此为总言。
〔2〕【杨上善】肾伤竭也，郭，空也。
〔3〕【杨上善】心伤竭也。
〔4〕【杨上善】虽有五脏之精，而外少吐纳之气。耗，少也，肺伤竭也。
〔5〕【杨上善】皮肤不仁，不与衣相近，脾伤竭也。保，近也。
〔6〕【王冰】不从毫毛，言生于内也。阴气内盛，阳气竭绝，不得入于腹中，故言五脏阳以竭也。津液者，水也。充，满也。郭，皮也。阴稸于中，水气胀满，上攻于肺，肺气孤危，魄者肺神，肾为水害，子不救母，故云其魄独居也。夫阴精损削于内，阳气耗减于外，则三焦闭溢，水道不通，水满皮肤，身体否肿，故云形不可与衣相保也。凡此之类，皆四支脉数急而内鼓动于肺中也。肺动者，谓气急而咳也。言如是者，皆水气格拒于腹膜之内，浮肿施张于身形之外，欲穷标本，其可得乎？四极言四末，则四支也。《左传》曰：风淫末疾。《灵枢经》曰：阳受气于四末。新校正云：详"形施于外"，"施"字

218

疑误。

【杨上善】此四候即是五脏伤竭，病生于内，故曰动中。亟，数也。是为五脏大气数发，病生于内，病形施外，疗之奈何也。

【张介宾】不从毫皮生，病生于内也。五脏阳已竭，有阴无阳也。津液，水也。郭，形体胸腹也。《胀论》曰：夫胸腹，脏腑之郭也。凡阴阳之要，阴无阳不行，水无气不化，故《灵兰秘典论》曰：气化则能出矣。今阳气既竭，不能通调水道，故津液妄行，充于郭也。魄者阴之属，形虽充而气则去，故其魄独居也。精中无气，则孤精于内。阴内无阳，则气耗于外。三焦闭塞，水道不通，皮肤胀满，身体羸败，故形不可与衣相保也。四支者诸阳之本，阳气不行，故四极多阴而胀急也。胀由阴滞，以胃中阳气不能制水，而肺肾俱病，喘咳继之，故动中也。此以阴气格拒于内，故水胀形施于外而为是病。

岐伯曰：平治于权衡①[1]，去宛陈莝②[2]，微动四极[3]，温衣，缪刺其处③，以复其形[4]。开鬼门[5]，洁净府[6]，精以时服[7]，五阳④已布，疏涤五脏⑤[8]，故精自生，形自盛，骨肉相保，巨气乃平[9]。帝曰：善。

①平治于权衡：《太素》作"卒治权衡"。

②莝：《太素》作"茎"。

③温衣，缪刺其处：《太素》作"湿衣缪处"。

④五阳：《太素》作"五汤"。

⑤已布，疏涤五脏：《太素》作"有五疏修五脏"。

[1]【杨上善】卒，终也。权衡，脏腑阴阳二脉也。病从内起，终须调于脏腑阴阳二脉，使之和也。

【张介宾】平治之法当如权衡者，欲得其平也。且水胀一证，其本在肾，其标在肺。如五脏阳已竭，魄独居者，其主在肺，肺主气，气须何法以化之？津液充郭，孤精于内，其主在肾，肾主水，水须何法以平之？然肺金生于脾，肾水制于土，故治肿胀者，必求脾肺肾三脏，随盛衰而治得其平，是为权衡之道也。

[2]【杨上善】宛陈，恶血聚也。有恶血聚，刺，去也。

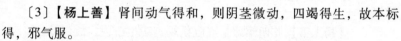

〔3〕【杨上善】肾间动气得和，则阴茎微动，四竭得生，故本标得，邪气服。

〔4〕【杨上善】缪，异也。衣肉不相保附，故曰缪处。调之既得肾气动已，则衣肉相得，故曰复其形也。

〔5〕【杨上善】五神通之者也。

〔6〕【杨上善】洁，清静也。心之不浊乱。

〔7〕【杨上善】命门所藏之精既多，以时而有。

〔8〕【杨上善】五汤，五味汤也。药有五味，以合五行，相克相生，以为补写，五气得有疏通，以修五脏也。

〔9〕【王冰】平治权衡，谓察脉浮沉也。脉浮为在表，脉沉为在里，在里者泄之，在外者汗之，故下次云开鬼门洁净府也。去宛陈莝，谓去积久之水物，犹如草莝之不可久留于身中也。全本作草莝。微动四极，谓微动四支，令阳气渐以宣行，故又曰温衣也。经脉满则络脉溢，络脉溢则缪刺之，以调其络脉，使形容如旧而不肿，故云缪刺其处以复其形也。开鬼门，是启玄府遣气也。五阳，是五脏之阳气也。洁净府，谓写膀胱水去也。脉和，则五精之气以时宾服于肾脏也。然五脏之阳，渐而宣布，五脏之外，气秒复除也。如是故精髓自生，形肉自盛，脏腑既和，则骨肉之气更相保抱，大经脉气然乃平复尔。

【杨上善】肾间动气，人之生命，故气之和则精生，精生则形盛，形精既盛则骨肉相亲，于是大气平和，是为病形虽成，疗之有验。

【张介宾】宛，积也。陈，久也。莝，斩草也。谓去其水气之陈积，欲如斩草而渐除之也。四极，四支也。微动之，欲其流通而气易行也。温衣，欲助其肌表之阳而阴凝易散也。然后缪刺之，以左取右，以右取左，而去其大络之留滞也。鬼门，汗空也，肺主皮毛，其藏魄，阴之属也，故曰鬼门。净府，膀胱也，上无入孔而下有出窍，滓秽所不能入，故曰净府。邪在表者散之，在里者化之，故曰开鬼门、洁净府也。水气去则真精服。服，行也。阴邪除则五阳布。五阳，五脏之胃气也。由是精生形盛，骨肉相保，而巨气可平矣。宛，郁同。莝音剉。

玉版论要篇第十五^①

黄帝问曰：余闻揆度奇恒，所指不同，用之奈何^[1]？岐伯对曰：揆度者，度病之浅深也。奇恒者，言奇病也^{②[2]}。请言道之至数，五色脉变，揆度奇恒，道在于一^[3]。神转不回，回则不转，乃失其机^[4]，至数之要，迫近以微^[5]，著之玉版，命曰合玉机^{③[6]}。

①新校正云：按全元起本在第二卷。
②言奇病也：《太素》作"言奇恒病"。
③玉机：《太素》作"生机"。

〔1〕【张介宾】揆度，揣度也。奇恒，异常也。所指不同，有言疾病者，有言脉色者，有言脏腑者，有言阴阳者，详见奇恒会通。度，入声。

〔2〕【杨上善】切求其病，得其处，知其浅深，故曰揆度也。奇者，有病不得以四时死，故曰奇也。恒者，有病以四时死，不失其常，故曰恒也。

【张介宾】奇病，异常之病也。病而异常，非揣度浅深之详，不易知也。

〔3〕【王冰】一，谓色脉之应也。知色脉之应，则可以揆度奇恒矣。新校正云：按全元起本"请"作"谓"。

【张介宾】至数之义，所包者广，如《六节藏象》《天元纪》《至真要》《六微旨》《五运行》《六元正纪》等论皆言其义。盖天人之道，有气则有至，有至则有数。人之五色五脉，无非随气以至，故其太过不及，亦皆有至数存焉。能知天地之至数，即可知人之至数，色脉奇恒，其变虽多，其道则一。一者，如下文所谓神而已矣。

〔4〕【王冰】血气者，神气也。《八正神明论》曰：血气者，人之神，不可不谨养也。夫血气应顺四时，递迁囚王，循环五气，无相夺伦，是则神转不回也。回，谓却行也。然血气随王，不合却行，却行

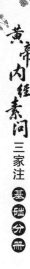

则反常，反常则回而不转也。回而不转，乃失生气之机矣。何以明之？夫木衰则火王，火衰则土王，土衰则金王，金衰则水王，水衰则木王，终而复始循环，此之谓神转不回也。若木衰水王，水衰金王，金衰土王，土衰火王，火衰木王，此之谓回而不转也。然反天常轨，生之何有耶！

【杨上善】数，理也。请言道其至理。其至理者，五色五脉之变，揆度奇恒之机，道在其一，谓之神转。神转者，神清鉴动之谓也。若鉴而不动，则不通物变，故失机。

【张介宾】神者，阴阳之变化也。《易》曰：知变化之道者，其知神之所为乎。转，运行不息也。回，逆而邪也。神机之用，循环无穷，故在天在人，无不赖之以成化育之功者，皆神转不回也。设其回而不转，则至数逆、生机失矣，故曰神去则机息，又曰失神者亡也。

〔5〕【王冰】言五色五脉变化之要道，迫近于天常而又微妙。

〔6〕【王冰】《玉机》，篇名也。言以此回转之要旨，著之玉版，合同于《玉机论》文也。新校正云：详"道之至数"至此，与《玉机真脏论》文相重，注颇不同。

【杨上善】神动物之理者，近于万物机微之妙，故书玉版，命曰合于养生之机也。

【张介宾】《玉机真脏论》有此数句。

容色①见上下左右，各在其要[1]。其色见浅者，汤液主治，十日已[2]。其见深者，必齐主治，二十一日已[3]。其见大深者，醪酒主治，百日已[4]。色夭面脱②，不治[5]，百日尽已[6]。脉短气绝死[7]，病温虚甚③死[8]。

①容色：《太素》作"客色"。
②面脱：《太素》作"面兑"。
③虚甚：《太素》作"最甚"。

〔1〕【王冰】容色者，他气也。如肝木部内，见赤黄白黑色，皆谓他气也。余脏率如此例。所见皆在明堂上下左右要察候处，故云各在其要。新校正云：按全元起本"容"作"客"。视色之法，具《甲

222

乙经》中。

【杨上善】人之五时正王色上，相乘色见，名曰客色。客色见面上下左右各当正色所乘要处者，有病也。

【张介宾】天之神机，见于气候；人之神机，见于脉色。凡此上下左右及下文浅深逆从日数之类，皆色脉至数之要，不可不察也。

〔2〕【王冰】色浅则病轻，故十日乃已。

【张介宾】色浅则病微，故可以汤液主治而愈亦速也。汤液者，五谷之汤液，盖调养之道，非后世汤药之谓。

〔3〕【王冰】色深则病甚，故必终齐乃已。

【张介宾】色深则病深，故当以齐主治而愈稍迟。齐，剂同，药剂也。《汤液醪醴论》曰：必齐毒药攻其中。

〔4〕【王冰】病深甚，故日多。

【张介宾】色大深者病尤甚，故必以醪酒主治。醪酒，药酒也，如《腹中论》鸡矢醴之类。

〔5〕【王冰】色见大深，兼之夭恶，面肉又脱，不可治也。

【杨上善】五色各有二种：一者生色，赤如鸡冠；二者死色，赤如衃血。其赤色轻浅，不如鸡冠，此有病也，其病最轻，故以汤液，十日得已。赤色复深，不如鸡冠，其病次轻，故以汤液，二十一日方已。赤色大深，不如鸡冠，其病将重，故以药醪，百日方差。赤色如衃血，其病必死，面兑赤色，皆不可疗也。兑，尖小，谓面瘦无肉也。

〔6〕【王冰】色不夭，面不脱，治之百日尽，可已。新校正云：详色夭面脱虽不治，然期当百日乃已尽也。

【张介宾】色夭面脱者神气已去，故不可治，百日尽则时更气易，至数尽而已。上节言病已，此言命已也，不可混看。

〔7〕【王冰】脉短已虚，加之渐绝，真气将竭，故必死。

【张介宾】脉短气绝者，中虚阳脱也，故死。

〔8〕【王冰】甚虚而病温，温气内涸其精血故死。

【杨上善】色大深者，疗经百日，然脉短气来绝者，亦死。病温脉短气绝，亦死也。

【张介宾】病温邪有余，虚甚正不足，正不胜邪故死。

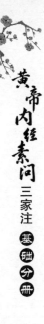

色见上下左右，各在其要。上为逆，下为从①[1]。女子右为逆，左为从；男子左为逆，右为从[2]。易，重阳死，重阴死[3]。阴阳反他②[4]，治在权衡相夺，奇恒事也，揆度事也[5]。

①从：《太素》作"顺"，下同。
②新校正云：按《阴阳应象大论》云：阴阳反作。

〔1〕【王冰】色见于下者，病生之气也，故从。色见于上者，伤神之兆也，故逆。

【张介宾】要，即逆从之要也。《五色》篇曰：其色上行者病益甚，其色下行如云彻散者病方已。故上为逆，下为从。

〔2〕【王冰】左为阳，故男子右为从而左为逆；右为阴，故女子右为逆而左为从。

【杨上善】要，色见生病之处，谓是色部上下左右也。上者部上，下者部下，左者部左，右者部右。凡相克之色见者，见部上为逆，部下为顺。见女子部右当要，故为逆也；见女子部左非其要，故为顺也。见男子部左要处，故为逆也；见男子部右非其要处，故为顺也。

【张介宾】女为阴，右亦为阴，色在右则阴病甚矣，故女以右为逆。男为阳，左亦为阳，色在左则阳病甚矣，故男以左为逆。此虽以色为言，而病之逆从亦犹是也。

〔3〕【王冰】女子色见于左，男子色见于右，是变易也。男子色见于左，是曰重阳，女子色见于右，是曰重阴，气极则反，故皆死也。

【张介宾】易，变易也。男以右为从而易于左，则阳人阳病，是重阳也。女以左为从而易于右，则阴人阴病，是重阴也。重阳重阴者，阴阳偏胜也。有偏胜则有偏绝，故不免于死矣。

〔4〕【张介宾】反作，如《四气调神论》所谓反顺为逆也，逆则病生矣。治在权衡相夺，谓度其轻重而夺之使平，犹权衡也。作，旧作他，误也，《阴阳应象大论》曰"阴阳反作"者是，今改从之。

〔5〕【王冰】权衡相夺，谓阴阳二气不得高下之宜，是奇于恒常之事，当揆度其气，随宜而处疗之。

【杨上善】阴盛反阳为病，阳盛反阴为病，还用阴阳，权衡虚实，补写相夺，此为奇恒事也。直知阴阳反他，此为揆度事也。

【张介宾】此承上文而言阴阳反作者，即奇恒事也。权衡相夺者，即揆度事也。

　　搏脉痹躄^①，寒热之交^[1]。脉孤为消气^{②[2]}，虚泄^③为夺血^[3]。孤为逆，虚为从^{④[4]}。行奇恒之法，以太阴始^[5]。行所不胜曰逆，逆则死^[6]；行所胜曰从^④，从^④则活^[7]。八风四时之胜，终而复始^[8]，逆行一过，不复可数，论要毕矣^[9]。

　　①痹躄：《太素》作"痹辟"。
　　②消气：《太素》无"消"字。
　　③虚泄：《太素》作"虚为洩"。
　　④从：《太素》作"顺"。

　　〔1〕【王冰】脉击搏于手而病痛痹及挛躄者，皆寒热之气交合所为，非邪气虚实之所生也。
　　【杨上善】脉动之时，二脉相搏附而动，不能相去者，此为痹辟之病，是寒热之气相交搏也。
　　【张介宾】上文言奇恒之色，此下言奇恒之脉。搏脉者，搏击于手也，为邪盛正衰、阴阳乘乱之脉，故为痹为躄，为或寒或热之交也。痹，顽痹也。躄，足不能行也。躄音碧。
　　〔2〕【杨上善】阴阳之脉各独见为孤，如足少阳脉气独见、无厥阴者，病为消瘅也。
　　〔3〕【王冰】夫脉有表无里，有里无表，皆曰孤亡之气也。若有表有里，而气不足者，皆曰虚衰之气也。
　　【杨上善】病洩利夺血者，其脉虚也。
　　【张介宾】脉孤者，孤阴孤阳也。孤阳者，洪大之极，阴气必消，孤阴者微弱之甚，阳气必消，故脉孤为消气也。脉虚兼泄者必亡其阴，阴亡则血虚，故虚泄为夺血也。
　　〔4〕【王冰】孤无所依，故曰逆。虚衰可复，故曰从。
　　【杨上善】阴阳各独见，其时盛者，为逆；独见虚者，气易和，故为顺也。
　　【张介宾】孤者，偏绝之谓；绝者，不可复生，故为逆。虚

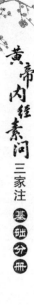

者，不足之谓；不足者，犹可补，故曰从。

〔5〕【王冰】凡揆度奇恒之法，先以气口太阴之脉，定四时之正气，然后度量奇恒之气也。

【张介宾】肺为百脉之朝会，故脉变奇恒之辨，当以太阴始。太阴者，手太阴之气口也。

〔6〕【王冰】木见金脉，金见火脉，火见水脉，水见土脉，土见木脉，如是皆行所不胜也，故曰逆。贼胜不已，故逆则死焉。

【张介宾】行所不胜，克我者也，如以木见金、以金见火之类是也。

〔7〕【王冰】木见水火土脉，火见金土木脉，土见金水火脉，金见土木水脉，水见金火木脉，如是者皆可胜之脉，故曰从。从则无所克杀伤败，故从则活也。

【杨上善】太阴，肺手太阴脉，主气者也。欲行补写权衡相夺之法，以太阴五行之气以为始也。行五行气于不胜，被他乘克，故为逆死也；行于所胜，能克于他，故为顺也。假令肝病，以金疗之，即行所不胜也；以土疗之，即行所胜也。

【张介宾】行所胜，我克者也，如以木见土、以土见水之类是也。

〔8〕【王冰】以不越于五行，故虽相胜，犹循环终而复始也。

【杨上善】八风克胜，四时代胜，平为终始也。

【张介宾】八风之至，随四时之胜，至数有常，则终而复始，此顺常之令也。

〔9〕【王冰】过，谓遍也。然逆行一过，遍于五气者，不复可数为平和矣。

【杨上善】八风四时，顺行所胜也。若逆行一胜，为一过也。再过为死，故不数也。假令肝病，肺气来乘为一过，再过即死也，故不至于数也。此为诊要理极，故为毕也。

【张介宾】设或气令失常，逆行一过，是为回则不转，而至数紊乱，无复可以数计矣。过，失也。喻言人之色脉，一有失调，则奇恒反作，变态百出，亦不可以常数计也。此则天人至数之论要，在逆从之间，察其神而毕矣。

诊要经终论篇第十六①

黄帝问曰：诊要何如？岐伯对曰：正月二月，天气始方，地气始发，人气在肝[1]。三月四月，天气正方，地气定发，人气在脾[2]。五月六月，天气盛，地气高，人气在头[3]。七月八月，阴气始杀，人气在肺[4]。九月十月，阴气始冰，地气始闭，人气在心[5]。十一月十二月，冰复，地气合，人气在肾[6]。

①新校正云：按全元起本在第二卷。

[1]【王冰】方，正也，言天地气正，发生其万物也。木治东方，王七十二日，犹当三月节后一十二日，是木之用事。以月而取，则正月二月，人气在肝。

【张介宾】方，谓气方升也，岁方首也，人事方兴也。发，万物发生也。肝属木，气应春，故人气在肝。

[2]【王冰】天气正方，以阳气明盛，地气定发，为万物华而欲实也。然季终土寄而王，土又生于丙，故人气在脾。

【张介宾】正方，谓时气正升，岁事正新也。定发，专于发生也。此时天地之气，自下而升，土居升降之中而脾应之，故人气在脾。

[3]【王冰】天阳赫盛，地焰高升，故言天气盛，地气高。火性炎上，故人气在头也。

【张介宾】盛夏阳升之极，故人气应之在头。

[4]【王冰】七月三阴支生，八月阴始肃杀，故云阴气始杀也。然阴气肃杀，类合于金，肺气象金，故人气在肺也。

【张介宾】气升则物生，气降则物死。此时天气渐降，清秋当令，阴气始杀，万物人气自头而降，肺金应之，故人气在肺。

[5]【王冰】阴气始凝，地气始闭，随阳而入，故人气在心。

【张介宾】自秋入冬，阴气始凝，心气始闭，阳气在中，故

227

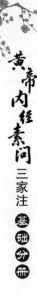

人气在心。

〔6〕【王冰】阳气深复，故气在肾也。夫气之变也，故发生于木，长茂于土，盛高而上，肃杀于金，避寒于火，伏藏于水，斯皆随顺阴阳气之升沉也。《五脏生成》篇曰：五脏之象，可以类推。此之谓气类也。

【张介宾】复言其重，寒凝之甚也。斯时阳气深伏于下，故人气在肾。

故春刺散俞，及与分理，血出而止[1]，甚者传气，间者环也[2]。夏刺络俞，见血而止，尽气闭环，痛病必下[3]。秋刺皮肤，循理，上下同法，神变而止[4]。冬刺俞窍于分理，甚者直下，间者散下[5]。春夏秋冬，各有所刺，法其所在[6]。

〔1〕【王冰】散俞，谓间穴。分理，谓肌肉分理。新校正云：按《四时刺逆从论》云："春气在经脉。"此散俞即经脉之俞也。又《水热穴论》云："春取络脉分肉。"

〔2〕【王冰】辨疾气之间甚也。传，谓相传。环，谓循环也。相传则传所不胜，循环则周回于五气也。新校正云：按《太素》"环也"作"环已"。

【张介宾】按《四时刺逆从论》曰：春气在经脉。此散俞者，即诸经之散穴也，义如下文。分理，肌肉分理也。春宜疏达，故欲血出而止。传，布散也。环，周也。病甚者针宜久留，故必待其传气。病稍间者，但候其气行一周于身，约二刻许，可止针也。

〔3〕【王冰】尽气，谓出血而尽针下取所病脉盛邪之气也。邪气尽已，穴俞闭密，则经脉循环，而痛病之气必下去矣。以阳气大盛，故为是法刺之。新校正云：按《四时刺逆从论》云：夏气在孙络。此络俞即孙络之俞也。又《水热穴论》云：夏取盛经分腠。

【张介宾】络俞，谓诸经浮络之穴，以夏气在孙络也。夏宜宣泄，故必见血而止。尽气，尽去其邪血邪气也。闭环，谓去针闭穴，须气行一周之顷。凡有痛病，必退下矣。

〔4〕【王冰】循理，谓循肌肉之分理也。上，谓手脉。下，谓足

脉。神变，谓脉气变易，与未刺时异也。脉者神之用，故而言之。新校正云：按《四时刺逆从论》云："秋气在皮肤。"义与此合。又《水热穴论》云："取俞以写阴邪，取合以虚阳邪。"皇甫士安云："是始秋之治变。"

【张介宾】循理，循分肉之理也。上言手经，下言足经，刺皆同法。秋气在皮肤，邪犹未深，故但察其神气变易，异于未刺之前，可止针矣。

〔5〕【王冰】直下，谓直而下之。散下，谓散布下之。新校正云：按《四时刺逆从论》云："冬气在骨髓。"此俞窍即骨髓之俞窍也。又《水热穴论》云："冬取井荥。"皇甫士安云："是末冬之治变也。"

【张介宾】孔穴之深者曰窍。冬气在骨髓中，故当深取俞窍于分理间也。甚者直下，察邪所在而直取其深处也。间者散下，或左右上下，散布其针而稍宜缓也。

〔6〕【张介宾】上文十二月言气之升降，此四季言气之深浅，故各有所刺，法其所在。

春刺夏分，脉乱气微，入淫骨髓，病不能愈，令人不嗜食，又且少气[1]。春刺秋分，筋挛，逆气环为咳嗽，病不愈，令人时惊，又且哭[2]。春刺冬分，邪气著脏，令人胀，病不愈，又且欲言语[3]。

〔1〕【王冰】心主脉，故脉乱气微。水受气于夏，肾主骨，故入淫于骨髓也。心火微则胃土不足，故不嗜食而少气也。新校正云：按《四时刺逆从论》云：春刺络脉，血气外溢，令人少气。

【张介宾】此下言四时之误刺也。春刺孙络，是春刺夏分也。夏应心，心主脉，故脉乱气微。肾水受气于夏，肾主骨，故入淫于骨髓。心火微则胃土失其所养，故不嗜食。不嗜食，故少气也。

〔2〕【王冰】木受气于秋，肝主筋，故刺秋分则筋挛也。若气逆环周，则为咳嗽。肝主惊，故时惊。肺主气，故气逆又且哭也。新校正云：按《四时刺逆从论》云：春刺肌肉，血气环逆，令人上气也。

【张介宾】春刺皮肤，是刺秋分也。肝木受气于秋，肝主筋，

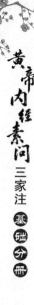

故筋挛也。逆气者，肝气上逆也。环，周也。秋应肺，故气周及肺，为咳嗽也。肝主惊，故时惊，肺主悲忧，故又且哭。

〔3〕【王冰】冬主阳气伏藏，故邪气著脏。肾实则胀，故刺冬分，则令人胀也。火受气于冬，心主言，故欲言语也。新校正云：按《四时刺逆从论》云：春刺筋骨，血气内著，令人腹胀。

【张介宾】春刺骨髓，是春刺冬分也。冬应肾，肾伤则邪气内侵而著脏，故令人胀。火受气于冬，心属火而主言，故且欲言语也。

夏刺春分，病不愈，令人解㑊[1]。夏刺秋分，病不愈，令人心中欲无言，惕惕如人将捕之[2]。夏刺冬分，病不愈，令人少气，时欲怒[3]。

〔1〕【王冰】肝养筋，肝气不足，故筋力解㑊。新校正云：按《四时刺逆从论》云：夏刺经脉，血气乃竭，令人解㑊。

【张介宾】夏刺经俞，是夏刺春分也。肝应春，其主筋，伤其肝气，故令人筋力解㑊。

〔2〕【王冰】肝木为语，伤秋分则肝木虚，故恐如人将捕之。肝不足，故欲无言而复恐也。新校正云：按《四时刺逆从论》云：夏刺肌肉，血气内却，令人善恐。《甲乙经》"欲"作"闷"。

【张介宾】夏刺秋分，伤其肺也，肺气不足，故令人欲无言。惕惕如人将捕之者，恐也，恐为肾之志，肺金受伤，病及其子，故亦虚而恐也。

〔3〕【王冰】夏伤于肾，肝肺勃之，志内不足，故令人少气时欲怒也。新校正云：按《四时刺逆从论》云：夏刺筋骨，血气上逆，令人善怒。

【张介宾】夏伤其肾，则精虚不能化气，故令人少气。水亏则木失所养而肝气强急，故时欲怒也。

秋刺春分，病不已，令人惕然欲有所为，起而忘之[1]。秋刺夏分，病不已，令人益嗜卧，又且善梦[2]。秋刺冬分，病不已，令人洒洒时寒[3]。

〔1〕【王冰】肝虚故也。刺不当也。新校正云：按《四时刺逆从论》云：秋刺经脉，血气上逆，令人善忘。

【张介宾】秋刺春分，伤肝气也。心失其母则神有不足，故令人惕然，且善忘也。

〔2〕【王冰】心气少则脾气孤。故令嗜卧，心主梦，神为之，故令善梦。新校正云：按《四时刺逆从论》云：秋刺络脉，气不外行，令人卧，不能动。

【张介宾】秋刺夏分，则心气少而脾气孤。脾虚则倦而嗜卧，心虚则神不安而善梦。

〔3〕【王冰】阴气上干，故时寒也。洒洒，寒貌。新校正云：按《四时刺逆从论》云：秋刺筋骨，血气内散，令人寒栗。

【张介宾】秋刺冬分，误伤肾阴，则精气耗散，故令人洒洒寒栗也。

冬刺春分，病不已，令人欲卧不能眠，眠而有见[1]。冬刺夏分，病不愈，气上，发为诸痹[2]。冬刺秋分，病不已，令人善渴[3]。

〔1〕【王冰】肝气少，故令欲卧不能眠。肝主目，故眠而如见有物之形状也。新校正云：按《四时刺逆从论》云：冬刺经脉，血气皆脱，令人目不明。

【张介宾】肝藏魂，肝气受伤则神魂散乱，故令人欲卧不能眠，或眠而有见，谓怪异等物也。

〔2〕【王冰】泄脉气故也。新校正云：按《四时刺逆从论》云：冬刺络脉，血气外泄，留为大痹。

【张介宾】心应夏，其主血脉，脉伤则邪气乘虚客之，故发为诸痹。

〔3〕【王冰】肺气不足，故发渴。新校正云：按《四时刺逆从论》云：冬刺肌肉，阳气竭绝，令人善渴。

【张介宾】刺伤肺金，必亏肾水，故令人善渴。

231

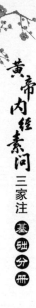

凡刺胸腹者，必避五脏[1]。中心者环死[2]，中脾者五日死[3]，中肾者七日死[4]，中肺者五日死[5]，中鬲者，皆为伤中，其病虽愈，不过一岁必死[6]。刺避五脏者，知逆从也。

〔1〕【王冰】心肺在鬲上，肾肝在鬲下，脾象土而居中，故刺胸腹必避之。五脏者，所以藏精神魂魄意志，损之则五神去，神去则死至，故不可不慎也。

【张介宾】此下言刺害也。五脏伤则五神去，神去则死矣，故凡刺胸腹者必避五脏。

〔2〕【王冰】气行如环之一周则死也。正谓周十二辰也。新校正云：按《刺禁论》云：一日死，其动为噫。《四时刺逆从论》同。此经阙刺中肝死日，《刺禁论》云：中肝五日死，其动为语。《四时刺逆从论》同也。

〔3〕【王冰】土数五也。新校正云：按《刺禁论》云：中脾十日死，其动为吞。《四时刺逆从论》同。

〔4〕【王冰】水成数六，水数毕当至七日而死，一云十日死，字之误也。新校正云：按《刺禁论》云：中肾六日死，其动为嚏。《四时刺逆从论》云：中肾六日死，其动为嚏欠。

〔5〕【王冰】金生数四，金数毕当至五日而死。一云三日死，亦字误也。新校正云：按《刺禁论》云：中肺三日死，其动为咳。《四时刺逆从论》同。王注《四时刺逆从论》云：此三论皆岐伯之言，而不同者，传之误也。

【张介宾】环，周一日也。此节止言四脏，独不及肝，必脱简耳。按：《刺禁论》所言五脏死期，尤为详悉，但与本节稍有不同。

〔6〕【王冰】五脏之气，同主一年，鬲伤则五脏之气互相克伐，故不过一岁必死。

【张介宾】鬲膜，前齐鸠尾，后齐十一椎。心肺居于鬲上，肝肾居于鬲下，脾居在下，近于鬲间。鬲者，所以鬲清浊、分上下而限五脏也。五脏之气，分主四季，若伤其鬲，则脏气阴阳相乱，是为伤中，故不出一年死。

232

所谓从者，鬲与脾肾之处，不知者反之[1]。刺胸腹者，必以布
憿著之，乃从单布上刺[2]，刺之不愈复刺[3]。刺针必肃[4]，刺肿摇
针[5]，经刺勿摇[6]，此刺之道也。

〔1〕【王冰】肾著于脊，脾脏居中，鬲连于胁际，知者为顺，不
知者反伤其脏。

【张介宾】鬲连胸胁四周，脾居于中，肾著于脊，知而避之
者为从，不知者为逆，是谓反也。

〔2〕【王冰】形定，则不误中于五脏也。新校正云：按别本"憿"
一作"幭"，又作"撇"。

【张介宾】此下言刺法也。胸腹虚浅近脏，故必以布憿著之
而后刺，所以护心腹，慎风寒也。憿音皎，布也。著音灼，被服也。

〔3〕【王冰】要以气至为效也。《针经》曰：刺之气不至，无问其
数；刺之气至，去之勿复针。此之谓也。

【张介宾】以平为期也。

〔4〕【王冰】肃，谓静肃，所以候气之存亡。

【张介宾】敬谨毋忽也。

〔5〕【王冰】以出大脓血故。

【张介宾】摇大其窍，写之速也。

〔5〕【王冰】曰经气不欲泄故。

【张介宾】恐泄其气也。

帝曰：愿闻十二经脉之终奈何[1]？岐伯曰：太阳之脉，其终
也，戴眼反折瘈疭，其色白，绝汗乃出，出则死矣[2]。少阳终者，
耳聋，百节皆纵，目𫘝绝系，绝系一日半死，其死也色先青白，乃
死矣[3]。阳明终者，口目动作，善惊妄言，色黄，其上下经盛，不
仁，则终矣[4]。

〔1〕【王冰】终，谓尽也。

【张介宾】十二经脉，即十二脏之气也。终者，气尽之谓。

〔2〕【王冰】戴眼，谓睛不转而仰视也。然足太阳脉，起于目内

233

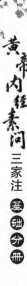

眦，上额交巅上，从巅入络脑，还出别下项，循肩髆内侠脊抵腰中；其支别者，下循足至小指外侧。手太阳脉，起于手小指之端，循臂上肩入缺盆；其支别者，上颊至目内眦，抵足太阳。新校正云：按《甲乙经》作"斜络于颧"。又其支别者，从缺盆循颈上颊至目外眦。新校正云：按《甲乙经》"外"作"兑"。故戴眼反折瘈疭，色白，绝汗乃出也。绝汗，谓汗暴出如珠而不流，旋复干也。太阳极则汗出，故出则死。

【张介宾】戴者，戴于上也。谓目睛仰视而不能转也。反折，腰脊反张也。瘈者，筋之急也。疭者，筋之缓也。绝汗者，暴出如油，不能收也。足太阳之脉起于目内眦，上额交巅入络脑，下项夹脊抵腰中，下至足之小指；手太阳之脉起于小指之端，循臂上肩，其支者循颈上颊至目之外眦，故其为病如此。然太阳为三阳之表，故主色白汗出。《灵枢·终始》篇曰：其色白，绝皮乃绝汗，绝汗则终矣。亦主表之谓。瘈音炽。疭音纵。

〔3〕**【王冰】**足少阳脉，起于目锐眦，上抵头角，下耳后；其支别者，从耳后入耳中，出走耳前。手少阳脉，其支别者，从耳后亦入耳中，出走耳前。故终则耳聋目睘绝系也。少阳主骨，故气终则百节纵缓。色青白者，金木相薄也，故见死矣。睘，直视如惊貌。

【张介宾】手足少阳之脉皆入于耳中，亦皆至于目锐眦，故为耳聋目睘也。睘者，直视如惊貌。因少阳之系绝，不能旋转，故如此也。胆者筋其应，少阳气绝，故百节皆纵也。木之色青，金之色白，金木相贼，则青白先见，此少阳之死候也。睘音琼。

〔4〕**【王冰】**足阳明脉，起于鼻，交頞中，下循鼻外入上齿缝中，还出侠口环唇，下交承浆，却循颐后下廉，出大迎，循颊车，上耳前，过客主人，循发际至额颅；其支别者，从大迎前下人迎，循喉咙入缺盆下鬲。手阳明脉，起于手，循臂至肩，上出于柱骨之会上，下入缺盆络肺；其支别者，从缺盆上颈贯颊，入下齿中，还出挟口交人中，左之右，右之左，上侠鼻鼽，抵足阳明。新校正云：按《甲乙经》"鼽"作"孔"，无"抵足阳明"四字。故终则口目动作也。口目动作，谓目眽眽而鼓颔也。胃病则恶人与火，闻木音则惕然而惊，又妄言骂詈而不避亲疏，故善惊妄言也。黄者，土色。上，谓手脉；下，

234

谓足脉也。经盛，谓面目颈颔足跗腕胫皆躁盛而动也。不仁，谓不知善恶。如是者，皆气竭之征也，故终矣。

【张介宾】手足阳明之脉皆挟口入目，故为口目动作而牵引歪斜也。闻木音则惕然而惊，是阳明善惊也。骂詈不避亲疏，是阳明妄言也。黄者，土色外见也。上下经盛，谓头颈手足阳明之脉皆躁动而盛，是胃气之败也。不知疼痛，谓之不仁，是肌肉之败也。此皆阳明气竭之候。

少阴终者，面黑齿长而垢，腹胀闭，上下不通而终矣[1]。太阴终者，腹胀闭不得息，善噫善呕[2]，呕则逆，逆则面赤[3]，不逆则上下不通，不通则面黑皮毛焦而终矣[4]。厥阴终者，中热嗌干，善溺心烦，甚则舌卷卵上缩而终矣[5]。此十二经之所败也[6]。

〔1〕【王冰】手少阴气绝则血不流，足少阴气绝则骨不柔，骨硬则断上宣，故齿长而积垢污。血坏则皮色死，故面色如漆而不赤也。足少阴脉，从肾上贯肝膈入肺中。手少阴脉，起于心中，出属心系，下膈络小腹。故其终则腹胀闭，上下不通也。新校正云：详王注云：骨不柔，骨硬。按《难经》及《甲乙经》云：骨不濡，则肉弗能著。当作“骨不濡”。手少阴“脉络小腹”《甲乙经》作“脉络小肠”。

【张介宾】手少阴气绝则血败，足少阴气绝则色如炲，故面黑也。肾主骨，肾败则骨败，故齿根不固，长而垢也。手少阴之脉下膈络小肠，足少阴之脉络膀胱贯肝膈，故为腹胀闭。上下不通则心肾隔绝，此少阴之终也。

〔2〕【王冰】足太阴脉行从股内廉入腹，属脾络胃，上膈。手太阴脉起于中焦，下络大肠，还循胃口，上膈属肺。故终则如是也。《灵枢经》曰：足太阴之脉动，则病食则呕，腹胀善噫也。

〔3〕【王冰】呕则气逆，故面赤。新校正云：按《灵枢经》作“善噫，噫则呕，呕则逆”。

〔4〕【王冰】呕则上通，故但面赤，不呕则下已闭，上复不通，心气外燔，故皮毛焦而终矣。何者？足太阴脉支别者，复从胃别上膈注心中。由是则皮毛焦，乃心气外燔而生也。

235

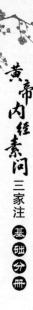

【张介宾】足太阴脉入腹属脾，故为腹胀闭。手太阴脉上膈属肺而主呼吸，故为不得息。胀闭则升降难，不得息则气道滞，故为噫为呕。呕则气逆于上，故为面赤。不逆则否塞于中，故为上下不通。脾气败则无以制水，故黑色见于面。肺气败则治节不行，故皮毛焦而终矣。噫音伊。

〔5〕【王冰】足厥阴络，循胫上睾结于茎。其正经入毛中，下过阴器，上抵小腹，侠胃，上循喉咙之后入颃颡。手厥阴脉，起于胸中，出属心包。故终则中热嗌干善溺心烦矣。《灵枢经》曰：肝者，筋之合也。筋者，聚于阴器而脉络于舌本。故甚则舌卷卵上缩也。又以厥阴之脉过阴器故尔。新校正云：按《甲乙经》"睾"作"睪"，"过"作"环"。

【张介宾】手厥阴心主之脉起于胸中，出属心包络，下膈历络三焦；足厥阴肝脉循喉咙之后上入颃颡，其下者循股阴入毛中过阴器，故为中热嗌干善溺心烦等病。又舌者心之官也，肝者筋之合也，筋者聚于阴器，而脉络于舌本，故甚则舌卷卵缩而厥阴之气终矣。嗌音益。卷，上声。

〔6〕【王冰】手三阴三阳，足三阴三阳，则十二经也。败，谓气终尽而败坏也。新校正云：详十二经又出《灵枢经》，与《素问》重。

【张介宾】手足六经各分表里，是十二经也。按：《灵枢·终始》篇文与此同者，俱不重载。

236

卷第五

脉要精微论篇第十七^①

　　黄帝问曰：诊法何如^[1]？岐伯对曰：诊法常以平旦，阴气未动，阳气未散^[2]，饮食未进^[3]，经脉未盛^[4]，络脉调匀^{②[5]}，气血未乱，故乃可诊^[6]有过之脉^[7]。切脉动静^[8]，而视精明，察五色^[9]，观五脏有余不足^③，六腑^④强弱，形之盛衰^[10]，以此参伍，决死生之分^[11]。

　　①新校正云：按全元起本在第六卷。

　　②调匀：《太素》作"调均"。

　　③有余不足：《太素》作"有输余不足"。

　　④六腑：《太素》作"五府"。

　　〔1〕【张介宾】诊，视也、察也，候脉也。凡切脉望色，审问病因，皆可言诊，而此节以诊脉为言。

　　〔2〕【杨上善】诊法在旦，凡有五要，故须旦以诊色脉，肺气行至手太阴，十二经络所有善恶之气，皆集寸口，故曰未动；未入诸阳脉中，故曰未散，此为一也。

　　〔3〕【杨上善】进饮食已，其气即行，善恶散而难知。故曰未进食，此为二也。

　　〔4〕【杨上善】未进饮食，故十二经气未盛，此为三也。

　　〔5〕【杨上善】以经未盛，大络亦未盛，故络脉调均，此为四之也。

　　〔6〕【杨上善】卫气营血相参，以行其道，故名为乱。今并未行，即气血未乱，此为五也。平旦有斯五义，故取平旦察色诊脉，易知善恶之也。

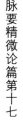

237

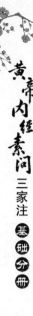

〔7〕【王冰】动，谓动而降卑。散，谓散布而出也。过，谓异于常候也。新校正云：按《脉经》及《千金方》"有过之脉"作"过此非也"。王注"阴气未动"谓"动而降卑"，按《金匮真言论》云：平旦至日中，天之阳，阳中之阳也。则"平旦"为一日之中纯阳之时，阴气未动耳，何有"降卑"之义。

【张介宾】平旦者，阴阳之交也。阳主昼，阴主夜，阳主表，阴主里。凡人身营卫之气，一昼一夜五十周于身，昼则行于阳分，夜则行于阴分，迨至平旦，复皆会于寸口。故《难经》曰：寸口者脉之大会，五脏六腑之所终始也。《营卫生会》篇曰：平旦阴尽而阳受气矣。日中而阳陇，日西而阳衰，日入阳尽而阴受气矣。《口问》篇曰：阳气尽，阴气盛，则目瞑；阴气尽而阳气盛，则寤矣。故诊法当于平旦初寤之时，阴气正平而未动，阳气将盛而未散，饮食未进而谷气未行，故经脉未盛，络脉调匀，气血未至扰乱，脉体未及变更，乃可以诊有过之脉。有过，言脉不得中而有过失也。夫脉者气血之先也，气血盛则脉盛，气血衰则脉衰，气血热则脉数，气血寒则脉迟。气血微则脉弱，气血平则脉和；又如长人脉长，短人脉短，性急人脉急，性缓人脉缓，此皆其常也。反者为逆。凡此之类，是皆有过之谓。

〔8〕【杨上善】营卫将诸脉善恶，行手太阴，过寸口时，以手切按其脉动静，即知其善恶之也。

〔9〕【杨上善】视其面部及明堂，脏腑、分肉、精明，夭恶五色之别。

〔10〕【杨上善】五府，谓头、背、腰、膝、髓，五府者也，以此切脉察色，视知五脏气之虚实，五府气之强弱，及身形盛衰之也。

〔11〕【王冰】切，谓以指切近于脉也。精明，穴名也，在明堂左右两目内眦也，以近于目，故曰精明。言以形气盛衰，脉之多少，视精明之间气色，观脏腑不足有余，参其类伍，以决死生之分。

【杨上善】以此平旦切脉察色，知脏腑形气，参伍商量，以决人之死生之分之也。

【张介宾】切者，以指按索之谓。切脉之动静，诊阴阳也。视目之精明，诊神气也。察五色之变见，诊生克邪正也。观脏腑虚实以诊其内，别形容盛衰以诊其外。故凡诊病者，必合脉色内外，参伍以求，则阴阳表里、虚实寒热之情无所遁，而先后缓急、真假逆从之治必无差，故可以决死生之分，而况于疾病乎？此最是医家妙用，不可视为泛常。夫参伍之义，以三相较谓之参，以伍相类谓之伍。盖彼此反观，异同互证，而必欲搜其隐微之谓。如《易》曰：参伍以变，错综其数。通其变，遂成天地之文；极其数，遂定天下之象。非天下之至变，其孰能与于此？即此谓也。

　　夫脉者，血之府也[1]。长则气治[2]，短则气病[3]，数则烦心[4]，大则病进[5]，上盛则气高①[6]，下盛则气胀[7]，代则气衰[8]，细②则气少[9]，涩则心痛[10]，浑浑革至③如涌泉，病进[11]而色弊，绵绵④其去如弦绝，死[12]。

①新校正云：按全元起本"高"作"鬲"。
②新校正云：按《太素》"细"作"滑"。
③革至：《太素》作"单至"。
④而色弊，绵绵：《太素》作"而绝，弊弊绰绰"。

〔1〕【王冰】府，聚也，言血之多少皆聚见于经脉之中也。故《刺志论》曰：脉实血实，脉虚血虚，此其常也，反此者病。由是故也。

　　【杨上善】以下切脉也。谷入于胃，化而为血，行于经脉，以奉生身，故经脉以为血之府之也。

　　【张介宾】府，聚也，府库之谓也。血必聚于经脉之中，故《刺志论》曰：脉实血实，脉虚血虚也。然此血字，实兼气为言，非独指血也。故下文曰：长则气治，短则气病。又如《逆顺》篇曰：脉之盛衰者，所以候血气之虚实有余不足也。义可知矣。

〔2〕【张介宾】气充和也。

〔3〕【杨上善】寸口之中满九分者为长，八分、七分为短也。

　　【张介宾】气不足也。

〔4〕【杨上善】动疾曰数。

　　【张介宾】火热盛也。

〔5〕【王冰】夫脉长为气和故治，短为不足故病，数急为热故烦

脉要精微论篇第十七

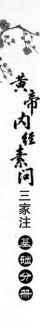

心，大为邪盛故病进也。长脉者往来长，短脉者往来短，数脉者往来急速，大脉者往来满大也。

【杨上善】洪盛曰大。

【张介宾】邪方张也。

〔6〕【杨上善】人迎脉不时盛。

【张介宾】寸为上，上盛者，邪壅于上也。气高者，喘满之谓。

〔7〕【杨上善】寸口脉不时盛，气胀充也。

【张介宾】关尺为下，下盛者邪滞于下，故腹为胀满。

〔8〕【杨上善】久而一至为代。

【张介宾】脉多变更不常者曰代，气虚无主也。

〔9〕【杨上善】脉滑利，故气少。

【张介宾】脉来微细，正气不足也。

〔10〕【王冰】上，谓寸口。下，谓尺中。盛，谓盛满。代脉者，动而中止，不能自还。细脉者，动如莠蓬。涩脉者，往来时不利而塞涩也。

【杨上善】脉之动难为涩也。

【张介宾】涩为血少气滞，故为心痛。

〔11〕【杨上善】如涌泉上冲入手也。

〔12〕【王冰】浑浑，言脉气浊乱也。革至者，谓脉来弦而大，实而长也。如涌泉者，言脉汩汩，但出而不返也。绵绵，言微微似有，而不甚应手也。如弦绝者，言脉卒断，如弦之绝去也。若病候日进而色弊恶，如此之脉，皆必死也。新校正云：按《甲乙经》及《脉经》作"浑浑革革，至如涌泉，病进而色，弊弊绰绰，其去如弦绝者，死"。

【杨上善】弊弊绰绰，未详，脉来卒去，比之弦断，此为死候，有本绝为化之也。

【张介宾】浑浑，浊乱不明也。革至，如皮革之坚鞭也。涌泉，其来汩汩无序，但出不返也。若得此脉而病加日进，色加憔弊，甚至绵绵如写漆，及如弓弦之断绝者，皆真气已竭，故死。绵音眠。鞭，硬同。

240

夫精明五色者，气之华也[1]，赤欲如白裹朱①，不欲如赭[2]；白欲如鹅羽，不欲如盐②[3]；青欲如苍璧③之泽，不欲如蓝[4]；黄欲如罗裹雄黄，不欲如黄土[5]；黑欲如重漆色，不欲如地苍④[6]。五色精微象见矣，其寿不久也[7]。夫精明者，所以视万物，别白黑，审短长。以长为短，以白为黑，如是则精衰矣[8]。

①如白裹朱：《太素》作"如以帛裹朱"。

②白欲如鹅羽，不欲如盐：《太素》作"白欲如白璧之泽，不欲如垩也。一曰白欲如鹅羽，不欲如盐"。《素问》新校正云：按《甲乙经》作"白欲如白璧之泽，不欲如垩"。《太素》两出之。

③苍璧：《太素》作"青璧"。

④地苍：《太素》作"炭"。《素问》新校正云：按《甲乙经》作"炭色"。

〔1〕【王冰】五气之精华者，上见为五色，变化于精明之间也。《六节藏象论》曰：天食人以五气。五气入鼻，藏于心肺，上使五色修明。此则明察五色也。

【杨上善】次察色者也。五行之气，变为精华之色，各见于面及明堂部内。明堂，鼻之也。

【张介宾】精明见于目，五色显于面，皆五气之精华也。《六节藏象论》曰：天食人以五气，五气入鼻，藏于心肺，上使五色修明。本类首章曰：切脉动静，而视精明，察五色，以此参伍，决死生之分。皆此之谓也。

〔2〕【张介宾】白裹朱，隐然红润而不露也。赭，代赭也；色赤而紫。此火色之善恶也。赭音者。

〔3〕【张介宾】鹅羽白而明，盐色白而暗，此金色之善恶也。

〔4〕【张介宾】苍璧之泽，青而明润，蓝色青而沉晦，此木色之善恶也。

〔5〕【张介宾】罗裹雄黄，光泽而隐，黄土之色，沉滞无神，此土色之善恶也。

〔6〕【杨上善】赭，赤土也。垩，白土，阿洛反。

【张介宾】重漆之色，光彩而润，地之苍黑，枯暗如尘，此水色之善恶也。

〔7〕【王冰】赭色、盐色、蓝色、黄土色、地苍色见者，皆精微之败象，故其寿不久。

【杨上善】精明五色微暗象见者，名曰色夭。寿命不久之也。

【张介宾】此皆五色精微之象也，凶兆既见，寿不远矣。

〔8〕【王冰】诫其误也。夫如是者，皆精明衰乃误也。

【杨上善】万物精明则黑白辨矣，若不精明则黑白不分，是夭色也。

【张介宾】五脏六腑之精气，皆上注于目而为之精，故精聚则神全；若其颠倒错乱，是精衰而神散矣，岂允安之兆哉？

五脏者，中之守也[1]，中盛脏满①，气胜伤恐者②，声如从室中言，是中气之湿也[2]。言而微，终日乃复言者，此夺气也[3]。衣被不敛，言语善恶，不避亲疏者，此神明之乱也[4]。仓廪不藏者③，是门户不要④也[5]。水泉不止者，是膀胱不藏也[6]。得守者生，失守者死[7]。

①中盛脏满：《太素》作"中盛满"。
②气胜伤恐者：《太素》作"气伤恐"。
③不藏者：《太素》作"所藏"。
④不要：《太素》作"不恶"。

〔1〕【王冰】身形之中，五神安守之所也。此则明观五脏也。新校正云：按《甲乙经》及《太素》"守"作"府"。

【张介宾】五脏者各有所藏，藏而勿失则精神完固，故为中之守也。

〔2〕【王冰】中，谓腹中。盛，谓气盛。脏，谓肺脏。气胜，谓胜于呼吸而喘息变易也。夫腹中气盛，肺脏充满，气胜息变，善伤于恐，言声不发，如在室中者，皆腹中有湿气乃尔也。

【杨上善】次听声者也。六腑贮于水谷，以为外府。五脏藏于精神，故为中府。五脏之气有余，盛满将有惊恐。有伤者，乃是中气得湿，上冲胸嗌，故使声重如室中言也。

【张介宾】中，胸腹也。脏，脏腑也。盛满，胀急也。气胜，喘息也。伤恐者，肾受伤也。声如从室中言，混浊不清也。是皆水气上逆之候，故为中气之湿证，此脾肺肾三脏之失守也。

〔3〕【王冰】若言音微细，声断不续，甚夺其气乃如是也。

【杨上善】言声微小，又不用言者，当是有所夺气，气少故尔也。

【张介宾】气虚之甚，故声不接续，肺脏失守也。

〔4〕【杨上善】是其阳明之气热甚为病，心乱故其身不知所为，其言不识善恶，以其五神失守故也。

【张介宾】神明将脱，故昏乱若此，心脏之失守也。

〔5〕【王冰】仓廪，谓脾胃。门户，谓魄门。《灵兰秘典论》曰：脾胃者，仓廪之官也。《五脏别论》曰：魄门亦为五脏使，水谷不得久藏也。魄门，则肛门也。要，谓禁要。

【杨上善】脾胃之气失守，则仓廪不藏，以其咽口门户不自要约，遂食于身，不便之物也。

【张介宾】要，约束也。幽门、阑门、魄门皆仓廪之门户，门户不能固则肠胃不能藏，所以泄利不禁，脾脏之失守也。要，平声。

〔6〕【王冰】水泉，谓前阴之流注也。

【杨上善】水泉，小便也。人之小便不能自禁者，以溲胞不能藏约，故遗尿不止也。

【张介宾】膀胱与肾为表里，所以藏津液，水泉不止而遗溲失禁，肾脏之失守也。

〔7〕【王冰】夫如是仓廪不藏，气胜伤恐，衣被不敛，水泉不止者，皆神气得居而守则生，失其所守则死也。夫何以知神气之不守耶？衣被不敛，言语善恶，不避亲疏，则乱之证也，乱甚则不守于脏也。

【杨上善】如前之病，神明不乱，得守者生；其神明乱，失守者死也之。

【张介宾】五脏得守，则无已上诸病故生，失守则神去而死矣。

夫五脏者，身之强也[1]，头者精明之府，头倾①视深，精神将

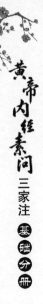

夺矣[2]。背者胸中之府，背曲肩随，府将坏矣[3]。腰者肾之府，转摇不能，肾将惫矣[4]。膝者筋之府，屈伸不能，行则偻附②，筋将惫矣[5]。骨者髓之府，不能久立，行则振掉③，骨将惫矣[6]。得强则生，失强则死[7]。

① 头倾：《太素》作"头惫"。

② 新校正云：按别本"附"一作"俯"，《太素》作"跗"。

③ 振掉：《太素》作"掉标"。

〔1〕【王冰】脏安则神守，神守则身强，故曰身之强也。

【杨上善】五脏藏神，藏神为身主，故是身之强也。

【张介宾】此下言形气之不守，而内应乎五脏也。脏气充则形体强，故五脏为身之强。

〔2〕【杨上善】头为一身之天，天有日月，人之头有二目。五脏之精皆成于目，故人之头为精明府，所以精明将夺，力极，头倾视深。力，意视也。惫，蒲介反。

【张介宾】五脏六腑之精气，皆上升于头，以成七窍之用，故头为精明之府。头倾者，低垂不能举也。视深者，目陷无光也。脏气失强，故精神之夺如此。

〔3〕【杨上善】心、肺二输在上，当背太阳，故背为胸府。背曲肩随而乘，胸臆将坏也之。

【张介宾】背乃脏俞所系，故为胸中之府。背曲肩随，亦脏气之失强也。

〔4〕【杨上善】肾在腰脊之中，故腰不随，肾将惫矣。惫，病也。

【张介宾】此肾脏之失强也。

〔5〕【杨上善】身之大筋，聚结于膝，膝之屈伸不能，行则曲腰向跗，皆是膝筋急缓，故知筋将病也。

【张介宾】筋虽主于肝，而维络关节以立此身者，惟膝腘之筋为最，故膝为筋之府。筋惫若是，则诸经之失强也。偻音吕。

〔6〕【王冰】皆以所居所由而为之府也。

【杨上善】髓为骨液，髓高则胫疼不能久立，行则掉标战动，即知骨将病矣。

【张介宾】髓充于骨，故骨为髓之府。髓空则骨弱无力，此肾脏之失强也。

〔7〕【王冰】强，谓中气强固以镇守也。

【杨上善】摄养前之五府，得身强者为生，失者为死也。

【张介宾】脏强则气强，故生。失强则气竭，故死。

岐伯曰^①：反四时者，有余为精，不足为消[1]。应太过，不足为精；应不足，有余为消[2]。阴阳不相应，病名曰关格[3]。

①新校正云：详此"岐伯曰"前无问。

〔1〕【杨上善】上黄帝将问自说，其义周备，故岐伯言强之得失，所以人虽失强，反于四时，得有余者，则五脏精胜，为生；人之失强，得不足者，则五脏消损，为死。

【张介宾】此言四时阴阳，脉之相反者，亦为关格也。《禁服》篇曰：春夏人迎微大，秋冬寸口微大，如是者命曰平人。以人迎为阳脉而主春夏，寸口为阴脉而主秋冬也。若其反者，春夏气口当不足而反有余，秋冬人迎当不足而反有余，此邪气之有余，有余者反为精也。春夏人迎当有余而反不足，秋冬寸口当有余而反不足，此血气之不足，不足者曰为消也。

〔2〕【杨上善】寸口、人迎相过一倍以上，为应大过也，大过得气不足，则五脏精胜，气过有余则热，故五脏消损之也。

〔3〕【王冰】广陈其脉应也。夫反四时者，诸不足皆为血气消损，诸有余皆为邪气胜精。阴阳之气不相应合，不得相营，故曰关格也。

【杨上善】人迎、寸口四倍以上，曰阴阳不相应。不相应者，阳气外格、阴气内关之病也。

【张介宾】如春夏人迎应太过，而寸口之应不足者反有余而为精，秋冬寸口应太过，而人迎之应不足者反有余而为精，是不足者为精也。春夏寸口应不足，而人迎应有余者反不足而为消，秋冬人迎应不足，而寸口应有余者反不足而为消，是有余者为消也。应不足而有余者，邪之日盛；应有余而不足者，正必日消。若此者，是为阴阳相反，气不相营，皆名关格。前二应字平声，后一应字去声。

脉要精微论篇第十七

245

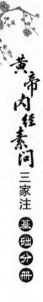

帝曰：脉其四时动奈何？知病之所在奈何？知病之所变奈何？知病乍在内奈何？知病乍在外奈何？请问此五①者，可得闻乎[1]？岐伯曰②：请言其与天运转大也③[2]。万物之外，六合之内，天地之变，阴阳之应[3]，彼春之暖，为夏之暑[4]，彼秋之忿④，为冬之怒[5]，四变之动，脉与之上下[6]，以春应中规[7]，夏应中矩[8]，秋应中衡[9]，冬应中权[10]。

①五：《太素》作"六"。

②新校正云：详此对与问不甚相应。脉四时动，病之所在，病之所变，按文颇对。病在内在外之说，后文殊不相当。

③与天转运大也：《太素》作"与天转运"。

④忿：《太素》作"急"。

〔1〕【王冰】言欲顺四时及阴阳相应之状候也。

　　【杨上善】六，谓六问。此中唯有五问，当是脱一问也。

〔2〕【王冰】指可见阴阳之运转，以明阴阳之不可见也。

　　【杨上善】量下答中，文当有六，故为六合也。人身合天，故请言人身与天合气转运之道也。

　　【张介宾】凡此五者，即阴阳五行之理，而阴阳五行，即天地之道，故伯以天运转大为对，则五者之变动，尽乎其中矣。

〔3〕【杨上善】万物各受一形，自万物一形之外，从于六合苞裹之内，皆是天地为其父母，变化而生，故万物皆与天地之气应而合也。

〔4〕【杨上善】春夏者，阳气终始也。春之三月，阳气之始，气和日暖。夏之三月，阳盛暑热，乃是春暖增长为之也。

〔5〕【杨上善】秋冬者，阴气终始也。秋之三月，阴气之始，风高气切，故名为急。冬之三月，阴气严烈，乃是秋凉增长为之也。

〔6〕【王冰】六合，谓四方上下也。春暖为夏暑，言阳生而至盛；秋忿而冬怒，言阴少而之壮也。忿一为急，言秋气劲急也。新校正云：按全元起注本"暖"作"缓"。

　　【杨上善】暖暑急怒，是天之运四气变动，人之经脉，与彼四气上下变动亦不异也。春夏之脉，人迎大于寸口，故为上也；寸口小于人迎，故为下也。秋冬之脉，寸口大于人迎，故为上也；人迎小

246

于寸口，故为下也。此乃盛衰为上下也，此答初问也。

【张介宾】物在天中，天包物外，天地万物，本同一气，凡天地之变，即阴阳之应。故春之暖者，为夏暑之渐也；秋之忿者，为冬怒之渐也。春生夏长，秋收冬藏，是即阴阳四变之动，而脉亦随之以上下也。

〔7〕【王冰】春脉耎弱，轻虚而滑，如规之象，中外皆然，故以春应中规。

【张介宾】规者，所以为圆之器。春气发生，圆活而动，故应中规，而人脉应之，所以圆滑也。

〔8〕【王冰】夏脉洪大，兼之滑数如矩之象，可正平之，故以夏应中矩。

【杨上善】春三月时，少阳之气用，万物始生未正，故曰应规也。夏三月时，大阳之气用，万物长正，故曰应矩也。

【张介宾】矩者，所以为方之器。夏气茂盛，盛极而止，故应中矩，而人脉应之，所以洪大方正也。

〔9〕【王冰】秋脉浮毛，轻涩而散，如秤衡之象，高下必平，故以秋应中衡。

【张介宾】衡，平也，秤横也。秋气万宝俱成，平于地面，故应中衡，而人脉应之，所以浮毛而见于外也。

〔10〕【王冰】冬脉如石，兼沉而滑，如秤权之象，下远于衡，故以冬应中权也。以秋中衡、冬中权者，言脉之高下异处如此尔。此则随阴阳之气，故有斯四应不同也。

【杨上善】秋三月时，少阴之气用，万物长极，故曰应衡也。冬三月时，太阴之气用，万物归根，故曰应权也。

【张介宾】权，秤锤也。冬气闭藏，故应中权，而人脉应之，所以沉石而伏于内也。凡兹规矩权衡者，皆发明阴阳升降之理，以合乎四时脉气之变象也。

是故冬至四十五日，阳气微上，阴气微下[1]；夏至四十五日，阴气微上，阳气微下[2]。阴阳有时，与脉为期，期而相失，知脉所分，分之有期，故知死时[3]。微妙在脉，不可不察，察之有纪，从

247

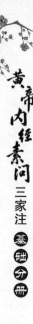

阴阳始[4]，始之有经，从五行生[5]，生之有度，四时为宜[6]，补写①勿失，与天地如一[7]，得一之情，以知死生[8]。

①补写：《太素》作"循数"。

〔1〕【杨上善】冬至以后，阳气渐长，故曰微上；阴气渐降，故曰微下也。

〔2〕【杨上善】夏至以后，阴气渐长，故曰微上；阳气渐降，故曰微下也。

〔3〕【王冰】察阴阳升降之准，则知经脉递迁之象；审气候递迁之失，则知气血分合之期。分期不差，故知人死之时节。

【杨上善】阴阳以有四时，四时与脉为期，为期在于四时相得失处，即知四时之脉，分在四时之际，脉分四时有期，则死生之期可知，此答第二病所在也。

【张介宾】冬至一阳生，故冬至后四十五日以至立春，阳气以渐而微上，阳微上则阴微下矣。夏至一阴生，故夏至后四十五日以至立秋，阴气以渐而微上，阴微上则阳微下矣。此所谓阴阳有时也。与脉为期者，脉随时而变迁也。期而相失者，谓春规、夏矩、秋衡、冬权，不合于度也。如脉所分者，谓五脏之脉，各有所属也。分之有期者，谓衰王各有其时也。知此者，则知死生之时矣。

〔4〕【王冰】推阴阳升降，精微妙用，皆在经脉之气候，是以不可不察，故始以阴阳为察候之纲纪。

【杨上善】欲知人之死生者，无胜察之妙，察脉纲纪，必以阴阳为本也。

〔5〕【杨上善】阴阳本始，有十二经脉也。十二月经脉，从五行生也。

〔6〕【王冰】言始所以知有经脉之察候司应者，何哉？盖从五行衰王而为准度也。征求太过不及之形诊，皆以应四时者为生气所宜也。新校正云：按《太素》"宜"作"数"。

【杨上善】五行生十二经脉，各有法度。脉从五行生，木生二经。足厥阴、足少阳也。火生四经，手少阴、手大阳、手厥阴、手少阳也。土生二经，足大阴、足阳明也。金生二经，手大阴、手阳明

248

也。水生二经，足少阴、足大阳也。此为五行生十二经脉。法度者，春有二经，夏有四经，季夏有二经，秋有二经，冬有二经，故十二经脉以四时为数也。

【张介宾】脉之微妙，亦惟阴阳五行为之经纪，而阴阳五行之生，各有其度，如阳生于冬至，阴生于夏至，木生于亥，火生于寅，金生于巳，水土生于申，此四时生王各有其宜也。纪，纲纪也。经，经常也。即大纲小纪之义。

〔7〕【王冰】有余者写之，不足者补之，是则应天地之常道也。然天地之道，损有余而补不足，是法天地之道也。写补之宜，工切审之，其治气亦然。

【张介宾】天地之道，损有余而补不足。《易》曰：天道亏盈而益谦，地道变盈而流谦。故不足则当补，有余则当写，补写不失其宜，则与天地之道如一矣。

〔8〕【王冰】晓天地之道，补写不差，既得一情，亦可知生死之准的。

【杨上善】于寸关尺三部之中，循十二经之脉，得其弦钩浮营四时之气而不失错，与天地气宜然为一，如此则能了知死生之期也。

【张介宾】一之精者，天人一理之精微也。天地之道，阳主乎动，阴主乎静，阳来则生，阳去则死。知天道之所以不息者，则知人之所以死生矣。

　　是故声合五音，色合五行，脉合阴阳[1]。是知阴盛则梦涉大水恐惧[2]，阳盛则梦大火燔灼[3]，阴阳俱盛则梦相杀毁伤[4]；上盛则梦飞[5]，下盛则梦堕[6]，甚饱则梦予[7]，甚饥则梦取[8]；肝气盛则梦怒[9]，肺气盛则梦哭①[10]；短虫多则梦聚众[11]，长虫多则梦相击毁伤[12]。

①哭：《太素》作"哀"。

〔1〕【王冰】声表宫商角徵羽，故合五音。色见青黄赤白黑，故合五行。脉彰寒暑之休王，故合阴阳之气也。

【杨上善】人之音声，合于五音，人之形色，合于五行，人

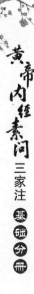

之脉气，合于阴阳，此答第三知病之所变也。

【张介宾】声合宫商角徵羽，色合金木水火土，脉合四时阴阳，虽三者若乎有分，而理则一也。

〔2〕【王冰】阴为水，故梦涉水而恐惧也。《阴阳应象大论》曰：水为阴。

【张介宾】以阴胜阳，故梦多阴象。

〔3〕【王冰】阳为火，故梦大火而燔灼也。《阴阳应象大论》曰：火为阳。

【张介宾】以阳胜阴，故梦多阳象。灼，如瑞切。

〔4〕【王冰】亦类交争之气象也。

【张介宾】俱盛则争，故梦相杀。

〔5〕【张介宾】阳胜者亲乎上也。

〔6〕【王冰】气上则梦上，故飞。气下则梦下，故堕。

【张介宾】阴胜者亲乎下也。

〔7〕【王冰】内有余故。

【张介宾】因有余也。

〔8〕【王冰】内不足故。

【张介宾】因不足也。

〔9〕【王冰】肝在志为怒。

【张介宾】肝在志为怒也。

〔10〕【王冰】肺声哀，故为哭。新校正云：详"是知阴盛则梦涉大水恐惧"至此，乃《灵枢》之文，误置于斯，仍少心脾肾气盛所梦，今具《甲乙经》中。

【张介宾】肺在志为忧，故梦恐惧哭泣。肺主气，故梦飞扬。

〔11〕【王冰】身中短虫多，则梦聚众。

【张介宾】繁盛之象也。

〔12〕【王冰】长虫动则内不安，内不安则神躁扰，故梦是矣。新校正云：详此二句亦不当出此，应他经脱简文也。

【杨上善】凡梦有三种：人有吉凶，先见于梦，此为征梦也；思想情深，因之见梦，此为想梦也；因其所病，见之于梦，此为病梦也。此十一种梦，皆病梦也，并因阴阳气之盛衰、内有饥饱、肝肺气盛、长短虫多以为梦也。此所以因伤致梦，即以梦为诊也，此为梦诊，可为四答问之脱也。

【张介宾】 长虫势力相角，内有损伤，故梦兆亦然。凡本论之文，与前篇同者，俱不重载，故止存此二条。按：《周礼》六梦：一曰正梦，谓无所感而自梦也；二曰噩梦，有所惊愕而梦也；三曰思梦，因于思忆而梦也；四曰寤梦，因觉时所为而梦也；五曰喜梦，因所喜好而梦也；六曰惧梦，因于恐畏而梦也。《关尹子》曰：好仁者，多梦松柏桃李；好义者，多梦金刀兵铁；好礼者，多梦簠簋笾豆；好智者，多梦江胡川泽；好信者，多梦山岳原野。役于五行，未有不然者。是皆致梦之因也。至其变幻之多，则有如宋昭公之梦为鸟，庄周之梦为蝶，光武之梦乘赤龙而登天，陶侃之梦生八翼飞入天门之类，又皆何所因也？夫五行之化，本自无穷，而梦造于心，其原则一。盖心为君主之官，神之舍也。神动于心，则五脏之神皆应之，故心之所至即神也，神之所至即心也。第心帅乎神而梦者，因情有所着，心之障也。神帅乎心而梦者，能先兆于无形，神之灵也。夫人心之灵，无所不至，故梦象之奇，亦无所不见，诚有不可以言语形容者。惟圣人能御物以心，摄心以性，则心同造化，五行安得而役之？故至人无梦也。

是故持脉有道，虚静为保[1]。**春日浮，如鱼之游在波**①[2]；**夏日在肤，泛泛乎万物有余**[3]；**秋日下肤，蛰虫将去**[4]；**冬日在骨，蛰虫周密**②，**君子居室**[5]。**故曰：知内者按而纪之**[6]，**知外者终而始之**[7]。**此六者，持脉之大法**[8]。

①波：《太素》作"皮"。
②周密：《太素》作"固密"。

〔1〕**【王冰】** 前明脉应，此举持脉所由也。然持脉之道，必虚其心，静其志，乃保定盈虚而不失。新校正云：按《甲乙经》"保"作"宝"。

【杨上善】 持脉之道，虚心不念他事，凝神静虑，以为自保，方可得知脉之浮沉、气之内外也。

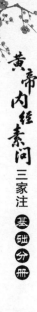

【张介宾】凡持脉之道，一念精诚，最嫌扰乱，故必虚其心，静其志，纤微无间，而诊道斯为全矣。保，不失也。

〔2〕【王冰】虽出，犹未全浮。

【张介宾】脉得春气，虽浮动而未全出，故如鱼之游在波也。

〔3〕【王冰】泛泛，平貌。阳气大盛，脉气亦象万物之有余，易取而洪大也。

【杨上善】春时阳气初开，脉从骨髓流入经中，上至于皮，如鱼游水，未能周散。夏时阳气荣盛，脉从经溢入孙络肤肉之中，如水流溢，沉沉盛长，万物亦然，茂盛有余。此答第五病在外也。

【张介宾】脉得夏气，则洪盛于外，故泛泛乎如万物之有余也。

〔4〕【王冰】随阳气之渐降，故曰下肤。何以明阳气之渐降？蛰虫将欲藏去也。

【张介宾】脉得秋气，则洪盛渐敛，故如欲蛰之虫将去也。

〔5〕【王冰】在骨，言脉深沉也。蛰虫周密，言阳气伏藏。君子居室，此人事也。

【杨上善】秋日阳气从肤渐伏于内，故曰下肤。蛰虫趣暖入穴，故曰将去也。是时阴气从内出在皮肤，腠理将开也。冬日阳气内伏，蛰虫闭户固密，君子去堂居室，人之脉气行骨，故持脉者深按得之。此答第六病乍在内也。

【张介宾】脉得冬气，沉伏在骨，故如蛰虫之周密。君子之于斯时，亦当体天地闭藏之道，而居于室也。

〔6〕【王冰】知内者，谓知脉气也，故按而为之纲纪。

〔7〕【王冰】知外者，谓知色象，故以五色终而复始。

【杨上善】秋冬脉气为阴在内，故按得纲纪；春夏脉气为阳在外，故趣得终始。春夏之脉为秋冬脉终，即是阳之始也。

〔8〕【王冰】见是六者，然后可以知脉之迁变也。新校正云：详此前，对帝问"脉其四时动奈何"之事。

【杨上善】以为诊脉大法。

【张介宾】内言脏气，藏象有位，故可按而纪之。外言经气，经脉有序，故可终而始之。然必知此四时内外六者之法，则脉之时动，病之所在，及病变之或内或外，皆可得而知也，故为持脉之大法。

　　心脉搏坚而长，当病舌卷不能言[1]；其耎而散者，当消环①自已[2]。肺脉搏坚而长，当病唾血[3]；其耎而散者，当病灌汗，至今②不复散发也[4]。肝脉搏坚而长，色不青，当病坠若搏，因血在胁下，令人喘逆③[5]；其耎而散色泽者④，当病溢饮，溢饮者渴暴多饮，而易入肌皮肠胃之外也[6]。

　　①消环：《太素》作"消渴"。
　　②至今：《太素》作"至令"。
　　③喘逆：《太素》作"善喘"。
　　④其耎而散色泽者：《太素》作"若耎而散其色泽"。

　　〔1〕【王冰】搏，谓搏击于手也。诸脉搏坚而长者，皆为劳心而脏脉气虚极也。心手少阴脉，从心系上侠咽喉。故令舌卷短而不能言也。

　　　　【杨上善】揣，动也。长，谓寸口脉长一寸也。此为心脉盛动坚。心脉上至舌下，故盛动坚，舌卷不能言。

　　　　【张介宾】搏，谓弦强搏击于手也。心脉搏坚而长者，肝邪乘心，脏气亏甚而失和平之气也。手少阴脉从心系上挟咽，故令舌卷不能言。愚按：搏击之脉，皆肝邪盛也。肝本属木，而何五脏皆畏之？盖五脏皆以胃气为本，脉无胃气则死，凡木强者土必衰，脉搏者胃多败，故坚搏为诸脏所忌。兹心脉搏坚而长者，以心脏之胃气不足而邪有余也。搏之微则邪亦微，搏之甚则几于真脏矣。故当以搏之微甚，而察病之浅深。后四脏者仿此。

　　　　〔2〕【王冰】诸脉耎散，皆为气实血虚也。消，谓消散。环，谓环周。言其经气，如环之周，当其火王，自消散也。新校正云：按《甲乙经》"环"作"渴"。

　　　　【杨上善】动而坚者病舌卷，耎而散者病消渴，以有胃气，故自已，由手少阴贯肾络肺系舌本故也。

　　　　【张介宾】若证如前而脉则耎散者，心气将和也。消，尽也。环，周也。谓期尽一周而病自已矣。耎音软。

253

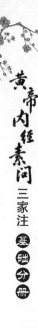

〔3〕【王冰】肺虚极则络逆，络逆则血泄，故唾出也。

【杨上善】肺脉浮短，今动坚长，知血络盛伤，故唾血也。

〔4〕【王冰】汗泄玄府，津液奔凑，寒水灌洗，皮密汗藏，因灌汗藏，故言灌汗至今不复散发也。灌，谓灌洗，盛暑多为此也。新校正云：详下文诸脏各言色，而心肺二脏不言色者，疑阙文也。

【杨上善】以肺气虚，故脉奭散也。虚故腠理相逐，汗出如灌，至令不复也。

【张介宾】肺脉搏坚而长，邪乘肺也，肺系连喉，故为唾血。若奭而散，则肺虚不敛，汗出如水，故云灌汗。汗多亡阳，故不可更为发散也。

〔5〕【王冰】诸脉见本经之气而色不应者皆非病从内生，是外病来胜也。夫肝脏之脉，端直以长，故言曰色不青，当病坠若搏也。肝主两胁，故曰因血在胁下也。肝厥阴脉，布胁肋，循喉咙之后；其支别者，复从肝别贯鬲，上注肺。今血在胁下，则血气上熏于肺，故令人喘逆也。

【杨上善】肝脉奭而弦，今动坚而长，其色又不相应者，是人当有坠伤，坠伤损血在胁下，又令喜喘故也。

〔6〕【王冰】面色浮泽，是为中湿，血虚中湿，水液不消，故言当病溢饮也。以水饮满溢，故渗溢易而入肌皮肠胃之外也。新校正云：按《甲乙经》"易"作"溢"。

【杨上善】易音亦。若脉奭散，色又光泽者，当因大渴暴饮，水溢肠胃之外，易入肌皮之中，名曰溢饮之病也。

【张介宾】肝脉搏坚而长，肝自病也。脏病于中，色必外见，其色当青而不青者，以病不在脏而在经也。必有坠伤，若由搏击，则血停胁下而气不利，故令人喘逆。若其奭散，则肝木不足，脾湿胜之，湿在肌肤，故颜色光泽，病为溢饮。又肝脉涩甚为溢饮。

胃脉搏坚而长，其色赤，当病折髀[1]；其奭而散者，当病食痹①[2]。脾脉搏坚而长，其色黄，当病少气[3]；其奭而散色不泽者，当病足胻肿，若水状也[4]。肾脉搏坚而长，其色黄而赤者，当病折腰[5]；其奭而散者，当病少血，至今不复也[6]。

①食痹：此下《太素》有"膑痛"二字。

〔1〕【王冰】胃虚色赤，火气牧之，心象于火，故色赤也。胃阳明脉，从气冲下髀抵伏兔。故病则髀如折也。

【杨上善】胃脉奭弱，今动坚长，又他色来克，当病折髀，以足阳明脉行髀故也。

〔2〕【王冰】痹，痛也。胃阳明脉，其支别者，从大迎前下人迎，循喉咙入缺盆，下鬲属胃络脾。故食则痛闷而气不散也。新校正云：详谓"痹为痛"，义则未通。

【杨上善】胃虚不消水谷，故食积胃中，为痹而痛。又脉行膝，故病膝膑痛。膑，膝端骨也。

【张介宾】胃脉搏坚，木乘土也，加之色赤，则阳明火盛，木火交炽，胃经必伤。阳明下行者，从气冲下髀抵伏兔，故病髀如折也。若奭而散者，胃气本虚。阳明支别上行者，由大迎人迎，循喉咙入缺盆，下鬲属胃络脾，故食即气逆，滞闷不行而为食痹。

〔3〕【王冰】脾虚则肺无所养，肺主气，故少气也。

【杨上善】脾脉奭弱，今动坚长，虽得本色，以其阳虚，故病少气。

〔4〕【王冰】色气浮泽，为水之候，色不润泽，故言若水状也。脾太阴脉，自上内踝前廉，上踹内，循胻骨后，交出厥阴之前，上循膝股内前廉入腹。故病足胕肿也。

【杨上善】足太阴脉循胻，故脾虚色不泽者，胕肿若水之状也。

【张介宾】邪脉乘脾，脾气必衰，脾虚无以生血，故本脏之色见于外。脾弱不能生肺，故为少气。若其奭散而色不泽者，尤属脾虚。脾经之脉，从拇指上内踝前廉，循胻骨后，交出厥阴之前，故病足胕肿若水状者，以脾虚不能制水也。

〔5〕【王冰】色气黄赤，是心脾干肾，肾受客伤，故腰如折也。腰为肾府，故病发于中。

【杨上善】肾脉沉石，今动坚长，黄色贼邪及赤色微邪来克，故病腰痛，以足少阴脉营腰故也。

255

脉要精微论篇第十七

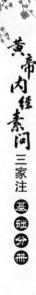

〔6〕【王冰】肾主水，以生化津液，今肾气不化，故当病少血，至今不复也。

【杨上善】阴盛太阳气虚，故少血。得之在久，至今不复也。

【张介宾】邪脉干肾，肾气必衰，其色黄赤，为火土有余而肾水不足，故病腰如折也。若其喘散，肾气本虚，肾主水以生化津液，今肾气不化，故病少血。本原气衰，故令不能遽复。愚按：本篇五脏脉病，一曰搏坚而长，一曰喘而散，而其为病，多皆不足何也？盖搏坚而长者，邪胜乎正，是谓邪之所凑，其气必虚也。喘而散者，本原不足，是谓正气夺则虚也。一以有邪而致虚，一以无邪本虚，虚虽若一，而病本不同，所当辨也。

帝曰①：诊得心脉急，此为何病？病形何如？岐伯曰：病名心疝，少腹当有形也[1]。帝曰：何以言之？岐伯曰：心为牡脏，小肠为之使，故曰少腹当有形也[2]。帝曰：诊得胃脉，病形何如？岐伯曰：胃脉实则胀，虚则泄[3]。

①新校正云：详“帝曰”至“以其胜治之愈”，全元起本在《汤液》篇。

〔1〕【王冰】心为牡脏，其气应阳，今脉反寒，故为疝也。诸脉劲急者，皆为寒。形，谓病形也。

【张介宾】心为牡脏，气本属阳，今脉紧急，阴寒胜也，以阳脏而为阴盛，故病心疝。心疝者，形在少腹，而实以寒乘少阴所致。

〔2〕【王冰】少腹，小肠也。《灵兰秘典论》曰：小肠者，受盛之官。以其受盛，故形居于内也。

【杨上善】诊得心脉，心为阳也，急为寒也，寒气在心太阳小肠，故少腹有形。形，疝积者也。

【张介宾】牡，阳也。心属火而居于鬲上，故曰牡脏。心与小肠为表里，故脉络相通而为之使。小肠居于少腹，故少腹当有形也。使，上声。

〔3〕【王冰】脉实者气有余，故胀满。脉虚者气不足，故泄利。新校正云：详此前对帝问“知病之所在”。

256

【杨上善】胃脉软弱为平，今得胃气实脉，即知胃中胀满；若得胃气虚脉，即知洩利，胃虚故脉虚也。

【张介宾】实为邪有余，故胀满。虚为正不足，故泄利。

　　帝曰：病成而变何谓[1]？岐伯曰：风成为寒热[2]，瘅成为消中[3]，厥成为巅疾[4]，久风为飧泄[5]，脉风①成为疠[6]，病之变化，不可胜数②[7]。

①脉风：《太素》作"贼风"。
②新校正云：详此前对帝问"知病之所变奈何"。

〔1〕【杨上善】人病成极变为他病，未知变作何病之也。

　　【张介宾】成言病之本，变言病之标，标本不同，是谓之变。

〔2〕【王冰】《生气通天论》曰：因于露风，乃生寒热。故风成为寒热也。

　　【杨上善】风病在中成极，变为诸寒热病也。

　　【张介宾】风，阳邪也，善行而数变。或并于里则阳虚，阳虚则外寒；或并于表则阳实，阳实生外热。故《生气通天论》曰：因于露风，乃生寒热。是风成而变为寒热也。

〔3〕【王冰】瘅，谓湿热也。热积于内，故变为消中也。消中之证，善食而瘦。新校正云：详王注以"善食而瘦"为"消中"，按本经"多食数溲"，为之"消中"，"善食而瘦"，乃是"食㑊"之证，当云"善食而数溲"。

　　【杨上善】瘅，脾胃热也。脾胃内热，日久变为消中。消中，汤饮内消病也。

　　【张介宾】瘅，热邪也。热积于内，当病为消中，善食易饥也。

〔4〕【王冰】厥，谓气逆也。气逆上而不已，则变为上巅之疾也。

　　【杨上善】阳明热厥成极，上实下虚，变为癫疾也。

　　【张介宾】厥，逆气也。气逆于上，则或为疼痛，或为眩仆，而成顶巅之疾也。一曰气逆则神乱，而病为癫狂者，亦通。

〔5〕【王冰】久风不变，但在胃中，则食不化而泄利也。以肝气

脉要精微论篇第十七

257

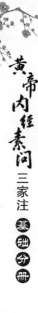

内合而乘胃，故为是病焉。《阴阳应象大论》曰：风气通于肝。故内应于肝也。

【杨上善】春伤于风，在肠胃之间，日久变为洩利之病。

【张介宾】风从木化，久风不已则脾土受伤，病为飧泄而下利清谷也。飧音孙。

〔6〕【王冰】经《风论》曰：风寒客于脉而不去，名曰疬风。又曰：疬者，有荣气热胕，其气不清，故使鼻柱坏而色败，皮肤疡溃。然此则癞也。夫如是者，皆脉风成，结变而为也。

【杨上善】贼风入腠不洩成极，变为疬。亦之谓大疾。眉落、鼻柱等坏之也。

【张介宾】风寒客于血脉，久而不去则肤肉败坏，其病为疬。疬，赖、利二音，癞也。

〔7〕【杨上善】夫病变为他疾，有斯五种。若随心随物，曼衍多端，不可胜数，但可以智量处，调之取中，纵医方千卷，未足以为当之也。

【张介宾】此举风热之邪，以见致病之概，其他变化百出，有不可以数计者，亦犹此也。

帝曰：诸痈肿筋挛骨痛，此皆安生[1]？岐伯曰：此寒气之肿，八风之变也[2]。帝曰：治之奈何？岐伯曰：此四时之病，以其胜治之愈也①[3]。

①治之愈也：《太素》作"治其输"。

〔1〕【王冰】安，何也，言何以生之。

【杨上善】因于痈肿，有此二病，故请所生。

【张介宾】此言诸病痈肿而有兼筋挛骨痛者也。诸家以痈肿、筋挛、骨痛，释为三证，殊失经意。观下文曰此寒气之肿，则其所问在肿，义可知矣。

〔2〕【王冰】八风，八方之风也。然痈肿者，伤东南、西南风之变也。筋挛骨痛者，伤东风、北风之变也。《灵枢经》曰：风从东方来，名曰婴儿风，其伤人也，外在筋纽。风从东南方来，名曰弱风，

258

其伤人也，外在于肌。风从西南来，名曰谋风，其伤人也，外在于肉。风从北方来，名曰大刚风，其伤人也，外在于骨。由此四风之变而三病乃生，故下问对是也。

【张介宾】惟风寒之变在经，所以兼筋骨之痛。今有病大项风、虾蟆瘟之属，或为头项咽喉之痛，或为肢节肌肉之肿，正此类也。

〔3〕【王冰】胜，谓胜克也。如金胜木，木胜土，土胜水，水胜火，火胜金，此则相胜也。

【杨上善】筋骨是阴，加以寒气，故为寒肿也。此乃四时八正虚风变所为也，引其所胜克之则愈也。

【张介宾】四时之病，即时气也。治之以胜，如《至真要大论》曰：治诸胜复，寒者热之，热者寒之，温者清之，清者温之，散者收之，抑者散之，燥者润之，急者缓之，坚者耎之，脆者坚之，衰者补之，强者写之，各安其气，必清必静，则病气衰去。此之谓也。

帝曰：有故病五脏发动，因伤脉色①，各何以知其久暴至之病乎[1]？岐伯曰：悉乎哉问也！征②其脉小色不夺者，新病也[2]；征其脉不夺其色夺者，此久病也[3]。征其脉与五色俱夺者，此久病也[4]。征其脉与五色俱不夺者，新病也[5]。肝与肾脉并至，其色苍赤，当病毁伤，不见血，已见血，湿③若中水也[6]。

①脉色：《太素》无"脉"字。
②征：《太素》作"故"，下同。
③已见血，湿：《太素》作"见血而湿"。

〔1〕【王冰】重以色气，明前五脏坚长之脉，有自病故病及因伤候也。

【杨上善】其病发于五脏，有伤其候五色，何以知其久病新暴之别？

【张介宾】有故病，旧有宿病也。五脏发动，触感而发也。脉色可辨如下文。

〔2〕【王冰】气乏而神犹强也。

【杨上善】邪始入于五脉，故脉小，未甚伤于血气，故部内

脉要精微论篇第十七

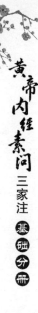

五色不夺，是知新病。

【张介宾】征，验也。脉小者邪气不盛，色不夺者形神未伤，故为新病。

〔3〕【王冰】神持而邪凌其气也。

【杨上善】脉为其本，色为标也，本受邪气已，方受与标，故脉本不夺，色甚夺者，知是久病。

【张介宾】病久而经气不夺者有之，未有病久而形色不变者，故脉不夺而色夺者为久病。

〔4〕【王冰】神与气俱衰也。

【杨上善】内之五脉，外之五色，二俱夺者，知病已成在久。

【张介宾】表里俱伤也。

〔5〕【王冰】神与气俱强也。

【杨上善】人之有病，五脉五色二俱不夺者，其病未行血气，故知新病也。

【张介宾】表里俱无恙也。

〔6〕【王冰】肝色苍，心色赤，赤色见当脉洪，肾脉见当色黑，今肾脉来，反见心色，故当因伤而血不见也。若已见血，则是湿气及水在腹中也。何者？以心肾脉色，中外之候不相应也。

【杨上善】弦石俱至而色见青赤，其人当病被击内伤。其伤见色，故青赤也。若被击出血，血湿若居水中者，此为候也。

【张介宾】肝脉弦，肝主筋。肾脉沉，肾主骨。苍者，肝肾之色，青而黑也。赤者，心火之色，心主血也。脉见弦沉而色苍赤者，筋骨血脉俱病，故必当为毁伤也。凡毁伤筋骨者，无论不见血、已见血，其血必凝，其经必滞，气血凝滞，形必肿满，故如湿气在经而同于中水之状。中，去声。

尺内两傍，则季胁也[1]，尺外以候肾[2]，尺里以候腹[3]。中附上，左外以候肝，内以候鬲[4]；右外以候胃，内以候脾[5]。上附上，右外以候肺，内以候胸中[6]；左外以候心，内以候膻中①[7]。前以候前，后以候后②[8]。上竟上者，胸喉中事也；下竟下者，少腹腰股膝胫足中事也③[9]。

260

①中附上，左外以候肝，内以候鬲；右外以候胃，内以候脾。上附上，右外以候肺，内以候胸中；左外以候心，内以候膻中：《太素》作"跗上以候胸中"。

②前以候前，后以候后：《太素》作"前候前，后候后"。

③上竟上者，胸喉中事也；下竟下者，少腹腰股膝胫足中事也：《太素》作"附上，鬲上也，鬲下者，腹中事也"。

〔1〕【王冰】尺内，谓尺泽之内也。两傍，各谓尺之外侧也。季胁近肾，尺主之，故尺内两傍则季胁也。

【杨上善】从关至尺泽为尺也。季胁之部当在尺中央两傍，不在尺外两傍，季胁有病当见此处。

【张介宾】尺内者，关前曰寸，关后曰尺，故曰尺内。季胁，小肋也，在胁下两傍，为肾所近。故自季胁之下，皆尺内主之。愚按：尺者，对寸而言。人身动脉虽多，惟此气口三部，独长一寸九分，故总曰寸口；分言之，则外为寸部，内为尺部。外为阳，故寸内得九分，阳之数也；内为阴，故尺内得一寸，阴之数也。《二难》曰：从关至尺是尺内，阴之所治也；从关至鱼际是寸口内，阳之所治也。然则关之前曰寸，关之后曰尺，而所谓关者，乃间于尺寸之间，而为阴阳之界限，正当掌后高骨处是也。滑伯仁曰：手太阴之脉，由中焦出行，一路直至两手大指之端，其鱼际后一寸九分，通谓之寸口，于一寸九分之中，曰寸曰尺而关在其中矣。其所以云尺寸者，以内外本末对待为言，而分其名也。如蔡氏云：自肘中至鱼际，得同身寸之一尺一寸，自肘前一尺为阴之位，鱼际后一寸为阳之位。太阴动脉，前不及鱼际横纹一分，后不及肘中横纹九寸。故古人于寸内取九分为寸，尺内取一寸为尺，以契阳九阴十之数。其说似通，但考之《骨度》篇，则自肘至腕长一尺二寸五分，而与此数不合，盖亦言其意耳。

〔2〕【杨上善】尺中两傍之外，以候两肾之有病，当见此部也。

〔3〕【王冰】尺外，谓尺之外侧。尺里，谓尺之内侧也。次尺外下两傍则季胁之分，季胁之上肾之分，季胁之内则腹之分也。

【杨上善】自尺内两中间，总候腹中。

【张介宾】尺外，尺脉前半部也。尺里，尺脉后半部也。前

脉要精微论篇第十七

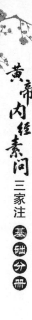

以候阳，后以候阴。人身以背为阳，肾附于背，故外以候肾。腹为阴，故里以候腹。所谓腹者，凡大小肠膀胱命门皆在其中矣。诸部皆言左右，而此独不分者，以两尺皆主乎肾也。

〔4〕【王冰】肝主贲。贲，鬲也。

【张介宾】中附上，言附尺之上，而居乎中者，即关脉也。左外，言左关之前半部，内言左关之后半部，余仿此。肝为阴中之阳脏，而亦附近于背，故外以候肝，内以候鬲。举鬲而言，则中焦之鬲膜、胆府皆在其中矣。

〔5〕【王冰】脾居中，故以内候之。胃为市，故以外候之。

【张介宾】右关之前所以候胃，右关之后所以候脾。脾胃皆中州之官，而以表里言之，则胃为阳，脾为阴，故外以候胃，内以候脾。愚按：寸口者，手太阴也。太阴行气于三阴，故曰三阴在手而主五脏。所以本篇止言五脏而不及六腑，即《终始》《禁服》等篇，亦皆以寸口候三阴，人迎候三阳也。然胃亦腑也，而此独言之何也？观《玉机真脏论》曰：五脏者皆禀气于胃。胃者，五脏之本也。脏气者不能自致于手太阴，必因于胃气乃至于手太阴也。故胃气当察于此。又如《五脏别论》曰：五味入口，藏于胃以养五脏气，气口亦太阴也。是以五脏六腑之气味，皆出于胃，变见于气口。然则此篇虽止言胃，而六腑之气，亦无不见乎此矣。

〔6〕【王冰】肺叶垂外，故以外候之。胸中主气管，故以内候之。

【张介宾】上附上，言上而又上，则寸脉也。五脏之位，惟肺最高，故右寸之前以候肺，右寸之后以候胸中。胸中者，鬲膜之上皆是也。

〔7〕【王冰】心，主鬲中也。膻中，则气海也，嗌也。新校正云：详王氏以膻中为嗌也，疑误。

【杨上善】跗当为肤，古通用字，故为跗耳。当尺里以上皮肤，以候胸中之病。

【张介宾】以肺皆居膈上，故左寸之前以候心，左寸之后以候膻中。膻中者，两乳之间，谓之气海，当心包所居之分也。愚按：本论五脏应见之位，如火王于南，故心见左寸。木王于东，故肝见左关。金王于西，故肺见右寸。土王于中而寄位西南，故脾胃见右关。

此即《河图》五行之序也。

〔8〕【王冰】上前，谓左寸口。下前，谓胸之前膺及气海也。上后，谓右寸口。下后，谓胸之后背及气管也。

【杨上善】当此尺里跗前，以候胸腹之前，跗后以候背后。

【张介宾】此重申上下内外之义而详明之也。统而言之，寸为前，尺为后；分而言之，上半部为前，下半部为后，盖言上以候上，下以候下也。

〔9〕【王冰】上竟上，至鱼际也。下竟下，谓尽尺之脉动处也。少腹，胞。气海，在膀胱。腰、股、膝、胫、足中之气动静，皆分其近远及连接处所名目以候之，知其善恶也。

【杨上善】当尺里跗上皮肤，以候膈上也。一曰竟上，疑错。当尺里肤上以下，以为膈下之分，即腹中事。

【张介宾】竟，尽也。言上而尽于上，在脉则尽于鱼际，在体则应于胸喉；下而尽于下，在脉则尽于尺部，在体则应于少腹足中。此脉候上下之事也。愚按：本篇首言尺内，次言中附上而为关，又次言上附上而为寸，皆自内以及外者，盖以太阴之脉，从胸走手，以尺为根本，寸为枝叶也。故凡人之脉，宁可有根而无叶，不可有叶而无根。如《论疾诊尺》篇曰：审其尺之缓急小大滑涩，肉之坚脆，而病形定矣。是盖所重在本耳。又按：本篇外、内二字，诸家之注，皆云内侧外侧。夫曰内外侧者，必脉形扁阔而或有两条者乃可。若谓诊者之指侧，则本篇文义乃举脉体而言，且诊者之左外，则病者之右手也，当言候胃，不当言候肝矣。于义不通。如下文前以候前、后以候后、上竟上、下竟下者，是皆内外之谓。观《易》卦六爻，凡画卦者，自下而上，上三爻为外卦，下三爻为内卦，则其上下内外之义明矣。又有以浮取为外，沉取为内者，于义亦通，均俟明者辨正。又按：本篇上竟上者言胸喉中事，下竟下者言少腹足膝中事，分明上以候上，下以候下，此自本经不易之理。而王氏《脉经》，乃谓心部在左手关前寸口是也，与手太阳为表里，以小肠合为府，合于上焦；肺部在右手关前寸口是也，与手阳明为表里，以大肠合为腑，合于上焦。以致后人遂有左心小肠、右肺大肠之配，下反居上，其谬甚矣。据其所云，不过以脏腑之配合如此；抑岂知经分表里，脉自不同。如脾经自足而上行走腹，胃经自头而下行走足，升降交通，以成阴阳之用；又岂必上则皆上，下则皆下，而谓其尽归一处耶？且自秦汉而下，未闻有以大小肠取于两寸者，扁鹊、仲景诸君心传可考；自晋及今，乃有此谬，讹以传讹，愈久愈远，误者可胜言哉！无怪乎医之日拙也。此之不经，虽出于脉诀之编次，而创言者谓非叔和而谁？

粗大^①者，阴不足阳有余，为热中^②也^[1]。来疾去徐，上实下虚，为厥巅疾^[2]；来徐去疾，上虚下实，为恶风也^[3]。故中恶风者，阳气受也^{③[4]}。

①粗大：《太素》作"粗发"。
②热中：《太素》下有"跗之下"三字。
③故中恶风者，阳气受也：《太素》无此九字。

〔1〕【王冰】粗大，谓脉洪大也。脉洪为热，故曰热中。

【杨上善】尺之皮肤文理粗发者，是阴衰阳盛，热气熏肤，致使皮肤粗起，故为热中。

【张介宾】粗大者，浮洪之类，阳实阴虚，故为内热。

〔2〕【杨上善】来疾阳盛，故上实也。去徐阴虚，故下虚也。上实下虚，所以发癫疾也。

【张介宾】来疾者，其来急也。去徐者，其去缓也。上实者，寸盛也。下虚者，尺弱也。皆阳强之脉，故为阳厥顶巅之疾。滑伯仁曰：察脉须识上下来去至止六字，不明此六字，则阴阳虚实不别也。上者为阳，来者为阳，至者为阳；下者为阴，去者为阴，止者为阴。上者，自尺部上于寸口，阳生于阴也。下者，自寸口下于尺部，阴生于阳也。来者，自骨肉之分而出于皮肤之际，气之升也。去者，自皮肤之际而还于骨肉之分，气之降也。应曰至，息曰止也。

〔3〕【王冰】亦脉状也。

【杨上善】上虚受风，故恶风也。

〔4〕【王冰】以上虚，故阳气受也。

【张介宾】来之徐，上之虚者，皆阳不足也。阳受风气，故阳虚者必恶风，而恶风之中人，亦必阳气受之也。恶，上去声，下

264

入声。

有脉①俱沉细数者，少阴厥也[1]；沉细数散者，寒热也[2]；浮而散者为眴仆[3]。诸浮不躁②者皆在阳，则为热；其有躁者在手③[4]。

①脉：《太素》无此字。
②不躁：《太素》作"而躁"。
③有躁者在手：《太素》作"右躁者在左手"。

[1]【王冰】尺中之有脉沉细者，是肾少阴气逆也。何者？尺脉不当见数，有数故言厥也。俱沉细数者，言左右尺中也。

【杨上善】沉细皆阴，故沉细数，少阴厥逆。

【张介宾】沉细者，肾之脉体也，兼数则热，阴中有火也，故为少阴之阳厥。

[2]【王冰】阳干于阴，阴气不足，故寒热也。《正理论》曰：数为阳。

【杨上善】沉细，阴也，散为阳，故病寒热也。

【张介宾】沉细为阴，数散为阳，阴脉数散，阴不固也。故或入之阴，或出之阳，而为往来寒热。

[3]【王冰】脉浮为虚，散为不足，气虚而血不足，故为头眩而仆倒也。

【杨上善】眴，玄遍反，目摇。

【张介宾】浮者阴不足，散者神不守，浮而散者阴气脱，故为眴仆也。眴，雄绢切，眩运也。

[4]【王冰】言大法也。但浮不躁，则病在足阳脉之中；躁者，病在手阳脉之中也。故又曰：其有躁者在手也。阳为火气，故为热。

【杨上善】浮躁皆阳，故在阳则为热也。诸阳络脉，左者络右，右者络左，故其右躁而病，本在左手也。

【张介宾】脉浮为阳，而躁则阳中之阳，故但浮不躁者，皆属阳脉，未免为热。若浮而兼躁，乃为阳极，故当在手。在手者，阳中之阳，谓手三阳经也。此与《终始》篇"人迎一盛，病在足少阳，

265

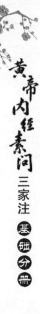

一盛而躁，病在手少阳"义同。

诸细而沉者，皆在阴，则为骨痛[1]；其有静者在足[2]。数动一代者，病在阳之脉也，泄①及便脓血[3]。诸过者切之，涩者阳气有余也[4]，滑者阴气有余也[5]。阳气有余为身热无汗[6]，阴气有余为多汗身寒[7]，阴阳有余则无汗而寒②[8]。

①泄：《太素》作"溏泄"。
②阴阳有余则无汗而寒：《太素》无此九字。

〔1〕【杨上善】细之与沉，皆是阴脉，主于骨痛。
〔2〕【王冰】细沉而躁，则病生于手阴脉之中；静者，病生于足阴脉之中也。故又曰：其有静者在足也。阴主骨，故骨痛。

【杨上善】其脉沉细仍静者，在足骨痛也。

【张介宾】沉细为阴，而静则阴中之阴，故脉但沉细者，病在阴分，当为骨痛。若沉细而静，乃为阴极，故当在足。在足者，阴中之阴，谓足三阴经也。

〔3〕【王冰】代，止也。数动一代，是阳气之生病，故言病在阳之脉。所以然者，以泄利及脓血，脉乃尔。

【杨上善】三动已去称数，数动一代息者，阳脉虚也。故数动一息，即是阴实阳虚，故溏泄便脓血也。

【张介宾】数动者，阳脉也。数动一代者，阳邪伤其血气也。故为泄及便脓血。洩，泄同。

〔4〕【杨上善】阳气有余称过，阳过之脉应浮而滑，更涩者，以其阳气太盛，故极反成涩。

〔5〕【王冰】阳有余则血少，故脉涩。阴有余则气多，故脉滑也。新校正云：详"气多"疑误，当是"血多"也。

【杨上善】阴脉沉涩，今反滑者，以阴过极，反成滑也。

【张介宾】脉失其常曰过，可因切而知也。阳有余则血少，故脉涩。阴有余则血多，故脉滑。

〔6〕【杨上善】阳盛有余，极反为阴，外闭腠理，故汗不出，其身热也。

〔7〕【王冰】血少气多，斯可知也。

【杨上善】阴气有余，极反为阳，外开腠理，故汗多出，其身寒也。

【张介宾】阳有余者，阴不足也，故身热无汗。阴有余者，阳不足也，故多汗身寒。以汗本属阴也。

〔8〕【王冰】阳余无汗，阴余身寒，若阴阳有余，则当无汗而寒也。

【张介宾】阳余无汗，以表实也。阴余身寒，以阴盛也。阴阳有余，阴邪实表之谓也。

推而外之，内而不外，有心腹积也[1]**。推而内之，外而不内，身有热也**①[2]**。推而上之，上而不下，腰足清**②**也**[3]**。推而下之，下而不上，头项痛也**[4]**。按之至骨，脉气少者，腰脊痛而身**③**有痹也**[5]**。**

①身有热也：《太素》作"有热"。
②清：《太素》作"清"。
③而身：《太素》"身"下有"寒"字。

〔1〕【王冰】脉附臂筋，取之不审，推筋令远，使脉外行内而不出外者，心腹中有积乃尔。

【张介宾】此下言察病之法，当推求于脉以决其疑似也。凡病若在表而欲求之于外矣，然脉则沉迟不浮，是在内而非外，故知其心腹之有积也。推音吹，诸释作推动之推者非。

〔2〕【王冰】脉远臂筋，推之令近，远而不近，是阳气有余，故身有热也。

【杨上善】五脏为内，阴也。六腑为外，阳也。用针者欲写阴补阳，即推而外也，而内实难写，即内而不外，故知心腹病积也。欲写阳补阴，即推而内之也，而外实难写，即外而不内，故知外有热。

【张介宾】凡病若在里而欲推求于内矣，然脉则浮数不沉，是在外而非内，故知其身之有热也。

〔3〕【王冰】推筋按之，寻之而上，脉上涌盛，是阳气有余，故

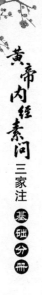

腰足冷也。新校正云：按《甲乙经》"上而不下"作"下而不上"。

【张介宾】凡推求于上部，然脉止见于上，而下部则弱，此以有升无降，上实下虚，故腰足为之清冷也。

〔4〕【王冰】推筋按之，寻之而下，脉沉下掣，是阳气有余，故头项痛也。新校正云：按《甲乙经》"下而不上"作"上而不下"。

【杨上善】上为头项，下为腰足。推下向上，气不能下，故知腰足冷也。推上向下，气不能上，故知头项痛也。

【张介宾】凡推求于下部，然脉止见于下而上部则亏，此以有降无升，清阳不能上达，故为头项痛也。或以阳虚而阴凑之，亦为头项痛也。按：此二节，《甲乙经》以"上而不下"作"下而不上"，"下而不上"作"上而不下"，似与上文相类而顺。但既曰下而不上，则气脉在下，何以腰足反清？且本经前二节反言之，后二节顺言之也，一反一顺，两得其义，仍当以本经为正。

〔5〕【王冰】阴气大过故尔。

【杨上善】脉之沉细，按之至骨，少得其气，即知有寒，腰脊为痛，身寒痹也。

【张介宾】按之至骨沉，阴胜也。脉气少者，血气衰也。正气衰而阴气盛，故为是病。

平人气象论篇第十八①

黄帝问曰：平人何如[1]？岐伯对曰：人一呼脉再动，一吸脉亦再动，呼吸定息脉五动，闰以太息②，命曰平人。平人者，不病也[2]。常以不病调病人③，医不病，故为病人平息以调之为法④〔3〕。

①新校正云：按全元起本在第一卷。
②呼吸定息脉五动，闰以太息：《太素》无此十一字。
③常以不病调病人：《太素》无此七字。
④以调之为法：《太素》作"以论法也"。

〔1〕【王冰】平人，谓气候平调之人也。

【张介宾】谓气候平和之常人也。

〔2〕【王冰】经脉一周于身凡长十六丈二尺。呼吸脉各再动，定息脉又一动，则五动也，计二百七十定息，气可环周。然尽五十营，以一万三千五百定息，则气都行八百一十丈。如是则应天常度，脉气无不及太过，气象平调，故曰平人也。

【张介宾】出气曰呼，入气曰吸，一呼一吸，总名一息。动，至也；再动，两至也。常人之脉，一呼两至，一吸亦两至。呼吸定息，谓一息既尽而换息未起之际也，脉又一至，故曰五动。闰，余也，犹闰月之谓。言平人常息之外，间有一息甚长者，是为闰以太息，而又不止五至也。此即平人不病之常度，然则总计定息、太息之数，大约一息脉当六至，故《五十营》篇曰：呼吸定息，脉行六寸。乃合一至一寸也。

〔3〕【杨上善】平人病法，先医人自平，一呼脉再动，一吸脉再动，是医不病调和脉也。然后数人之息，一呼脉再动，一吸脉再动，即是彼人不病者也。若彼人一呼脉一动，一吸脉一动等，名曰不及，皆有病也。故曰：医不病，为病人平息者也。

【张介宾】不病者其息匀，病者其息乱，医者不病，故能为病人平息以调者，以其息匀也。是为调诊之法。

人一呼脉一动，一吸脉一动，曰少气[1]。人一呼脉三动，一吸脉三动而躁①，尺热曰病温，尺不热脉滑曰病风②，脉涩③曰痹。人一呼脉四动以上④曰死[2]，脉绝不至曰死[3]，乍疏乍数曰死[4]。平人之常气禀于胃。胃者，平人之常气也[5]。人无胃气曰逆，逆者死[6]。

①躁：《太素》下有"及"字。
②病风：《太素》无"病"字。
③脉涩：《太素》无"涩"字。
④四动以上：《太素》作"四至"。

〔1〕【王冰】呼吸脉各一动，准候减平人之半，计二百七十定息，气凡行八丈一尺，以一万三千五百定息，气都行四百五丈，少气之理，

269

从此可知。

【杨上善】呼吸皆一动，名曰不及，故知少气。

【张介宾】脉为血气之道路，而脉之运行在乎气。若一呼一吸，脉各一动，则一息二至，减于常人之半矣，以正气衰竭也，故曰少气。《十四难》谓之离经。

〔2〕【王冰】呼吸脉各三动，准过平人之半，计二百七十息，气凡行二十四丈三尺，病生之兆，由斯著矣。夫尺者，阴分位也；寸者，阳分位也。然阴阳俱热，是则为温，阳独躁盛，则风中阳也。《脉要精微论》曰：中恶风者，阳气受也。滑为阳盛，故病为风。涩为无血，故为痿痹也。躁，谓烦躁。新校正云：按《甲乙经》无"脉涩曰痹"一句，下文亦重。

【杨上善】脉之三动，以是气之有余，又加躁疾，尺之皮肤复热，即阳气盛，故为病温。病温，先夏至日前发也；若后夏至日发者，病暑也。一呼三动而躁，尺皮不热，脉滑曰风，脉涩曰痹也。

【张介宾】若不因定息太息而呼吸各三动，是一息六至矣，《难经》谓之离经。躁者，急疾之谓。尺热，言尺中近臂之处有热者，必其通身皆热也。脉数躁而身有热，故知为病温。数滑而尺不热者，阳邪盛也，故当病风；然风之伤人，其变不一，不独在于肌表，故尺不热也。涩为血不调，故当病痹。《脉法》曰：滑，不涩也，往来流利。涩，不滑也，如雨沾沙。滑为血实气壅，涩为气滞血少。

〔2〕【杨上善】四至阳气独盛，阴气绝衰，故死。

〔3〕【杨上善】以手按脉，一来即绝，更不复来，故死。

〔4〕【王冰】呼吸脉各四动，准候过平人之倍，计二百七十息，气凡行三十二丈四尺，况其以上耶。《脉法》曰：脉四至曰脱精，五至曰死。然四至以上，亦近五至也，故死矣。然脉绝不至，天真之气已无，乍数乍疏，胃谷之精亦弥，故皆死之候。是以下文曰：新校正云：按别本"弥"一作"败"。

【杨上善】乍疏曰阴，乍数曰阳，阴阳动乱不次，故曰死也。

【张介宾】一呼四动，则一息八至矣，况以上乎？《难经》谓之夺精。四至曰脱精，五至曰死，六至曰命尽，是皆一呼四至以上也，故死。脉绝不至则元气已竭，乍疏乍数则阴阳败乱无主，均为死脉。

270

数音朔。

〔5〕【王冰】常平之气，胃海致之。《灵枢经》曰：胃为水谷之海也。《正理论》曰：谷入于胃，脉道乃行。

〔6〕【王冰】逆，谓反平人之候也。新校正云：按《甲乙经》云：人常禀气于胃，脉以胃气为本，无胃气曰逆，逆者死。

【杨上善】和平之人，五脏气之常者，其气各各禀承胃气；一一之脏若无胃气，其脉独见为逆，故致死。

【张介宾】土得天地中和之气，长养万物，分王四时，而人胃应之。凡平人之常，受气于谷，谷入于胃，五脏六腑皆以受气，故胃为脏腑之本。此胃气者，实平人之常气，有不可以一刻无者，无则为逆，逆则死矣。胃气之见于脉者，如《玉机真脏论》曰：脉弱以滑，是有胃气。《终始》篇曰：邪气来也紧而疾，谷气来也徐而和。是皆胃气之谓。大都脉代时宜无太过无不及，自有一种雍容和缓之状者，便是胃气之脉。

春胃微弦曰平[1]，弦多胃少曰肝病[2]，但弦无胃曰死[3]，胃而有毛曰秋病[4]，毛甚曰今病①[5]。脏真散于肝，肝藏筋膜②之气也[6]。

①今：《太素》作"金"。
②筋膜：《太素》无"膜"字。

〔1〕【王冰】言微似弦，不谓微而弦也。钩及耎弱、毛、石义并同。

【杨上善】胃者，人迎胃脉也。五脏之脉，弦钩代浮石，皆见于人迎胃脉之中。胃脉即足阳明脉，主于水谷，为五脏六腑十二经脉之长，所以五脏之脉欲见之时，皆以胃气将至人迎。胃气之状，柔弱是也。故人迎五脉见时，但弦钩代毛石各各自见，无柔弱者，即五脏各失胃气，故脉独见，独见当死。春脉胃多弦少曰微，微曰平人。

【张介宾】春令木王，其脉当弦，但宜微弦而不至太过，是得春胃之充和也，故曰平，弦义见前章。按：此前后诸篇，皆以春弦夏钩，秋毛冬石，分四季所属者，在欲明时令之脉，不得不然也。然

271

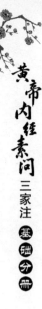

脉之迭见，有随时者，有不随时者。故或春而见钩，便是夏脉，春而见毛，便是秋脉，春而见石，便是冬脉，因变知病，圆活在人，故有二十五变之妙。若谓春必弦，夏必钩，则殊失胃气之精义矣。

〔2〕【杨上善】弦多胃少，即肝少谷气，故曰肝病也。

【张介宾】弦多者，过于弦也。胃少者，少和缓也。是肝邪之胜，胃气之衰，故为肝病。

〔3〕【王冰】谓急而益劲，如新张弓弦也。

【杨上善】肝无谷气，致令肝脉独见，故死也。

【张介宾】但有弦急而无充和之气者，是春时胃气已绝，而肝之真脏见也，故曰死。

〔4〕【王冰】毛，秋脉，金气也。

【杨上善】春胃见时，但得柔弱之气，竟无有弦，然胃中有毛，即是肝时有肺气来乘，以胃气弦，故至秋有病。

【张介宾】毛为秋脉属金，春时得之，是为贼邪。以胃气尚存，故至秋而后病。

〔5〕【王冰】木受金邪，故今病。

【杨上善】春得毛脉甚于胃气，以金克火，故曰金病也。

【张介宾】春脉毛甚，则木被金伤，故不必至秋，今即病矣。

〔6〕【王冰】象阳之气散发，故脏真散也。《藏气法时论》曰：肝欲散，急食辛以散之。取其顺气。

【杨上善】脏真者，真弦脉也。弦无胃气曰散，弦脉不能自散，以其肝脏散无胃气，所以真脏散于肝也。故肝藏神，藏于魂也；肝藏气者，藏筋气也。

【张介宾】春木用事，其气升散，故脏真之气散于肝，而肝之所藏则筋膜之气也。《金匮真言论》曰：东方青色，入通于肝，是以知病之在筋也。藏，上去声，下平声。后皆同。

夏胃微钩曰平[1]，钩多胃少曰心病[2]，但钩无胃曰死[3]，胃而有石曰冬病[4]，石甚曰今病[5]。脏真通①于心，心藏血脉之气也[6]。

①通:《太素》作"痛"。

〔1〕【杨上善】夏脉人迎胃多钩少曰微钩,微钩曰平也。

【张介宾】夏令火王,其脉当钩,但宜微钩而不至太过,是得夏胃之和也,故曰平。

〔2〕【杨上善】心病食少谷气少,令脉至人迎钩多胃少,故知心病也。

【张介宾】钩多者,过于钩也。胃少者,少充和也。是心火偏胜,胃气偏衰,故为心病。

〔3〕【王冰】谓前曲后居,如操带钩也。

【杨上善】心病害食,心无谷气,致令钩无胃气,故死。

【张介宾】但有钩盛而无平和之气者,是夏时胃气已绝,而心之真脏见也,故死。

〔4〕【王冰】石,冬脉,水气也。

【杨上善】心,火也。夏心王时遂得肾脉,虽有胃气,唯得石,冬时当病,以水克火。

【张介宾】石为冬脉属水,夏时得之,是为贼邪。以胃气尚存,故至冬而后病。

〔5〕【王冰】火被水侵,故今病。

【杨上善】夏有胃气,虽得石脉,至秋致病;今夏得石脉甚,少胃气,贼邪来克,故曰今病。

【张介宾】夏脉石甚则无胃气,火被水伤已深,故不必至冬,今即病矣。

〔6〕【王冰】象阳气之炎盛也。《藏气法时论》曰:心欲耎,急食咸以耎之。取其顺气。

【杨上善】心无胃气,即心有痛病,致令脏真脉见人迎,故曰脏真痛于心也。故心藏神,藏于神气也;心藏气,藏血脉之气也。

【张介宾】夏火用事,其气炎上,故脏真之气通于心,而心之所藏则血脉之气也。《金匮真言论》曰:南方赤色,入通于心,是以知病之在脉也。

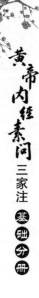

长夏胃微耎弱曰平[1]，弱多胃少①曰脾病[2]，但代无胃曰死[3]，耎弱有石曰冬病[4]，弱甚曰今病[5]。脏真濡②于脾，脾藏肌肉之气也[6]。

①弱多胃少：《太素》作"胃少弱多"。
②濡：《太素》作"传"。

〔1〕【张介宾】长夏属土，虽主建未之六月，然实兼辰戌丑未四季之月为言也。四季土王之时，脉当耎弱，但宜微有耎弱而不至太过，是得长夏胃气之和缓也，故曰平。耎，软同。

〔2〕【杨上善】耎，而免反，柔也。长夏，六月也。脾行胃气以灌四脏，故四脏脉至于人迎皆有胃气，即四脏平和也；若脾病，不得为胃行气至于人迎，即四脏之脉各无胃气，故四脏有病也。问曰：长夏是脾用事，此言胃气，不言脾者，何也？答曰：脾为其君，不可自见，是以于长夏时得胃气者，即得脾气。故于长夏胃气见时微有不足，名曰平好。若更胃少复虚弱者，即是脾病，致使胃气少而虚弱也。

【张介宾】弱多胃少，则过于弱而胃气不足，以土王之时而得之，故为脾病。

〔3〕【王冰】谓动而中止，不能自还也。

【杨上善】人之一呼出心与肺，脉有二动；一吸入肝与肾，脉有二动。人呼吸已定息之时，脾受气于胃，输与四脏以为呼吸，故当定息。脾受气时，其脉不动，称之曰代。代，息也。当代之时，胃气当见；若脉代时无胃气，则脾无谷气，所以致死也。

【张介宾】代，更代也。脾主四季，脉当随时而更，然必欲皆兼和耎，方得脾脉之平。若四季相代，而但弦但钩但毛但石，是但代无胃，见真脏也，故曰死。

〔4〕【王冰】石，冬脉，水气也。次其胜克，石当为弦，长夏土绝，故云石也。

【杨上善】长夏脾胃见时，中有肾脉，是为微邪来乘不已，至秋当病也。

【张介宾】石为冬脉属水，长夏阳气正盛而见沉石之脉，以火土气衰而水反乘也，故至冬而病。

274

〔5〕【王冰】弱甚为土气不足，故今病。新校正云：按《甲乙经》"弱"作"石"。

【杨上善】脾胃之脉虚弱，其谷气微少，故即今病也。

【张介宾】弱，当作石。长夏石甚者，火土大衰，故不必至冬，今即病矣。

〔6〕【王冰】以含藏水谷，故脏真濡也。

【杨上善】脾脏真脉谓之唯代，之无胃气，唯代之脉，从脾传来，至于人迎也。故脾脏藏神，藏于意也；脾脏藏气，藏肌肉气也。

【张介宾】长夏湿土用事，其气濡润，故脏真之气濡于脾，而脾之所藏，则肌肉之气也。《金匮真言论》曰：中央黄色，入通于脾，是以知病之在肉也。

秋胃微毛曰平[1]，毛多胃少①曰肺病[2]，但毛无胃曰死[3]，毛而有弦曰春病[4]，弦甚曰今病[5]。脏真高于肺，以行荣卫阴阳也②[6]。

①毛多胃少：《太素》作"胃少毛多"。
②阴阳也：《太素》作"阴洩曰死"。

〔1〕【杨上善】秋时人迎胃多毛少，曰平人也。

【张介宾】秋令金王，其脉当毛，但宜微毛而不至太过，是得秋胃之和也，故曰平。毛者，脉来浮涩，类羽毛之轻虚也。

〔2〕【杨上善】谷气少也。

【张介宾】毛多胃少，是金气偏胜而少和缓之气也，故为肺病。

〔3〕【王冰】谓如物之浮，如风吹毛也。

【杨上善】真脏见脉。

【张介宾】但毛无胃，是秋时胃气已绝，而肺之真脏见也，故死。

〔4〕【王冰】弦，春脉，木气也。次其乘克，弦当为钩，金气逼肝则脉弦来见，故不钩而反弦也。

【杨上善】肝来乘肺，是邪来乘不已，至春木王之时当病。

平人气象论篇第十八

275

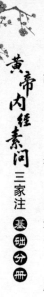

【张介宾】弦为春脉属木，秋时得之，以金气衰而木反乘也，故至春木王时而病。

〔5〕【王冰】木气逆来乘金，则今病。

【杨上善】有胃无毛，但有弦者，是木反克金，故曰今病。

【张介宾】秋脉弦甚，是金气大衰，而木寡于畏，故不必至春，今即病矣。

〔6〕【王冰】肺处上焦，故脏真高也。《灵枢经》曰：荣气之道，内谷为实。谷入于胃，气传与肺，流溢于中，而散于外，精专者行于经隧。以其自肺宣布，故云以行荣卫阴阳也。新校正云：按别本"实"一作"宝"。

【杨上善】脏真之脉见时，高于肺脏和平之气。高，过也。肺为阴也。无胃之气，既过肺之和气，即是肺伤。肺主行营卫，肺既伤已，即是阴气洩漏，故致死也。

【张介宾】秋金用事，其气清肃，肺处上焦，故脏真之气高于肺，肺主乎气而营行脉中、卫行脉外者，皆自肺宣布，故以行营卫阴阳也。

冬胃微石曰平[1]，石多胃少①曰肾病[2]，但石无胃曰死[3]，石而有钩曰夏病[4]，钩甚曰今病[5]。脏真下于肾，肾藏骨髓之气也[6]。

①石多胃少：《太素》作"胃少石多"。

〔1〕【杨上善】冬人迎脉，胃㽲弱气多，石脉微者，名曰平人。

【张介宾】冬令水王，脉当沉石，但宜微石而不至太过，是得冬胃之和也，故曰平。石者，脉来沉实，如石沉水之谓。

〔2〕【杨上善】肾少谷气，故令㽲弱气少，坚石脉多，故知肾病。

【张介宾】石多胃少，是水气偏胜，反乘土也，故为肾病。

〔3〕【王冰】谓如夺索，辟辟如弹石也。

【杨上善】脏真脉见，故致死也。

【张介宾】但石无胃，是冬时胃气已绝，而肾之真脏见也，故死。

276

〔4〕【王冰】钩，夏脉，火兼土气也。次其乘克，钩当云弱，土王长夏，不见正形，故石而有钩，兼其土也。

【杨上善】石脉，水也。钩脉，火也。石脉见时，有钩见者，微邪来乘不已，至夏当病也。

【张介宾】钩为夏脉属火，冬时得之，以水气衰而火反侮也，故至夏火王时而病。

〔5〕【王冰】水受火土之邪，故今病。

【杨上善】虽有胃气，钩甚，所以今病也。

【张介宾】冬脉钩甚，是水气大衰而火寡于畏，故不必至夏，今即病矣。

〔6〕【王冰】肾居下焦，故云脏真下也。肾化骨髓，故藏骨髓之气也。

【杨上善】肾为五脏和气之下，今肾无胃气，乃过下于肾也。故肾脏藏神，藏于志也；肾脏藏气，骨髓气也。自此以上，即是人迎胃脉候五脏气也。

【张介宾】冬水用事，其气闭藏，故脏真之气下于肾，而肾之所藏，则骨髓之气也。《金匮真言论》曰：北方黑色，入通于肾，是以知病之在骨也。

胃之大络，名曰虚里，贯鬲络肺，出于左乳下，其动应衣[1]，脉宗气也[2]。盛喘数绝者，则病在中[3]；结而横，有积矣[4]；绝不至曰死[5]。乳之下，其动应衣，宗气泄也①[6]。

①乳之下，其动应衣，宗气泄也：《太素》无此十一字。新校正云："按全元起本无此十一字，《甲乙经》亦无。"

〔1〕【杨上善】下诊胃络之脉。虚音墟。虚里，城邑居处也。此胃大络，乃是五脏六腑所禀居处，故曰虚里。其脉出左乳下，常有动以应衣也。

〔2〕【王冰】宗，尊也，主也，谓十二经脉之尊主也。贯鬲络肺，出于左乳下者，自鬲而出于乳下，乃络肺也。

【张介宾】土为万物之母，故上文四时之脉，皆以胃气为主。

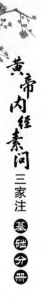

此言胃气所出之大络，名曰虚里，其脉从胃贯鬲，上络于肺而出左乳之下，其动应于衣，是为十二经脉之宗，故曰脉宗气也。宗，主也，本也。盖宗气积于膻中，化于水谷而出于胃也。《经脉》篇所载十五络，并此共十六络。

〔3〕【王冰】绝，谓暂断绝也。中，谓腹中也。

【杨上善】宗，尊也。此之大络，一身之中血气所尊，故曰宗气。其脉动如人喘数而绝者，病在脏中也。

【张介宾】若虚里动甚而如喘，或数急而兼断绝者，由中气不守而然，故曰病在中。数音朔。

〔4〕【杨上善】此脉结者，腹中有积居也。积，阴病也。

【张介宾】胃气之出，必由左乳之下，若有停阻则结横为积，故凡患癥者多在左肋之下，因胃气积滞而然。如《五十六难》曰：肝之积，名曰肥气。在左胁下者，盖以左右上下分配五行而言耳，而此实胃气所主也。

〔5〕【王冰】皆左乳下脉动状也。

【杨上善】此虚里脉，来已更不复来，是胃气绝，所以致死。乳下虚里之脉，若阳气盛溢，其脉动以应衣，是为宗气泄溢者也。

【张介宾】虚里脉绝者，宗气绝也，故必死。

〔6〕【王冰】泄，谓发泄。新校正云：按全元起本无此十一字，《甲乙经》亦无，详上下文义，多此十一字，当去。

【张介宾】前言应衣者，言其微动，似乎应衣，可验虚里之胃气。此言应衣者，言其大动，真有若与衣俱振者，是宗气不固而大泄于外，中虚之候也。愚按：虚里跳动，最为虚损病本，故凡患阴虚劳怯，则心下多有跳动，及为惊悸慌张者，是即此证，人止知其心跳而不知为虚里之动也。但动之微者病尚微，动之甚者病则甚，亦可因此以察病之轻重。凡患此者，余常以纯甘壮水之剂，填补真阴，活者多矣。然经言宗气之泄，而余谓真阴之虚，其说似左，不知者必谓谬诞，愚请竟其义焉。夫谷入于胃，以传于肺，五脏六腑，皆以受气，是由胃气而上为宗气也。气为水母，气聚则水生，是由肺气而下生肾水也。今胃气传之肺，而肾虚不能纳，故宗气泄于上，则肾水竭于下，肾愈虚则气愈无所归，气不归则阴愈虚矣。气水同类，当求相济，故

278

凡欲纳气归原者，惟有补阴以配阳一法。

欲知寸口太过与不及，寸口之脉中手短者，曰头痛[1]。寸口脉中手长者，曰足胫痛①[2]。寸口脉中手促上击者②，曰肩背痛[3]。寸口脉沉而坚③者，曰病在中[4]。寸口脉浮而盛者，曰病在外[5]。寸口脉沉而弱，曰寒热及疝瘕少腹痛[6]。寸口脉沉而横④，曰胁下⑤有积，腹中有横积痛[7]。寸口脉沉而喘，曰寒热[8]。脉盛滑坚者，曰病在外[9]。

①足胫痛：此下《太素》有"喘数绝不至，曰死"七字。
②促上击者：《太素》作"如从下上击者"。
③沉而坚：《太素》作"中手沉而紧"。
④横：此下《太素》有"坚"字。
⑤胁下：《太素》作"胠下"。

〔1〕【杨上善】上来诊人迎法，以下诊寸口法，故曰欲知诊寸口之脉有病，唯有大过与不及也。口者，气行处也。从关至鱼一寸之处，有九分之位，是手大阴气所行之处，故曰寸口。其脉之动，不满九分，故曰短也。短者阳气不足，故头痛也。

【张介宾】寸口，气口也。短为阳不及，阳不及则阴凑之，故头痛。一曰短者，短于下也。脉短于下则邪并于上，故头痛。中，去声，下同。

〔2〕【王冰】短为阳气不及，故病于头；长为阴气太过，故病于足。

【杨上善】寸口之脉过九分以上，曰长。长者阳气有余，阴气不足，故胫痛也。

【张介宾】长为阴不足，阴不足则阳凑之，故足胫痛。

〔3〕【王冰】阳盛于上，故肩背痛。

【杨上善】长而喘，所以致死。脉从下向上击人手，如从下有物上击人手，是阳气盛，阳脉行于肩背，故知肩背痛也。

【张介宾】脉来急促而上部击手者，阳邪盛于上也，故为肩背痛。

279

平人气象论篇第十八

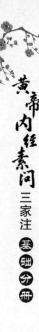

〔4〕【杨上善】沉紧者，阴脉也。病在于脏，故沉紧也。

【张介宾】沉为在里，坚为阴实，故病在中。

〔5〕【王冰】沉坚为阴，故病在中。浮盛为阳，故病在外也。

【杨上善】浮盛，阳也。病在于腑，故浮盛也。

【张介宾】浮为在表，盛为阳强，故病在外。

〔6〕【王冰】沉为寒，弱为热，故曰寒热也。又沉为阴盛，弱为阳余，余盛阳薄，正当寒热，不当为疝瘕而少腹痛，应古之错简尔。新校正云：按《甲乙经》无此十五字，况下文已有"寸口脉沉而喘，曰寒热。脉急者，曰疝瘕少腹痛"。此文衍，当去。

【杨上善】沉，阴气盛也。弱，阳气虚也。阴盛阳虚，故有寒热、疝瘕病、少腹痛也。

【张介宾】沉为阳虚，弱为阴虚，阳虚则外寒，阴虚则内热，故为寒热也。然沉弱之脉，多阴少阳，阴寒在下，故为疝为瘕，为少腹痛。下文曰：脉急者曰疝瘕少腹痛，当与此参看。瘕，积聚也。疝音山，又去声。瘕音加，又去声。

〔7〕【王冰】亦阴气内结也。

【杨上善】其脉沉横而坚者，阴盛，故知胠下有积。积，阴病也。横，指下脉横也。胠侧箱，即下穴处也。又其阴病，少腹中有横积也。

【张介宾】横，急数也。沉主在内，横主有积，故胁腹有积而痛。仲景曰：积者，脏病也，终不移；聚者，腑病也，发作有时，展转痛移，为可治。诸积大法：脉来细而附骨者，乃积也。寸口，积在胸中；微出寸口，积在喉中；关上，积在脐旁；上关上，积在心下；微下关，积在少腹；尺中，积在气冲。脉出左，积在左；脉出右，积在右；脉两出，积在中央。各以其部处之。

〔8〕【王冰】喘为阳吸，沉为阴争，争吸相薄，故寒热也。

【杨上善】沉，阴气也。脉动如人喘者，是为阳也。即知寒热也。

【张介宾】喘，急促也。脉沉而喘，热在内也。热在内而为寒热，即诸禁鼓栗，皆属于火之谓。

〔9〕【杨上善】寸口阳也，滑亦阳也，坚为阴也，阳盛阴少，故

280

病曰甚，在六腑也。

【张介宾】阳脉而坚，故病在外。

　　脉小实而坚者，病在内①[1]。脉小②弱以涩，谓之久病[2]。脉滑浮而疾③者，谓之新病[3]。脉急者，曰疝瘕少腹痛[4]。脉滑曰风[5]，脉涩曰痹[6]，缓而滑曰热中[7]，盛而紧曰胀[8]。

①病在内：《太素》作"病日甚，在内"。
②脉小：此上《太素》有"有胃气而和者，病曰无他"十字。
③滑浮而疾：《太素》作"涩浮而大疾"。

〔1〕【王冰】盛滑为阳，小实为阴，阴病病在内，阳病病在外也。
　　【杨上善】小实为阴，坚亦为阴，故病曰甚，在五脏也。
　　【张介宾】阴脉而坚，故病在内。
〔2〕【王冰】小为气虚，涩为无血。血气虚弱，故云久远之病也。
　　【杨上善】寸口之脉虽小实坚，若有胃气和之，虽病不至于困也。小弱以涩，是阴阳虚弱，故是久病。
　　【张介宾】小弱者气虚，涩者血少，气虚血少，病久而然。
〔3〕【王冰】滑浮为阳足，脉疾为气全，阳足气全，故云新浅之病也。
　　【杨上善】涩为阴也，浮大阳也，其脉虽涩，而浮流利，即知新病。
　　【张介宾】滑而浮者，脉之阳也，阳脉而疾，邪之盛也。邪盛势张，是为新病。
〔4〕【王冰】此复前疝瘕少腹痛之脉也。言沉弱不必为疝瘕，沉急乃与诊相应。
　　【杨上善】按其脉如按弓弦，是阴气积，故知疝瘕少腹痛也。
　　【张介宾】弦急者，阴邪盛，故为疝瘕少腹痛。
〔5〕【杨上善】气虚而行利，即是风府之候也。
　　【张介宾】滑脉流利，阳也，风性动，亦阳也。故脉滑曰风。
〔6〕【王冰】滑为阳，阳受病则为风。涩为阴，阴受病则为痹。
　　【杨上善】涩，阴也。按之指下涩而不利，是寒湿之气聚为

平人气象论篇第十八

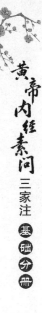

痹也。

　　【张介宾】涩为阴脉，血不足也，故当病痹。

　　〔7〕【杨上善】缓滑，阳也。指下如按缓绳，而去来流利，是热中候者。

　　【张介宾】缓因胃热，滑以阳强，故病热中。启玄子曰：缓，为纵缓之状，非动之迟缓也。

　　〔8〕【王冰】缓，谓纵缓之状，非动之迟缓也。阳盛于中，故脉滑缓。寒气痞满，故脉盛紧也。盛紧，盛满也。

　　【杨上善】寸口脉盛紧实者，是阴气内积，故为胀也。

　　【张介宾】盛则中气滞，紧则邪有余，故为胀也。

　　脉从①**阴阳，病易已**[1]**；脉逆阴阳**②**，病难已**[2]**。脉得四时之顺，曰病无他；脉反四时及不间脏，曰难已**③[3]。

①从：《太素》作"顺"。
②逆阴阳：《太素》作"逆阴阳脱者"。
③脉得四时之顺，曰病无他，脉反四时及不间脏，曰难已：《太素》作"脉逆四时，病难已"。

　　〔1〕【杨上善】人迎脉口大小顺四时者，虽病易愈也。
　　〔2〕【王冰】脉病相应谓之从，脉病相反谓之逆。

　　【杨上善】人迎寸口大小不顺四时，既逆阴阳，故病难已也。

　　【张介宾】阴病得阴脉，阳病得阳脉，谓之从，从者易已；脉病相反者为逆，逆者难已。

　　〔3〕【王冰】春得秋脉，夏得冬脉，秋得夏脉，冬得四季脉，皆谓反四时，气不相应故难已也。

　　【杨上善】春夏人迎小于寸口，秋冬寸口小于人迎，即知是脉反四时，故病难已也。

　　【张介宾】春得弦，夏得钩，秋得毛，冬得石，谓之顺四时，虽曰有病，无他虞也。脉反四时，义如下文，及不间脏，皆为难已。不间脏者，如木必乘土则肝病传脾，土必乘水则脾病传肾之类，是皆传其所胜，不相假借，脉证得此，均名鬼贼，其气相残，为病必甚。

若间其所胜之脏而传其所生，是谓间脏，如肝不传脾而传心，心不传肺而传脾，其气相生，虽病亦微。故《标本病传论》曰：间者并行，指间脏而言也；甚者独行，指不间脏而言也。《五十三难》曰：七传者死，间脏者生。七传者，传其所胜也。间脏者，传其所生也。皆此之谓。考之吕氏注《五十三难》曰：间脏者，间其所胜之脏而相传也。心胜肺，脾间之；脾胜肾，肺间之；肺胜肝，肾间之；肾胜心，肝间之；肝胜脾，心间之。此谓传其所生也。其说亦通，又《玉机真脏论》曰：五脏有病，则各传其所胜。不治，法三月若六月，若三日若六日，传五脏而当死，是顺传所胜之次。即此不间脏之义也。间，去声。

　　臂多青脉，曰脱血[1]。**尺脉缓涩，谓之解㑊**[2]。**安卧脉盛**①，**谓之脱血**[3]。**尺涩脉滑，谓之多汗**[4]。**尺寒脉细，谓之后泄**[5]。**脉尺粗常热者，谓之热中**[6]。

　　①脉盛：《太素》作"尺脉盛"。

　　[1]【王冰】血少脉空，客寒因入，寒凝血汁，故脉色青也。

　　【杨上善】 臂，尺地也。尺地络脉青黑为寒，即知脱血，以其阳虚，阴盛乘阳，故脉青。

　　【张介宾】 血脱则气去，气去则寒凝，凝泣则青黑，故臂见青色。言臂则他可知矣，即诊尺之义。

　　[2]【王冰】尺为阴部，腹肾主之。缓为热中，涩为无血，热而无血，故解㑊，并不可名之。然寒不寒，热不热，弱不弱，壮不壮，㑊不可名，谓之解㑊也。《脉要精微论》曰：尺外以候肾，尺里以候腹中。则腹肾主尺之义也。

　　【杨上善】 缓为阳也，涩为阴，以从关至尺取一寸以为尺部，尺部又阴，以阴气多，懈惰安卧也。

　　【张介宾】 尺主阴分，缓为气衰，涩为血少，故当病解㑊。解㑊者，困倦难状之名也。㑊音迹。

　　[3]【王冰】卧久伤气，气伤则脉诊应微，今脉盛而不微，则血去而气无所主乃尔。盛，谓数急而大鼓也。

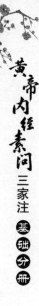

【杨上善】尺脉盛，谓阴气盛，阳气虚，故脱血也。

【张介宾】凡脉盛者邪必盛，邪盛者卧必不安。今脉盛而卧安，知非气分阳邪，而为阴虚脱血也。此亦承上文尺脉而言，凡尺脉盛者多阴虚，故当脱血。

〔4〕【王冰】谓尺肤涩而尺脉滑也，肤涩者荣血内涸，脉滑为阳气内余，血涸而阳气尚余，多汗而脉乃如是也。

【杨上善】尺之皮肤粗涩，尺之脉滑，是谓阳盛阴虚，数故泄汗也。

【张介宾】谓尺肤涩而尺脉滑也，尺肤涩者，营血少也。尺脉滑者，阴火盛也。阳盛阴虚，故为多汗。《阴阳别论》曰：阳加于阴谓之汗。

〔5〕【王冰】尺主下焦，诊应肠腹，故肤寒脉细，泄利乃然。《脉法》曰：阴微即下。言尺气虚少。

【杨上善】尺之皮肤冷，尺脉沉细，是为内寒，故后泄也。

【张介宾】尺肤寒者，脾之阳衰，以脾主肌肉四支也。尺脉细者，肾之阳衰，以肾主二阴下部也。脾肾虚寒，故为后泄。

〔6〕【王冰】谓下焦中也。

【杨上善】脉之尺地皮肤粗，又常热，是其热中也。

【张介宾】尺粗为真阴不足，常热为阴火有余，故谓之热中也。

肝见庚辛死[1]，心见壬癸死[2]，脾见甲乙死[3]，肺见丙丁死[4]，肾见戊己死[5]，是谓真脏见皆死[6]。

〔1〕【王冰】庚辛为金，伐肝木也。

【张介宾】此言真脏脉见者，遇克贼之日而死。庚辛为金，伐肝木也。

〔2〕【王冰】壬癸为水，灭心火也。

【张介宾】壬癸属水，灭心火也。

〔3〕【王冰】甲乙为木，克脾土也。

【张介宾】甲乙属木，克脾土也。

〔4〕【王冰】丙丁为火，铄肺金也。

【张介宾】丙丁属火，烁肺金也。

〔5〕【王冰】戊己为土，刑肾水也。

【张介宾】戊己属土，伤肾水也。

〔6〕【王冰】此亦通明《三部九候论》中真脏脉见者胜死也。尺粗而脏见亦然。

【杨上善】真脏各见被克之时，故皆死也。

【张介宾】此即《三部九候论》所谓真脏脉见者胜死之义。

颈脉动喘疾咳，曰水[1]。目裹微肿如卧蚕①起之状，曰水[2]。溺黄赤②安卧者，黄疸[3]。已食如饥者，胃疸[4]。面肿曰风[5]。足胫肿曰水[6]。目黄者曰黄疸[7]。妇人手少阴③脉动甚者，妊子也[8]。

①卧蚕：《太素》无"蚕"字。
②黄赤：《太素》无"赤"字。
③新校正云：按全元起本作"足少阴"。

〔1〕【王冰】水气上溢，则肺被热熏，阳气上逆，故颈脉盛鼓而咳喘也。颈脉，谓耳下及结喉傍人迎脉者也。

【杨上善】颈脉，是胃脉人迎也。人迎常动，今有水病，故动疾可见喘咳也。有本为肾脉动也。

【张介宾】颈脉，谓结喉旁动脉，足阳明之人迎也。水气上逆，反侵阳明，则颈脉动。水溢于肺，则喘急而疾咳。

〔2〕【王冰】《评热病论》曰：水者阴也，目下亦阴也，腹者至阴之所居也，故水在腹中者，必使目下肿也。

【杨上善】目果，目上下睑也。睑之微肿，水之候。

【张介宾】目裹者，目之下胞也，胃脉之所至，脾气之所主，若见微肿如卧蚕起之状，是水气淫及脾胃。《评热病论》曰：水者阴也，目下亦阴也，腹者至阴之所居，故水在腹中者，必使目下肿也。

〔3〕【王冰】疸，劳也。肾劳胞热，故溺黄赤也。《正理论》曰：谓之劳瘅，以女劳得之也。新校正云：详王注疸为劳义非，若谓女劳

平人气象论篇第十八

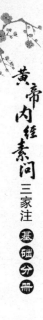

得疸则可，若以疸为劳，非矣。

【杨上善】肾及膀胱中热，安卧不劳者，黄疸病候也。

【张介宾】疸，黄病也。《论疾诊尺》篇曰：身痛而色微黄，齿垢黄，爪甲上黄，黄疸也。安卧，小便黄赤，脉小而涩者，不嗜食。《正理论》谓之劳瘅，以女劳得之也。疸音旦。

〔4〕【王冰】是则胃热也。热则消谷，故食已如饥也。

【杨上善】胃中热消食，故已食如饥，胃疸病。

【张介宾】已食如饥者，是胃热也。善消谷食，故曰胃疸。又《论疾诊尺》篇曰：脉小而涩者，不嗜食。言中寒也。所以治疸者，当知阴阳之辨。

〔5〕【王冰】加之面肿，则胃风之诊也。何者？胃阳明脉，起于鼻，交颏中，下循鼻外故尔。

【杨上善】风，阳也。诸阳在面，故风病面先肿也。

【张介宾】风为阳邪，故面肿者曰风，阳受风气也。

〔6〕【王冰】是谓下焦有水也。肾少阴脉，出于足心，上循胫过阴股，从肾上贯肝鬲，故下焦有水，足胫肿也。

【杨上善】寒湿气盛，故足胫肿，水之候也。

【张介宾】水为阴邪，故足胫肿者曰水，阴受湿气也。

〔7〕【王冰】阳怫于上，热积胸中，阳气上燔，故目黄也。《灵枢经》曰：目黄者病在胸。

【杨上善】三阳脉在目，故黄疸热病，目为黄也。疸，多但反。

【张介宾】目者宗脉之所聚也，诸经有热则上熏于目，故黄疸者其目必黄。

〔8〕【王冰】手少阴脉，谓掌后陷者中，当小指动而应手者也。《灵枢经》曰：少阴无输，心不病乎？岐伯云：其外经病而脏不病，故独取其经于掌后锐骨之端。此之谓也。动，谓动脉也。动脉者，大如豆，厥厥动摇也。《正理论》曰：脉阴阳相薄，名曰动也。又《经脉别论》曰：阴搏阳别，谓之有子。新校正云：按《经脉别论》中无此文。

【杨上善】手少阴脉，心经脉也。心脉主血，女子怀子，则月血外闭不通，故手少阴脉内盛，所以动也。

【张介宾】手少阴，心脉也。《脉要精微论》曰：上附上，左外以候心。故心脉当诊于左寸。动甚者，流利滑动也。心生血，血王乃能胎，妇人心脉动甚者，血王而然，故当妊子。启玄子云：手少阴脉，谓掌后陷者中，当小指动而应手者也。盖指心经之脉，即神门穴也，其说甚善；然以余之验，左寸亦应。任，妊同，孕也。

脉有逆从四时，未有脏形[1]，春夏而脉瘦①，秋冬而脉浮大[2]，命曰逆四时也②[3]。风③热而脉静④[4]，泄而脱血脉实⑤[5]，病在中[6]脉虚⑥，病在外⑦[7]，脉涩坚者⑧，皆难治[8]，命曰反四时也[9]。

①新校正云：按《玉机真脏论》"瘦"作"沉涩"。

②命曰逆四时也：《太素》无此六字。

③新校正云：按《玉机真脏论》"风"作"病"。

④风热而脉静：《太素》作"风逆而脉盛"。

⑤脱血脉实：《太素》"脉实"属下文。《素问》新校正云：按《玉机真脏论》作"泄而脉大，脱血而脉实"。

⑥病在中脉虚：《太素》"脉虚"属下文。

⑦新校正云：按《玉机真脏论》作"脉实坚病在外"。

⑧新校正云：按《玉机真脏论》作"脉不实坚者"。

〔1〕【杨上善】寸口人迎，且逆且顺，即四时未有真脏脉形也。

〔2〕【杨上善】春夏人迎微大为顺，今反瘦小为逆；秋冬人迎微小为顺，今反浮大为逆也。

〔3〕【王冰】春夏脉瘦，谓沉细也。秋冬浮大，不应时也。大法，春夏当浮大而反沉细，秋冬当沉细而反浮大，故曰不应时也。

【张介宾】逆，反也。从，顺也。凡脉之逆从四时者，虽未有真脏之形见，若春夏以木火之令，脉当浮大而反见瘦小，秋冬以金水之令，脉当沉细而反见浮大者，是皆逆四时也。

〔4〕【杨上善】脉盛者，风热之病也。

〔5〕【杨上善】风热之病虚，故多脱洩血脱也。

平人气象论篇第十八

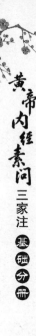

〔6〕【杨上善】是阳虚阴实，故病在五脏。

〔7〕【杨上善】阴虚阳实，故病在六腑也。

〔8〕【王冰】风热当脉躁而反静，泄而脱血当脉虚而反实，邪气在内当脉实而反虚，病气在外当脉虚滑而反坚涩，故皆难治也。

〔9〕【王冰】皆反四时之气，乃如是矣。新校正云：详"命曰反四时也"此六字，应古错简，当去。自前"未有脏形春夏"至此五十三字，与后《玉机真脏论》文相重。

【杨上善】脉涩及坚二者，但阴无阳，故皆难疗，名曰反四时之脉也。

【张介宾】风热者，阳邪也，脉宜大而反静；泄而脱血，伤其阴也，脉宜虚而反实；病在脏中，脉当有力而反虚；病在肌表，脉当浮滑而反涩坚者，皆为相反难治之证，亦犹脉之反四时也。

人以水谷为本，故人绝水谷则死[1]，脉无胃气亦死。所谓无胃气者，但得真脏脉不得胃气也。所谓脉不得胃气者①，肝不弦肾不石也[2]。

①脉不得胃气者：《太素》无此六字。

〔1〕【杨上善】反四时之脉，无水谷之气者，致死。

〔2〕【王冰】不弦不石，皆谓不微似也。

【杨上善】虽有水谷之气，以脏有病无胃气者，肝虽有弦，以无胃气不名乎弦也，肾虽有石，以无胃气不名乎石，故不免死也。

【张介宾】人生所赖者水谷，故胃气以水谷为本，而五脏又以胃气为本。若脉无胃气，而真脏之脉独见者死，即前篇所谓但弦无胃、但石无胃之类是也。然但弦但石虽为真脏，若肝无气则不弦，肾无气则不石，亦由五脏不得胃气而然，与真脏无胃气者等耳。

太阳脉至，洪大以长[1]；少阳脉至，乍数乍疏，乍短乍长[2]；阳明脉至，浮大而短①[3]。

①浮大而短：《太素》下有"是谓三阳脉也"六字。

288

〔1〕【王冰】气盛故能尔。新校正云：按《扁鹊阴阳脉法》云：太阳之脉，洪大以长，其来浮于筋上，动摇九分，三月四月甲子王。吕广云：太阳王五月六月，其气大盛，故其脉洪大而长也。

【杨上善】以手按人迎脉鸿大以长者，是大阳也，即手足大阳小肠膀胱脉之状也。

【张介宾】此言人之脉气，必随天地阴阳之化，而为之卷舒也，太阳之气王于谷雨后六十日，是时阳气太盛，故其脉洪大而长也。

〔2〕【王冰】以气有畅未畅者。新校正云：按《扁鹊阴阳脉法》云：少阳之脉，乍小乍大，乍长乍短，动摇六分，王十一月甲子夜半，正月二月甲子王。吕广云：少阳王正月二月，其气尚微，故其脉来进退无常。

【杨上善】按之乍疏乍数、乍短乍长者，少阳脉也，即手足少阳三焦及胆脉之状。

【张介宾】少阳之气，王于冬至后六十日，是时阳气尚微，阴气未退，故长数为阳，疏短为阴，而进退未定也。

〔3〕【王冰】谷气满盛故也。新校正云：详无三阴脉，应古文阙也。按《难经》云：太阴之至，紧大而长；少阴之至，紧细而微；厥阴之至，沉短以敦。吕广云：阳明王三月四月，其气始萌未盛，故其脉来浮大而短。《扁鹊阴阳脉法》云：少阴之脉紧细，动摇六分，王五月甲子日中，七月八月甲子王；太阴之脉，紧细以长，乘于筋上，动摇九分，九月十月甲子王；厥阴之脉，沉短以紧，动摇三分，十一月十二月甲子王。

【杨上善】按之浮大而短者，阳明脉也，即手足阳明胃及大肠之候也。是谓三阳脉之形。

【张介宾】阳明之气，王于雨水后六十日，是时阳气未盛，阴气尚存，故脉虽浮大而仍兼短也。愚按：此论但言三阳而不及三阴，诸家疑为古文脱简者是也。及阅《七难》所载，则阴阳俱全。其言少阳之至乍大乍小，乍短乍长。阳明之至，浮大而短。太阳之至，洪大而长。与此皆同。至谓太阴之至，紧大而长。少阴之至，紧细而微。厥阴之至，沉短而敦。此三阴三阳之辨，乃气令必然之理，盖阴阳有

289

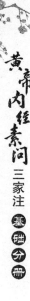

更变，脉必随乎时也。又曰：其气以何月各王几日？然。冬至之后得甲子少阳王，复得甲子阳明王，复得甲子太阳王，复得甲子太阴王，复得甲子少阴王，复得甲子厥阴王。王各六十日，六六三百六十日，以成一岁。此三阳三阴之王时日大要也。据此二说，则逐节推之可知矣。又按《至真要大论》曰：厥阴之至其脉弦，少阴之至其脉钩，太阴之至其脉沉，少阳之至大而浮，阳明之至短而涩，太阳之至大而长。义若与此有不同者，何也？盖此篇以寒暑分阴阳，彼以六气分阴阳也。

夫平心脉来，累累如连珠，如循琅玕，曰心平[1]，夏以胃气为本[2]。病心脉来，喘喘连属，其中微曲，曰心病[3]。死心脉来，前曲后居，如操带钩，曰心死[4]。

〔1〕【王冰】言脉满而盛，微似珠形之中手，琅玕，珠之类也。

【杨上善】心脉，夏脉也。夏日万物荣华，故其脉来，累累如连珠，以手按之，如循琅玕之珠，以为平和之脉也。而称勾者，曲也，珠连高下，不如弦直，故曰勾也。

【张介宾】琅玕，按《符瑞图》曰：玉而有光者。《说文》曰：琅玕似珠，脉来中手如连珠。如琅玕者，言其盛满滑利，即微钩之义也，是为心之平脉，前篇脉分四时，已悉五脏平病死脉，而此则详言其形也。琅玕，音郎干。

〔2〕【王冰】脉有胃气，则累累而微似连珠也。

【杨上善】胃为五脏资粮，故五时之脉，皆以胃气为本也。

【张介宾】钩而和也。

〔3〕【王冰】曲，谓中手而偃曲也。新校正云：详越人云："啄啄连属，其中微曲，曰肾病。"与《素问》异。

【杨上善】病心脉来，动如人喘息连属，然指下微觉曲行，是谓心之病脉者也。

【张介宾】喘喘连属，急促相仍也，其中微曲，即钩多胃少之义，故曰心病。

〔4〕【王冰】居，不动也。操，执持也。钩，谓革带之钩。

【杨上善】心脉来时，按之指下觉初曲后直，如操捉带勾前曲后直，曰心死脉。居，直也。

【张介宾】操，持也。前曲者，谓轻取则坚强而不柔。后居者，谓重取则牢实而不动，如持革带之钩，而全失充和之气，是但钩无胃也，故曰心死。

平肺脉来，厌厌聂聂，如落榆荚，曰肺平[1]，秋以胃气为本[2]。病肺脉来，不上不下，如循鸡羽，曰肺病[3]。死肺脉来，如物之浮，如风吹毛，曰肺死[4]。

〔1〕【王冰】浮薄而虚者也。新校正云：详越人云："厌厌聂聂，如循榆叶，曰春平脉。蔼蔼如车盖，按之益大，曰秋平脉。"与《素问》之说不同。张仲景云："秋脉蔼蔼如车盖者，名曰阳结，春脉聂聂如吹榆荚者，名曰数。"恐越人之说误也。

【张介宾】厌厌聂聂，众苗齐秀貌。如落榆荚，轻浮和缓貌。即微毛之义也，是为肺之平脉。聂，鸟结切。

〔2〕【王冰】脉有胃气，则微似榆荚之轻虚也。

【杨上善】厌，伊叶反。聂，尼藬反。厌厌聂聂，如人以手按已落榆荚，得之指下者，曰肺平脉也。

【张介宾】毛而和也。

〔3〕【王冰】谓中央坚而两傍虚。

【杨上善】按于毛脉，如人以手摩循鸡翅之羽得于心者，以为肺之病脉也。

【张介宾】不上不下，往来涩滞也。如循鸡羽，轻浮而虚也。亦毛多胃少之义，故曰肺病。

〔4〕【王冰】如物之浮瞥瞥然，如风吹毛纷纷然也。新校正云：详越人云："按之消索，如风吹毛，曰死。"

【杨上善】脉之动也，如芥叶之浮于水，若轻毛而逐风移，如斯得者，曰死脉者也。夫五色有形，目见为易；五声无形，耳知为难；五脉之动，非耳目所辨，斯最微妙，唯可取动指下以譬喻之，亦得在于神，不可以事推之也。

【张介宾】如物之浮，空虚无根也。如风吹毛，散乱无绪也。

亦但毛无胃之义，故曰肺死。

平肝脉来，耎弱招招，如揭长竿末梢[1]，曰肝平[1]，春以胃气为本[2]。病肝脉来，盈实而滑，如循长竿，曰肝病[3]。死肝脉来，急益劲，如新张弓弦，曰肝死[4]。

①末梢：《太素》无此二字。

〔1〕【王冰】如竿末梢，言长耎也。

　　【张介宾】招招，犹迢迢也。揭，高举也。高揭长竿，梢心柔耎，即和缓弦长之义，是为肝之平脉。耎音软。

〔2〕【王冰】脉有胃气，乃长耎如竿之末梢矣。

　　【杨上善】揭，奇哲反，高举也。肝之弦脉，独如琴瑟调和之弦，不缓不急，又如人高举行竿之梢，招招劲而且耎，此为平也。

　　【张介宾】弦而和也。

〔3〕【王冰】长而不耎，故若循竿。

　　【杨上善】盈，满实也。肝气实滑，如循长竿，少于胃气，故肝有病也。

　　【张介宾】盈实而滑，弦之甚过也。如循长竿，无末梢之和耎也。亦弦多胃少之义，故曰肝病。

〔4〕【王冰】劲，谓劲强，急之甚也。

　　【杨上善】肝真脏脉来，劲急犹如新张琴瑟之弦，无有濡弱，是无胃气，故为死候也。

　　【张介宾】劲，强急也。如新张弓弦，弦之甚也。亦但弦无胃之义，故曰肝死。

平脾脉来，和柔相离，如鸡践地，曰脾平[1]，长夏以胃气为本[2]。病脾脉来，实而盈数，如鸡举足，曰脾病[3]。死脾脉来，锐坚[1]如乌之喙[2]，如鸟之距，如屋之漏，如水之流，曰脾死[4]。

①锐坚：《太素》作"坚兑"。
②新校正云：按《千金方》作"如鸡之喙"。

292

〔1〕【王冰】言脉来动数相离，缓急和而调。

【张介宾】和柔，雍容不迫也。相离，匀净分明也。如鸡践地，从容轻缓也。此即充和之气，亦微耎弱之义，是为脾之平脉。

〔2〕【王冰】胃少则脉实数。

【杨上善】按脾脉和柔，胃气也。相离中间空者，代也，如鸡行践地迹中间空也。中间代者，善不见也。

【张介宾】软而和也。

〔3〕【王冰】胃少故脉实急矣。举足，谓如鸡走之举足也。新校正云：详越人以为心病。

【杨上善】实而盈数，如鸡之举足爪聚，中间不空，聚而恶见，比之无代，故是脾病也。

【张介宾】实而盈数，强急不和也。如鸡举足，轻疾不缓也。前篇言弱多胃少，此言实而盈数，皆失中和之气，故曰脾病。

〔4〕【王冰】乌喙鸟距，言锐坚也。水流屋漏，言其至也。水流，谓平至不鼓。屋漏，谓时动复往。

【杨上善】按：脾脉来，坚尖聚兑而不相离，上触人指，如乌喙，如水流动，如屋漏之滴人指，脾脉死候也。

【张介宾】如乌之喙，如鸟之距，言坚锐不柔也。如屋之漏，点滴无伦也。如水之流，去而不返也。是皆脾气绝而怪脉见，亦但代无胃之义，故曰脾死。喙音诲，嘴也。距，权与切，鸡足钩距也。

平肾脉来，喘喘累累如钩^①，按之而坚，曰肾平^[1]，冬以胃气为本^[2]。病肾脉来，如引葛，按之益坚，曰肾病^[3]。死肾脉来，发如夺索，辟辟如弹石，曰肾死^[4]。

①如钩：《太素》作"如旬"。

〔1〕【王冰】谓如心脉而钩，按之小坚尔。新校正云：按越人云：其来上大下兑，濡滑如雀之喙，曰平。吕广云：上大者足太阳，下兑者足少阴，阴阳得所为胃气强，故谓之平。雀喙者，本大而末兑也。

【张介宾】冬脉沉石，故按之而坚。若过于石，则沉伏不振

293

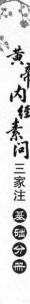

矣。故必喘喘累累，如心之钩，阴中藏阳，而得微石之义，是为肾之平脉。

〔2〕【王冰】胃少，则不按亦坚也。

【杨上善】旬，平也。手下坚实而平，此为石脉之形，故为平也。有本为揣揣果果之也。

【张介宾】石而和也。

〔3〕【王冰】形如引葛，言不按且坚，明按之则尤甚也。

【杨上善】肾之病脉，按之如按引葛，逐指而下也。益坚，始终坚者。是谓肾平。初叟后坚，故是肾病也。

【张介宾】脉如引葛，坚搏牵连也。按之益坚，石甚不和也。亦石多胃少之义，故曰肾病。

〔4〕【王冰】发如夺索，犹蛇之走。辟辟如弹石，言促又坚也。

【杨上善】肾之石脉来，指下如索，一头击之，彼头控之，索夺而去，如以弹石弹指辟辟之状，是肾之死脉候也。

【张介宾】索如相夺，其劲必甚。辟辟如弹石，其坚必甚。即但石无胃之义，故曰肾死。愚按：《十五难》所载平病死脉，与本经互有异同。如以厌厌聂聂、如循榆叶为春平，如鸡举足为夏病，蔼蔼如车盖，按之而益大曰秋平，按之萧索、如风吹毛曰秋死，上大下兑，濡滑如雀之啄曰冬平，啄啄连属，其中微曲曰冬病，来如解索、去如弹石曰冬死，此皆与本经之不同者也。至于如引葛、如夺索、如鸟之喙、如鸟之距、叟弱招招如揭长竿末梢，喘喘累累如钩而坚之类，又皆不载，不知何故异同颠倒若此？意者其必有误或别有所谓耶？且《难经》之义，原出本论，学者当以本经为主。

卷第六

玉机真脏论篇第十九[①]

黄帝问曰：春脉如弦，何如而弦？岐伯对曰：春脉者肝也，东方木也，万物之所以始生也，故其气来，耎弱轻虚[②]而滑，端直以长，故曰弦[1]，反此者病[2]。帝曰：何如而反？岐伯曰：其气来实而强，此谓太过，病在外。其气来不实而微，此谓不及，病在中[3]。

①新校正云：按全元起本在第六卷。
②耎弱轻虚：《太素》作"濡弱软虚"。

〔1〕【王冰】言端直而长，状如弦也。新校正云：按越人云：春脉弦者，东方木也，万物始生，未有枝叶，故其脉来濡弱而长。《四时经》"轻"作"宽"。

〔2〕【王冰】反为反常平之候。

【杨上善】凡人之身，与天地阴阳四时之气皆同，故内身外物虽殊，春气俱发。肝气春王，故春脉来，比草木初出。其若琴弦之调品者，不大缓，不大急，不大虚，不大实，不涩不曲。肝气亦然，濡润、柔弱、软小、浮虚、轻滑、端直，而尺部之上，长至一寸，故比之弦。软，如遄反。

【张介宾】弦者，端直以长，状如弓弦有力也。然耎弱轻虚而滑，则弦中自有和意，肝脏主之。扁鹊曰：春脉弦者，肝东方木也，万物始生，未有枝叶，故其脉之来，濡弱而长，故曰弦。耎，软同。

〔3〕【王冰】气余则病形于外，气少则病在中也。新校正云：按吕广云："实强者，阳气盛也，少阳当微弱，今更实强，谓之太过，阳处表，故令病在外。厥阴之气养于筋，其脉弦，今更虚微，故曰不及，

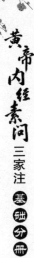

阴处中，故令病在内。"

【杨上善】其春脉坚实劲直，名为来实而强，此为春脉少阳有余，邪在胆腑少阳，故曰在外。一曰而弦，疑非也。其春脉厥阴脉来，虽然不实而更微弱，此为不足，邪在肝脏厥阴，故曰在中也。

【张介宾】其气来实而强，弦之过也。其气来不实而微，弦之不及也。皆为弦脉之反。太过者病在外，不及者病在中，盖外病多有余，内病多不足，此其常也。下准此。

帝曰：春脉太过与不及，其病皆何如？岐伯曰：太过则令人善忘，忽忽眩冒而巅疾[1]；其不及则令人胸痛引背，下则两胁胠满[2]。帝曰：善。夏脉如钩，何如而钩？岐伯曰：夏脉者心也，南方火也，万物之所以盛长也，故其气来盛去衰，故曰钩[3]，反此者病[4]。

〔1〕【杨上善】春脉大过，以邪在胆少阳，少阳之脉循胸里属胆，散之上肝贯心，又抵角上头，故喜忘、忽忽眩冒而癫也。

〔2〕【王冰】忽忽，不爽也。眩，谓目眩，视如转也。冒，谓冒闷也。胠，谓腋下，胁也。忘当为怒，字之误也。《灵枢经》曰：肝气实则怒。肝厥阴脉，自足而上入毛中，又上贯鬲布胁肋，循喉咙之后，上入颃颡，上出额与督脉会于巅。故病如是。新校正云：按《气交变大论》云："木太过，甚则忽忽善怒，眩冒巅疾。"则"忘"当作"怒"。

【杨上善】肝虚则胸痛引背，两胁胠满，皆肝脏病也。胠，去居反。腋下三寸以下，胁也；胁下至八间之外，胠也。

【张介宾】忘，当作怒。《本神》篇曰：肝气虚则恐，实则怒。《气交变大论》曰：岁木太过，甚则忽忽善怒，眩冒巅疾。皆同此义。忽忽，恍忽不爽也。冒，闷昧也。巅疾，疾在顶巅也。足厥阴之脉会于巅上，贯膈布胁肋，故其为病如此。胠音区，腋下胁也。

〔3〕【王冰】言其脉来盛去衰，如钩之曲也。新校正云：按越人云："夏脉钩者，南方火也，万物之所盛，垂枝布叶，皆下曲如钩，故其脉来疾去迟。"吕广云："阳盛故来疾，阴虚故去迟，脉从上下至寸

296

口疾，还尺中迟也。"

〔4〕【杨上善】夏阳气盛，万物不胜盛长，遂复垂下，故曰钩也。夏脉从内起，上至于手，不胜其盛，回而衰迟，故比之钩也。

【张介宾】钩者，举指来盛，去势似衰。盖脉盛于外而去则无力，阳之盛也，心脏主之。扁鹊曰：夏脉钩者，心南方火也，万物之所茂，垂枝布叶，皆下曲如钩，故其脉之来疾去迟，故曰钩。长，上声。

帝曰：何如而反？岐伯曰：其气来盛去亦盛，此谓太过，病在外[1]**；其气来不盛去反盛，此谓不及，病在中**①**。帝曰：夏脉太过与不及，其病皆何如？岐伯曰：太过则令人身热而肤痛**②**，为浸淫**[2]**；其不及则令人烦心，上见咳唾**③**，下为气泄**④〔3〕**。帝曰：善。**

①新校正云：详越人肝心肺肾四脏脉，俱以强实为太过，虚微为不及，与《素问》不同。

②肤痛：《太素》作"骨痛"。

③咳唾：《太素》作"噬唾"。

④气泄：《太素》无"泄"字。

〔1〕【王冰】其脉来盛去盛，是阳之盛也。心气有余，是为太过。

【杨上善】来去俱盛，大阳气盛也，邪在少阳大阳，故曰在外也。其来不盛，阳气有衰，脉行衰迟，去反盛者，阴气盛实，病在心脏也，故曰病在中。

【张介宾】其气来盛去亦盛，钩之过也。其来不盛去反盛，钩之不及也。皆为钩脉之反。去反盛者，非强盛之谓。凡脉自骨肉之分，出于皮肤之际，谓之来；自皮肤之际，还于骨肉之分，谓之去。来不盛、去反盛者，言来则不足，去则有余，即消多长少之意。故扁鹊于春肝夏心秋肺冬肾，皆以实强为太过，病在外；虚微为不及，病在内。辞虽异而意则同也。

〔2〕【杨上善】肾主骨，水也。今大阳大盛，身热乘肾，以为微邪，故为骨痛。浸淫者，滋长也。

〔3〕【王冰】心少阴脉，起于心中，出属心系，下鬲络小肠，又

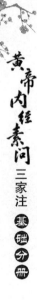

从心系却上肺。故心太过，则身热肤痛，而浸淫流布于形分，不及则心烦，上见咳唾，下为气泄。

【杨上善】阳虚阴盛，故心烦也。心脉入心中，系舌本，故上见噬唾。噬，市滞反，谓嚼唾也。气，谓广肠洩气也。

【张介宾】夏脉太过，则阳有余而病在外，故令人身热肤痛，而浸淫流布于形体。不及则君火衰而病在内，故上为心气不足而烦心，虚阳侵肺而咳唾，下为不固而气泄。以本经脉起心中，出属心系，下膈络小肠，又从心系却上肺故也。

秋脉如浮，何如而浮？岐伯曰：秋脉者肺也，西方金也，万物之所以收成也。故其气来，轻虚以浮，来急去散①，故曰浮[1]。反此者病[2]。

①来急去散：《太素》作"其气来急去皆散"。

[1]【王冰】脉来轻虚，故名浮也。来急，以阳未沉下。去散，以阴气上升也。新校正云：按越人云：秋脉毛者，西方金也，万物之所终，草木华叶，皆秋而落，其枝独在，若毫毛也，故其脉来，轻虚以浮，故曰毛。

[2]【杨上善】秋时阳气已衰，阴气未大，其气轻虚，其来以急，其去浮散，故曰如浮也。

【张介宾】浮者，轻虚之谓。来急去散者，以秋时阳气尚在皮毛也，肺脏主之。扁鹊曰：秋脉毛者，肺西方金也，万物之所终，草木华叶，皆秋而落，其枝独在，若毫毛也，故其脉之来，轻虚以浮，故曰毛。

帝曰：何如而反？岐伯曰：其气来，毛而中央坚，两傍虚，此谓太过，病在外；其气来，毛而微，此谓不及，病在中[1]。帝曰：秋脉太过与不及，其病皆何如？岐伯曰：太过则令人逆气①而背痛，愠愠然②[2]；其不及则令人喘，呼吸少气③而咳，上气见血，下闻病音[3]。帝曰：善。

①逆气：《太素》作"气逆"。

②愠愠然：《太素》作"温温然"。

③吸少气：《太素》无此三字。

〔1〕【杨上善】其脉来如以手按毛，毛中央坚，此为阳盛，病在大肠手阳明，故曰在外。如手按毛，毛中央微，肺气衰微，故曰在中也。

【张介宾】中央坚，浮而中坚也。凡浮而太过，浮而不及，皆浮之反，而病之在内在外，义与前同。

〔2〕【杨上善】府阳气盛，则气逆连背痛。温温然，热不甚也。

〔3〕【王冰】肺太阴脉，起于中焦，下络大肠，还循胃口，上鬲属肺，从肺系横出腋下。复脏气为咳，主喘息，故气盛则肩背痛气逆，不及则喘息变易，呼吸少气而咳，上气见血也。下闻病音，谓喘息则肺中有声也。

【杨上善】肺气不足，喘呼咳而上气，唾而有血，下闻胸中喘呼气声也。

【张介宾】肺脉起中焦，下络大肠，还循胃口，上膈属肺，其脏附背，故太过则逆气为壅而背痛见于外。愠愠，悲郁貌。其不及则喘咳短气，气不归原，所以上气。阴虚内损，所以见血。下闻病音，谓喘息则喉下有声也。

冬脉如营，何如而营[1]？岐伯曰：冬脉者肾也，北方水也，万物之所以合藏也。故其气来沉以搏，故曰营[2]。反此者病[3]。

〔1〕【王冰】脉沉而深，如营动也。新校正云：详"深"一作"濡"，又作"搏"。按本经下文云："其气来沉以搏"，则"深"字当为"搏"。又按《甲乙经》"搏"字为"濡"，当从《甲乙经》为"濡"。何以言之？脉沉而濡。濡，古软字，乃冬脉之平调脉。若沉而搏击于手，则冬脉之太过脉也。故言当从《甲乙经》"濡"字。

〔2〕【王冰】言沉而搏击于手也。新校正云：按《甲乙经》"搏"当作"濡"，义如前说。又越人云：冬脉石者，北方水也，万物之所藏，盛冬之时，水凝如石，故其脉来沉濡而滑，故曰石也。

299

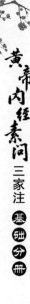

〔3〕【杨上善】营，聚也。谓万物收藏归根，气亦得深搏骨，沉聚内营，故曰如营也。

【张介宾】营者，营叠之谓，如士卒之团聚不散，亦沉石之义也，肾脏主之。扁鹊曰：冬脉石者，肾北方水也，万物之所藏也，盛冬之时，水凝如石，故其脉之来，沉濡而滑，故曰石。《甲乙经》亦作沉以濡。

帝曰：何如而反？岐伯曰：其气来如弹石者，此谓太过，病在外[1]；其去如数①者，此谓不及，病在中[2]。帝曰：冬脉太过与不及，其病皆何如？岐伯曰：太过则令人解㑊②，脊脉痛②而少气不欲言[4]；其不及则令人心悬如病饥③，眇中清④，脊中痛，少腹满，小便变[5]。帝曰：善。

①如数：《太素》作"如毛"。
②脊脉痛：《太素》作"腹痛"。
③心悬如病饥：《太素》作"心如悬病饥"。
④眇中清：《太素》无此三字。

〔1〕【杨上善】其脉如石，以为平也。弹石，谓令石脉上来弹手，如石击手，如弹之以石，谓肾大阳气有余，病在膀胱大阳，故曰在外也。

〔2〕【杨上善】肾气不足，故其气去，按之如按于毛，病在于肾，故曰在中。一曰如数也。

【张介宾】来如弹石者，其至坚强，营之太过也。其去如数者，动止疾促，营之不及也。盖数本属热，而此真阴亏损之脉，亦必紧数。然愈虚则愈数，原非阳强实热之数，故云如数，则辨析之意深矣。此而一差，祸如反掌也。太过病在外，不及病在中，义俱同前。数音朔。

〔3〕新校正云：按解㑊之义，具第五卷注。

〔4〕【杨上善】大过，足大阳盛，大阳之脉行头背脚，故气盛身解㑊也。解音懈。㑊，相传音亦，谓怠惰运动难也。大阳既盛，肾阴气少，气少故不欲言也。

300

〔5〕【王冰】肾少阴脉，自股内后廉贯脊属肾络膀胱；其直行者，从肾上贯肝鬲，入肺中，循喉咙，侠舌本；其支别者，从肺出络心，注胸中。故病如是也。胁者，季胁之下，侠脊两傍空软处也。肾外当胁，故胁中清冷也。

【杨上善】肾脉上入于心，故肾虚心如悬状，如病于饥。当脊中肾气不足，故痛也。又小腹虚满，小便变色也。

【张介宾】冬脉太过，阴邪胜也。阴邪胜，则肾气伤，真阳虚，故令人四体懈怠，举动不精，是谓解㑊。脊痛者，肾脉之所至也。肾藏精，精伤则无气，故少气不欲言。皆病之在外也。其不及则真阴虚，虚则心肾不交，故令人心悬而怯如病饥也。季胁下空软之处曰胁中，肾之旁也。肾脉贯脊属肾络膀胱，故为脊痛腹满小便变等证。变者，谓或黄或赤、或为遗淋、或为癃闭之类，由肾水不足而然。是皆病之在中也。㑊音迹。胁音秒。

帝曰：四时之序，逆从之变异也[1]，然脾脉独何主[2]。岐伯曰：脾脉者土也，孤脏以灌四傍者也[3]。帝曰：然则脾善恶，可得见之乎？岐伯曰：善者不可得见，恶者可见[4]。帝曰：恶者何如可见？岐伯曰：其来如水之流者，此谓太过，病在外；如鸟之喙①者，此谓不及，病在中[5]。

①如鸟之喙：《太素》作"其来如鸟之喙"。新校正云：按《平人气象论》云："如鸟之喙"。又别本"喙"作"啄"。

〔1〕【王冰】脉春弦、夏钩、秋浮、冬营，为逆顺之变见异状也。
〔2〕【王冰】主，谓主时月。

【杨上善】四时四脏气，候脉之逆顺、弦钩浮营、大过不及等，变异多端，已闻之矣。然四脏之脉于四时而王，未知脾脉独主何时也。

【张介宾】上文言肝心肺肾之脉，既分四时，而逆从之变，自皆有异，然脾亦一脏，当有所主也。

〔3〕【王冰】纳水谷，化津液，灌溉于肝心肺肾也。以不正主四时，故谓之孤脏。

玉机真脏论篇第十九

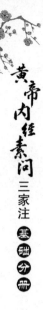

【杨上善】孤，尊独也。五行之中，土独为尊，以王四季，脾为土也，其味甘淡，为酸苦辛咸味液，滋灌四傍之脏，其脉在关中宫，独四时不见，故不主时也。

【张介宾】脾属土，土为万物之本，故运行水谷，化津液以灌溉于肝心肺肾之四脏者也。土无定位，分王四季，故称为孤脏。

〔4〕【王冰】不正主时，寄王于四季，故善不可见，恶可见也。

【杨上善】善，谓平和不病之脉也。弦钩浮营四脉见时，皆为脾胃之气滋灌俱见，故四脏脉常得和平。然则脾脉以他为善，自更无善也，故曰善者不可见也。恶者病脉也，脾受邪气，脉见关中，诊之得知，故曰可见也。

【张介宾】脾无病则灌溉周而四脏安，不知脾力之何有，故善者不可得见。脾病则四脏亦随而病，故恶候见矣。

〔5〕【杨上善】当关指下有脉，如水之流动，即脾气大过也，此阳气病在胃足阳明，故曰在外。其脉来时如鸟啄指，此为脾虚受病，故曰在中。一曰鸟距，如鸟距隐人指也。

【张介宾】如水之流者，滑而动也。如鸟之喙者，锐而短也。太过病在外，不及病在中，义俱同前。喙，一本作啄。喙音诲，味也。

帝曰：夫子言脾为孤脏，中央土以灌四傍，其太过与不及，其病皆何如？岐伯曰：太过则令人四支不举[1]；其不及则令人九窍不通，名曰重强[2]。

〔1〕【王冰】以主四支，故病不举。

【杨上善】胃气虽盛，脾病不为行气四支，故曰四支不举也。

〔2〕【王冰】脾之孤脏，以灌四傍，今病则五脏不和，故九窍不通也。《八十一难经》曰：五脏不和则九窍不通。重，谓脏气重叠。强，谓气不和顺。

【杨上善】脾虚受病，不得行气于九窍，故不通也。不行气于身，故身重而强也。巨两反。

【张介宾】脾土太过病在外，故令人四支不举，以脾主四支而湿胜之也。不及病在中，故令人九窍不通，以脾气弱则四脏皆弱而气不行也。重强，不柔和貌，沉重拘强也。愚按：本篇脾脉一条云：其来如水之流者，此为太过。《平人气象论》曰：如水之流曰脾死。此其一言太过，一言危亡，词同意异，岂无所辨？盖水流之状，滔滔洪盛者，其太过也。溅溅不返者，其将竭也。凡此均谓之流，而一盛一危，迥然有异，故当详别其状，而勿因词害意也。又如太过则令人四支不举，此以在外之标而概言之，故曰太过。若脾虚不能胜湿者，岂亦同太过之谓耶？溅音笺，浅而疾也。

　　帝瞿然①而起，再拜而稽首[1]曰：善。吾得脉之大要，天下至数[2]，五色脉变②，揆度奇恒，道在于一③[3]，神转不回，回则不转，乃失其机[4]，至数之要，迫近以微[5]，著之玉版，藏之脏腑④，每旦读之，名曰《玉机》⑤[6]。

　　①瞿然：《太素》作"惧然"。
　　②五色脉变：《太素》作"脉变"。
　　③道在于一：《太素》作"道在于一数"。
　　④脏腑：《太素》作"于府"。
　　⑤玉机：《太素》作"生机"。

　　〔1〕【杨上善】惧，敬起也。道大于天，故受道拜而稽首也。
　　〔2〕【杨上善】弦钩浮营等脉，大过不及之理，名曰脉之大要。至数，至理也。
　　〔3〕【王冰】瞿然，忙貌也。言以太过不及而一贯之，揆度奇恒皆通也。
　　　　【张介宾】瞿然，敬肃貌。道在于一，言至数脉变虽多，而理则一而已矣。
　　〔4〕【王冰】五气循环，不愆时叙，是为神气流转不回。若却行衰王，反天之常气，是则却回而不转，由是却回不转，乃失生气之机矣。
　　　　【张介宾】神即生化之理，不息之机也。五气循环，不愆其序，是为神转不回。若却而回返，则逆其常候而不能运转，乃失生气之机矣。

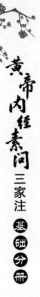

〔5〕【王冰】得至数之要道，则应用切近以微妙也。迫，切也。

【杨上善】唯是血气一脉，随四时而变，故曰脉变。方欲切脉以求，谓之揆也。以四时度之，得其病变，谓之度也。有病不得以四时死者，曰奇也。得以四时死者，曰恒也。虽有此二种不同，道在一数。言一数者，谓之神转，神转谓是神动而营，神而营者不可动，曲而不动则失神藏机。机，微也。故脉诊至理，近机微也。

〔6〕【王冰】著之玉版，故以为名，言是玉版，生气之机。新校正云：详"至数"至"名曰《玉机》"，与前《玉版论要》文相重，彼注颇详。

【杨上善】书而藏之，日日读之，以为摄生机要，故曰生机也。

【张介宾】著之玉版以传不朽，藏之脏腑以志不忘。名曰玉机，以璇玑、玉衡可窥天道，而此篇神理可窥人道，故以并言，而实则珍重之辞也。上文自至数以至玉机，又见《玉版论要》篇。

五脏受气于其所生，传之于其所胜，气舍于其所生，死于其所不胜。病之且死，必先传行至其所不胜，病乃死[1]。此言气之逆行也，故死[2]。

〔1〕【王冰】受气所生者，谓受病气于己之所生者也。传所胜者，谓传于己之所克者也。气舍所生者，谓舍于生己者也。死所不胜者，谓死于克己者之分位也。所传不顺，故必死焉。

【张介宾】凡五脏病气，有所受，有所传，有所舍，有所死。舍，留止也。受气所生者，受于己之所生者也。传所胜者，传于己之所克者也。气舍所生者，舍于生己者也。死所不胜者，死于克己者也。

〔2〕【王冰】所为逆者，次如下说。

【张介宾】不胜则逆，故曰逆行，逆则当死。

肝受气于心，传之于脾，气舍于肾，至肺而死[1]。心受气于脾，传之于肺，气舍于肝，至肾而死。脾受气于肺，传之于肾，气舍于心，至肝而死。肺受气于肾，传之于肝，气舍于脾，至心而

304

死。肾受气于肝，传之于心，气舍于肺，至脾而死。此皆逆死也[2]。一日一夜五分之，此所以占死生之早暮也[3]。

〔1〕【张介宾】此详言一脏之气，皆能遍及诸脏也。肝受气于心，心者肝之子，受气于其所生也。脾者肝之克，传其所胜也。肾者肝之母，气舍所生也。肺者肝之畏，死所不胜也。

〔2〕【张介宾】逆死之义如上文，下言顺传之序也。

〔3〕【王冰】肝死于肺，位秋庚辛，余四仿此。然朝主甲乙，昼主丙丁，四季上主戊己，晡主庚辛，夜主壬癸，由此则死生之早暮可知也。新校正云：按《甲乙经》"生"作"者"字，云"占死者之早暮"。详此经文，专为言气之逆行也，故死，即不言生之早暮。王氏改"者"作"生"，义不若《甲乙经》中《素问》本文。

【张介宾】五分者，朝主甲乙，昼主丙丁，四季土主戊己，晡主庚辛，夜主壬癸。此一日五行之次，而脏有不胜，即其死生之期也。

黄帝曰：五脏相通，移皆有次，五脏有病，则各传其所胜[1]。不治，法三月若六月，若三日若六日，传五脏而当死[2]，是顺传所胜之次[3]。故曰：别于阳者，知病从来；别于阴者，知死生之期[4]。言知至其所困而死[5]。

〔1〕【王冰】以上文逆传而死，故言是逆传所胜之次也。新校正云：详"逆传所胜之次"，"逆"当作"顺"，上文既言"逆传"，下文所言乃"顺传"之次也。

【张介宾】传其所胜者，如本篇下文云：风入于肺为肺痹，弗治，则肺传之肝为肝痹，弗治，则肝传之脾为脾风，弗治，则脾传之肾曰疝瘕，弗治，则肾传之心曰瘛，弗治，则心复反传而行之肺，法当死者是也。

〔2〕【张介宾】病不早治，必至相传，远则三月六月，近则三日六日，五脏传遍，于法当死。所谓三六者，盖天地之气，以六为节。如三阴三阳，是为六气，六阴六阳，是为十二月，故五脏相传之数，亦以三六为尽。若三月而传遍，一气一脏也；六月而传遍，一月一脏

玉机真脏论篇第十九

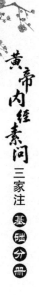

也。三日者，昼夜各一脏也；六日者，一日一脏也。脏惟五而传遍以六者，假令病始于肺，一也；肺传肝，二也；肝传脾，三也；脾传肾，四也；肾传心，五也；心复传肺，六也。是谓六传。六传已尽，不可再传，故《五十三难》曰：一脏不再伤，七传者死也。又如以三阴三阳言三六之数，则三者阴阳之合数，六者阴阳之拆数，合者奇偶交其气，拆者牝牡异其象也。观《热论》云：伤寒一日巨阳受之，二日阳明，三日少阳，四日太阴，五日少阴，六日厥阴，亦六数也；至若日传二经，病名两感者，则三数也。启玄子曰：三月者，谓一岁之迁移。六月者，谓至其所胜之位。三日者，三阳之数以合日也。六日者，谓兼三阴以数之尔。是亦三六之义也。故有七日而病退得生者，以真元未至大伤，故六传毕而经尽气复，乃得生也。《易》曰：七日来复，天行也。义无二焉。

〔3〕【王冰】三月者，谓一脏气之迁移。六月者，谓至其所胜之位。三日者，三阳之数以合日也。六日者，谓兼三阴以数之尔。《热论》曰：伤寒一日巨阳受，二日阳明受，三日少阳受，四日太阴受，六日厥阴受。则其义也。新校正云：详上文"是顺传所胜之次"七字，乃是次前注误在此经文之下，不惟无义，兼校之全元起本《素问》及《甲乙经》并无此七字，直去之虑未达者致疑，今存于注。

【张介宾】上文言逆者，言脏之气。盖五脏受克，其气必逆，故曰逆行。此言顺者，言病之传。凡传所胜，必循次序，故曰顺传。是顺传者，即气之逆也，故五脏传遍者当死。

〔4〕【王冰】主辨三阴三阳之候，则知中风邪气之所不胜矣。故下曰：新校正云：详旧此段注写作经，合改为注。又按《阴阳别论》云：别于阳者，知病处也；别于阴者，知死生之期。又云：别于阳者，知病忌时；别于阴者，知死生之期。义同此。

【张介宾】阳者言表，谓外候也；阴者言里，谓脏气也。凡邪中于身，必证形于外，察其外证，即可知病在何经，故别于阳者，知病从来；病伤脏气，必败真阴，察其根本，即可知危在何日，故别于阴者，知死生之期。此以表里言阴阳也。如《阴阳别论》曰：所谓阴者，真脏也，见则为败，败必死也。所谓阳者，胃脘之阳也。别于阳者，知病处也；别于阴者，知死生之期。乃以脉言阴阳也。

〔5〕【王冰】困，谓至所不胜也。上文曰死于其所不胜。

【张介宾】至其所困而死，死于其所不胜也。凡年月日时，其候皆然。

是故风者百病之长也[1]，今风寒客于人，使人毫毛毕直，皮肤闭而为热[2]，当是之时，可汗而发也[3]；或痹不仁肿痛[4]。当是之时，可汤熨及火灸刺而去之[5]。弗治，病入舍于肺，名曰肺痹，发咳上气[6]。弗治，肺即传而行之肝，病名曰肝痹，一名曰厥，胁痛出食[7]。当是之时，可按若刺耳[8]。弗治，肝传之脾，病名曰脾风，发瘅，腹中热，烦心出黄[9]。当此之时，可按可药可浴[10]。弗治，脾传之肾，病名曰疝瘕，少腹冤热而痛，出白，一名曰蛊[11]。当此之时，可按可药[12]。弗治，肾传之心，病筋脉相引而急，病名曰瘛[13]。当此之时，可灸可药。弗治，满十日，法当死[14]。肾因传之心，心即复反传而行之肺，发寒热，法当三岁死[15]，此病之次也[16]。

〔1〕【王冰】言先百病而有之。新校正云：按《生气通天论》云：风者，百病之始。

〔2〕【王冰】客，谓客止于人形也。风击皮肤，寒胜腠理，故毫毛毕直，玄府闭密而热生也。

〔3〕【王冰】邪在皮毛，故可汗泄也。《阴阳应象大论》曰：善治者治皮毛。此之谓也。

【张介宾】客者，如客之自外而至，居非其常也。毕，尽也。风寒客于皮肤，则腠理闭密，故毫毛尽直。寒束于外，则阳气无所疏泄，故郁而为热。斯时也，寒邪初中在表，故可取汗而愈。

〔4〕【王冰】病生而变，故如是也。热中血气，则痛痹不仁，寒气伤形，故为肿痛。《阴阳应象大论》云：寒伤形，热伤气，气伤痛，形伤肿。

〔5〕【王冰】皆谓释散寒邪，宣扬正气。

【张介宾】邪在皮毛，不亟去之，则入于经络，故或为诸痹，或为不仁，或为肿痛，故当用汤熨灸刺之法，以去经络之病。

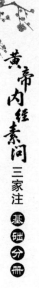

〔6〕【王冰】邪入诸阴，则病而为痹，故入于肺，名曰痹焉。《宣明五气》篇曰：邪入于阳则狂，邪入于阴则痹。肺在变动为咳，故咳则气上，故上气也。

【张介宾】风寒自表入脏，必先于肺，盖肺合皮毛，为脏之长也。《宣明五气》篇曰：邪入于阴则痹。故肺受风寒则病为肺痹。而其变动为咳，咳则喘急，故为上气。

〔7〕【王冰】肺金伐木，气下入肝，故曰弗治行之肝也。肝气通胆，胆善为怒，怒者气逆，故一名厥也。肝厥阴脉，从少腹属肝络胆，上贯离布胁肋，循喉咙之后，上入颃颡。故胁痛。而食入腹则出，故曰出食。

〔8〕【张介宾】在肺弗治，则肺金乘木，故及于肝，是为肝痹。肝气善逆，故一名曰厥。厥在肝经，故胁痛。厥而犯胃，故出食。可按若刺，则厥逆散而肝邪平矣。

〔9〕【王冰】肝气应风，木胜脾土，土受风气，故曰脾风，盖为风气通肝而为名也。脾之为病，善发黄瘅，故发瘅也。脾太阴脉，入腹属脾络胃，上膈侠咽，连舌本，散舌下；其支别者，复从胃别上膈，注心中，故腹中热而烦心，出黄色于便写之所也。

〔10〕【张介宾】在肝弗治，则肝木乘土，风热入脾，病名脾瘅。其在内则腹中热而烦心，在外则肌体出黄，可按可药可浴，在解其表里之风热耳。

〔11〕【王冰】肾少阴脉，自股内后廉贯脊，属肾络膀胱，故少腹冤热而痛，溲出白液也。冤热内结，消铄脂肉，如虫之食，日内损削，故一名曰蛊。

〔12〕【张介宾】在脾弗治，则土邪乘肾，病名疝瘕。邪聚下焦，故小腹冤热而痛，溲出白浊也。热结不散，亏蚀真阴，如虫之吸血，故亦名曰蛊。瘕，加、驾二音。

〔13〕【王冰】肾不足则水不生，水不生则筋燥急，故相引也。阴气内弱，阳气外燔，筋脉受热而自跳掣，故名曰瘛。

〔14〕【王冰】至心而气极，则如是矣。若复传行，当如下说：

【张介宾】肾邪克火则传于心，心主血脉，心病则血燥，血燥则筋脉相引而急，手足挛掣，病名曰瘛。邪气至心，其病已极，此而弗治，故不出十日当死。瘛音翅。

〔15〕【王冰】因肾传心，心不受病，即而复反传于肺金，肺已再伤，故寒热也。三岁者，肺至肾一岁，肾至肝一岁，肝至心一岁，火又乘肺，故云三岁死。

【张介宾】若肾传于心，未至即死而邪未尽者，当复传于肺，而金火交争，金胜则寒，火胜则热，故发寒热。三岁死者，凡风邪传遍五脏，本当即死；其不死者，以元气未败，势犹在缓。故肺复受邪，再一岁则肺病及肝，二岁则肝病及脾，三岁则脾病及肾，三阴俱败，故当死也。

〔16〕【王冰】谓传胜之次第。

【张介宾】此即顺传所胜之次第也。

然其卒发者，不必治于传[1]，或其传化有不以次，不以次入者，忧恐悲喜怒，令不得以其次，故令人有大病矣[2]。因而喜大虚则肾气乘矣[3]，怒则肝气乘矣[4]，悲则肺气乘矣[5]，恐则脾气乘矣[6]，忧则心气乘矣[7]，此其道也[8]。故病有五，五五二十五变，及其传化[9]。传，乘之名也[10]。

〔1〕【王冰】不必依传之次，故不必以传治之。

【张介宾】病有发于仓卒者，随气为患，不以次而入，亦不必依次以治其传。此又于逆传顺传之外，而复有不次相乘者矣。卒，猝同。

〔2〕【王冰】忧恐悲喜怒，发无常分，触遇则发，故令病气亦不次而生。

【张介宾】五志之发无常，随触而动，故生病亦不以其次。

〔3〕【王冰】喜则心气移于肺，心气不守，故肾气乘矣。《宣明五气》篇曰：精气并于心则喜。

【张介宾】喜则气下，故伤心。心伤而大虚，则肾气乘之，水胜火也。

〔4〕【王冰】怒则气逆，故肝气乘脾。

【张介宾】怒则气逆于肝而乘于脾，木胜土也。

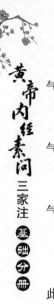

〔5〕【王冰】悲则肺气移于肝，肝气受邪，故肺气乘矣。《宣明五气》篇曰：精气并于肺则悲。

【张介宾】悲则气并于肺而乘于肝，金胜木也。

〔6〕【王冰】恐则肾气移于心，肾气不守，故脾气乘矣。《宣明五气》篇曰：精气并于肾则恐。

【张介宾】恐伤肾而肾气虚，则脾气乘之，土胜水也。

〔7〕【王冰】忧则肝气移于脾，肝气不守，故心气乘矣。《宣明五气》篇曰：精气并于肝则忧。

【张介宾】忧伤肺则心气乘之，火胜金也。

〔8〕【王冰】此其不次之常道。

【张介宾】或以有余而乘彼，或以不足而被乘，皆乘所不胜，此不次之道也。

〔9〕【王冰】五脏相并而各五之，五而乘之，则二十五变也。然其变化，以胜相传，传而不次，变化多端。新校正云：按《阴阳别论》云：凡阳有五，五五二十五阳。义与此通。

〔10〕【王冰】言传者何？相乘之异名尔。

【张介宾】脏惟五，而五脏之传，又能各兼五脏，则有二十五变。传者以此传彼，乘者以强凌弱，故有曰传、曰乘之异名耳。

大骨枯槁，大肉陷下，胸中气满，喘息不便，其气动形，期六月死，真脏脉①见，乃予之期日[1]。大骨枯槁，大肉陷下，胸中气满，喘息不便，内痛引肩项，期一月死，真脏见，乃予之期日[2]。大骨枯槁，大肉陷下，胸中气满，喘息不便，内痛引肩项，身热，脱肉破䐃，真脏见，十月之内死[3]。

①真脏脉：《太素》无"脉"字。

〔1〕【王冰】皮肤干著，骨间肉陷，谓大骨枯槁，大肉陷下也。诸附骨际及空窍处，亦同其类也。胸中气满，喘息不便，是肺无主也。肺司治节，气息由之，其气动形，为无气相接，故耸举肩背，以远求报气矣。夫如是，皆形脏已败，神脏亦伤，见是证者，期后一百八十日内死矣。候见真脏之脉，乃与死日之期尔。真脏脉诊，下经备矣。

310

此肺之脏也。

【杨上善】骨为身干，人之将死，肉不附骨，遂至大骨亦无润泽，故曰枯槁，即骨先死也。身之小肉皆脱，乃至大肉亦陷，即肉先死也。肺气虚少，邪气盈胸，故喘息不安。喘息气急，肩膺皆动，故曰动形也。肺病次传，至肺再伤，故六月死也，此乃不至七传者也。有前病状，真脏未见，期六月死。真脏脉见，即与死期，不至六月也。古本有作正脏，当是秦皇名正，故改为真耳。真，正义同也。

【张介宾】大骨大肉，皆以通身而言。如肩脊腰膝，皆大骨也；尺肤臀肉，皆大肉也。肩垂项倾，腰重膝败者，大骨之枯槁也。尺肤既削，臀肉必枯，大肉之陷下也。肾主骨，骨枯则肾败矣。脾主肉，肉陷则脾败矣。肺主气，气满喘息则肺败矣。气不归原，形体振动，孤阳外浮而真阴亏矣。三阴亏损，死期不出六月。六月者，一岁阴阳之更变也。若其真脏脉已见，则不在六月之例，可因克贼之日而定其期矣。

〔2〕【王冰】火精外出，阳气上燔，金受火灾，故内痛肩项。如是者，期后三十日内死。此心之脏也。

【杨上善】内痛，谓是心内痛也。心腑手大阳脉从肩络心，故内痛引肩项也。心不受痛，受病不离一月，故一月死。真脏脉见，即不至一月，可即与死期也。

【张介宾】内痛引肩项，病及心经矣。较前已甚，期一月死。一月者，斗建移而气易也。

〔3〕【王冰】阴气微弱，阳气内燔，故身热也。䐃者肉之标，脾主肉，故肉如脱尽，䐃如破败也。见斯证者，期后三百日内死。䐃，谓肘膝后肉如块者。此脾之脏也。

【杨上善】此内痛，即脾胃痛也。手少阳脉偏应三焦，脾胃即中焦也，上出缺盆上项，故脾胃中痛引肩项也。脾主身肉，故脾胃病，身热脱肉破䐃者。䐃，其溃反。前之病状，真脏未见，十月已上而死。真脏脉见，十月内死，良以脾胃受于谷气，故至十月而死也。

【张介宾】身热者，阴气去也。脱肉者，肌肉消尽也。破䐃者，卧久骨露而筋肉败也。是为五脏俱伤，而真脏又见，当十日内死。十日者，天干尽而旬气易也。月字误，当作日。䐃，劬允切，筋肉结

311

聚之处也。启玄子曰：肘膝后肉如块者。

大骨枯槁，大肉陷下，肩髓内消，动作益衰，真脏来见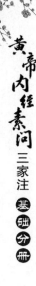①，期一岁死，见其真脏，乃予之期日[1]。大骨枯槁，大肉陷下，胸中气满，腹内痛②，心中不便，肩项身热，破䐃脱肉，目匡陷，真脏见，目不见人，立死，其见人者，至其所不胜之时则死[2]。

①来见：《太素》作"未见"。
②腹内痛：《太素》作"肉痛"。

〔1〕【王冰】肩髓内消，谓缺盆深也。衰于动作，谓交接渐微，以余脏尚全，故期后三百六十五日内死。此肾之脏也。新校正云：按全元起本及《甲乙经》"真脏来见"作"未见"，"来"当作"未"字之误也。

【杨上善】肾腑足大阳脉，循肩髀内，故肾病，肩随内脏消瘦也。又两肩垂下，曰随。肾间动气，五脏六腑十二经脉之原，故肾病，动运皆衰也。肾间动气强大，故真脏脉未见者，肾气未是甚衰，所以期至一年。肾气衰甚，真脏即见，故与之死日之期也。

【张介宾】骨枯肉陷，脾肾已亏，兼之肩髓内消，动作益衰，虽诸证未全，真脏未见，然败竭已兆，仅支一年，岁易气新，不能再振矣。若一见真脏，乃可必其死期也。来见误，当作未见。

〔2〕【王冰】木生其火，肝气通心，脉抵少腹，上布胁肋，循喉咙之后，上入颃颡，故腹痛心中不便，肩项身热，破䐃脱肉也。肝主目，故目匡陷及不见人，立死也。不胜之时，谓于庚辛之月。此肝之脏也。

【杨上善】真脏脉见，少阳脉绝，两目精坏，目不见人，原气皆尽，故即立死。真脉虽见，目犹见人，得至土时而死也。

【张介宾】五脏败证俱见，而目匡陷、真脏见、目不见人者，神气已脱，故当立死。若其见人者，神气犹在，故必待克贼之时而死也。

急虚身中卒至，五脏绝闭，脉道不通，气不往来，譬于堕溺①，

312

不可为期^[1]。其脉绝不来，若人一息五六至，其形肉不脱，真脏虽不见，犹死也^[2]。

①譬于堕溺：《太素》作"辟于随溺"。

[1]【王冰】言五脏相移，传其不胜，则可待真脏脉见，乃与死日之期。卒急虚邪，中于身内，则五脏绝闭，脉道不通，气不往来，譬于堕坠没溺，不可与为死日之期也。

【杨上善】四时虚邪，名曰经虚。八风从其虚之乡来，令人暴病卒死，名急虚身。辟于随溺。辟，卑至反，除也。谓不得随意溺也。如此急虚之病，亦有生者，故不可与为死期也。

[2]【王冰】是则急虚卒至之脉。新校正云：按人一息脉五六至，何得为死？必"息"字误，"息"当作"呼"乃是。

【杨上善】中于急虚，其脉绝而不来，有来一息脉五六至，不待肉脱及真脏见，必当有死也。

【张介宾】急虚者，言元气暴伤而忽甚也。故其邪中于身，必猝然而至譬之堕者溺者，且时莫测，有不可以常期论也。若脉绝不至，或一呼五六至者，皆脏气竭而命当尽也，故不必其形肉脱而真脏见，如上文以渐衰惫而死有期也。中，去声。卒，猝同。息字误，当作呼。

真肝脉至，中外急如循刀刃，责责^①然如按琴瑟弦，色青白不泽，毛折，乃死^[1]。真心脉至，坚而搏，如循薏苡子累累然，色赤黑不泽，毛折，乃死^[2]。真肺脉至，大而虚，如以毛羽中人肤，色白赤不泽，毛折，乃死^[3]。真肾脉至，搏^②而绝，如指弹石辟辟然，色黑黄不泽，毛折，乃死^[4]。真脾脉至，弱而乍数乍疏，色黄青不泽，毛折，乃死^[5]。诸真脏脉^③者，皆死不治也^[6]。

①责责：《太素》作"清清"。
②搏：《太素》作"揣"。
③真脏脉：《太素》作"真脏"。

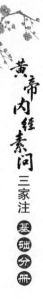

〔1〕【杨上善】清，寒也。如以衣带盛绳，引带不引绳，即外急也；引绳不引带，即内急也。绳带俱引，即内外急也。今真肝脉见，中外皆急，如人以手犹摩刀刃，中外坚急，令人洒淅寒也。又如以手按瑟弦，急不调爽者，此无胃气，即真肝脉也。青为肝色，白为肺色，是肺乘肝也，故青不泽也。肺主于气，气为身本，身之气衰，即皮毛不荣，故毛折当死也。

【张介宾】此下皆言真脏脉也。肝之真脏如刀刃、如琴瑟弦者，言细急坚搏而非微弦之本体也。青本木色，而兼白不泽者，金克木也。五脏率以毛折死者，皮毛得血气而充，毛折则精气败矣，故皆死。下同。

〔2〕【杨上善】薏，于极反。苡，义当苢，即十珠也。坚而揣者，譬人以手循摩薏苡之珠累累然，坚钩无胃气之柔，即真心脉也。赤为心色，黑为肾色，是肾乘心也，故赤不泽也。

【张介宾】坚而搏，如循薏苡子者，短实坚强而非微钩之本体，心脉之真脏也。赤本火色，而兼黑不泽者，水克火也，故死。毛折义如前。

〔3〕【杨上善】其真肺脉，如毛羽掷来，中人皮肤，大而浮虚者，毛无胃气，即真肺脉也。赤为心色，白为肺色，是心乘肺也，故曰不泽也。

【张介宾】大而虚，如以毛羽中人肤，浮虚无力之甚，而非微毛之本体，肺脉之真脏也。白本金色，而兼赤不泽者，火克金也，故死。

〔4〕【杨上善】揣，初委反，动也。其真肾脉至，如石弹指辟打指者，营无胃气，即真肾脉也。黄为脾色，黑为肾色，是脾乘肾，故黑不泽也。

【张介宾】搏而绝，搏之甚也。如指弹石辟辟然，沉而坚也。皆非微石之本体，而为肾脉之真脏也。黑本水色，兼黄不泽者，土克水也，故死。

〔5〕【杨上善】真脾脉至，乍疏乍数也。疏，谓动稀也。数，谓连动。此无胃气，即真脾脉也。青为肝色，黄为脾色，是肝乘脾，故黄不泽也。

314

【张介宾】弱而乍数乍疏，则和缓全无，而非微耎弱之本体，脾脉之真脏也。黄本土色而兼青不泽者，木克土也，故死。

〔6〕【王冰】新校正云：按杨上善云："无余物和杂，故名真也。"五脏之气，皆胃气和之，不得独用。如至刚不得独用，独用则折，和柔用之即固。五脏之气和于胃气，即得长生，若真独见，必死。欲知五脏真见为死，和胃为生者，于寸口诊即可知者，如弦是肝脉也，微弦为平和。微弦，谓二分胃气一分弦气俱动为微弦。三分并是弦而无胃气，为见真脏。余四脏准此。

【杨上善】脏脉独见，以无胃气，死故不疗也。

【张介宾】无胃气者即名真脏，皆为不治之脉。

黄帝曰：见真脏曰死，何也[1]？岐伯曰：五脏者，皆禀气于胃，胃者五脏之本也[2]。脏气者①，不能自致于手太阴，必因于胃气，乃至于手太阴也[3]，故五脏各以其时，自为而至于手太阴也[4]。

①脏气者：《太素》作"五脏"。

〔1〕【杨上善】无余物和杂，故名真也。五脏之气皆胃气和之，不得独用。如至刚不得独用，独用即折，和柔用之即固也。五脏之气，和于胃气，即得长生；若真独见，无和胃气，必死期也。欲知五脏真见为死、和胃为生者，于寸口诊手太阴，即可知之也。见者如弦是肝脉也，微弦为平好也。微弦，谓弦之少也，三分有一分为微，二分胃气与一分弦气俱动，为微弦也。三分并是弦气，竟无胃气，为见真脏也。见真脏死，其理至妙，请陈其理，故曰何也。

〔2〕【王冰】胃为水谷之海，故五脏禀焉。

【张介宾】胃为水谷之海，以养五脏，故为之本。

〔3〕【王冰】平人之常禀气于胃，胃气者平人之常气，故脏气因胃乃能至于手太阴也。新校正云：详"平人之常"至下"平人之常气"，本《平人气象论》文，王氏引注此经。按《甲乙经》云："人常禀气于胃，脉以胃气为本。"与此小异，然《甲乙》之义为得。

【杨上善】胃受水谷，变化精气而资五脏，故五脏得至手太

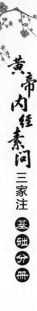

阴寸口，见于微弦也。

【张介宾】谷入于胃，以传于肺，五脏六腑皆以受气，故脏气必因于胃气，乃得至于手太阴，而脉则见于气口，此所以五脏之脉，必赖胃气以为之主也。

〔4〕【王冰】自为其状，至于手太阴也。

【杨上善】五脏主于五时，至其时也，其脏有病之甚者，胃气不与之居，不因胃气，以呼吸之力，独自至于太阴寸口，见于真弦也。

【张介宾】以时自为，如春而但弦、夏而但钩之类，皆五脏不因于胃气，即真脏之见也。

故邪气胜者，精气衰也[1]，故病甚者，胃气不能与之俱至于手太阴，故真脏之气独见，独见者病胜脏也，故曰死[2]。帝曰：善。

〔1〕【杨上善】真脏脉弦不微、无胃气者，则知肝病胜也。肝病邪胜，则胃谷精气衰。

〔2〕【王冰】是所谓脉无胃气也。《平人气象论》曰：人无胃气曰逆，逆者死。新校正云：详自"黄帝问"至此一段，全元起本在第四卷《太阴阳明表里》篇中，王冰移于此处。必言此者，欲明王氏之功于《素问》多矣。

【杨上善】真见病甚，故致死也。

【张介宾】凡邪气盛而正气竭者，是病胜脏也，故真脏之邪独见。真脏独用者，胃气必败，故不能与之俱至于手太阴，则胃气不见于脉，此所以为危兆也。

黄帝曰：凡治病，察其形气色泽，脉之盛衰，病之新故，乃治之，无后其时[1]。形气相得，谓之可治[2]；色泽①以浮，谓之易已[3]；脉从四时，谓之可治[4]；脉弱以滑，是有胃气，命曰易治，取之以时[5]；形气相失，谓之难治[6]；色夭不泽，谓之难已[7]；脉实以坚，谓之益甚[8]；脉逆四时，为不可治②[9]。必察四难而明告之③[10]。

316

①色泽：《太素》作"脉色泽"。

②为不可治：《太素》作"谓之不治"。

③明告之：此下《太素》有"勿趣以时"四字。

〔1〕【王冰】欲必先时而取之。

【杨上善】形之肥瘦，气之大小，色之泽夭，脉之盛衰，病之新故，凡疗病者，以此五诊，诊病使当，为合其时，不当，为后其时也。

【张介宾】察其形气色泽、脉之盛衰、病之新故者，是即《六十一难》所谓望闻问切之法也。既得病情，便当速治，若后其时，病必日深，此切戒之词也。

〔2〕【王冰】气盛形盛，气虚形虚，是相得也。

【杨上善】形瘦气大，形肥气小，为不相得；形肥气大，形瘦气小，为相得也。

【张介宾】形盛气盛，形虚气虚，是相得也。

〔3〕【王冰】气色浮润，血气相营，故易已。

【杨上善】其病人五色，浮轻润泽，其病易已。

【张介宾】泽，润也。浮，明也。颜色明润者，病必易已也。

〔4〕【王冰】脉春弦夏钩秋浮冬营，谓顺四时。从，顺也。

【杨上善】四时王脉，皆有胃气，无他来克，故曰顺时。

【张介宾】脉顺四时者，其气和，故可治。

〔5〕【王冰】候可取之时而取之，则万举万全，当以四时血气所在而为疗尔。新校正云：详"取之以时"，《甲乙经》作"治之趣之，无后其时"。与王氏之义两通。

【杨上善】四时之脉皆柔弱滑者，谓之胃气，依此疗病，称曰合时也。

【张介宾】谷气来也徐而和，故脉弱以滑者，是得胃气，命曰易治也。

〔6〕【王冰】形盛气虚，气盛形虚，皆相失也。

【张介宾】形盛气虚，气盛形虚，皆为相失。此下四节，皆言难治也。

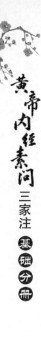

〔7〕【王冰】夭，谓不明而恶。不泽，谓枯燥也。

【张介宾】夭，晦恶也。不泽，枯焦也。

〔8〕【王冰】脉实以坚，是邪气盛，故益甚也。

【张介宾】邪气来也紧而疾，故实以坚者，病必益甚。

〔9〕【王冰】以气逆故疾。上四句是谓四难，所以下文曰：

【张介宾】脉逆四时，义如下文。

〔10〕【王冰】此四，粗之所易语，工之所难为。

【杨上善】此之四诊，趣之为难，可明告病人，宜以变常设于疗法，不得依常趣之以时也。

【张介宾】形气色脉，如上四节之难治者，谓之四难。必察其详而明告病家，欲其预知吉凶，庶无后怨。

所谓逆四时者，春得肺脉，夏得肾脉，秋得心脉，冬得脾脉，其至皆悬绝沉涩者，命曰逆四时[1]。未有脏形[2]，于春夏而脉沉涩①，秋冬而脉浮大[3]，名曰逆四时也②[4]。病热脉静③[5]，泄而脉大[6]，脱血而脉实，病在中[7]脉实坚，病在外[8]脉不实坚者，皆④难治[9]。

①新校正云：按《平人气象论》云："而脉瘦。"义与此同。

②名曰逆四时也：此六字《太素》在"皆难治"后。

③脉静：《太素》作"清静"。

④皆：《太素》作"为"。

〔1〕【王冰】春得肺脉，秋来见也。夏得肾脉，冬来见也。秋得心脉，夏来见也。冬得脾脉，春来见也。悬绝，谓如悬物之绝去也。

【张介宾】春得肺脉，金克木也。夏得肾脉，水克火也。秋得心脉，火克金也。冬得脾脉，土克水也。加之悬绝沉涩，则阴阳偏绝，无复充和之胃气矣，是逆四时之脉也。

〔2〕【杨上善】四时皆得胜来克己之脉，己脉悬绝沉涩，失四时和脉，虽未有病脏之形，不可疗也。

〔3〕【杨上善】此脉反四时也。

〔4〕【王冰】未有，谓未有脏脉之形状也。

318

〔5〕【杨上善】热病脉须热而躁也，今反寒而静。清，寒也。

〔6〕【杨上善】人之泄利，脉须小细，今为洪大也。

〔7〕【杨上善】人之脱血，脉须虚弱，今反强实，病在中也。

〔8〕【杨上善】脱血脉实坚，病在外也。

〔9〕【王冰】皆难治者，以其与证不相应也。新校正云：按《平人气象论》云："病在中脉虚，病在外脉涩坚。"与此相反，此经误，彼论为得。自"未有脏形春夏"至此，与《平人气象论》相重，注义备于彼。

【杨上善】脱血而脉不实不坚，难疗也。以上七诊，皆逆四时也。

【张介宾】此节与上文《平人气象论》者略同。盖言脉与时逆者为难治，脉与证逆者亦难治也。如病热脉静者，阳证得阴脉也。泄而脉大、脱血而脉实者，正衰而邪进也。此义与前大同。惟病在中脉实坚、病在外脉不实坚者皆难治，与上文《平人气象论》者似乎相反。但上文云病在中脉虚，言内积之实者，脉不宜虚也；此云病在中脉实坚，言内伤之虚者，脉不宜实坚也。前云病在外脉涩坚，言外邪之盛者，不宜涩坚，以涩坚为沉阴也；此言病在外脉不实坚，言外邪方炽者，不宜无力，以不实坚为无阳也。四者之分，总皆正不胜邪之脉，故曰难治。词若相反，理则实然，新校正以谓经误，特未达其妙耳。

黄帝曰：余闻虚实以决死生，愿闻其情。岐伯曰：五实死，五虚死[1]。帝曰：愿闻五实五虚。岐伯曰：脉盛，皮热，腹胀，前后不通，闷瞀①，此谓五实[2]。脉细，皮寒，气少，泄利前后，饮食不入，此谓五虚[3]。帝曰：其时有生者何也？岐伯曰：浆粥入胃，泄注止，则虚者活[4]；身汗得后利，则实者活。此其候也[5]。

①闷瞀：《太素》作"悗瞀"。

〔1〕【王冰】五实，谓五脏之实。五虚，谓五脏之虚。

【杨上善】人之所病五实具有者，不泄当死；所病五虚具有者，不下食当死也。

319

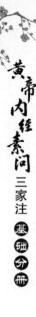

【张介宾】五实者，五脏之实也。五虚者，五脏之虚也。五实五虚具者皆死。然气虚至尽，尽而死者，理当然也。若五实者，何以亦死？盖邪之所凑，其气必虚，不脱不死，仍归于气尽耳。故愚谓邪无不足，正无有余，实有假实，虚则真虚也。

〔2〕【王冰】实，谓邪气盛实。然脉盛，心也；皮热，肺也；腹胀，脾也；前后不通，肾也；闷瞀，肝也。

【杨上善】人迎脉口脉大洪盛，一实也；皮肤温热，阳盛，二实也；心腹胀满，三实也；大小便不通，四实也；闷瞀不醒，五实也。悗音闷。瞀，木候反，低目也。

【张介宾】实者，邪气盛实也。脉盛者，心所主也。皮热者，肺所主也。腹胀者，脾所主也。前后不通，肾开窍于二阴也。闷瞀者，肝脉贯鬲，气逆于中也。瞀，茂、务二音，昏闷也，一曰目不明。

〔3〕【王冰】虚，谓真气不足也。然脉细，心也；皮寒，肺也；气少，肝也；泄利前后，肾也；饮食不入，脾也。

【杨上善】人迎、脉口脉少细，一虚也；皮肤寒冷，阳虚，二虚也；心腹少气，三虚也；大小便利，四虚也；饮食不下，五虚也。

【张介宾】虚者，正气虚也。脉细，心虚也。皮寒，肺虚也。气少，肝虚也。泄利前后，肾虚也。饮食不入，脾虚也。

〔4〕【杨上善】浆是谷液为粥，止利。具有五虚，粥得入胃，即虚者可生也。

【张介宾】治之者，能使浆粥入胃则脾渐苏，泄注止则肾渐固，根本气回，故虚者活也。

〔5〕【王冰】全注：饮粥得入于胃，胃气和调，其利渐止，胃气得实，虚者得活。言实者得汗外通，后得便利，自然调平。

【杨上善】服药发汗或利得通，则实者可活也。

【张介宾】得身汗则表邪解，得后利则里邪除，内外通和，故实者活也。愚按：病有虚实者，虚因正气不足，实因邪气有余也。凡外入之病多有余，如六气所感，饮食所伤之类也。内出之病多不足，如七情伤气，劳欲伤精之类也。凡实者宜泻，如《经》曰：寒者热之，热者寒之，坚者削之，客者除之，结者散之，留者攻之，溢者行之，强者泻之之属，皆用泻之法也。凡虚者宜补，如云：散者收之，燥者润之，急者缓之，脆者坚之，衰者补之，劳者温之，损者益之，惊者平之之属，皆用补之法也。虚实之治，大概如此。第当今之人，实者无几而虚者七八。病实者，其来速，其去亦速，故其治易。病虚者，损伤有渐，不易复元，故其治难。治实者但知为少壮新邪，则可攻可拔，犹无足虑。治虚者，但察其根本有亏，则倏忽变幻，可无虑乎？凡治实之法，外有余可散其表，内有余可攻其里，气有余可行其滞，血有余可逐其瘀，方治星罗，可无赘也。惟虚损之治，在法有未尽者，不得不详其要焉。夫人之虚损，有先天不足者，有后天不足者。先天者由于禀受，宜倍加谨慎，急以后天人事培补之，庶可延年，使觉之不蚤而慢不为意，则未有不夭折者矣。后天者由于劳伤，宜速知警醒，即以情性药食调摄之，使治之不蚤而迁延讳疾，则未有不噬脐者矣。凡劳伤之辨，劳者劳其神气，伤者伤其形体。如喜怒思虑则伤心，忧思悲哀则伤肺，是皆劳其神气也。饮食失度则伤脾，起居不慎则伤肝，色欲纵肆则伤肾，是皆伤其形体也。凡损其肺者伤其气，为皮焦而毛槁，损其心者伤其神，为血脉少而不营于脏腑，此自上而伤者也。损其肝者伤其筋，为筋缓不能自收持，损其肾者伤其精，为骨髓消减，痿弱不能起，此自下而伤者也。损其脾者伤其仓廪之本，为饮食不为肌肤，此自中而伤者也。夫心肺损而神色败，肝肾损而形体痿，脾胃损而饮食不化，感此病者，皆损之类也。《难经》曰：损其肺者，益其气；损其心者，调其营卫；损其脾者，调其饮食，适其寒温；损其肝者，缓其中；损其肾者，益其精，此治损之法也。然所损虽分五脏，而五脏所藏则无非精与气耳。夫精为阴，人之水也；气为阳，人之火也。水火得其正，则为精为气；水火失其和，则为热为寒。此因偏损，所以致有偏胜。故水中不可无火，无火则阴胜而寒病生；火中不可无水，无水则阳胜而热病起。但当详辨阴阳，则虚损之治无余义矣。如水亏者，阴虚也，只宜大补真阴，切不可再伐阳气；火虚者，阳虚也，只宜大补元阳，切不可再伤阴气。盖阳既不足而复伐其阴，阴亦损矣；阴已不足而再伤其阳，阳亦亡矣。夫治虚治实本自不同，实者阴阳因有余，但去所余，则得其平；虚者阴阳有不足，再去所有，则两者俱败，其能生乎？故治虚之要，凡阴虚多热者，最嫌辛燥，恐助阳邪也；尤忌苦寒，恐伐生阳也；惟喜纯甘壮水之剂，补阴

321

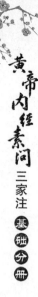

以配阳，则刚为柔制，虚火自降，而阳归乎阴矣。阳虚多寒者，最嫌凉润，恐助阴邪也；尤忌辛散，恐伤阴气也；只宜甘温益火之品，补阳以配阴，则柔得其主，沉寒自敛，而阴从乎阳矣。是以气虚者宜补其上，精虚者宜补其下，阳虚者宜补而兼暖，阴虚者宜补而兼清，此固阴阳之治辨也。其有气因精而虚者，自当补精以化气；精因气而虚者，自当补气以生精。又如阳失阴而离者，非补阴何以收散亡之气？水失火而败者，非补火何以苏随寂之阴？此又阴阳相济之妙用也。故善补阳者，必于阴中求阳，则阳得阴助而生化无穷；善补阴者，必于阳中求阴，则阴得阳升而泉源不竭。故以精气分阴阳，则阴阳不可离；以寒热分阴阳，则阴阳不可混。此又阴阳邪正之离合也。知阴阳邪正之治，则阴阳和而生道得矣。经曰：不能治其虚，何问其余？即此之谓。

三部九候论篇第二十①

黄帝问曰：余闻九针于夫子，众多博大，不可胜数。余愿闻要道，以属子孙，传之后世②[1]，著之骨髓，藏之肝肺[2]，歃血而受，不敢妄泄[3]，令合天道③。必有终始[4]，上应天光星辰历纪，下副四时五行，贵贱更立[5]，冬阴夏阳，以人应之奈何？愿闻其方[6]。

①新校正云：按全元起本在第一卷，篇名《决死生》。

②后世：《太素》作"后代"，系因避唐太宗讳改"世"为"代"。

③新校正云：按全元起本云：令合天地。

〔1〕【杨上善】言其术之要，贻之于将来也。

〔2〕【杨上善】言贵而秘之。

〔3〕【王冰】歃血，饮血也。

【杨上善】歃血，辄□歃也，言敬□之诚也。

【张介宾】属，付也。著，纪也。歃血，饮血而誓也。数，

322

上声。歃，所甲切。

〔4〕【杨上善】所有契理，随变而益。

〔5〕【杨上善】顺气而变。

〔6〕【王冰】天光，谓日月星也。历纪，谓日月行历于天二十八宿三百六十五度之分纪也。言以人形血气荣卫周流，合时候之迁移，应日月之行道。然斗极旋运，黄赤道差。冬时日依黄道近南，故阴多；夏时日依黄道近北，故阳盛也。夫四时五行之气，以王者为贵，相者为贱也。

【杨上善】请人同其数。

岐伯对曰：妙乎哉问也！此天地之至数[1]。帝曰：愿闻天地之至数，合于人形，血气通，决死生，为之奈何[2]？岐伯曰：天地之至数，始于一，终于九焉[3]。一者天，二者地，三者人，因而三之，三三者九，以应九野[4]。故人有三部，部有①三候，以决死生，以处百病，以调②虚实，而除邪疾[5]。

①部有：《太素》作"部各有"。
②以调：《太素》作"以之调"。

〔1〕【王冰】道贯精微，故云妙问。至数，谓至极之数也。
【杨上善】前阴阳□□□天地至理之数也。
【张介宾】天地虽大，万物虽多，莫有能出乎数者，数道大矣，故曰至数。
〔2〕【杨上善】□请人之合，通之数也。
〔3〕【王冰】九，奇数也。故天地之数，斯为极矣。
【张介宾】数始于一而终于九，天地自然之数也。如《易》有太极，是生两仪，两仪生四象，四象生八卦，而太极运行乎其中，阳九之数也。又如四象之位，则老阳一，少阴二，少阳三，老阴四；四象之数，则老阳九，少阴八，少阳七，老阴六。以一二三四，连九八七六，而五居乎中，亦阳九之数也。故以天而言岁，则一岁统四季，一季统九十日，是天数之九也。以地而言位，则戴九履一，左三右七，二四为肩，六八为足，五位中宫，是《洛书》之九也。以人而言事，

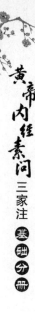

则黄钟之数起于九，九而九之，则九九八十一分，以为万事之本，是
人事之九也。九数之外是为十，十则复变为一矣，故曰天地之至数，
始于一终于九焉。

〔4〕【王冰】《尔雅》曰：邑外为郊，郊外为甸，甸外为牧，牧外
为林，林外为坰，坰外为野，言其远也。新校正云：详王引《尔雅》
为证，与今《尔雅》或不同，已具前《六节藏象论》注中。

【杨上善】言三中各有三，数合于九野也。

【张介宾】一者奇也，故应天。二者偶也，故应地。三者参
也，故应人。故曰天开于子，地辟于丑，人生于寅，所谓三才也。三
而三之，以应九野。九野者，即洛书九宫、禹贡九州之义，详见《九
宫星野》等图。

〔5〕【王冰】所谓三部者，言身之上中下部，非谓寸关尺也。三
部之内，经隧由之，故察候存亡，悉因于是，针之补写，邪疾可除也。

【杨上善】人身分为三部，部各有三，故为□□□□以决死
生，因之以候百病，得调虚实。

【张介宾】以天地人言上中下，谓之三才。以人身而言上中
下，谓之三部。于三部中而各分其三，谓之三候。三而三之，是谓三
部九候。其通身经隧由此出入，故可以决死生，处百病，调虚实，而
除邪疾也。愚按：三部九候，本经明指人身上中下动脉如下文所云者，
盖上古诊法，于人身三部九候之脉，各有所候，以诊诸脏之气，而针
除邪疾，非独以寸口为言也。如仲景脉法，上取寸口，下取趺阳，是
亦此意。观《十八难》曰：三部者，寸关尺也；九候者，浮中沉也。
乃单以寸口而分三部九候之诊，后世言脉者皆宗之，虽亦诊家捷法，
然非轩岐本旨，学者当并详其义。

帝曰：何谓三部？岐伯曰：有下部，有中部，有上部，部各有
三候，三候者，有天有地有人也，必指而导之，乃以为真[1]。上部
天，两额之动脉[2]；上部地，两颊之动脉[3]；上部人，耳前之
动脉[4]。

〔1〕【王冰】言必当谘受于师也。《征四失论》曰：受师不卒，妄

324

作杂术，谬言为道，更名自功，妄用砭石，后遗身咎。此其诫也。《礼》曰：疑事无质。质，成也。

【杨上善】详于□身，以道九候所候之脏也。

【张介宾】指而导之，言必受师之指授，庶得其真也。

〔2〕【王冰】在额两傍，动应于手，足少阳脉气所行也。

【张介宾】额傍动脉，当颔厌之分，足少阳脉气所行也。

〔3〕【王冰】在鼻孔下两傍，近于巨髎之分，动应于手，足阳明脉气之所行。

【张介宾】两颊动脉，即地仓大迎之分，足阳明脉气所行也。

〔4〕【王冰】在耳前陷者中，动应于手，手少阳脉气之所行也。

【杨上善】上部之天，两额足少阳、阳明二脉之动，候头角气。上部之地，两颊足阳明在大迎中动，候口齿气。上部之人，目后耳前，手大阳、手少阳、足少阳三脉在和窌中动，候耳目之气也。

【张介宾】耳前动脉，即和髎之分，手少阳脉气所行也。

中部天，手太阴也[1]**；中部地，手阳明也**[2]**；中部人，手少阴也**[3]**。**

〔1〕【王冰】谓肺脉也。在掌后寸口中，是谓经渠，动应于手。

【张介宾】掌后寸口动脉，经渠之次，肺经脉气所行也。

〔2〕【王冰】谓大肠脉也。在手大指次指歧骨间，合谷之分，动应于手也。

【张介宾】手大指次指歧骨间动脉，合谷之次，大肠经脉气所行也。

〔3〕【王冰】谓心脉也。在掌后锐骨之端，神门之分，动应于手也。《灵枢经·持针纵舍论》问曰：少阴无输，心不病乎？对曰：其外经病而脏不病，故独取其经于掌后锐骨之端。正谓此也。

【杨上善】中部之天，手大阴脉动，在中府、天府、侠白、尺泽四处，以候肺气。中部之地，手阳明脉，检经无动处。吕广注《八十一难》云：动在口边，以为候者候大肠气。中部之人，手少阴动，在极泉、少海二处，以候心气也。

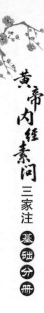

【张介宾】掌后锐骨下动脉，神门之次，心经脉气所行也。

下部天，足厥阴也[1]；下部地，足少阴也[2]；下部人，足太阴也[3]。故下部之天以候肝[4]，地以候肾[5]，人以候脾胃之气[5]。

〔1〕【王冰】谓肝脉也。在毛际外，羊矢下一寸半陷中，五里之分，卧而取之，动应于手也。女子取太冲，在足大指本节后二寸陷中是。

【张介宾】气冲下三寸动脉，五里之分，肝经脉气所行也，卧而取之。女子取太冲，在足大指本节后二寸陷中。

〔2〕【王冰】谓肾脉也。在足内踝后跟骨上陷中，太溪之分，动应手。

【张介宾】内踝后跟骨傍动脉，太溪之分，肾经脉气所行也。

〔3〕【王冰】谓脾脉也。在鱼腹上越筋间，直五里下，箕门之分，宽巩足单衣，沉取乃得之，而动应于手也。候胃气者，当取足跗之上，冲阳之分，穴中脉动乃应手也。新校正云：详自上部天至此一段，旧在当篇之末，义不相接，此正论三部九候，宜处于斯，今依皇甫谧《甲乙经》编次例，自篇末移置此也。

【杨上善】下部之天，足厥阴脉动，在曲骨、行间、冲门三处，以候肝气。下部之地，足少阴脉动，在大溪一处，以候肾气。下部之人，足大阴脉动，在中府、箕门、五里、阴广、冲门、云门六处，以候脾气。十二经脉，手心主无别心脏，不入九候。手大阳、手少阳、足大阳、足少阳、足阳明，此五皆是五脏表经，候脏知表，故不入越于九候也。

【张介宾】鱼腹上越筋间动脉，直五里下箕门之分，沉取乃得之，脾经脉气所行也。若候胃气者，当取足跗上之冲阳。

〔4〕【王冰】足厥阴脉行其中也。

【张介宾】足厥阴脉也，故以候肝。

〔5〕【王冰】足少阴脉行其中也。

【张介宾】足少阴脉也，故以候肾。

〔5〕【王冰】足太阴脉行其中也。脾脏与胃，以膜相连，故以候

脾兼候胃也。

【杨上善】身为三部，头为天也，咽下□上至手为人，胞下主足以为地也。三部之中，各复有三，故有九处，地中之上，肝为天也，足厥阴脉为之上，□□□也，□之下，肾之地也，足少阴脉为□，故肾为地□□□□□□人也，足大阴脉，足阳明脉为人，以候□□脏腑也。胃为五脏资粮，吉凶在胃，故□□候之也。

【张介宾】足太阴脉也，脾胃以膜相连，故可以候脾胃之气。

帝曰：中部之候奈何？岐伯曰：亦有天，亦有地，亦有人。天以候肺[1]，地以候胸中之气[2]，人以候心[3]。

〔1〕【王冰】手太阴脉当其处也。

【张介宾】手太阴脉也，故以候肺。

〔2〕【王冰】手阳明脉当其处也。经云：肠胃同候。故以候胸中也。

【张介宾】手阳明大肠脉也，大肠小肠皆属于胃，胃脘通于胸中，故以候胸中。

〔3〕【王冰】手少阴脉当其处也。

【杨上善】人中之上，肺为天也，手大阴脉为天，以候肺脏也。人中之下，胸中之气，以为地也，手阳明脉为地，以候胸中气也。汝之气，手阳明脉主气，故候胸中气也。人中之中心为人心，手少阴脉，人以候心脏也。

【张介宾】手少阴脉也，故以候心。

帝曰：上部以何候之？岐伯曰：亦有天，亦有地，亦有人。天以候头角之气[1]，地以候口齿之气[2]，人以候耳目之气[3]。

〔1〕【王冰】位在头角之分，故以候头角之气也。

【张介宾】两额动脉，故以候头角。

〔2〕【王冰】位近口齿，故以候之。

【张介宾】两颊动脉，故以候口齿。

〔3〕【王冰】以位当耳前，脉抵于目外眦，故以候之。

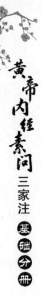

【杨上善】天中之上，头角之气以为天也。两额动脉为天，以候头角之气。头角谓是头之□额角也，足少阳间，起自外眦上□角，足阳明脉从上关上角循发际，二脉皆至额角。《明堂经》虽不言脉动额角，唯有此二脉也，此经两额动脉以候头角之气，即知此二脉动也。又人额角并有动脉，即其信也。天中之下，口齿之气，因为地也，两颊动脉为地，以候口齿之气。足阳明脉□为人也，耳前动脉为人，以候耳□之气，手阳□□□□少阳三脉会于耳前目后，和窍穴□而动，故以为候人。

【张介宾】耳前动脉，故以候耳目。

三部者，各有天，各有地，各有人。三而成天[1]，三而成地，三而成人[1]。三而三之，合则为九[2]，九分为九野，九野为九脏[3]。故神脏五，形脏四，合为九脏[4]。五脏已败，其色必夭，夭必死矣[5]。

①新校正云：详"三而成天"至"合为九脏"，与《六节藏象论》文重，注义具彼篇。

〔1〕**【张介宾】**上部、中部、下部，各有天、地、人，是为三部九候。

〔2〕**【杨上善】**人身分为三部，头上法天，天有三部，从膈以下法地，地有三部，膈上胸中法人，人有三部，故合有九之也。

〔3〕**【王冰】**以是故应天地之至数。

〔4〕**【王冰】**所谓神脏者，肝藏魂，心藏神，脾藏意，肺藏魄，肾藏志也。以其皆神气居之，故云神脏五也。所谓形脏者，皆如器外张，虚而不屈，含藏于物，故云形脏也。所谓形脏四者，一头角，二耳目，三口齿，四胸中也。新校正云：详注说神脏，《宣明五气》篇文。又与《生气通天论》注、《六节藏象论》注重。

【杨上善】《吕氏春秋》云：天有九野，中央曰铂天，东方曰苍天，东北方曰昊天，北方曰玄天，西北方曰幽天，西方曰皓天，西南方曰朱天，南方曰炎天，东南方曰阳天，是谓九天之分。今此九野，以五神脏及四形脏，以为九野之分也。五脏藏神，故□□□□□□

□及膀胱并藏水谷，不同三焦无形，故曰形□□，唯□□□□□，故不入曰脏。又头角一、口齿二、耳目三、口齿，胸中□□□并有其形，各藏其气，故曰形脏，并五神脏，合为九脏，以为九野也。

【张介宾】九野义见前。九脏，即上文九候之谓。神脏五，以肝藏魂，心藏神，肺藏魄，脾藏意，肾藏志也。形脏四，即头角、耳目、口齿、胸中。共为九脏。此言人之九脏，正应地之九野，乃合于天地之至数。

〔5〕【王冰】夭，谓死色，异常之候也。色者神之旗，脏者神之舍，故神去则脏败，脏败则色见异常之候，死也。

【杨上善】人之为形，辟诸草木，根荄先变，而杀随之，五脏将败，是知必然之期矣。

【张介宾】色者神之帜，脏者神之舍，其色夭者其神去，其神去者其脏败，故必死矣。夭者，枯暗不泽而色异常也。

帝曰：以候奈何？岐伯曰：必先度其形之肥瘦，以调其气之虚实，实则泻之，虚则补之[1]**。必先去其血脉，而后调之**[2]**，无问其病，以平为期**[3]**。**

〔1〕【王冰】度，谓量也。实写虚补，此所谓顺天之道也。《老子》曰：天之道，损有余，补不足也。

【张介宾】候，谓诊候其病情。度，谓度量其虚实。形之肥瘦者，针有浅深之异，如《逆顺肥瘦》篇之谓者是也。病之虚实者，治有补写之殊，如《终始》篇、《九针》《针解》等篇者是也。此虽以针法为言，而用药者亦可以类推矣。愚按：上古针治之法，必察三部九候之脉证，以调九脏之盛衰；今之人，但知按穴以求病，而于诸经虚实之理，茫然不知，曰神曰圣之罕闻者，其在失其本耳。写，去声。

〔2〕【张介宾】凡有瘀血在脉而为壅塞者，必先刺去壅滞，而后可调虚实也。

〔3〕【王冰】血脉满坚，谓邪留止，故先刺去血，而后乃调之。不当询问病者盈虚，要以脉气平调为之期准尔。

三部九候论篇第二十

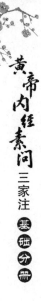

【杨上善】□未夭前肥而实者，调而写之；瘦而虚者，调而补之，补写之前，必先□□□□，然后行于针药，补写道也。

【张介宾】凡病甚者，奏功非易，故不必问其效之迟速，但当以血气平和为期则耳。

帝曰：决死生奈何[1]？岐伯曰：形盛脉细，少气不足以息者危[2]。形瘦脉大，胸中多气者死[3]。形气相得者生[4]。参伍不调者病[5]。三部九候皆相失者死[6]。上下左右之脉相应，如参舂者病甚[7]。上下左右相失不可数者死[8]。中部之候虽独调，与众脏相失者死[9]。中部之候相减者死[10]。目内陷者死[11]。

〔1〕【王冰】度形肥瘦，调气盈虚，不问病人，以平为准，死生之证以决之也。

【张介宾】谓因其形证脉息，而欲预知其死生也。

〔2〕【王冰】形气相反，故生气至危。《玉机真脏论》曰：形气相得，谓之可治。今脉气不足，形盛有余，证不相扶，故当危也。危者，言其近死，犹有生者也。《刺志论》曰：气实形实，气虚形虚，此其常也，反此者病。今脉细少气，是为气弱，体壮盛，是为形盛，形盛气弱，故生气倾危。新校正云：按全元起注本及《甲乙经》《脉经》"危"作"死"。

【张介宾】形盛脉细而少气不足以息者，外有余而中不足，枝叶盛而根本虚也，故危亡近矣。

〔3〕【王冰】是则形气不足，脉气有余也，故死。形瘦脉大，胸中气多，形脏已伤，故云死也。凡如是类，皆形气不相得也。

【张介宾】形体消瘦而脉反大、胸中反多气者，阴不足而阳有余也。阴形既败，孤阳无独留之理，故死。

〔4〕【杨上善】形盛气盛、形瘦气细者得生，三也。

【张介宾】体貌为形，阴也；运行属气，阳也。阴主静，阳无阴不成；阳主动，阴无阳不生。故形以寓气，气以运形，阴阳当和，不得相失。如形盛脉大，形瘦脉细，皆为相得；相得者生，反此者危也。

〔5〕【王冰】参，谓参校。伍，谓类伍。参校类伍，而有不调，谓不率其常则病也。

【杨上善】谓其人形气，有时相得，有时不相得，参类品伍不得调者，其人有病，四也。

【张介宾】三以相参，伍以相类，谓之不调。凡或大或小，或迟或疾，往来出入而无常度者，皆病脉也。

〔6〕【王冰】失，谓气候不相类也。相失之候，诊凡有七，七诊之状，如下文云。

【杨上善】三部九候不得齐一，各各不同，相失故死，五也。

【张介宾】皆相失者，谓失其常，如下文乍疏乍数、失时、真脏、脱肉、七诊之类皆是也，故死。

〔7〕【杨上善】三部九候之脉，动若引绳□□前后也。今三部在头为上，三部在足为下，左手三部为左，右手三部为右，脉之相应参动，上下左右，更起更息，气有来去，如碓舂不得齐一，又舂，其脉上下参动，东恭反。所以病甚，六也。

〔8〕【王冰】三部九候，上下左右，凡十八诊也。如参舂者，谓大数而鼓，如参舂杵之上下也。《脉要精微论》曰：大则病进。故病甚也。不可数者，谓一息十至已上也。《脉法》曰：人一呼而脉再至，一吸脉亦再至，曰平。三至曰离经，四至曰脱精，五至曰死，六至曰命尽。今相失而不可数者，是过十至之外也。至五尚死，况至十者乎！

【杨上善】上下左右脉动各无次第，数动脉不可得者，脉乱故死，七也。

【张介宾】上下左右，即三部九候而各有左右也。参舂，谓大数而鼓，如杵之舂，阳极之脉也，故曰病甚。甚至息数相失，而不可以数计者，死。《脉法》曰：人一呼脉再至、一息脉亦再至曰平，三曰离经，四曰脱精，五曰死，六曰命尽。今相失而不可数，盖不止于五六至矣，必死可知。舂，书容切。数，上声。

〔9〕【杨上善】肺心胸中以为中部，诊手大阴、手阳明、手少阴，呼吸三脉调和，与上下部诸脏之脉不相得者为死，八也。

〔10〕【王冰】中部左右，凡六诊也。上部下部已不相应，中部独调，固非其久减于上下，是亦气衰，故皆死也。减，谓偏少也。臣亿

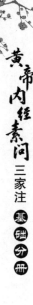

等：详旧无"中部之候相减者死"八字，按全元起注本及《甲乙经》添之，且注有解减之说，而经阙其文，此脱在王注之后也。

【杨上善】中部手大阴、手阳明、手少阴三脉动数，一多一少，不相同者为死，九也。

【张介宾】三部之脉，上部在头，中部在手，下部在足。此言中部之脉虽独调，而头足众脏之脉已失其常者，当死。若中部之脉减于上下二部者，中气大衰也，亦死。

〔11〕【王冰】言太阳也。太阳之脉，起于目内眦。目内陷者，太阳绝也，故死。所以言太阳者，太阳主诸阳之气，故独言之。

【杨上善】五脏之精皆在于目，故五脏败者为目先陷，为死也。以上十候，决死生也。

【张介宾】五脏六腑之精气，皆上注于目而为之精，目内陷者，阳精脱矣，故必死。

帝曰：何以知病之所在[1]？岐伯曰：察九候独小者病，独大者病，独疾者病，独迟者病，独热者病，独寒者病，独陷下者病[2]。以左手足①上，上去踝五寸按之，庶右手足②当踝而弹之[3]，其应过五寸以上，蠕蠕然者不病[4]；其应疾，中手浑浑然者病[5]；中手徐徐然者病[6]；其应上不能至五寸，弹之不应者死[7]。

①左手足：《太素》作"左手"。
②庶右手足：《太素》作"右手"。

〔1〕【杨上善】病之所在，在于死生，与决死生，亦不易也，但决有多端，故复问也。

〔2〕【王冰】相失之候，诊凡有七者，此之谓也。然脉见七诊，谓参伍不调，随其独异，以言其病尔。

【杨上善】以次复有一十八候，独小大等即为七也。九候之脉，上下左右，均调若一，故偏独者为病也。

【张介宾】此言九候之中，而复有七诊之法，谓脉失其常而独大者、独小者、独疾者、独迟者、独寒者、独热者、独陷下者，皆病之所在也。独寒独热，谓其或在上，或在下，或在表，或在里也。

陷下，沉伏不起也。此虽以三部九候为言，而于气口部位，类推为用，亦惟此法。愚按：七诊之法，本出此篇；而勿听子谬谓七诊者，诊宜平旦一也，阴气未动二也，阳气未散三也，饮食未进四也，经脉未盛五也，络脉调匀六也，气血未乱七也。夫此七者，焉得皆谓之诊？总之一平旦诊法耳。后世遂尔谬传，竟致失其本原，是真可以勿听矣。

〔3〕【王冰】手足皆取之，然手踝之上，手太阴脉。足踝之上，足太阴脉。是太阴脉主肉，应于下部。手太阴脉主气，应于中部。是以下文云脱肉身不去者死，中部乍疏乍数者死。臣亿等按：《甲乙经》及全元起注本并云：以左手足上去踝五寸而按之，右手当踝而弹之。全元起注云：内踝之上，阴交之出，通于膀胱，系于肾，肾为命门，是以取之，以明吉凶。今文少一而字，多一庶字及足字。王注以手足皆取为解，殊为穿凿。当从全元起注旧本及《甲乙经》为正。

【张介宾】手足之络皆可取而验之。手踝之上，手太阴肺络也。足踝之上，足太阴脾络也。肺藏气而主治节，脾属土而主灌溉，故可取之以察吉凶。踝，胡寡切。

〔4〕【王冰】气和故也。

【杨上善】脉和调也。人当内踝之上，足大阴脉见，上行至内踝上八寸，交出厥阴之后，其脉行胃气于五脏，故于踝上五寸，以左手按之，右手当踝弹之，左手下需调动，其人不病，为候八也。需需，动不盛也。需，而勉反。

〔5〕【杨上善】弹之，左手之下浑浑动而不调者病，其候九也。

〔6〕【王冰】浑浑，乱也。徐徐，缓也。

〔7〕【王冰】气绝，故不应也。

【杨上善】足大阴血气微弱，弹之徐徐者有病；不至五寸，不应其手者为死，十也。

【张介宾】应，动也。应过五寸以上，气脉充也。蠕蠕，虫行貌，谓其臾滑而匀和也，是为不病之脉。疾，急疾也。浑浑，浊乱也。徐徐，迟缓也。不能至五寸者，气脉衰。弹之不应者，气脉绝。故微则为病，而甚则为死也。蠕音如。

是以脱肉身不去者死[1]。**中部乍疏乍数者死**[2]。**其脉代而钩**

三部九候论篇第二十

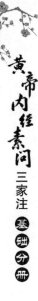

者，病在络脉^[3]。九候之相应也，上下若一，不得相失^[4]。一候后则病，二候后则病甚，三候后则病危。所谓后者，应不俱也^[5]。察其腑脏^①，以知死生之期^[6]，必先知经脉，然后知病脉^[7]，真脏脉见者胜死^{②[8]}。足太阳气绝者，其足不可屈伸，死必戴眼^[9]。

①腑脏：《太素》作"病脏"。
②者胜死：《太素》作"胜者死"。

〔1〕【王冰】谷气外衰，则肉如脱尽。天真内竭，故身不能行。真谷并衰，故死之至矣。去，犹行去也。

【杨上善】去者，行也。脱肉羸瘦，身弱不能行者为死，十一也。

【张介宾】脾胃竭则肌肉消，肝肾败则筋骨惫，肉脱身重，死期至矣。不去者，不能动摇来去也。

〔2〕【王冰】乍疏乍数，气之丧乱也，故死。

【杨上善】中部谓手大阴、手阳明、手少阴，乍有疏数为死，十二也。

【张介宾】中部，两手脉也。乍疏乍数者，气脉败乱之兆也，故死。

〔3〕【王冰】钩为夏脉，又夏气在络，故病在络脉也。络脉受邪，则经脉滞否，故代止也。

【杨上善】中部之脉，手大阴，秋脉也；手少阴，夏脉也。秋脉王时，得于脾脉，土来乘金，名曰虚邪，故为病也。夏脉王时得脾脉者，土来乘火，名曰实邪，故为病也。夏脉其病皆在络脉，可刺去血，为病十三也。

【张介宾】代而钩者，俱应夏气，而夏气在络也。

〔4〕【王冰】上下若一，言迟速小大等也。

【张介宾】上下若一，言其大小迟疾皆贵乎和平也。

〔5〕【王冰】俱，犹同也，一也。

【张介宾】应不俱者，脉失常度，逆顺无伦也。

〔6〕【王冰】夫病入腑则愈，入脏则死，故死生期准，察以知之矣。

【杨上善】九候上下动脉，相应若一，不得相失，忽然八候相应俱动，一候在后，即有一失，故病。二候在后，不与七候俱动，即为二失，故病甚也。三候在后，不与六候俱动，即为三失，故病危也。三候在后为病，宜各察之，是何脏之候，候之即知所候之脏，病有间甚，死生之期。三候在后为病有三失，为十六也。

【张介宾】死生之期，察其克贼生王而可知也。

〔7〕【王冰】经脉，四时五脏之脉。

【张介宾】经者常脉，病者变脉；不知其常，不足以知变也。

〔8〕【王冰】所谓真脏脉者，真肝脉至，中外急如循刀刃，责责然如按琴瑟弦。真心脉至，坚而搏，如循薏苡子累累然。真脾脉至，弱而乍数乍疏。真肺脉至，大而虚，如毛羽中人肤。真肾脉至，搏而绝。如指弹石辟辟然。凡此五者，皆谓得真脏脉而无胃气也。《平人气象论》曰：胃者平人之常气也，人无胃气曰逆，逆者死。此之谓也。胜死者，谓胜克于己之时则死也。《平人气象论》曰：肝见庚辛死，心见壬癸死，脾见甲乙死，肺见丙丁死，肾见戊己死。是谓胜死也。

【杨上善】欲依九候察病，定须先知十二经脉及诸络脉行所在，然后取于九候，候诸病脉，有真脏脉，无胃气之柔，独胜必当有死，为十七也。

【张介宾】胜死，谓遇其胜己之时而死，如肝见庚辛、脾见甲乙之类是也。

〔9〕【王冰】足太阳脉，起于目内眦，上额交巅上，从巅入络脑，还出别下项，循肩髆内，侠脊抵腰中；其支者，复从肩髆别下贯臀，过髀枢，下合腘中，贯腨循踹至足外侧。太阳气绝，死如是矣。新校正云：按《诊要经终论》载三阳三阴脉终之证，此独犯足太阳气绝一证，余应阙文也。又注"贯臀"，《甲乙经》作"贯肿"，王氏注《厥论》《刺疟论》各作"贯肿"，又注《刺腰痛》作"贯臀"，详《甲乙经》注："臀"当作"肿"。

【杨上善】足大阳脉，从目络头至足，故其脉绝，脚不屈伸，戴目而死，为十八也。

【张介宾】足太阳之脉，下者合腘中，贯腨内，出外踝之后；上者起目内眦，其脉有通项入于脑者正属目本，名曰眼系。故太阳气

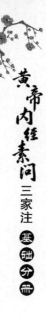

绝者，血枯筋急，足不可屈伸，而死心戴眼。戴眼者，睛上视而瞪也。膶音篆。瞪，曹庚切。

帝曰：冬阴夏阳奈何[1]？岐伯曰：九候之脉，皆沉细悬绝者为阴，主冬，故以夜半死[2]。盛躁喘数者为阳，主夏，故以日中死[3]。是故寒热病①者，以平旦死[4]。热中及热病者，以日中死[5]。病风②者，以日夕死[6]。病水者，以夜半死[7]。其脉乍疏乍数乍迟乍疾者，日乘四季死[8]。形肉已脱，九候虽调，犹死[9]。七诊虽见，九候皆从者不死[10]。所言不死者，风气之病及经月之病，似七诊之病而非也，故言不死[11]。

①寒热病：《太素》作"寒热"。
②病风：《太素》作"风病"。

〔1〕【王冰】言死时也。

【杨上善】九候之脉并沉细绝微，为阴也，然极于冬分，故曰冬阴；九候之脉盛躁喘数，故为阳也，极于夏分，故曰夏阳。请陈其理也。

【张介宾】言死时也。

〔2〕【杨上善】深按得之，曰沉。动犹引线，曰细。来如断绳，故曰悬绝。九候之脉皆如此者，阴气胜。阳气外绝，阴气独行，有里无表，死之于冬，阴极时也。夜半死者，阴极时也。此一诊也。

〔3〕【王冰】位无常居，物极则反也。乾坤之义，阴极则龙战于野，阳极则亢龙有悔，是以阴阳极脉，死于夜半日中也。

【杨上善】其气洪大，曰盛。去来动疾，曰躁。因喘数而疾，故曰喘数。九候皆如此者，皆阳气胜。阴气内绝，阳气独行，有表无里，死之于夏，阳极时也。日中死者，阳极时也。此为二诊。

【张介宾】夜半者，一日之冬也。阴尽阳生，故阴极者死。日中者，一日之夏也。阳尽阴生，故阳极者死。

〔4〕【王冰】亦物极则变也。平晓木王，木气为风，故木王之时，寒热病死。《生气通天论》曰：因于露风，乃生寒热。由此则寒热之病，风薄所为也。

336

【杨上善】脾病寒热，死于平旦，平旦木也，木克于土，故脾病至平旦死，此为三诊也。

【张介宾】平旦者，一日之春，阴阳之半也。故寒热病者，亦于阴阳出入之时而死。

〔5〕【王冰】阳之极也。

【杨上善】肺中热，伤寒热病，皆是阳病，故死于日中阳极时也，此为四诊也。

【张介宾】以阳助阳，真阴竭也。

〔6〕【王冰】卯酉冲也。

【杨上善】风为肝病，酉为金时，金克于木，故日夕死，此为五诊也。

【张介宾】日夕者，一日之秋也。风木同气，遇金而死。

〔7〕【王冰】水王故也。

【杨上善】水病，阴病也。夜半子时，阴极死也。此为六诊。

【张介宾】亥子生王，邪盛极也。

〔8〕【王冰】辰戌丑未，土寄王之，脾气内绝，故日乘四季而死也。

【杨上善】脾者土也，王于四季，平和时，脉在中宫，静而不见，有病见时，乍疏乍数，故以日乘四季时死也。

【张介宾】脉变不常者，中虚无主也。日之四季，辰戌丑未也。四季为五行之墓地，故败竭之脏，遇之而死。

〔9〕【王冰】亦谓形气不相得也。证前脱肉身不去者，九候虽平调，亦死也。

【杨上善】土为肉也，肉为身主，故脉虽调，肉脱故死，此为七诊也。

【张介宾】脾主肌肉，为五脏之本。未有脾气脱而能生者，故九候虽调亦死。

〔10〕【王冰】但九候顺四时之令，虽七诊互见，亦生矣。从，谓顺从也。

【张介宾】从，顺也。谓脉顺四时之令，及得诸经之体者，虽有独大独小等脉，不至死也。

337

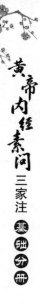

〔11〕【王冰】风病之脉，诊大而数；月经之病，脉小以微，虽候与七诊之状略同，而死生之证乃异，故不死也。

【张介宾】风者，阳病也。故偶感于风，则阳分之脉或大或疾。经月者，常期也。故适值去血，则阴分之脉或小或迟，或为陷下。此皆似七诊之脉而实非也，皆不可以言死。然则非外感及经月之病而得七诊之脉者，非吉兆也。

若有七诊之病，其脉候亦败者死矣[1]，必发哕噫[2]。必审问其所始病①，与今之所方病[3]，而后各切②循其脉[4]，视其经络浮沉[5]，以上下逆从循之[6]，其脉疾者不病[7]，其脉迟者病[8]，脉不往来者死[9]，皮肤著者死[10]。

①其所始病：《太素》作"其故，所始、所病"。
②各切：《太素》无"各"字。

〔1〕【王冰】言虽七诊见九候，从者不死，若病同七诊之状，而脉应败乱，从九候皆顺犹不得生也。

〔2〕【王冰】胃精内竭，神不守心，故死之时，发斯哕噫。《宣明五气》篇曰：心为噫，胃为哕也。

【杨上善】虽有七诊死征，九候之脉顺四时者，谓之不死。言七诊见脉顺生者，谓风及气并经脉间有轻之病，见征似于七诊，非真七诊，所以脉顺得生。若有七诊，其脉复败，不可得生。五脏先坏，其人必发哕而死也。

【张介宾】此承上文而言风气经月之病，本非七诊之类；若其果系脉息证候之败者，又非不死之比。然其死也，必发哕噫。盖哕出于胃，土气败也。噫出于心，阴邪胜也。哕，于决切，呃逆也。噫，伊、隘二音，嗳气也。

〔3〕【王冰】方，正也，言必当原其始而要终也。

【杨上善】候病之要，凡有四种：一者望色而知，谓之神也；二者听声而知，谓之明也；三者寻问而知，谓之工也；四者切脉而知，谓之巧也。此问有三：一问得病元始，谓问四时何时而得，饮食男女因何病等；二问所病，谓问寒热痛热痛痒诸苦等；三问方病，谓问今时病将作种种异也。

〔4〕【杨上善】先问病之所由，然后切循其脉，以取其审。切，谓切割，以手按脉，分割吉凶；循，谓以手切脉，以心循历脉动所由，故曰切循其脉也。

〔5〕【杨上善】经，谓十二经并八奇经。络，谓十五大络及诸孙络。切循之道，视其经脉浮沉，络脉浮沉，沉者为阴，浮者为阳，以知病之寒温也。

〔6〕【张介宾】凡诊病之道，必问其始病者，察致病之由也。求今之方病者，察见在之证也。本末既明，而后切按其脉，以参合其在经在络，或浮或沉，上下逆从，各因其次以治之也。

〔7〕【王冰】气强盛故。

〔8〕【王冰】气不足故。

〔9〕【王冰】精神去也。

〔10〕【王冰】骨干枯也。

【杨上善】上，谓上部；下，谓下部。亦上，谓咽之左右；下，谓手之左右。寸口脉从脏起，下向四支者，名之为顺；脉从四支，上向脏者，称之为逆。切循上下顺逆之脉，疾行应数，谓之不病；上下有失，迟不应数，谓之病也。手之三阴为往，三阳为来，足之三阳为往，三阴为来，皆不往来，谓之死也。人之气和，皮肉相离；绝劲强相着者，死也。

【张介宾】疾言力强有神。迟言气衰不足。若脉不往来者，阴阳俱脱。皮肤着者，血液已尽，谓皮肤枯槁着骨也。

帝曰：其可治者奈何[1]？岐伯曰：经病者治其经[2]，孙络病者治其孙络血[3]，血病身有痛者治其经络[4]。其病①者在奇邪，奇邪之脉则缪刺之[5]。留瘦不移，节而刺之[6]。上实下虚，切而从之，索其结络脉，刺出其血，以见通之②[7]。

①其病：《太素》作"真病"。

②以见通之：《太素》作"以通之"。

〔1〕【杨上善】前帝所言，多有死候，故问有病可疗者，三也。

339

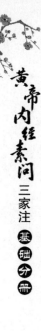

〔2〕【王冰】求有过者。

【张介宾】经脉为里，支而横者为络。治其经，谓即其经而刺之也。

〔3〕【王冰】有血留止，刺而去之。新校正云：按《甲乙经》云：络病者治其络血，无二"孙"字。

【杨上善】以下言有可疗病也。邪在经者取其经，邪在孙络取孙络也。

【张介宾】络之小者为孙，即络脉之别而浮于肌肤者也。《经脉》篇曰：诸刺络脉者，急取之以写其邪而出其血，留之发为痹也。故曰治其血。

〔4〕【王冰】《灵枢经》曰：经脉为里，支而横者为络；络之别者为孙络。由是孙络，则经之别支而横也。新校正云：按《甲乙经》无"血病"二字。

【杨上善】大经大络共为血病，身体痛者，经与大络皆治之也。

【张介宾】血病而身痛者，不止于孙络，而经亦有滞也，当随其经络而刺之。

〔5〕【王冰】奇，谓奇缪不偶之气，而与经脉缪处也，由是故缪刺之。缪刺者，刺络脉左取右右取左也。

【杨上善】真，正也。当脏自受邪，病不从传来，故曰正病。奇邪，谓是大经之上奇大络也。宜行缪刺，左右平取也。

【张介宾】奇邪者，不入于经而病于络也。邪客大络。则左注右，右注左，其气无常处，故当缪刺之。

〔6〕【王冰】病气淹留，形容减瘦，证不移易，则消息节级，养而刺之。此又重明前经无问其病以平为期者也。

【杨上善】留，久也。久瘦有病之人，不可顿刺，可节量刺之。

【张介宾】留，病留滞也。瘦，形消瘦也。不移，不迁动也。凡病邪久留不移者，必于四支八溪之间有所结聚，故当于节之会处，索而刺之，斯可平也。

〔7〕【王冰】结，谓血结于络中也。血去则经隧通矣。前经云：

340

先去血脉而后调之，明其结络乃先去也。新校正云：详经文"以见通之"，《甲乙经》作"以通其气"。

【杨上善】上实下虚，可循其经络之脉，血之盛者，皆刺去其血，通而平之。

【张介宾】上实下虚，有所隔也，故当切其脉以求之，从其经以取之，索其络脉之有结滞者，刺出其血，结滞去而通达见矣。

瞳子高者，太阳不足；戴眼者，太阳已绝。此决死生之要，不可不察也[1]。手指及手外踝上五指①留针[2]。

①五指：《太素》作"五寸指间"。

〔1〕【王冰】此复明前太阳气欲绝及已绝之候也。

【杨上善】大阳之脉为目上纲，故大阳脉足，则目本视也；其气不足，急引其精，故瞳子高也；其脉若绝，睑精痿下，故戴目也。此等皆是决生死之大要，不可不察也。

【张介宾】瞳子高者，目上视也。戴眼者，上视之甚而定直不动也。此重明上文足太阳之证，而分其轻重以决死生也。

〔2〕【王冰】错简文也。

【杨上善】前大阳不足及足大阳绝者，足大阳脉也；此疗乃是手大阳脉者，以手之大阳，上下接于目之内眦，故取手之大阳疗目高、戴也，取手小指端及手外踝上五寸小指之间也。

【张介宾】本节义不相属，及前节单言太阳而不及他经，必皆古文之脱简。

三部九候论篇第二十

341

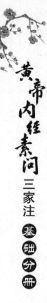

卷第七

经脉别论篇第二十一①

　　黄帝问曰：人之居处动静勇怯，脉亦为之变乎？岐伯对曰：凡人之惊恐恚劳动静，皆为变也②〔1〕。是以夜行则喘出于肾〔2〕，淫气病肺〔3〕。有所堕恐，喘出于肝〔4〕，淫气害脾③〔5〕。有所惊恐，喘出于肺〔6〕，淫气伤心〔7〕。度水跌仆，喘出于肾与骨〔8〕。当是之时，勇者气行则已，怯者则着而为病也〔9〕。故曰：诊病之道，观人勇怯，骨肉皮肤，能知其情，以为诊法也〔10〕。

　　①新校正云：按全元起本在第四卷中。
　　②皆为变也：《太素》作"皆以为变"。
　　③害脾：《太素》作"客于脾"。

　　〔1〕【王冰】变，谓变易常候。
　　【杨上善】言勇怯之人，非直动静，有惊恐、志劳，其脉亦有喘数也。
　　【张介宾】脉以经脉血气统言之也。恚，怒也。恚，慧、畏二音。
　　〔2〕【王冰】肾王于夜，气合幽冥，故夜行则喘息内从肾出也。
　　【杨上善】夜，阴也，肾，亦阴也，夜行志劳，阴并破脉，喘出肾也。
　　〔3〕【王冰】夜行肾劳，因而喘息，气淫不次则病肺也。
　　【张介宾】此下四条言喘者，喘属气，病在阳也。肾者，至阴也，阴受气于夜，夜行则劳骨伤阴，故喘出于肾。淫气者，阴伤则阳胜，气逆为患也。肺肾为母子之脏，而少阴之脉上入肺中，故喘出于肾则病苦于肺。

342

〔4〕【王冰】恐生于肝，堕损筋血因而奔喘，故出于肝也。

【杨上善】淫邪之气先病于肺，又因坠堕恐怖，有喘者是肺贼邪乘肝，肝病为喘之也。

〔5〕【王冰】肝木妄淫，害脾土也。

【张介宾】有所堕坠而恐者，伤筋损血，故喘出于肝。肝气淫则害于脾，木乘土也。

〔6〕【王冰】惊则心无所倚，神无所归，气乱胸中，故喘出于肺也。

【杨上善】淫邪之气先客于脾，又因有所惊骇，脉有喘者，是脾虚邪乘肺，肺病为喘也。

〔7〕【王冰】惊则神越，故气淫反伤心矣。

【张介宾】惊恐则神气散乱，肺藏气，故喘出于肺。心藏神，故淫气伤之。

〔8〕【王冰】湿气通肾，骨，肾主之，故度水跌仆，喘出肾骨矣。跌，谓足跌。仆，谓身倒也。

【杨上善】淫气病肺，堕恐喘出于肝，有喘者，是肺贼邪乘肝，肝病为喘之也。

【张介宾】水气通于肾，跌仆伤于骨，故喘出焉。仆音付。

〔9〕【王冰】气有强弱，神有壮懦，故殊状也。

【杨上善】肾主水及与骨也，淫邪先伤于心，又因度水跌仆，心愔肾气盛，为贼邪乘心，故心病为喘也，当尔心病因惊、失水、仆时，勇者壮气助心，正气得行，病得除已，怯者因惊失神，故曰病而喘之也。

【张介宾】此结上文而言有病有不病者，因气有强弱不同也。

〔10〕【王冰】通达性怀，得其情状，乃为深识，诊契物宜也。

【杨上善】诊病之道，先观人之五事，得其病情者，以为诊法也。

【张介宾】勇可察其有余，怯可察其不足，骨可以察肾，肉可以察脾，皮肤可以察肺，望而知其情，即善诊者也。

故饮食①饱甚，汗出于胃[1]；惊而夺精，汗出于心[2]；持重远

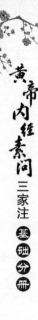

行，汗出于肾[3]；疾走恐惧，汗出于肝[4]；摇体劳苦，汗出于脾[5]。故春秋冬夏，四时阴阳，生病起于过用，此为常也[6]。

①饮食：《太素》无此二字。

〔1〕【王冰】饱甚胃满，故汗出于胃也。

【杨上善】汗，阴液也，人动有所过，阳盛反衰，所以阴液出也，伤饱气盛反衰，故汗出胃也。

【张介宾】此下五条言汗者，汗属精，病在阴也。饮食饱甚，则胃气满而液泄，故汗出于胃。

〔2〕【王冰】惊夺心精，神气浮越，阳内薄之，故汗出于心也。

【杨上善】惊怖伤神反衰，故汗出心也。

【张介宾】惊则神散，神散则夺其精气，故汗出于心。

〔3〕【王冰】骨劳气越，肾复过疲，故持重远行汗出于肾也。

【杨上善】持重气盛，伤志反衰，故汗出肾者也。

【张介宾】持重远行则伤骨，肾主骨，故汗出于肾。

〔4〕【王冰】暴役于筋，肝气罢极，故疾走恐惧汗出于肝也。

【杨上善】疾走恐惧，气盛，伤魂反衰，故汗出肝也。

【张介宾】肝主筋而藏魂，疾走则伤筋，恐惧则伤魂，故汗出于肝。

〔5〕【王冰】摇体劳苦，谓动作施力，非疾走远行也。然动作用力，则谷精四布，脾化水谷，故汗出于脾也。

【杨上善】脾主体内，故摇动形体劳苦，气盛反衰，汗出于脾也。

【张介宾】摇体劳苦，则肌肉四支皆动，脾所主也，故汗出于脾。《本病论》曰：醉饱行房，汗出于脾。

〔6〕【王冰】不适其性而强云为，过即病生，此其常理。五脏受气，盖有常分，用而过耗，是以病生。故下文曰：

【杨上善】人于四时饮食劳佚，不能自节，以生诸病，斯乃愚人起过之常也。

【张介宾】五脏受气，强弱各有常度，若勉强过用，必损其真，则病之所由起也。

344

食气入胃，散精于肝，淫气于筋[1]。食气入于胃，浊气归于心[2]，淫精于脉[3]。脉气流经①[4]，经气归于肺[5]，肺朝百脉[6]，输精于皮毛[7]。毛脉合精，行气于府[8]。府精②神明，留于四脏[9]，气归于权衡③[10]，权衡以平，气口成寸，以决死生[11]。

①流经：《太素》作"留经"。
②府精：《太素》无"精"字。
③权衡：《太素》无此二字。

〔1〕【王冰】肝养筋，故胃散谷精之气入于肝，则浸淫滋养于筋络矣。

【杨上善】食气入胃，胃之血气之精，散入五脏，而独言肝，以肝为木，东方春气，为物之先故也，淫溢气为筋者也。

【张介宾】精，食气之精华也。肝主筋，故胃散谷气于肝，则浸淫滋养于筋也。

〔2〕【杨上善】胃气分二：清者为气，浊者为血，心主于血，故浊归于心也。

〔3〕【王冰】浊气，谷气也。心居胃上，故谷气归心，淫溢精微入于脉也。何者？心主脉故。

【张介宾】浊，言食气之厚者也。如《阴阳清浊》篇曰：受谷者浊，受气者清是也。心主血脉，故食气归心，则精气浸淫于脉也。

〔4〕【杨上善】心之精甚，停留十二大经中也。

〔5〕【杨上善】肺以主气，故十二经脉之气皆归于肺也，故肺主气也。

〔6〕【杨上善】十二经脉、奇经八脉、十五大络等络脉，皆集肺脉，两手太阴寸口而朝之。

〔7〕【王冰】言脉气流运，乃为大经，经气归宗，上朝于肺。肺为华盖，位复居高，治节由之，故受百脉之朝会也。《平人气象论》曰：脏真高于肺，以行荣卫阴阳。由此，故肺朝百脉，然乃布化精气，输于皮毛矣。

【杨上善】肺气行于孙络，通输精气至皮毛中也。

【张介宾】精淫于脉，脉流于经，经脉流通，必由于气，气

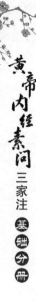

主于肺，故为百脉之朝会。皮毛为肺之合，故肺精输焉。

〔8〕【王冰】府，谓气之所聚处也，是谓气海在两乳间，名曰膻中也。

【杨上善】毛脉，即孙脉也。谓孙络者，即精气和合，行于六腑，皆肺气也。

【张介宾】肺主毛，心主脉，肺藏气，心生血。一气一血，称为父母，二脏独居胸中，故曰毛脉合精，行气于府。府者，气聚之府也，是谓气海，亦曰膻中。

〔9〕【杨上善】六腑贮于水谷，水谷之气，化为精神，留在四脏之中，亦肺气之所行者也。

〔10〕【王冰】膻中之布气者分为三隧：其下者走于气街，上者走于息道，宗气留于海，积于胸中，命曰气海也。如是分化，乃四脏安定，三焦平均，中外上下各得其所也。

【张介宾】宗气积于肺，神明出于心，气盛则神王，故气府之精为神明。神王则脏安，故肺肝脾肾四脏，无不赖神明之留以为主宰，然后脏气咸得其平而归于权衡矣。权衡，平也。故曰主明则下安，主不明则十二官危。

〔11〕【王冰】三世脉法皆以三寸为寸关尺之分，故中外高下气绪均平，则气口之脉，而成寸也。夫气口者，脉之大要会也，百脉尽朝，故以其分决死生也。

【杨上善】权衡，谓阴阳也。以其阴阳之平，平于气口之脉，成九分为寸候，五脏六腑之脉，以决死生也。

【张介宾】脏腑之气既得其平，则必变见于气口而成寸尺也。气口者，脉之大会，百脉俱朝于此，故可以决生死。凡如上文所言者，皆食气之所化，而食气之化，又必由于胃气，故上文言食气入胃，下文言饮入于胃也。

饮①入于胃，游溢精气，上输于脾[1]。脾气散精，上归于肺②[2]，通调③水道，下输膀胱[3]。水精四布[4]，五经并行[5]，合于四时五脏阴阳④，揆度以为常也⑤[6]。

①饮：《太素》作"饮食"。

②归于肺：《太素》作"归于脾肺"。

③通调：《太素》作"肺调"。

④阴阳：《太素》此下有"动静"二字。

⑤以为常也：《太素》作"此为为常"。

〔1〕【王冰】水饮流下，至于中焦，水化精微，上为云雾，云雾散变，乃注于脾。《灵枢经》曰：上焦如雾，中焦如沤。此之谓也。

〔2〕【杨上善】沟沤，通水处也，深八尺曰沤，四尺曰沟，饮食入胃，津液游于肺中，比之游沤精气，上输与脾，脾受气已，上输与肺，有字为沤，与溢同。从胃流气入脾，非散溢也。

【张介宾】游，浮游也。溢，涌溢也。水饮入胃，则其气化精微，必先输运于脾，是谓中焦如沤也。脾乃散气，上如云雾，而归于肺，是谓上焦如雾也。

〔3〕【王冰】水土合化，上滋肺金，金气通肾，故调水道，转注下焦，膀胱禀化，乃为溲矣。《灵枢经》曰：下焦如渎。此之谓也。

【杨上善】肺以主气，通津液，浊者下行输与膀胱，为溲也。

【张介宾】肺气运行，水随而注，故肺能通调水道，下输膀胱，是谓水出高原，下焦如渎也。

〔4〕【杨上善】水精，血气也，肺行血气，布于四脏也。

〔5〕【张介宾】水因气生，气为水母，凡肺气所及，则水精布焉。然水名虽一，而清浊有分。清者为精，精如雨露，浊者为水，水如江河。故精归五脏，水归膀胱，而五经并行矣。五经，五脏之经络也。

〔6〕【王冰】从是水精布，经气行，筋骨成，血气顺，配合四时寒暑，证符五脏阴阳，揆度盈虚，用为常道。度，量也。以，用也。新校正云：按一本云：阴阳动静。

【杨上善】四脏经脉，并肺脏经，以为五经也。五脏经并行于气，以外合四时之气，内应五脏阴阳动静，以应法度也。揆，应度，应法度之也。

【张介宾】若是则食饮精气，即得其滋养升降之宜，故四时五脏，皆合于阴阳揆度以为常也。

经脉别论篇第二十一

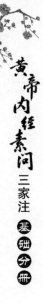

太阳脏独至，厥喘虚气逆，是阴不足阳有余也[1]，表里当俱写，取之下俞[2]。阳明脏独至，是阳气重并也，当写阳补阴，取之下俞[3]。少阳脏独至，是厥气也。跷前①卒大，取之下俞[4]。少阳独至者，一阳之过也[5]。

①跷前：《太素》作"乔前"。

〔1〕【王冰】阴谓肾，阳谓膀胱也，故下文曰：

〔2〕【王冰】阳独至，谓阳气盛至也。阳独至为阳有余，阴不足则阳邪入，故表里俱写，取足六俞也。下俞，足俞也。新校正云：详"六"当为"穴"字之误也，按腑有六俞，脏止五俞，今脏腑俱写，不当言六俞，六俞则不能兼脏言，穴俞则脏腑兼举。

【杨上善】太阳，足太阳，即三阳也。脏，足少阴，二阴者。一腑脏，肾与膀胱，脉独至时，厥而复喘，虚而气逆。虚者，是阴气不足，厥而喘者，阳气有余也。少阴不足，微不足也。太阳有余，有余太也。故微写少阴，使其不盛；甚写太阳，使其平也。所以表里俱取下输。下，谓是足少阴及足太阳下五输也。

【张介宾】此言脏气不和而有一脏太过者，气必独至，诸证不同，针治亦异也。太阳者，膀胱经也，太阳独至，则为厥逆，为喘气，为虚气冲逆于上。盖膀胱与肾为表里，皆水脏也。以水脏而阳气独至，则阳有余、阴不足矣。当于二经，取其下俞，膀胱下俞名束骨，肾经之俞名太溪，肾阴不足而亦写之，以阳邪俱盛也，故必表里兼写，而后可遏其势。

〔3〕【王冰】阳气重并，故写阳补阴。

【杨上善】阳明，足阳明也，即二阳也。脏，足太阴，三阴者也。此一腑脏脾与胃，脉独至寸口，阳明为首，兼太阴而至寸口者，即阳气重并于阴，故写足阳明、补足太阴也，皆取下之五输也。

【张介宾】阳明者，足阳明胃经也。阳明为十二经脉之海，而行气于三阳。若其独至，则阳气因邪而重并于本脏，故当写胃之阳，补脾之阴，而取之下俞也。阳明之俞名陷谷，太阴之俞名太白。

〔4〕【王冰】跷谓阳跷脉，在足外踝下，足少阳脉行抵绝骨之端，下出外踝之前，循足跗。然跷前卒大则少阳之气盛也，故取足俞少

348

阳也。

【张介宾】少阳者，足少阳胆经也。胆经之病连于肝，其气善逆，故少阳独至者，是厥气也。然厥气必始于足下，故于跷前察之。跷，阳跷也，属足太阳经之申脉。阳跷之前，乃少阳之经。少阳气盛则跷前卒大，故当取少阳之下俞，穴名临泣。卒，猝同。跷有五音：跷、皎、乔、脚，又极虐切。

〔5〕【王冰】一阳，少阳也，过谓太过也，以其太过故跷前卒大焉。

【杨上善】足少阳，即一阳也。少阳独至，即是厥逆气至也。少阳与厥逆气至，是少阳盛而为过，其络卒太，在足外踝之上三寸，乔脉付阳穴前，以筋骨之间，为下输也。

【张介宾】此释独至之义，为一脏之太过。举少阳而言，则太阳阳明之独至者，其为三阳二阳之太过可知矣。一阳，少阳也。

太阴脏搏者，用心省真^[1]，五脉气少，胃气不平，三阴也^[2]，宜治其下俞，补阳写阴^[3]。一阳^①独啸^②，少阳^③厥也^[4]，阳并于上，四脉^④争张，气^⑤归于肾^[5]，宜治其经络，写阳补阴^[6]。一阴^⑥至，厥阴之治也，真虚㾓心^⑦，厥气留薄，发为白汗，调食和药，治在下俞^[7]。

①一阳：《太素》作"一阴"。
②独啸：此下《太素》重出"独啸"二字。
③少阳：《太素》作"少阴"。
④四脉：《太素》作"血脉"。
⑤气：《太素》作"阴气"。
⑥一阴：《太素》作"二阴"。
⑦㾓心：《太素》作"悁心"。

〔1〕【王冰】见太阴之脉伏鼓，则当用心省察之，若是真脏之脉，不当治也。

〔2〕【王冰】三阴，太阴脾之脉也。五脏脉少，胃气不调，是亦太阴之过也。

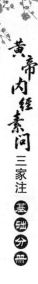

〔3〕【王冰】以阴气太过故。

【杨上善】太阴，足太阴也，即三阴也。脏，谓脾脏也。搏输聚不营五，即用省少也，真五脏脉少于胃气，故曰不本，故太阴脉即是三阴者也，如此即阴盛阳虚，所以须补阳写阴，取下五输之也。

【张介宾】太阴者，足太阴脾经也。搏，坚强之谓，即下文所谓伏鼓也。太阴脾脉，本贵和缓，今见鼓搏，类乎真脏，若真脏果见，不可治也，故当用心省察其真。今太阴脏搏，即太阴之独至，太阴独至，则五脏之脉气俱少，而胃气亦不平矣，是为三阴之太过也。故宜治其下俞，补足阳明之陷谷，写足太阴之太白。

〔4〕【王冰】啸，谓耳中鸣，如啸声也。胆及三焦脉皆入耳，故气逆上则耳中鸣。新校正云：详此上明三阳，此言三阴，今此再言少阳而不及少阴者，疑此"一阳"乃"二阴"之误也。又按全元起本此为"少阴厥"，顾知此即二阴也。

〔5〕【王冰】心脾肝肺四脉争张，阳并于上者，是肾气不足，故气归于肾也。

〔6〕【王冰】阴气足则阳气不复并于上矣。

【杨上善】足少阳从耳后入耳中，出走耳前，所以阳盛耳鸣，故曰一阴独啸也。肾主于耳，肾脉少阴也，阳盛耳鸣，即知少阴厥逆，阳盛于上，阴气归下，宜写阳补阴经之脉之也。

【张介宾】一阳当作二阴，少阳当作少阴。详此上明三阳，下明三阴；今此复言少阳而不及少阴，新校正疑其误者是。盖此前言太阴，后言厥阴，本节言气归于肾，末节复有二阴搏至之文，又按全元起本亦云为少阴厥，以四者合之，则其为二阴少阴之误无疑。二阴者，足少阴肾经也。独啸，独炽之谓。盖啸为阳气所发，阳出阴中，相火上炎，则为少阴热厥而阳并于上，故心肝脾肺四脉为之争张，而其气则归于肾，故曰独啸。宜治其表里之经络，而写足太阳，补足少阴也。太阳经穴名昆仑，络穴名飞阳。少阴经穴名复溜，络穴名大钟。

〔7〕【王冰】一或作二，误也。厥阴，一阴也。上言二阴至则当少阴治，下言厥阴治则当一阴至也。然三坟之经，俗久沦坠，人少披习，字多传写误。

【杨上善】二阴，少阴也。真，实也。少阴之脉虚，厥阴脉

350

实，虚者悄心。故厥气停薄于心，发为白汗，心液也。如此可调于食，可和于药，可行针石于下五输，别疗之也，悄，居玄反，色忿之也。

【张介宾】 一阴者，足厥阴肝经也。至，即独至之义。治，主也。肝邪独至，真气必虚，木火相干，故心为痌痛。厥气，逆气也。逆气不散，则留薄于经。气虚不固，则表为白汗。调和药食，欲其得宜，用针治之，乃在下俞。厥阴之俞，名曰太冲。愚按：此篇何以知其皆言足经？盖以下俞二字为可知也，亦如《热论》篇伤寒言足不言手之义。又如诸经皆言补写，而惟少阳一阴不言者，以少阳承三阳而言，一阴承三阴而言，因前贯后，义实相同，虚补实写，皆可理会也。至若一阴调食和药一句，盖亦总结上文而言，不独一经为然。古经多略，当会其意。痌音渊，酸疼也。

帝曰：太阳脏何象？岐伯曰：象①三阳而浮也[1]。帝曰：少阳脏何象？岐伯曰：象一阳也②，一阳脏者③，滑而不实也[2]。帝曰：阳明脏何象？岐伯曰：象大浮④也[3]。太阴脏搏，言伏鼓也[4]。二阴搏至，肾沉不浮也[5]。

①岐伯曰象：《太素》无此四字。

②象一阳也：《太素》无此四字。

③脏者：《太素》无此二字。

④象大浮：《太素》作"象心之大浮"。新校正云：按《太素》及全元起本云：象心之太浮也。

〔1〕**【杨上善】** 太阳，三阳也。故脉象三阳之脉浮者是也。

〔2〕**【杨上善】** 滑者，阳气盛。微热不实，虚也。

〔3〕**【杨上善】** 象心脉大而浮也，大者多血少气之也。

【张介宾】 此下复明六经独至之脉象也。太阳之象三阳者，阳行于表，阳之极也，故脉浮于外。少阳之象一阳者，少阳为阳之里，阴之表，所谓半表半里，阳之微也，故虽滑不实。阳明虽太阳之里，而实少阳之表，比之滑而不实者，则大而浮矣。仲景曰：尺寸俱浮者，太阳受病也。尺寸俱长者，阳明受病也。尺寸俱弦者，少阳受病也。义当参会。

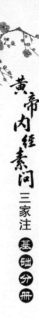

〔4〕【杨上善】太阴之脉聚，伏鼓动也。

【张介宾】此即释上文太阴脏搏之义。伏鼓者，沉伏而鼓击，即坚搏之谓。仲景曰：尺寸俱沉细者，太阴受病也。

〔5〕【王冰】明前独至之脉状也。新校正云：详前脱"二阴"，此无"一阴"，阙文可知。

【杨上善】少阴之脉聚，至沉于骨，边不浮也。

【张介宾】二阴，少阴肾经也。二阴搏而独至者，言肾但沉而不浮也。详此明言二阴之脉，而前无二阴之至，前有一阴之至，而此无一阴之脉，信为古经之脱简，而上文一阳少阳之误，即此节也。仲景曰：尺寸俱沉者，少阴受病也。尺寸俱微缓者，厥阴受病也。

藏气法时论篇第二十二[①]

黄帝问曰：合人形以法四时五行而治，何如而从？何如而逆？得失之意，愿闻其事。岐伯对曰：五行者，金木水火土也，更贵更贱，以知死生，以决成败，而定五脏之气，间甚之时，死生之期也。帝曰：愿卒闻之[1]。岐伯曰：肝主春[2]，足厥阴少阳主治[3]，其日甲乙[4]，肝苦急，急食甘以缓之[5]。

①新校正云：按全元起本在第一卷。又于第六卷《脉要》篇末重出。

〔1〕【张介宾】五行之道，当其王则为贵，当其衰则为贱。间甚，即轻重之谓。卒，尽也。

〔2〕【王冰】以应木也。

【张介宾】木脏也。

〔3〕【王冰】厥阴，肝脉；少阳，胆脉。肝与胆合，故治同。

【张介宾】厥阴肝，乙木也。少阳胆，甲木也。二脏相为表里，故治同。

〔4〕【王冰】甲乙为木，东方干也。

【张介宾】甲为阳木，乙为阴木，皆东方之干，内应肝胆，

352

即年月日时无不皆然。他仿此。

〔5〕【王冰】甘性和缓。新校正云：按全元起云：肝苦急是其气有余。

【张介宾】肝为将军之官，其志怒，其气急，急则自伤，反为所苦，故宜食甘以缓之，则急者可平，柔能制刚也。

心主夏[1]，**手少阴太阳主治**[2]，**其日丙丁**[3]，**心苦缓，急食酸以收之**[4]。**脾主长夏**[5]，**足太阴阳明主治**[6]，**其日戊己**[7]，**脾苦湿，急食苦以燥之**。

〔1〕【王冰】以应火也。

【张介宾】火脏也。

〔2〕【王冰】少阴，心脉；太阳，小肠脉。心与小肠合，故治同。

【张介宾】少阴心，丁火也。太阳小肠，丙火也。二脏表里，故治同。

〔3〕【王冰】丙丁为火，南方干也。

【张介宾】丙为阳火，丁为阴火，南方之干也。

〔4〕【王冰】酸性收敛。新校正云：按全元起本云："心苦缓是心气虚。"

【张介宾】心藏神，其志喜，喜则气缓而心虚神散，故宜食酸以收之。

〔5〕【王冰】长夏，谓六月也。夏为土母，土长干中，以长而治，故云长夏。新校正云：按全元起云："脾王四季，六月是火王之处，盖以脾主中央，六月是十二月之中，一年之半，故脾主六月也。"

【张介宾】土脏也。

〔6〕【王冰】太阴，脾脉；阳明，胃脉。脾与胃合，故治同。

【张介宾】阳明胃，太阴脾，戊己土也。表里治同。

〔7〕【王冰】戊己为土，中央干也。

【张介宾】戊为阳土，己为阴土，中宫之干也。

〔8〕【王冰】苦性干燥。

【张介宾】脾以运化水谷，制水为事，湿胜则反伤脾土，故

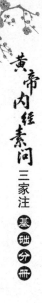

宜食苦温以燥之。

肺主秋[1]，手太阴阳明主治[2]，其日庚辛[3]，肺苦气上逆，急食苦以泄之[4]。肾主冬[5]，足少阴太阳主治[6]，其日壬癸[7]，肾苦燥，急食辛以润之，开腠理，致津液，通气也[8]。

〔1〕【王冰】以应金也。

【张介宾】金脏也。

〔2〕【王冰】太阴，肺脉；阳明，大肠脉。肺与大肠合，故治同。

【张介宾】太阴肺，辛金也。阳明大肠，庚金也。表里治同。

〔3〕【王冰】庚辛为金，西方干也。

【张介宾】庚为阳金，辛为阴金，西方之干也。

〔4〕【王冰】苦性宜泄，故肺用之。新校正云：按全元起云：肺气上逆是其气有余。

【张介宾】肺主气，行治节之令，气病则上逆于肺，故宜急食苦以泄之。

〔5〕【王冰】以应水也。

【张介宾】水脏也。

〔6〕【王冰】少阴，肾脉；太阳，膀胱脉。肾与膀胱合，故治同。

【张介宾】少阴肾，癸水也。太阴膀胱，壬水也。表里治同。

〔7〕【王冰】壬癸为水，北方干也。

【张介宾】壬为阳水，癸为阴水，北方之干也。

〔8〕【王冰】辛性津润也，然腠理开，津液达则肺气下流，肾与肺通，故云通气也。

【张介宾】肾为水脏，藏精者也，阴病者苦燥，故宜食辛以润之。盖辛从金化，水之母也。其能开腠理致津液者，以辛能通气也。水中有真气，惟辛能达之，气至水亦至，故可以润肾之燥。

病在肝，愈于夏[1]，夏不愈，甚于秋[2]，秋不死，持于冬[3]，起于春[4]，禁当风[5]。肝病者愈在丙丁[6]，丙丁不愈，加于庚辛[7]，庚辛不死，持于壬癸[8]，起于甲乙[9]。肝病者，平旦慧，下晡甚，夜半静[10]。肝欲散，急食辛以散之[11]，用辛补之，酸写之[12]。

〔1〕【王冰】子制其鬼也。余愈同。

【张介宾】夏属火，木所生也。肝木畏金，火能平之。子制其鬼，故愈。余同。

〔2〕【王冰】子休，鬼复王也。余甚同。

【张介宾】胜己者也。

〔3〕【王冰】鬼休而母养，故气执持于父母之乡也。余持同。

【张介宾】得母气以养之，生我者也，故可执持无害矣。余持同。

〔4〕【王冰】自得其位，故复起。余起同。

【张介宾】木王之时也。

〔5〕【王冰】以风气通于肝，故禁而勿犯。

【张介宾】风气通于肝，故禁之勿犯。

〔6〕【王冰】丙丁应夏。

【张介宾】同前夏气，能制胜己者也。

〔7〕【王冰】庚辛应秋。

【张介宾】同前秋气，金伐木也。

〔8〕【王冰】壬癸应冬。

【张介宾】同前冬气，得所生也。

〔9〕【王冰】应春木也，

【张介宾】同前春气，逢其王也。

〔10〕【王冰】木王之时，故爽慧也，金王之时，故加甚也，水王之时，故静退也，余慧甚同，其静小异。

【张介宾】平旦寅卯，木王时也，故爽慧。下晡申酉，金之胜也，故加甚。夜半亥子，木得生也，故安静。晡，卑姑切。

〔11〕【王冰】以脏气常散，故以辛发散也。《阴阳应象大论》曰：辛甘发散为阳也。《平人气象论》曰：脏真散于肝，言其常发散也。

〔12〕【王冰】辛味散故补，酸味收故写。新校正云：按全元起本云：用酸补之，辛写之，自为一义。

355

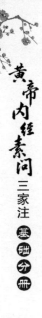

【张介宾】木不宜郁，故欲以辛散之。顺其性者为补，逆其性者为写，肝喜散而恶收，故辛为补、酸为写。此下五脏补写之味，与《至真要大论》主客正味义同。

病在心，愈在长夏[1]，长夏不愈，甚于冬[2]，冬不死，持于春[3]，起于夏[4]，禁温食热衣[5]。心病者，愈在戊己[6]，戊己不愈，加于壬癸[7]，壬癸不死，持于甲乙[8]，起于丙丁[9]。心病者，日中慧，夜半甚，平旦静[10]。心欲软，急食咸以软之[11]，用咸补之，甘写之[12]。

〔1〕【张介宾】长夏土，火之子也。

〔2〕【张介宾】火不胜水也。

〔3〕【张介宾】火得所生也。

〔4〕【王冰】如肝例也。

　　　【张介宾】火之王也。

〔5〕【王冰】热则心躁，故禁止之。

　　　【张介宾】恐助火邪也。

〔6〕【王冰】戊己应长夏也。

　　　【张介宾】应长夏也。

〔7〕【王冰】壬癸应冬。

　　　【张介宾】应冬气也。

〔8〕【王冰】甲乙应春。

　　　【张介宾】应春气也。

〔9〕【王冰】应夏火也。

　　　【张介宾】应夏气也。

〔10〕【王冰】亦休王之义也。

　　　【张介宾】日中巳午，火王时也，故慧。夜半亥子，水之胜也，故甚。平旦寅卯，火得生也，故静。

〔11〕【王冰】以脏气好软，故以咸柔软也。《平人气象论》曰：脏真通于心，言其常欲柔软也。

〔12〕【王冰】咸补，取其柔软；甘写，取其舒缓。

【张介宾】心火太过则为躁越，故急宜食咸以软之，盖咸从水化，能相济也。心欲软，故以咸软为补。心苦缓，故以甘缓为写。

病在脾，愈在秋[1]，秋不愈，甚于春[2]，春不死，持于夏[3]，起于长夏[4]，禁温食饱食湿地濡衣[5]。脾病者，愈在庚辛[6]，庚辛不愈，加于甲乙[7]，甲乙不死，持于丙丁[8]，起于戊己[9]。脾病者，日昳慧，日出甚①，下晡静[10]。脾欲缓，急食甘以缓之[11]，用苦写之，甘补之[12]。

①新校正云：按《甲乙经》"日出"作"平旦"，虽"日出"与"平旦"时等，按前文言木王之时，皆云"平旦"而不云"日出"，盖"日出"于冬夏之期有早晚，不若"平旦"之为得也。

〔1〕【张介宾】秋属金，土之子也。

〔2〕【张介宾】土不胜木也。

〔3〕【张介宾】土得火生也。

〔4〕【张介宾】土之王也。

〔5〕【王冰】温湿及饱，并伤脾气，故禁止之。

【张介宾】温言非热，防滞也。湿地濡衣，阴寒也。皆能病脾，故当禁之。

〔6〕【王冰】应秋气也。

【张介宾】应愈在秋也。

〔7〕【王冰】应春气也。

【张介宾】应甚于春也。

〔8〕【王冰】应夏气也。

【张介宾】应持于夏也。

〔9〕【王冰】应长夏也。

【张介宾】应起于长夏也。

〔10〕【王冰】土王则爽慧，木克则增甚，金扶则静退，亦休王之义也。一本或云日中持者，谬也。爰五脏之病，皆以胜相加，至其所生而愈，至其所不胜而甚，至于所生而持，自得其位而起，由是故皆有间甚之时，死生之期也。

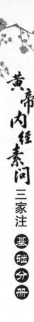

【张介宾】日昃日映，未土王也，故慧。日出寅卯，木胜土也，故甚。下晡申酉，其子乡也，故静。映音迭。

〔11〕【王冰】甘性和缓，顺其缓也。

〔12〕【王冰】苦写，取其坚燥。甘补，取其安缓。

【张介宾】脾贵充和温厚，其性欲缓，故宜食甘以缓之。脾喜甘而恶苦，故苦为写、甘为补也。

病在肺，愈在冬[1]，冬不愈，甚于夏[2]，夏不死，持于长夏[3]，起于秋[4]，禁寒饮食寒衣[5]。肺病者，愈在壬癸[6]，壬癸不愈，加于丙丁[7]，丙丁不死，持于戊己[8]，起于庚辛[9]。肺病者，下晡慧，日中甚，夜半静[10]。肺欲收，急食酸以收之[11]，用酸补之，辛写之[12]。

〔1〕【张介宾】金之子乡也。

〔2〕【张介宾】金所不胜也。

〔3〕【张介宾】金气得生也。

〔4〕【王冰】例如肝也。

【张介宾】金气王也。

〔5〕【王冰】肺恶寒气，故衣食禁之。《灵枢经》曰：形寒寒饮则伤肺，饮尚伤肺，其食甚焉。肺不独恶寒，亦畏热也。

【张介宾】形寒饮冷则伤肺也。

〔6〕【王冰】应冬水也。

【张介宾】应愈在冬也。

〔7〕【王冰】应夏火也。

【张介宾】应甚于夏也。

〔8〕【王冰】长夏土也。

【张介宾】应持于长夏也。

〔9〕【王冰】应秋金也。

【张介宾】应起于秋也。

〔10〕【王冰】金王则慧，水王则静，火王则甚。

【张介宾】下晡金王，故慧。日中火胜之，故甚。夜半水乡，则子能制邪，故静。

〔11〕【王冰】以酸性收敛故也。

〔12〕【王冰】酸收敛，故补；辛发散，故写。

【张介宾】肺应秋，气主收敛，故宜食酸以收之。肺气宜聚不宜散，故酸收为补，辛散为写。

病在肾，愈在春[1]，春不愈，甚于长夏[2]，长夏不死，持于秋[3]，起于冬[4]，禁犯焠烩热食温炙衣[5]。肾病者，愈在甲乙[6]，甲乙不愈，甚于戊己[7]，戊己不死，持于庚辛[8]，起于壬癸[9]。肾病者，夜半慧，四季甚，下晡静[10]。肾欲坚，急食苦以坚之[11]，用苦补之，咸写之[12]。

〔1〕【张介宾】水之子乡也。

〔2〕【张介宾】水不胜土也。

〔3〕【张介宾】水得生也。

〔4〕【王冰】例如肝也。

【张介宾】水所王也。

〔5〕【王冰】肾性恶燥，故此禁之。新校正云：按别本"焠"作"粹"。

【张介宾】焠烩，烧爆之物也。肾恶燥烈，故当禁此。焠音翠。烩音哀。

〔6〕【王冰】应春木也。

【张介宾】应愈在春也。

〔7〕【王冰】长夏土也。

【张介宾】应甚于长夏也。

〔8〕【王冰】应秋金也。

【张介宾】应持于秋也。

〔9〕【王冰】应冬水也。

【张介宾】应起于冬也。

〔10〕【王冰】水王则慧，土王则甚，金王则静。

【张介宾】夜半水王，故慧。四季土胜之，故甚。下晡金

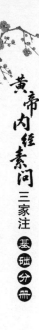

王，水得所生，故静。

〔11〕【王冰】以苦性坚燥也。

〔12〕【王冰】苦补，取其坚也；咸写，取其软也；软，湿土制也，故用写之。

【张介宾】肾主闭藏，气贵周密，故肾欲坚，宜食苦以坚之也。苦能坚，故为补。咸能软坚，故为写。

夫邪气之客于身也，以胜相加[1]，至其所生而愈[2]，至其所不胜而甚[3]，至于所生而持[4]，自得其位而起[5]，必先定五脏之脉，乃可言间甚之时，死生之期也[6]。

〔1〕【王冰】邪者，不正之目，风寒暑湿饥饱劳逸，皆是邪也，非唯鬼毒疫疠也。

【张介宾】此下总结上文愈甚持起之由然也。凡内伤外感之加于人者，皆曰邪气。外感六气，盛衰有持，内伤五情，间甚随脏，必因胜以侮不胜，故曰以胜相加也。

〔2〕【王冰】谓至己所生也。

【张介宾】我所生也，以时而言。下同。

〔3〕【王冰】谓至克己之气也。

【张介宾】我不胜彼，被克者也。

〔4〕【王冰】谓至生己之气也。

【张介宾】生我之时也。

〔5〕【王冰】居所王处，谓自得其位也。

【张介宾】自王之时也。

〔6〕【王冰】五脏之脉者，谓肝弦心钩肺浮肾营脾代，知是则可言死生间甚矣。《三部九候论》曰：必先知经脉，然后知病脉。此之谓也。

【张介宾】欲知时气逆顺，必须先察脏气，欲察脏气，必须先定五脏所病之脉，如肝主弦，心主钩，肺主毛，肾主石，脾主代，脉来独至，全无胃气，则其间甚死生之期，皆可得而知之，如上文所论者是矣。

肝病者，两胁下痛引少腹，令人善怒[1]。**虚则目䀮䀮无所见，耳无所闻，善恐如人将捕之**[2]，**取其经，厥阴与少阳**[3]，**气逆则头痛，耳聋不聪，颊肿**[4]，**取血者**[5]。

　　〔1〕【王冰】肝厥阴脉，自足而上，环阴器，抵少腹，又上贯肝鬲，布胁肋，故两胁下痛引少腹也，其气实则善怒。《灵枢经》曰：肝气实则怒。

　　　【张介宾】此肝之实邪也。肝脉布胁肋抵小腹，邪实则两胁下痛，引于少腹。肝志怒，故气强则善怒。

　　〔2〕【王冰】肝厥阴脉，自胁肋循喉咙，入颃颡，连目系，胆少阳脉，其支者，从耳后入耳中，出走耳前至目锐眦后，故病如是也。恐，谓恐惧，魂不安也。

　　　【张介宾】目为肝之窍，肝脉上入颃颡，连目系，肝与胆为表里，胆脉从耳后入耳中，故气虚则目无所见，耳无所闻也。肝虚则胆虚，故气怯而善恐。䀮音芒。

　　〔3〕【王冰】经，谓经脉也，非其络病，故取其经也。取厥阴以治肝气，取少阳以调气逆也，故下文曰：

　　　【张介宾】取其经者，非络病也。取厥阴以治肝，取少阳以治胆。此承上文虚实二节而言，虚者当补，实者当写也。下仿此。

　　〔4〕【王冰】肝厥阴脉，自目系上出额，与督脉会于巅，故头痛。胆少阳脉，支别者从耳中出走耳前，又支别者，加颊车。又厥阴之脉，支别者，从目系下颊里，故耳聋不聪，颊肿也。是以上文兼取少阳也。

　　〔5〕【王冰】脉中血满独异于常，乃气逆之诊，随其左右，有则刺之。

　　　【张介宾】气逆上则上实，故头痛耳聋颊肿。盖肝脉与督脉会于巅，下颊里；胆脉入耳中，下加颊车也。治此者，当取其经血盛之处，随其左右，有则刺而写之。

　　心病者，胸中痛，胁支满，胁下痛，膺背肩甲间痛，两臂内痛[1]。**虚则胸腹大，胁下与腰相引而痛**[2]，**取其经，少阴太阳，舌下血者**[3]。**其变病，刺郄中血者**[4]。

藏气法时论篇第二十二

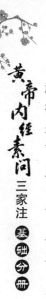

〔1〕【王冰】心少阴脉，支别者，循胸出胁。入手心主厥阴之脉，起于胸中，其支别者，亦循胸出胁，下掖三寸，上抵掖下，下循臑内，行太阴少阴之间，入肘中，下循臂行两筋之间，又心少阴之脉，直行者，复从心系却上肺，上出掖下，下循臑内后廉，行太阴心主之后，下肘内循臂内后廉，抵掌后锐骨之端，又小肠太阳之脉，自臂臑上绕肩甲交肩上，故病如是。

【张介宾】此心经之实邪也。手少阴心脉，从心系却上肺，下出腋下；手厥阴心包络之脉，其支者循胸出胁，上抵腋下，循臑内入肘中，下臂行两筋之间；又心与小肠为表里，小肠脉绕肩胛，交肩上。故为此诸证。

〔2〕【王冰】手心主厥阴之脉，从胸中出属心包，下膈历络三焦，其支别者，循胸出胁，心少阴之脉，自心系下膈络小肠。故病如是也。

【张介宾】胸腹腰胁之间，皆手少阴厥阴之脉所及，心虚则阳虚而逆气不行，故为胸腹大。心主血脉，血虚则不能荣养筋脉，故腰胁相引而痛。

〔3〕【王冰】少阴之脉从心系上侠咽喉，故取舌本下及经脉血也。

【张介宾】手少阴太阳，心与小肠脉也，当随其虚实而取之。心主舌，故取舌下血以写其实。

〔4〕【王冰】其或呕变则刺少阴之郄血满者也，手少阴之郄在掌后脉中去腕半寸，当小指之后。

【张介宾】变病，谓病属少阴而证有异于前说者。郄中，阴郄穴也，为手少阴之郄，血去则邪随而写矣。郄，隙同。

脾病者，身重善肌肉痿，足不收，行善瘛，脚下痛[1]。虚则腹满肠鸣，飧泄食不化[2]。取其经，太阴阳明少阴血者[3]。

〔1〕【王冰】脾象土而主肉，故身重肉痿也。痿，谓萎无力也。脾太阴之脉，起于足大指之端，循指内侧。上内踝前廉，上腨内，肾少阴之脉，起于足小指之下，斜趣足心，上腨内，出腘内廉。故病则足不收，行善瘛，脚下痛也，故下取少阴。新校正云：按《甲乙经》作"善饥，肌肉痿"，《千金方》云：善饥足痿不收。《气交变大论》

云：肌肉痿，足痿不收，行善瘛。

【张介宾】此脾经之实邪也。脾属土，主肌肉，土邪湿胜，故令人身重肌肉痿。肉痿者，痹弱不仁也。脾主四支，故足不收、行善瘛。瘛者，手足掉掣也。脾脉起于足大指，过核骨以上内踝，故为脚下痛。痿，威、蕤二音。瘛，翅、系、寄三音。

〔2〕【王冰】脾太阴脉，从股内前廉入腹，属脾络胃，故病如是。《灵枢经》曰：中气不足则腹为之善满，肠为之善鸣。

【张介宾】足太阴之脉属脾络胃，脾虚则失其健运之用而中气不治，故为此诸病。飧音孙。

〔3〕【王冰】少阴，肾脉也。以前病行善瘛脚下痛，故取之而出血。血满者，出之。

【张介宾】脾与胃为表里，故当取足太阴、阳明之经。少阴，肾脉也。脾主湿，肾主水，水能助湿伤脾，故当取少阴之血以泄其寒实。如《厥病》篇治脾心痛者，亦取肾经之然谷、太溪，义犹此也。

肺病者，喘咳逆气，肩背痛①，汗出[1]，尻阴股膝②，髀腨胻足皆痛[2]。虚则少气不能报息，耳聋嗌干[3]，取其经，太阴足太阳之外厥阴内血者[4]。

①新校正云：按《千金方》作“肩息背痛”。
②新校正云：按《甲乙经》《脉经》作“膝挛”。

〔1〕【张介宾】此肺经之实邪也。肺藏气，主喘息，在变动为咳，故病则喘咳逆气。背为胸中之府，肩接近之，故肩背为痛。肺主皮毛，病则疏泄，故汗出。

〔2〕【王冰】肺藏气而主喘息，在变动为咳，故病则喘咳逆气也。背为胸中之府，肩接近之，故肩背痛也。肺养皮毛，邪盛则心液外泄，故汗出也。肾少阴之脉，从足下上循腨内出腘内廉，上股内后廉，贯脊属肾络膀胱。今肺病则肾脉受邪，故尻阴股膝髀腨胻足皆痛，故下取少阴也。

【张介宾】此病皆足少阴经也。少阴之脉起于足下，循内踝入跟中，以上腨内，出腘内廉，上股内后廉，贯脊属肾络膀胱。今肺

藏气法时论篇第二十二

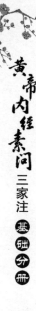

病连肾，以气陷下部而母病及子也，故下文兼取足少阴以治之。尻，开高切。髀，并米切，又音比。腨音篆。胻音杭，又形敬切。

〔3〕【王冰】气虚少，故不足以报入息也。肺太阴之络会于耳中，故聋也。肾少阴之脉，从肾上贯肝鬲入肺中，循喉咙侠舌本。今肺虚则肾气不足以上润于嗌，故嗌干也。是以下文兼取少阴也。

【张介宾】报，复也。不能报息，谓呼吸气短，难于接续也。手太阴之络会于耳中，故气虚则聋，其脉循喉咙，故为嗌干也。嗌音益。

〔4〕【王冰】足太阳之外厥阴内者，正谓腨内侧内踝后之直上，则少阴脉也。视左右足脉少阴部分有血满异于常者，即而取之。

【张介宾】太阴，肺之本经也，故当因其虚实取而刺之。更取足太阳之外，外言前也。足厥阴之内，内言后也。正谓内踝后直上腨之内侧者，乃足少阴脉次也。视左右足脉，凡少阴部分，有血满异于常处者，取而去之，以写其实。

肾病者，腹大胫肿①**，喘咳身重，寝汗出憎风**[1]。**虚则胸中痛，大腹小腹痛，清厥意不乐**[2]，**取其经，少阴太阳血者**[3]。

①新校正云：按《甲乙经》云：胫肿痛。

〔1〕【王冰】肾少阴脉起于足而上循腨，复从横骨中，侠脊循腹里上行而入肺，故腹大胫肿而喘咳也。肾病则骨不能用，故身重也。肾邪攻肺，心气内微，心液为汗，故寝汗出也。胫既肿矣，汗复津泄，阴凝玄府，阳烁上焦，内热外寒，故憎风也。憎风，谓深恶之也。

【张介宾】此肾经之实邪也。足少阴之脉上腨内，夹脐上行入肺中。阴邪上侵，故腹大胫肿而喘咳也。肾主骨，骨病故身重。肾主五液，在心为汗，而肾邪侮之，心气内微，改为寝汗出。如《脉要精微论》曰：阴气有余为多汗身寒。即此之谓。凡汗多者表必虚，表虚者阳必衰，故恶风也。憎音曾。

〔2〕【王冰】肾少阴脉从肺出，络心注胸中，然肾气既虚，心无所制，心气熏肺，故痛聚胸中也。足太阳脉从项下行而至足，肾虚则太阳之气不能盛行于足，故足冷而气逆也。清，谓气清冷。厥，谓气

364

逆也。以清冷气逆，故大腹小腹痛。志不足则神躁扰，故不乐也。新校正云：按《甲乙经》"大腹小腹"作"大肠小肠"。

【张介宾】足少阴脉从肺出络心注胸中，肾虚则心肾不交，故胸中痛。大腹小腹痛者，正以肾脉自下而上，至俞府而止也。肾藏精，精化气，精虚则气虚，故为清冷厥逆。肾之神为志，惟志不足，故意有不乐也。

〔3〕【王冰】凡刺之道，虚则补之，实则写之，不盛不虚，以经取之，是谓得道。经络有血，刺而去之，是谓守法。犹当揣形定气，先去血脉，而后乃平有余不足焉，《三部九候论》曰：必先度其形之肥瘦，以调其气之虚实，实则写之，虚则补之，必先去其血脉而后调之。此之谓也。

【张介宾】足少阴、太阳为表里也。凡刺之道，自当虚补实写，然经络有血，犹当先去血脉，而后平其有余不足焉。《三部九候论》曰：必先度其形之肥瘦，以调其气之虚实，实则写之，虚则补之，必先去其血脉而后调之。此之谓也。

肝色青，宜食甘，粳米牛肉枣葵皆甘[1]。心色赤，宜食酸，小豆①，犬肉李韭皆酸[2]。肺色白，宜食苦，麦羊肉杏薤皆苦[3]。脾色黄，宜食咸，大豆豕肉栗藿皆咸[4]。肾色黑，宜食辛，黄黍鸡肉桃葱皆辛[5]。辛散[6]，酸收[7]，甘缓[8]，苦坚[9]，咸耎②[10]。

①新校正云：按《甲乙经》《太素》"小豆"作"麻"。
②耎：《太素》作"濡"，下同。

〔1〕【王冰】肝性喜急，故食甘物而取其宽缓也。新校正云：详"肝色青"至篇末，全元起本在第六卷，王氏移于此。

【张介宾】此承上文肝苦急，急食甘以缓之等义，而详言其所宜之味也。

〔2〕【王冰】心性喜缓，故食酸物而取其收敛也。

【张介宾】心苦缓，故宜此酸物以收之也。

〔3〕【王冰】肺气喜逆，故食苦物而取其宣泄也。

【张介宾】肺苦气上逆，故宜此苦物以泄之也。薤音械，根

藏气法时论篇第二十二

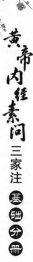

白如小蒜，《尔雅翼》云：似韭而无实。

〔4〕【王冰】究斯宜食，乃调利关机之义也。肾为胃关，脾与胃合，故假咸柔软以利其关，关利而胃气乃行，胃行而脾气方化，故应脾宜味与众不同也。新校正云：按上文曰：肝苦急，急食甘以缓之。心苦缓，急食酸以收之。脾苦湿，急食苦以燥之。肺苦气上逆，急食苦以泄之。肾苦燥，急食辛以润之。此肝心肺肾食宜皆与前文合，独脾食咸宜不用苦，故王氏特注其义。

【张介宾】咸从水化，其气入肾，脾宜食咸者，以肾为胃关，胃与脾合，咸能润下，利其关窍，胃关利则脾气运，故宜食之。上文云：脾苦湿，急食苦以燥之。此复言咸者，盖咸之利湿，与苦之写者，各有宜也。故诸脏皆同前，惟此独异耳。藿，豆叶羹也。

〔5〕【王冰】肾性喜燥，故食辛物而取其津润也。

【张介宾】肾苦燥，故宜此辛物以润之也。黄黍即糯小米，北方谓之黄米。

〔6〕【杨上善】肝酸性收，欲得散者，食辛以散之。

〔7〕【杨上善】肺辛性散，欲得收者，食酸以收之。

〔8〕【杨上善】脾甘性缓，欲得缓者，食甘以缓之。

〔9〕【杨上善】心苦性坚，欲得坚者，食苦以坚之。

〔10〕【王冰】皆自然之气也。然辛味苦味，匪唯坚散而已，辛亦能润能散，苦亦能燥能泄，故上文曰：脾苦湿，急食苦以燥之，肺苦气上逆，急食苦以泄之，则其谓苦之燥泄也。又曰：肾苦燥，急食辛以润之，则其谓辛之濡润也。

【杨上善】肾咸性濡，欲得濡者，食咸以濡也。

【张介宾】此总言五味之用，药食皆然也。

毒药攻邪[1]，五谷为养[2]，五果为助[3]，五畜为益[4]，五菜为充①[5]，气味合而服之，以补精益气[6]。此五者②，有辛酸甘苦咸，各有所利，或散或收，或缓或急，或坚或耎[7]，四时五脏，病随五味所宜也[8]。

①充：《太素》作“埤”。

②五者：《太素》作"五味"。

〔1〕【王冰】药，谓金玉、土石、草木、菜果、虫鱼、鸟兽之类，皆可以祛邪养正者也。然辟邪安正，惟毒乃能，以其能然，故通谓之毒药也。新校正云：按《本草》云：下药为佐使，主治病，以应地，多毒，不可久服，欲除寒热邪气破积聚愈疾者，本下经。故云毒药攻邪。

【杨上善】前总言五味有摄养之功，今说毒药攻邪之要。邪，谓风寒暑湿外邪者也。毒药俱有五味，故次言之。

【张介宾】药以治病，因毒为能，所谓毒者，以气味之有偏也。盖气味之正者，谷食之属是也，所以养人之正气。气味之偏者，药饵之属是也，所以去人之邪气。其为故也，正以人之为病，病在阴阳偏胜耳。欲救其偏，则惟气味之偏者能之，正者不及也。如《五常政大论》曰：大毒治病，十去其六；常毒治病，十去其七；小毒治病，十去其八；无毒治病，十去其九。是凡可辟邪安正者，均可称为毒药，故曰毒药攻邪也。

〔2〕【王冰】谓粳米、小豆、麦、大豆、黄黍也。

【杨上善】五谷五味，为养生之主也。

【张介宾】养生气也。

〔3〕【王冰】谓桃、李、杏、栗、枣也。

【杨上善】五果五味，助谷之资。

【张介宾】助其养也。

〔4〕【王冰】谓牛、羊、豕、犬、鸡也。

【杨上善】五畜五味，益谷之资。

【张介宾】益精血也。

〔5〕【王冰】谓葵、藿、薤、葱、韭也。新校正云：按《五常政大论》曰：大毒治病十去其六，常毒治病十去其七，小毒治病十去其八，无毒治病十去其九，谷肉果菜食养尽之，无使过之伤其正也。

【杨上善】五菜五味，坤谷之资。

【张介宾】实脏腑也。

〔6〕【王冰】气为阳化，味曰阴施，气味合和，则补益精气矣。

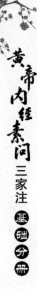

《阴阳应象大论》曰：阳为气，阴为味，味归形，形归气，气归精，精归化，精食气，形食味。又曰：形不足者，温之以气；精不足者，补之以味。由是则补精益气，其义可知。新校正云：按孙思邈云：精以食气，气养精以荣色，形以食味，味养形以生力。精顺五气以为灵也，若食气相恶则伤精也；形受味以成也，若食味不调则损形也。是以圣人先用食禁以存性，后制药以防命，气味温补以存精形。此之谓气味合而服之，以补精益气也。

【杨上善】谷之气味入身，养人五精，益人五气也。

【张介宾】《阴阳应象大论》曰：阳为气，阴为味。味归形，气归精。又曰：形不足者温之以气；精不足者补之以味。故气味和合，可以补精益气。

〔7〕【杨上善】五味各有所利，利五脏也。散收缓坚濡等，调五脏也。

〔8〕【王冰】用五味而调五脏，配肝以甘，心以酸，脾以咸，肺以苦，肾以辛者，各随其宜，欲缓、欲收、欲软、欲泄、欲散、欲坚而为用，非以相生相养而为义也。

【杨上善】于四时中，五脏有所宜，五味有所宜。

【张介宾】此总结上文，五脏之气，四时之用，各有所利，然变出不常，则四时五脏，因病而药，五味当随所宜也。

宣明五气篇第二十三①

五味所入： 酸入肝[1]，辛入肺[2]，苦入心[3]，咸入肾[4]，甘入脾[5]，是谓五入②[6]。

①新校正云：按全元起本在第一卷。

②新校正云：按《至真要大论》云：夫五味入胃，各归所喜，故酸先入肝，苦先入心，甘先入脾，辛先入肺，咸先入肾。

〔1〕【王冰】肝合木而味酸也。

【张介宾】酸化从木也。

〔2〕【王冰】肺合金而味辛也。

【张介宾】辛化从金也。

〔3〕【王冰】心合火而味苦也。

【张介宾】苦化从火也。

〔4〕【王冰】肾合水而味咸也。

【张介宾】咸化从水也。

〔5〕【王冰】脾合土而味甘也。新校正云：按《太素》又云"淡入胃"。

【张介宾】甘化从土也。

〔6〕【杨上善】五味各入其脏。甘味二种，甘与淡也。谷入于胃，变为甘味，未成曰淡，属其在于胃；已成为甘，走入于脾也。

【张介宾】五味各从其类，同气相求也。《九针论》仍有"淡入胃"一句。

五气所病①：心为②噫[1]，肺为②咳[2]，肝为②语[3]，脾为②吞[4]，肾为②欠为嚏③[5]，胃为气逆，为哕为恐④[6]，大肠小肠为泄[7]，下焦溢为水[8]，膀胱不利为癃⑤，不约为遗溺[9]，胆为怒⑥[10]，是谓五病[11]。

①五气所病：《太素》作"五脏气"。

②为：《太素》作"主"。

③为嚏：《太素》无此二字。

④为恐：《太素》无此二字。

⑤不利为癃：《太素》无此四字。

⑥胆为怒：此上《太素》有"六腑气"三字。

〔1〕【王冰】象火炎上，烟随焰出，心不受秽，故噫出之。

【张介宾】噫，嗳气也。遍考本经，绝无嗳气一证，而惟言噫者，盖即此也。按《九针论》曰：心为噫。《刺禁论》曰：刺中心，一日死，其动为噫。《痹论》曰：心痹者，嗌干善噫。是皆言噫出于心也。然《诊要经终论》曰：太阴终者，善噫善呕。《脉解》篇曰：太阴所谓上走心为噫者，阴盛而上走于阳明，阳明络属心，故曰上走

369

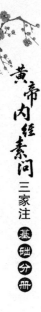

心为噫也。《口问》篇曰：寒气客于胃，厥逆从下上散，复出于胃，故为噫。由此观之，是心脾胃三脏皆有是证，盖由火土之郁，而气有不得舒伸，故为此证。噫，伊、隘二音。释义曰：饱食息也。《礼记》注曰：不瘖之声。

〔2〕【王冰】象金坚劲，扣之有声，邪击于肺，故为咳也。

【张介宾】肺主气，其属金，邪挟金声，故病为咳。咳，康益切。

〔3〕【王冰】象木枝条，而形支别，语宜委曲，故出于肝。

【张介宾】问答之声曰语，语出于肝，象木有枝条，多委曲也。

〔4〕【王冰】象土包容，物归于内，翕如皆受，故为吞也。

【张介宾】脾受五味，故为吞。象土包容，为物所归也。

〔5〕【王冰】象水下流，上生云雾，气郁于胃，故欠生焉。太阳之气和利而满于心，出于鼻则生嚏也。

【杨上善】噫，乙戒反，饱满出气也。五脏从口中所出之气，皆是人常气之变也。《素问》肾主嚏，不同也。

【张介宾】欠，呵欠也。嚏，喷嚏也。阳未静而阴引之，故为欠。阳欲达而阴发之，故为嚏。阴盛于下，气化于水，所以皆属乎肾。故凡阳盛者不欠，下虚者无嚏，其由于肾也可知。欠、嚏二义，具《口问》篇。嚏音帝。

〔6〕【王冰】以为水谷之海，肾与为关，关闭不利，则气逆而上行也。以包容水谷，性喜受寒，寒谷相薄，故为哕也。寒胜则哕起，热胜则恐生，何者？胃热则肾气微弱，故为恐也。下文曰：精气并于肾则恐也。

【张介宾】胃为水谷之海，胃有不和，则为气逆。哕，呃逆也，胃中有寒则为哕。恐，肾之志也。胃属土，肾属水，土邪伤肾则为恐，故皆涉于胃也。哕，于决切。

〔7〕【张介宾】大肠为传道之腑，小肠为受盛之腑，小肠之清浊不分，则大肠之传道不固，故为泄利。

〔8〕【王冰】大肠为传道之腑，小肠为受盛之腑，受盛之气既虚，传道之司不禁，故为泄利也。下焦为分注之所，气窒不泻，则溢而

370

为水。

【张介宾】下焦为分注之所，气不化则津液不行，故溢于肌肉而为水。

〔9〕【王冰】膀胱为津液之腑，水注由之。然足三焦脉实，约下焦而不通，则不得小便；足三焦脉虚，不约下焦，则遗溺也。《灵枢经》曰：足三焦者，太阳之别也，并太阳之正，入络膀胱，约下焦，实则闭癃，虚则遗溺。

【张介宾】膀胱为津液之腑，其利与不利皆由气化。有邪实膀胱，气不通利而为癃者；有肾气下虚，津液不化而为癃者，此癃闭之有虚实也。若下焦不能约束而为遗溺者，以膀胱不固，其虚可知。然《本输》篇曰：三焦者，太阳之别也，并太阳之正，入络膀胱，约下焦，实则闭癃，虚则遗溺。盖三焦为中渎之腑，水道之所由出，故三焦亦属膀胱也。癃，良中切。溺，娘料切。

〔10〕【王冰】中正决断，无私无偏，其性刚决，故为怒也。《六节藏象论》曰：凡十一脏取决于胆也。

【杨上善】皆是六腑之气所变之病。《素问》胃为逆气为恐，肠为洩，膀胱不利癃遗溺也。

【张介宾】怒为肝志而胆亦然者，肝胆相为表里，其气皆刚，而肝取决于胆也。

〔11〕【张介宾】脏腑各五也。

五精所并①：精气并于心则喜[1]，并于肺则悲[2]，并于肝则忧[3]，并于脾则畏[4]，并于肾则恐[5]，是谓五并②，虚而相并者也[6]。

①五精所并：《太素》作"五并"。

②是谓五并，虚而相并者也：《太素》作"是谓精气并于脏"。

〔1〕【王冰】精气，谓火之精气也。肺虚而心精并之，则为喜。《灵枢经》曰：喜乐无极则伤魄。魄为肺神，明心火并于肺金也。

【张介宾】并，聚也，精气五脏各有所藏也。并于心者，火之气也。气并于心则神有余，故其志为喜。然《本神》篇曰：肺喜乐

371

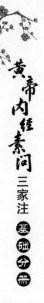

无极则伤魄。正以心火实而乘肺金也。

〔2〕【王冰】肝虚而肺气并之，则为悲。《灵枢经》曰：悲哀动中则伤魂。魂为肝神，明肺金并于肝木也。

【张介宾】气并于肺则乘肝而为悲，肝之虚也。《本神》篇曰：肝悲哀动中则伤魂。

〔3〕【王冰】脾虚而肝气并之，则为忧。《灵枢经》曰：愁忧不解则伤意。意为脾神，明肝木并于脾土也。

【张介宾】气并于肝，则乘脾而为忧，脾之虚也。《本神》篇曰：脾忧愁不解则伤意。

〔4〕【王冰】一经云饥也。肾虚而脾气并之，则为畏。畏，谓畏惧也。《灵枢经》曰：恐惧而不解则伤精。精为肾神，明脾土并于肾水也。

【张介宾】气并于脾，则脾实乘肾，故为畏。《本神》篇曰：恐惧而不解则伤精。

〔5〕【王冰】心虚而肾气并之，则为恐。《灵枢经》曰：怵惕思虑则伤神。神为心主，明肾水并于心火也。怵惕，惊惧也。此皆正气不足而胜气并之，乃为是矣。故下文曰：

【张介宾】气并于肾而乘心之虚，则为恐。《本神》篇曰：心怵惕思虑则伤神，神伤则恐惧自失。

〔6〕【杨上善】精，谓命门所藏精也，五脏之所生也。五精有所不足，不足之脏虚而病也。五精有余，所并之脏亦实而病也。命门通名为肾，肝之母也，母实并子，故为忧也。心为火也，精为水也，水克于火，遂坏为喜。肺为金也，水子并母，故有悲怜。精并左肾，则肾实生恐。脾为土也，水并于土，被克生畏。《素问》精并于脾，消食生饥。如是相并为病，乃有无穷，斯为阴阳五行之变也。

【张介宾】脏气有不足，则胜气得相并也。《九针论》曰：五精之气并于脏也。

五脏所恶①：心恶热[1]，肺恶寒[2]，肝恶风[3]，脾恶湿[4]，肾恶燥[5]，是谓五恶②[6]。

372

①五脏所恶：《太素》作"五恶"。

②是谓五恶：《太素》作"此五脏气所恶"。

〔1〕【王冰】热则脉溃浊。

　　【张介宾】心本属火，过热则病，故恶热。

〔2〕【王冰】寒则气留滞。

　　【张介宾】肺属金而主皮毛，金寒则病，故恶寒。

〔3〕【王冰】风则筋燥急。

　　【张介宾】肝属木，其应风，感风则伤筋，故恶风。

〔4〕【王冰】湿则肉痿肿。

　　【张介宾】脾属土，其应湿，湿胜则伤肌肉，故恶湿。

〔5〕【王冰】燥则精竭涸。新校正云：按杨上善云：若余则云肺恶燥，今此肺恶寒肾恶燥者，燥在于秋，寒之始也；寒在于冬，燥之终也。肺在于秋，以肺恶寒之甚，故言其终；肾在于冬，从肾恶燥不甚，故言其始也。

　　【张介宾】肾属水而藏精，燥胜则伤精，故恶燥。

〔6〕【杨上善】东方生风，风生于肝，肝之盛即便恶风，以子从树生，子生多盛，必衰本树，相生之物，理皆然也，故肝恶风也。南方生热，热从心生，故心恶热也。《素问》曰：西方生燥，燥生于肺。若尔，则肺恶于燥。今此肺恶寒、肾恶燥者，燥在于秋，寒之始也；寒在于冬，燥之终也。肺在于秋，以肺恶寒之甚，故言其终；肾在于冬，以肾恶燥不甚，故言其始也。中央生湿，湿生于脾，以其脾感，故恶湿也。

五脏化液①：心为②汗[1]，肺为涕[2]，肝为泪[3]，脾为涎[4]，肾为唾[5]，是谓五液③[6]。

①五脏化液：《太素》作"五液"。

②为：《太素》作"主"，下同。

③是谓五液：《太素》作"此五液所生"。

〔1〕【王冰】泄于皮腠也。

373

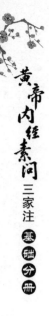

【张介宾】心主血，汗则血之余也。

〔2〕【王冰】润于鼻窍也。

【张介宾】涕出于鼻，肺之窍也。

〔3〕【王冰】注于眼目也。

【张介宾】泪出于目，肝之窍也。

〔4〕【王冰】溢于唇口也。

【张介宾】涎出于口，脾之窍也。

〔5〕【王冰】生于牙齿也。

【张介宾】唾生于舌下，足少阴肾脉循喉咙挟舌本也。

〔6〕【杨上善】汗者水也，遍身腠理之液也。心者火也，人因热饮热食，及因时热蒸于湿气，液出腠理，谓之汗也。肝通于目，目中出液，谓之泪也。肺通于鼻，鼻中之液，谓之涕也。肾脉足少阴，上至颃颡，通出口中，名之为唾，故肾主唾也。脾足太阴脉，通于五谷之液，上出廉泉，故名为涎。

五味所禁①[1]：辛走气，气病无多食辛[2]；咸走血②，血病无多食咸[3]；苦走骨③，骨病无多食苦④[4]；甘走肉，肉病无多食甘[5]；酸走筋，筋病无多食酸[6]。是谓五禁，无令多食⑤[7]。

①五味所禁：《太素》作"五裁"。

②咸走血：《太素》作"咸走骨"。

③苦走骨：《太素》作"苦走血"。

④新校正云：按皇甫士安云：咸先走肾，此云走血者，肾合三焦，血脉虽属肝心，而为中焦之道，故咸入而走血也。苦走心，此云走骨者，水火相济，骨气通于心也。

⑤新校正云：按《太素·五禁》云：肝病禁辛，心病禁咸，脾病禁酸，肺病禁苦，肾病禁甘，名此为五裁。杨上善云：口嗜而欲食之，不可多也，必自裁之，命曰五裁。

〔1〕【杨上善】裁，禁也。筋气骨肉血等，乃是五味所资，以理食之，有益于身；从心多食，致招诸病，故须裁之。

〔2〕【王冰】病，谓力少不自胜也。

374

【张介宾】辛能散气也。

〔3〕【张介宾】血得咸则凝结不流也。《五味论》曰：血与咸相得则凝。

〔4〕【杨上善】《九卷》此文及《素问》皆苦走骨，咸走血。此文言苦走血，咸走骨，皆左右异，具释于前也。

【张介宾】苦性沉降，阴也；骨属肾，亦阴也。骨得苦，则沉阴益甚，骨重难举矣，故骨病者禁苦。《五味论》曰：苦走骨，多食之令人变呕。上二节，按《九针论》曰：苦走血，病在血，无食苦；咸走骨，病在骨，无食咸。与此稍异，盖火化苦，故走血，水化咸，故走骨，义亦当然也。

〔5〕【张介宾】甘能缓中，善生胀满，故肉病者无多食甘。《五味论》曰：甘走肉，多食之令人悗心。悗，美本切。

〔6〕【王冰】是皆为行其气速，故不欲多食，多食则病甚，故病者无多食也。

【张介宾】酸能收缩，故病在筋者无多食酸。《五味论》曰：酸走筋，多食之令人癃。

〔7〕【张介宾】按《九针论》曰：口嗜而欲食之，不可多也，必自裁也，命曰五裁。

五病所发①：阴病发于骨[1]，阳病发于血[2]，阴病发于肉②[3]，阳病发于冬[4]，阴病发于夏[5]，是谓五发[6]。

①五病所发：《太素》作"五发"。
②阴病发于肉：《太素》作"以味病发于气"。

〔1〕【张介宾】骨属肾，肾者阴中之阴也。
〔2〕【张介宾】血属心，心者阳中之阳也。
〔3〕【王冰】骨肉阴静，故阳气从之。血脉阳动，故阴气乘之。
　　　【张介宾】肉属脾，脾者阴中之至阴也。
〔4〕【张介宾】阴胜则阳病也。
〔5〕【王冰】夏阳气盛，故阴病发于夏，冬阴气盛，故阳病发于冬，各随其少也。

宣明五气篇第二十三

375

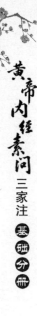

【杨上善】阴之为病，发骨疼等。阳之为病，发于血痹等。五味为病，发于气不调等。冬阳在内，故病发冬。夏阳在外，故病发夏也。

【张介宾】阳胜则阴病也。

〔6〕【张介宾】按《九针论》尚有以味发于气一句，盖食入于阴，则长气于阳，故味发于气也。

　　五邪所乱①：邪入于阳则狂[1]，邪入于阴则痹②[2]，搏阳③则为巅疾[3]，搏阴④则为瘖[4]，阳入之阴则静[5]，阴出之阳则怒⑤[6]，是谓五乱。

①五邪所乱：《太素》作"五邪入"。
②则痹：《太素》作"则为血痹"。
③搏阳：《太素》作"邪入于阳搏"。
④搏阴：《太素》作"邪入于阴搏"。
⑤怒：《太素》作"善怒"。

〔1〕【张介宾】邪入阳分，则为阳邪，邪热炽盛，故病为狂。《生气通天论》曰：阴不胜其阳，则脉流薄疾，并乃狂。

〔2〕【王冰】邪居于阳脉之中，则四支热盛，故为狂。邪入于阴脉之内，则六经凝泣而不通，故为痹。

【张介宾】邪入阴分，则为阴邪，阴盛则血脉凝涩不通，故病为痹。《寿夭刚柔》篇曰：病在阴命曰痹。《九针论》曰：邪入于阴，则为血痹。

〔3〕【王冰】邪内搏于阳，则脉流薄疾，故为上巅之疾。

【张介宾】搏，击也。巅，癫也。邪搏于阳，则阳气受伤，故为癫疾。上文言邪入于阳则狂者，邪助其阳，阳之实也。此言搏阳则为巅疾者，邪伐其阳，阳之虚也。故有为狂为巅之异。《九针论》曰：邪入于阳，转则为癫疾，言转入阴分，故为癫也。

〔4〕【王冰】邪内搏于阴，则脉不流，故令瘖不能言。新校正云：按《难经》云：重阳者狂，重阴者癫。巢元方云：邪入于阴则为癫。《脉经》云：阴附阳则狂，阳附阴则癫。孙思邈云：邪入于阳则为狂，

376

邪入于阴则为血痹。邪入于阳，传则为癫疾；邪入于阴，传则为痛痹。全元起云：邪已入阴，复传于阳，邪气盛，腑脏受邪，使其气不朝，荣气不复周身，邪与正气相击，发动为巅疾。邪已入阳，阳今复传于阴，脏腑受邪，故不能言，是胜正也。诸家之论不同，今具载之。

【张介宾】邪搏于阴，则阴气受伤，故声为瘖哑。阴者，五脏之阴也。盖心主舌，而手少阴心脉上走喉咙系舌本；手太阴肺脉循喉咙；足太阴脾脉上行结于咽，连舌本，散舌下；足厥阴肝脉循喉咙之后上入颃颡，而筋脉络于舌本；足少阴肾脉循喉咙系舌本，故皆主病瘖也。《九针论》曰：邪入于阴，转则为瘖，言转入阳分则气病，故为瘖也。按：《难经》曰：重阳者狂，重阴者癫。巢元方曰：邪入于阴则为癫。王叔和云：阴附阳则狂，阳附阴则癫。孙思邈曰：邪入于阳则为狂，邪入于阴则为血痹。邪入于阳，传则为癫疾；邪入于阴，传则为痛痹。此诸家之说虽若不同，而意不相远，皆可参会其义。

〔5〕【张介宾】阳敛则藏，故静。

〔6〕【王冰】随所之而为疾也。之，往也。新校正云：按全元起云：阳入阴则为静，出则为恐。《千金方》云：阳入于阴病静，阴出于阳病怒。

【杨上善】热气入于阳脉，重阳故为狂病。寒邪入于阴脉，重阴故为血痹。阳邪入于阳脉，聚为癫疾。阳邪入于阴脉，聚为瘖不能言。阳邪入阴者，则为病好静。阴邪出之于阳，阳动故多生怒也。

【张介宾】阴发则躁，故怒。

五邪所见①：春得秋脉，夏得冬脉，长夏得春脉②，秋得夏脉③，冬得长夏脉④〔1〕，名曰⑤阴出之阳，病善怒⑥不治〔2〕，是谓五邪，皆同命，死不治〔3〕。

①五邪所见：《太素》无此四字。
②长夏得春脉：《太素》无此五字。
③秋得夏脉：《太素》作"秋得春脉"。
④冬得长夏脉：《太素》作"冬得夏脉"。
⑤名曰：《太素》无此二字。

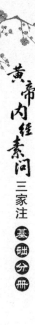

⑥新校正云：按“阴出之阳，病善怒”，已见前条，此再言之，文义不伦，必古文错简也。

〔1〕【张介宾】五脉互胜，病胜脏也，故曰五邪。

〔2〕【张介宾】《阴阳别论》曰：所谓阴者，真脏也。所谓阳者，胃脘之阳也。凡此五邪，皆以真脏脉见而胃气绝，故曰阴出之阳。阴盛阳衰，土败木贼，故病当善怒，不可治也。

〔3〕【杨上善】春得秋脉，夏得冬脉，皆贼邪来乘也。秋得春脉，冬得夏脉，虽是微邪来乘，以秋冬得之，阴出之阳交争者，不疗也。

【张介宾】此明五脉皆然也。

五脏所藏①：心藏神[1]，肺藏魄[2]，肝藏魂[3]，脾藏意[4]，肾藏志②[5]，是谓五脏所藏。

①五脏所藏：《太素》作“五藏”。
②志：《太素》作“精志”。

〔1〕【王冰】精气之化成也。《灵枢经》曰：两精相薄谓之神。

【张介宾】精气之灵明也。《本神》篇曰：两精相搏谓之神。

〔2〕【王冰】精气之匡佐也。《灵枢经》曰：并精而出入者谓之魄。

【张介宾】精气之质地也。《本神》篇曰：并精而出入者谓之魄。

〔3〕【王冰】神气之辅弼也。《灵枢经》曰：随神而往来者谓之魂。

【张介宾】神气之佐辅也。《本神》篇曰：随神往来者谓之魂。

〔4〕【王冰】记而不忘者也。《灵枢经》曰：心有所忆谓之意。

【张介宾】神有所注者也。《本神》篇曰：心有所忆谓之意。

〔5〕【王冰】专意而不移者也。《灵枢经》曰：意之所存谓之志。肾受五脏六腑之精，元气之本，生成之根，为胃之关，是以志能则命通。新校正云：按杨上善云：肾有二枚：左为肾，藏志；右为命门，

藏精也。

【杨上善】五藏，财浪反。肾有二枚：左箱为肾，藏志也；在右为命门，藏精也。

【张介宾】意有专一者也。《本神》篇曰：意之所存谓之志。《九针论》曰：肾藏精，志也。

五脏所主①：心主脉[1]，肺主皮[2]，肝主筋[3]，脾主肉②[4]，肾主骨[5]，是谓五主。

①五脏所主：《太素》作"五主"。
②肉：《太素》作"肌"。

〔1〕【王冰】壅遏荣气，应息而动也。
【张介宾】心主血脉，应火之动而运行周身也。
〔2〕【王冰】包裹筋肉，间拒诸邪也。
【张介宾】肺主皮毛，应金之坚而保障全体，捍御诸邪也。
〔3〕【王冰】束络机关，随神而运也。
【张介宾】肝主筋膜，应木之柔而联络关节也。
〔4〕【王冰】复藏筋骨，通行卫气也。
【张介宾】脾主肌肉，应土之厚而畜养万物也。
〔5〕【王冰】张筋化髓，干以立身也。
【张介宾】肾主骨髓，应水石之沉而为立身之干，为万化之原也。

五劳所伤：久视伤血[1]，久卧伤气[2]，久坐伤肉[3]，久立伤骨[4]，久行伤筋[5]，是谓五劳所伤。

〔1〕【王冰】劳于心也。
【张介宾】久视则劳神，故伤血。《营卫生会》篇曰：血者神气也。
〔2〕【王冰】劳于肺也。
【张介宾】久卧则阳气不伸，故伤气。

379

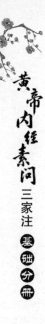

〔3〕【王冰】劳于脾也。

【张介宾】久坐则血脉滞于四体，故伤肉。

〔4〕【王冰】劳于肾也。

【张介宾】立者之劳在骨也。

〔5〕【王冰】劳于肝也。

【张介宾】行者之劳在筋也。

五脉应象①：**肝脉弦**[1]，**心脉钩**[2]，**脾脉代**[3]，**肺脉毛**[4]，**肾脉石**[5]，**是谓五脏之脉**[6]。

①五脉应象：《太素》无此四字。

〔1〕【王冰】软虚而滑，端直以长也。

【张介宾】软弱而滑，端直以长，其应春。

〔2〕【王冰】如钩之偃，来盛去衰也。

【张介宾】来盛去衰，外实内虚，其应夏。

〔3〕【王冰】软而弱也。

【张介宾】代，更代也。脾脉和耎，分王四季，如春当和耎而兼弦，夏当和耎而兼钩，秋当和耎而兼毛，冬当和耎而兼石，随时相代故曰代，此非中止之谓。

〔4〕【王冰】轻浮而虚，如毛羽也。

【张介宾】脉来浮虚，轻如毛羽，其应秋。

〔5〕【王冰】沉坚而搏，如石之投也。

【张介宾】沉坚如石，其应冬。

〔6〕【杨上善】肝心脾三脉，《素问》《九卷》上下更无别名。肺脉称毛，又名浮，肾脉称石，又名营，是五脉同异。若随事比类，名乃众多也。

【张介宾】按《九针论》有与本篇稍异者，悉已采附前注中，其他相同之文，俱不重载。

380

血气形志篇第二十四^①

夫人之常数，太阳常多血少气，少阳常少血多气，阳明常多气多血，少阴常少血多气，厥阴常多血少气，太阴常多气少血^②，此天之常数^[1]。足太阳与少阴为表里，少阳与厥阴为表里，阳明与太阴为表里，是为足阴阳也^[2]。手太阳与少阴为表里，少阳与心主为表里，阳明与太阴为表里，是为手之阴阳也^[3]。今知手足阴阳所苦^③，凡治病必先去其血，乃去其所苦，伺之所欲，然后写有余，补不足^[4]。

①新校正云：按全元起本此篇并在前篇，王氏分出为别篇。
②太阴常多气少血：《太素》作"太阴多血气"。
③今知手足阴阳所苦：《太素》无此八字。

〔1〕【王冰】血气多少，此天之常数。故用针之道，常写其多也。新校正云：按《甲乙经·十二经水》篇云：阳明多血多气，刺深六分，留十呼。太阳多血多气，刺深五分，留七呼。少阳少血多气，刺深四分，留五呼。太阴多血少气，刺深三分，留四呼。少阴少血多气，刺深二分，留三呼。厥阴多血少气，刺深一分，留二呼。太阳太阴血气多少，与《素问》不同，又《阴阳二十五人形性血气不同》篇与《素问》同，盖皇甫疑而两存之也。

【杨上善】此言刺三阴三阳，出血出气差别所以也。

【张介宾】十二经血气各有多少不同，乃天禀之常数，故凡用针者，但可写其多，不可写其少，当详察血气而为之补写也。按：两经言血气之数者凡三，各有不同。如《五音五味》篇三阳经与此皆相同，三阴经与此皆相反。又如《九针论》诸经与此皆相同，惟太阴一经云多血少气，与此相反。须知《灵枢》多误，当以此篇为正，观末节出气出血之文，与此正合，无差可知矣。外《灵枢·九针论》文与此同者，俱不重载。

〔2〕【张介宾】足太阳膀胱也，足少阴肾也，是为一合。足少阳

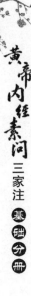

胆也，足厥阴肝也，是为二合。足阳明胃也，足太阴脾也，是为三合。阳为腑，经行于足之外侧。阴为脏，经行于足之内侧。此足之表里也。

〔3〕【杨上善】今知手足阴阳所在。

【张介宾】手太阳小肠也，手少阴心也，是为四合。手少阳三焦也，手心主厥阴也，是为五合。手阳明大肠也，手太阴肺也，是为六合。阳为腑，经行于手之外侧。阴为脏，经行于手之内侧。此手之表里也。

〔4〕【王冰】先去其血，谓见血脉盛满独异于常者乃去之，不谓常刺则先去其血也。

【杨上善】凡疗病法，诸有痛苦由其血者，血聚之处先刺去之，刺去血已，伺候其人情之所欲，得其虚实，然后行其补写之法也。

【张介宾】知手足之阴阳，则病在何经，其苦可知。治之者，于血脉壅盛、为病异常之处，先去其血，血去则去其所苦矣，非谓凡刺者必先去血也。滞血既去，然后伺察脏气之所欲，如肝欲散、心欲耎、肺欲收、脾欲燥、肾欲坚之类，以写有余补不足而调治之也。

欲知背俞，先度其两乳间，中折之，更以他草度去半已，即以两隅①相拄②也，乃举以度其背，令其一隅居上，齐脊大椎，两隅在下，当其下隅者，肺之俞也[1]。复下一度，心之俞也[2]。复下一度，左角③肝之俞也，右角④脾之俞也。复下一度，肾之俞也。是谓五脏之俞，灸刺之度也[3]。

①隅：《太素》作"禺"，下同。
②拄：《太素》作"柱"。
③左角：《太素》作"右角"。
④右角：《太素》作"左角"。

〔1〕【王冰】度，谓度量也。言以草量其乳间，四分去一，使斜与横等，折为三隅，以上隅齐脊大椎，则两隅下当肺俞也。

【张介宾】此亦取五脏之俞而量之有法也。背俞，即五脏之俞，以其在足太阳经而出于背，故总称为背俞。其度量之法，先以草横量两乳之间，中半摺折之，又另以一草比前草而去其半，取齐中折之数，乃竖立长草，横置短草于下，两头相拄，象△三隅，乃举此草以量其背，令一隅居上，齐脊中之大椎，其在下两隅当三椎之间，即肺俞穴也。度音铎。拄音主。令，平声。

〔2〕【王冰】谓以上隅齐脊三椎也。

【张介宾】复下一度，谓以上隅齐三椎，即肺俞之中央，其下两隅，即五椎之间，心之俞也。度，如字，下同。

〔3〕【王冰】《灵枢经》及《中诰》咸云：肺俞在三椎之傍，心俞在五椎之傍，肝俞在九椎之傍，脾俞在十一椎之傍，肾俞在十四椎之傍。寻此经草量之法，则合度之人，其初度两隅之下，约当肺俞，再度两隅之下，约当心俞，三度两隅之下，约当七椎，七椎之傍乃膈俞之位，此经云左角肝之俞、右角脾之俞，殊与《中诰》等经不同。又四度则两隅之下约当九椎，九椎之傍乃肝俞也，经云肾俞，未究其源。

【杨上善】以上言量背输法也。经不同者，但人七尺五寸之躯虽小，法于天地无一经不尽也。故天地造化，数乃无穷，人之输穴之分，何可同哉？昔神农氏录天地间金石草木三百六十五种，法三百六十五日，济时所用。其不录者，或有人识用，或无人识者，盖亦多矣，次黄帝取人身体三百六十五穴，亦法三百六十五日。身体之上，移于分寸，左右差异，取病之输，实亦不少。至于《扁鹊灸经》，取穴及名字，即大有不同。近代《秦承祖明堂》《曹子氏灸经》等，所承别本，处所及名，亦皆有异。而除痾遣疾，又复不少，正可以智量之，适病为用，不可全言非也。而并为非者，不知大方之论。所以此之量法，圣人设教有异，未足怪之也。

【张介宾】复下一度，皆如前法，递相降也。按：肝俞脾俞肾俞，以此法折量，乃与前《背腧》篇及《甲乙经》《铜人》等书皆不相合，其中未必无误，或古时亦有此别一家法也。仍当以前《背腧》篇及《甲乙》等书者为是。

形乐志苦，病生于脉，治之以灸刺[1]。形乐志乐，病生于肉，治之以针石[2]。形苦志乐，病生于筋，治之以熨引[3]。形苦志苦，病生于咽嗌①，治之以百药②[4]。形数惊恐，经络③不通，病生于不

383

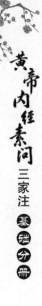

仁，治之以按摩醪药[5]。是谓五形志也④[6]。

①咽嗌：《太素》作"咽喝"。
②百药：《太素》作"药"。
③经络：《太素》作"筋脉"。
④志也：《太素》无此二字。

〔1〕【王冰】形，谓身形。志，谓心志。细而言之，则七神殊守；通而论之，则约形志以为中外而。然形乐，谓不甚劳役。志苦，谓结虑深思。不甚劳役，则筋骨平调；结虑深思，则荣卫乖否，气血不顺，故病生于脉焉。夫盛写虚补，是灸刺之道，犹当去其血络而后调之，故上文曰：凡治病必先去其血，乃去其所苦，伺之所欲，然后写有余，补不足。则其义也。

【杨上善】形，身之貌也。志，心之志也。心以主脉，以其心劳，邪气伤脉，心之应也，故以灸刺补写脉病也。

【张介宾】形乐者，身无劳也。志苦者，心多虑也。心主脉，深思过虑则脉病矣。脉病者当治经络，故当随其宜而灸刺之。

〔2〕【王冰】志乐，谓悦怿忘忧也。然筋骨不劳，心神悦怿，则肉理相比，气道满填，卫气怫结，故病生于肉也。夫卫气留满，以针写之；结聚脓血，石而破之。石，谓石针，则砭石也，今亦以铍针代之。

【杨上善】形志俱逸，则邪气客肉，脾之应也，多发痈肿，故以砭针及石熨调之也。《山海经》曰：高氏之山，其上多玉，有石可以为砭针。堪以破痈肿者也。

【张介宾】形乐者逸，志乐者闲。饱食终日，无所运用，多伤于脾，脾主肌肉，故病生焉。肉病者，或为卫气留，或为脓血聚，故当用针石以取之。石，砭石也。

〔3〕【王冰】形苦，谓修业就役也。然修业以为，就役而作，一过其用，则致劳伤，劳用以伤，故病生于筋。熨，谓药熨。引，谓导引。

【杨上善】形苦筋劳，邪气伤筋，肝之应也，筋之病也医而急，故以熨引调其筋病也。药布熨之引之，使其调也。

384

【张介宾】形苦者，身多劳。志乐者，心无虑。劳则伤筋，故病生于筋。熨，以药熨。引，谓导引。熨音郁。

〔4〕【王冰】修业就役，结虑深思，忧则肝气并于脾，肝与胆合，嗌为之使，故病生于嗌也。《宣明五气》篇曰：精气并于肝则忧。《奇病论》曰：肝者，中之将也，取决于胆，咽为之使也。新校正云：按《甲乙经》"咽嗌"作"困竭"，"百药"作"甘药"。

【杨上善】形志俱苦劳气，客邪伤气，在于咽喝，肺之应也。喝，肺喘声也。有本作"渴"。故疗之汤液丸散药之也。

【张介宾】形苦志苦，必多忧思，忧则伤肺，思则伤脾，脾肺气伤，则虚而不行，气必滞矣。脾肺之脉，上循咽嗌，故病生于咽嗌。如人之悲忧过度，则喉咙哽咽，食饮难进；思虑过度则上焦否隔，咽中核塞，即其征也。《通评虚实论》曰：隔则闭绝，上下不通，则暴忧之病也。亦此之谓。病在嗌者，因损于脏，故当以甘药调补之。"甘"，旧作"百"，《灵枢·九针论》作"甘药者是"，今改从之。嗌音益。

〔5〕【王冰】惊则脉气并，恐则神不收，脉并神游，故经络不通而为不仁之病矣。夫按摩者，所以开通闭塞，导引阴阳。醪药者，所以养正祛邪，调中理气。故方之为用，宜以此焉。醪药，谓酒药也。不仁，谓不应其用，则痛痹矣。

【张介宾】惊者气乱，恐者气下，数有惊恐，则气血散乱而经络不通，故病不仁。不仁者，顽痹奭弱也，故治宜按摩以导气行血，醪药以养正除邪。醪药，药酒也。"经络"二字，《九针论》作"筋脉"，义亦同。醪音劳。

〔6〕【杨上善】惊恐主肾，形多惊惧，邪客筋脉，筋脉不通，肾之应也，痛生筋脉皮肤之间，为痹不仁，故以按摩醪醴。五形，言陈其所宜也。

【张介宾】结上文。按：《灵枢·九针论》文有与此同者，俱不重载。

刺阳明出血气[1]，刺太阳出血恶气[2]，刺少阳出气恶血[3]，刺太阴出气恶血[4]，刺少阴出气恶血[5]，刺厥阴出血恶气①也[6]。

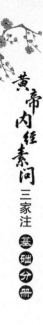

①出气恶血：《太素》作"出血气"。

〔1〕【杨上善】手阳明，大肠脉；足阳明，胃脉也。二脉上下连注，其气最强，故此二脉盛者，刺之血气俱写。

〔2〕【杨上善】手太阳，小肠脉也；足太阳，膀胱脉也。二脉上下连注，津液最多，故二脉盛者，刺之写血，邪客之者，写去恶气也。

〔3〕【杨上善】手少阳，三焦脉也；足少阳，胆脉也。二脉上下连注，其气最多，故此二脉盛者，刺之写气，邪客之者，写去恶血也。

〔4〕【杨上善】手太阴，肺脉也；足太阴，脾脉也。此二太阴与二阳明虽为表里，其气血俱盛，故并写血气也。

〔5〕【杨上善】手少阴，心脉也；足少阴，肾脉也。与二太阳以为表里，二太阳既血多气少，亦阴阳相反，二阴气多血少，是以二少阴盛，写于气也，邪客之者，写去恶血也。

〔6〕【王冰】明前三阳三阴血气多少之刺约也。新校正云：按《太素》云：刺阳明出血气，刺太阴出血气。杨上善注云：阳明太阴虽为表里，其血气俱盛，故并写血气，如是则太阴与阳明等，俱为多血多气。前文"太阴"一云"多血少气"，二云"多气少血"，莫可的知。详《太素》血气并写之旨，则二说俱未为得，自与阳明同尔。又此"刺阳明"一节，宜续前，"写有余，补不足"下，不当隔在"草度法，五行志"后。

【杨上善】手厥阴，心包络脉也；足厥阴，肝脉也。与二少阳以为表里，二阳气多血少，阴阳相反，故二阴血多气少，是以二厥阴盛，以写血也，邪客之者，写去恶气。

【张介宾】此明三阴三阳血气各有多少，而刺者之出血出气当知其约也。手足阳明多血多气，故刺之者出其血气。手足太阳多血少气，故刺之者但可出其血而恶出其气。总而计之，则太阳厥阴均当出血恶气，少阳少阴太阴均当出气恶血，唯阳明可出气出血，正与首节义相合。恶，去声。

卷第八

宝命全形论篇第二十五^①

黄帝问曰：天覆地载，万物悉备，莫贵于人。人以天地之气生，四时之法成^[1]。君王众庶，尽欲全形^[2]，形之疾病^②，莫知其情，留淫日深，著于骨髓，心私虑之^③。余欲针除其疾病，为之奈何^[3]？

①新校正云：按全元起本在第六卷，名《刺禁》。
②疾病：《太素》作"所疾"。
③新校正云：按《太素》"虑"作"患"。

〔1〕【王冰】天以德流，地以气化，德气相合，而乃生焉。《易》曰：天地纲缊，万物化醇。此之谓也。则假以温凉寒暑，生长收藏，四时运行而方成立。

【张介宾】天地之间，唯人为贵，乾称乎父，坤称乎母，故以天地之气生。春应肝而养生，夏应心而养长，长夏应脾而养化，秋应肺而养收，冬应肾而养藏，故以四时之法成。

〔2〕【王冰】贵贱虽殊，然其宝命一矣，故好生恶死者，贵贱之常情也。

【张介宾】好生恶死，人情同也。

〔3〕【王冰】虚邪之中人微，先见于色，不知于身，有形无形，故莫知其情状也。留而不去，淫衍日深，邪气袭虚，故著于骨髓。帝矜不度，故请行其针。新校正云：按别本"不度"作"不庶"。

【杨上善】天地之间，人最为贵，人君众庶，莫不宝身。然不知病之脆微，留连骨髓，故请疗之方也。

【张介宾】病在皮毛，浅而未甚，不早治之，则留淫日深，

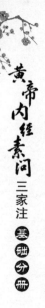

内著骨髓，故可虑也。

　　岐伯对曰：夫盐之味咸者，其气令器津泄[1]；弦绝者，其音嘶败[2]；木敷者其叶发[3]；病深者其声哕[4]。

　　〔1〕【王冰】咸，谓盐之味苦，浸淫而润物者也。夫咸为苦而生，咸从水而有水也，润下而苦泄，故能令器中水津液润渗泄焉。凡虚中而受物者，皆谓之器。其于体外，则谓阴囊；其于身中，所同则谓膀胱矣。然以病配于五脏，则心气伏于肾中而不去，乃为是矣。何者？肾象水而味咸，心合火而味苦。苦流汗液，咸走胞囊。火为水持，故阴囊之外津润如汗而渗泄不止也。凡咸之为气，天阴则润，在土则浮，在人则囊湿，而皮肤剥起。

　　【张介宾】盐味咸，水之化也。其性浸淫透物，久在器中则津液外泄而器无固者，喻言人之肾气有损，则二阴不守也。

　　〔2〕【王冰】阴囊津泄而脉弦绝者，诊当言音嘶嗄，败易旧声尔。何者？肝气伤也。肝气伤则金本缺，金本缺则肺气不全，肺主音声，故言音嘶嗄。

　　【张介宾】凡琴瑟之弦将损绝者，音必嘶败，喻言人之肺气有损，则声音不清也。嘶音西，破声曰嘶。

　　〔3〕【王冰】敷，布也。言木气散布，外荣于所部者，其病当发于肺叶之中也。何者？以木气发散故也。《平人气象论》曰：脏真散于肝。肝又合木也。

　　【张介宾】敷，内清也。发，飘堕也。木敷于外者，凋残之兆也。喻言人之肝脾已损，则色夭肉枯也。按《太素》云：木陈者其叶落。于义尤切。

　　〔4〕【王冰】哕，谓声浊恶也。肺脏恶血，故如是。

　　【杨上善】言欲识病征者，须知其候。盐之在于器中，津洩于外，见津而知盐之有咸也。声嘶，知琴瑟之弦将绝。叶落者，知陈木之已蠹。举此三物衰坏之征，以比声哕识病深之候也。

　　【张介宾】哕，呃逆也。按《口问》篇曰：哕出于胃。又曰：肺主为哕。夫胃为五脏之本，肺为主气之脏，今以上文三证而复加声哕者，肺亏胃竭，病必危矣。哕，于决切。

人有此三者，是谓坏腑[1]。毒药无治①，短针无取，此皆绝皮伤肉，血气争黑②[2]。

①无治：《太素》"无婴治"。
②争黑：《太素》作"争异"。

〔1〕【王冰】腑，谓胸也。以肺处胸中故也。坏，谓损坏其腑而取病也。《抱朴子》云：仲景开胸以纳赤饼。由此则胸可启之而取病矣。三者，谓脉弦绝，肺叶发，声浊哕。

【张介宾】腑，犹宫府也。人之伤残日久，则形体损败如此，故谓之坏腑。

〔2〕【王冰】病内溃于肺中，故毒药无治。外不在于经络，故短针无取。是以绝皮伤肉，乃可攻之。以恶血久与肺气交争，故当血见而色黑也。新校正云：详岐伯之对，与黄帝所问不相当。别按《太素》云：夫盐之味咸者，其气令器津泄；弦绝者，其音嘶败；木陈者，其叶落；病深者，其声哕。人有此三者，是谓坏腑，毒药无治，短针无取，此皆绝皮伤肉，血气争黑。三字与此经不同，而注意大异。杨上善注云：言欲知病微者，须知其候。盐之在于器中，津液泄于外，见津而知盐之有咸也。声嘶，知琴瑟之弦将绝；叶落者，知陈木之已尽。举此三物衰坏之微，以比。声哕识病深之候。人有声哕同三譬者，是为腑坏之候。中腑坏者，病之深也。其病既深，故针药不能取，以其皮肉血气各不相得故也。再详上善作此等注义，方与黄帝上下问答，义相贯穿。王氏解盐咸器津，义虽渊微，至于注弦绝音嘶，木敷叶发，殊不与帝问相协，考之不若杨义之得多也。

【杨上善】人有声哕同三譬者，谓是府坏之候也。府者中府，谓五脏也。坏者，则声哕也。中府坏者，病之深也。其病既深，故针药不能取也，以其皮肉血气各不相得故也。

【张介宾】中腑既坏，则毒药不能治其内，短针不能取其外，病不可为而强施针药，徒致绝皮伤肉以败其形，血色争黑以变其色，此皆因循已久，不为早治，故无济也。《官能》篇曰：上工之取气，

389

乃救其萌芽；下工守其已成，因败其形。正此之谓。

帝曰：余念其痛^①，心为之乱惑反甚，其病不可更代，百姓闻之，以为残贼，为之奈何[1]？岐伯曰：夫人生于地，悬命于天，天地合气，命之曰人[2]。人能应四时者，天地为之父母[3]。知^②万物者，谓之天子[4]。

①余念其痛：《太素》作"余念其病"。
②知：《太素》作"荷主"。

〔1〕【王冰】残，谓残害；贼，谓损劫。言恐涉于不仁，致慊于黎庶也。

【杨上善】余念微病淫留至深，众庶不知，遂著骨髓。余痛其心，反甚于病，不能去已，故曰不可更代。百姓闻此积微成大坏腑之言，莫不以为残贼之深，欲知为之奈何也。

【张介宾】针药罔效，适甚其病，欲施他治，无法可更，故百姓闻之，必反谓残贼而害之也。

〔2〕【王冰】形假物成，故生于地。命惟天赋，故悬于天。德气同归，故谓之人也。《灵枢经》曰：天之在我者德；地之在我者气。德流气薄而生者也。然德者，道之用。气者，生之母也。

【张介宾】形以地成，故生于地。命唯天赋，故悬于天。天，阳也。地，阴也。阴精阳气，合而成人，故人位乎中而为三才之一。

〔3〕【王冰】人能应四时和气而养生者，天地恒畜养之，故为父母。《四气调神大论》曰：夫四时阴阳者，万物之根本也，所以圣人春夏养阳，秋冬养阴，以从其根，故与万物沉浮于生长之门也。

【杨上善】天与之气，地与之形，二气合之为人也。故形从地生，命从天与。是以人应四时，天地以为父母也。

【张介宾】人能合于阴阳，调于四时，处天地之和以养生者，天必育之寿之，故为父母。《四气调神论》曰：夫四时阴阳者，万物之根本也，所以圣人春夏养阳，秋冬养阴，以从其根，故与万物沉浮于生长之门。此之谓也。设有逆天之道，失时之和，以妄为常者，虽以天地为之父母，亦焉得而芘之哉？

〔4〕【王冰】知万物之根本者，天地常育养之，故谓曰天之子。

【杨上善】天地所贵者人，人之所归者圣，唯圣荷物，故号曰天子也。

【张介宾】知周万物，则能参天地，赞化育，以寿国寿民，是谓天之子也。

天有阴阳，人有十二节[1]。天有寒暑，人有虚实[2]。能经天地阴阳之化者，不失四时[3]。知十二节之理者，圣智不能欺也[4]。能存八动之变，五胜更立[5]。能达虚实之数者，独出独入，呿吟至微，秋毫在目[6]。

〔1〕【王冰】节，谓节气。外所以应十二月，内所以主十二经脉也。

【杨上善】此言天子所知，凡有二合四能。天有十二时，分为阴阳，子午之左为阳，子午之右为阴，人之左手足六大节为阳，右手足六大节为阴，此为一合也。

【张介宾】天有六阴六阳，人亦有六阴六阳，皆相应也。

〔2〕【王冰】寒暑有盛衰之纪，虚实表多少之殊，故人以虚实应天寒暑也。

【杨上善】十二爻寒暑之气，十一月阳气渐息，阴气渐消；至四月阳气在盈，阴气正虚；至五月阴气渐息，阳气渐消；至十月阴气在盈，阳气正虚。阴阳即为寒暑者也，盈虚以为虚实也。人亦如之，消息盈虚，有虚有实，为二合也。

【张介宾】阳进则物盛，阴进则物衰，此天地之虚实也。阳固则神全，阴强则鬼见，此人之虚实也。

〔3〕【杨上善】天地合气，命之曰人，故能知天地阴阳变化，理与四时合契，此一能也。

〔4〕【王冰】经，常也。言能常应顺天地阴阳之道而修养者，则合四时生长之宜。能知十二节气之所迁至者，虽圣智亦不欺侮而奉行之也。

【杨上善】知人阴阳十二节气与十二时同，循之而动，不可

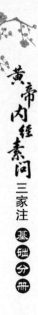

得失，虽有圣智，不能加也。欺，加也。此二能也。

【张介宾】如上文天地万物四时十二节寒暑虚实等义，只阴阳二字包罗尽之。能经天地阴阳之化者，圣智之道无遗蕴矣，又何有能欺之者？

〔5〕【杨上善】八动，八节之气也。八节之气，合金木水火土五行之气，更废更立，血气亦然，此三能也。

〔6〕【王冰】存，谓心存。达，谓明达。呿，谓欠呿。吟，谓吟叹。秋毫在目，言细必察也。八动，谓八节之风变动。五胜，谓五行之气相胜。立，谓当其王时。变，谓气至而变易。知是三者，则应效明著，速犹影音，皆神之独出独入，亦非鬼灵能召遣也。新校正云：按杨上善云：呿，谓露齿出气。

【杨上善】能达寒暑之气虚实相移者，则寿蔽天地，能独出死地，独入长生。其言也，呿吟至真微妙之道；其智也，目察秋毫深细之理。此四能也。呿音去，即露齿出气。

【张介宾】存，存于心也。八动之变，八风之动变也。五胜更立，五行之衰王也。独出独入，独得其妙用也。呿，开口而欠也。凡此者，皆天地阴阳之化，知乎此则无所不知，故虽呿吟之声至微，秋毫之形至细，无不在吾目中矣。此上之对，盖谓知之真，见之切，则病之浅深，治之可否，发无不中，又何有心之乱惑，百姓以为残贼之虑哉？呿音区。

帝曰：人生有形，不离阴阳〔1〕，天地合气，别为九野，分为四时，月有小大，日有短长，万物并至，不可胜量，虚实呿吟，敢问其方〔2〕？岐伯曰：木得金而伐，火得水而灭，土得木而达①，金得火而缺，水得土而绝②，万物尽然，不可胜竭〔3〕。

①土得木而达：《太素》作"土得水而达"。
②金得火而缺，水得土而绝：《太素》无此十字。

〔1〕【杨上善】万物负阴抱阳，冲气以为和，万物尽从三气而生，故人之形不离阴阳也。

〔2〕【王冰】请说用针之意。

392

【杨上善】从道生一，谓之朴也。一分为二，谓天地也。从二生三，谓阴阳和气也。从三以生万物，分为九野四时日月乃至万物。一一诸物，皆为阴阳气之所至，故所至处不可胜量。不可量物并有虚虚实实之谈，请言其道。方，道也。

【张介宾】此详求针治之方也。

〔3〕【王冰】达，通也。言物类虽不可竭尽而数，要之皆如五行之气，而有胜负之性分尔。

【杨上善】言阴阳相分，五行相克，还复相资。如金以克土，水以克火，土以克水，始土克水，得水通易，余四时皆然，并以所克为资，万物皆尔也。

【张介宾】天地阴阳之用，五行尽之，万物虽多，不能外此五者，知五行相制之道，则针法可约而知矣。

故针有悬布天下者五[1]，黔首共余食①，莫知之也[2]。一曰治神[3]，二曰知养身[4]，三曰知毒药②为真[5]，四曰制砭石③小大[6]，五曰知腑脏④血气之诊[7]。

①余食：《太素》作"饮食"。
②毒药：《太素》作"毒药药"。
③砭石：《太素》作"𥐧"。
④腑脏：《太素》作"输脏"。

〔1〕【杨上善】故针等利人之道，凡有五利也。
〔2〕【王冰】言针之道，有若高悬示人，彰布于天下者五矣。而百姓共知余食，咸弃蔑之，不务于本而崇乎末，莫知真要深在其中。所谓五者，次如下句。新校正云：按全元起本"余食"作"饱食"。注云：人愚不解阴阳，不知针之妙，饱食终日，莫能知其妙益。又《太素》作"饮食"。杨上善注云：黔首共服用此道，然不能得其意。

【杨上善】黔，黑也，渠廉反。人之首黑，故名黔首也。饮食，服用也。黔首服用此道，然不能得其意也。

【张介宾】悬布天下，言示人之广也。五义如下文。黔首黎民也。共，皆也。余食，犹食之弃余，皆不相顾也。黔音钳。

393

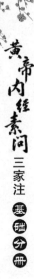

〔3〕【王冰】专精其心，不妄动乱也。所以云：手如握虎，神无营于众物，盖欲调治精神，专其心也。新校正云：按杨上善云：存生之道知此五者，以为摄养可得长生也。魂神意魄志以神为主，故皆名神，欲为针者，先须治神。故人无悲哀动中，则魂不伤，肝得无病，秋无难也；无怵惕思虑，则神不伤，心得无病，冬无难也；无愁忧不解，则意不伤，脾得无病，春无难也；无喜乐不极，则魄不伤，肺得无病，夏无难也；无盛怒者，则志不伤，肾得无病，季夏无难也。是以五过不起于心，则神清性明；五神各安其脏，则寿延遐算也。

【杨上善】存生之道，知此五者以为摄养，可得长生也。魂神意魄志，以神为主，故皆名神。欲为针者，先须理神也。故人无悲哀动中，则魂不伤，肝得无病，秋无难也；无怵惕思虑，则神不伤，心得无病，冬无难也；无愁忧不解，则意不伤，脾得无病，春无难也；无喜乐不极，则魄不伤，肺得无病，夏无难也；无盛怒者，则志不伤，肾得无病，季夏无难也。是以五过不起于心，则神清性明，五神各安其脏，则寿近遐算，此则针布理神之旨也，乃是崆峒广成子之道也。

【张介宾】医必以神，乃见无形，病必以神，血气乃行，故针以治神为首务。《汤液醪醴论》曰：形弊血尽而功不立者，神不使也。正此之谓。

〔4〕【王冰】知养己身之法，亦如养人之道矣。《阴阳应象大论》曰：用针者，以我知彼，用之不殆。此之谓也。新校正云：按《太素》"身"作"形"。杨上善云：饮食男女，节之以限，风寒暑湿，摄之以时，有异单豹外凋之害，即内养形。实慈恕以爱人，和尘劳而不迹，有殊张毅高门之伤，即外养形也。内外之养周备，则不求生而久生，无期寿而长寿，此则针布养形之极。玄元皇帝曰：太上养神，其次养形。详王氏之注，专治神养身于用针之际，其说甚狭，不若上善之说为优。若必以此五者解为用针之际，则下文知毒药为真，王氏亦不专用针为解也。

【杨上善】饮食男女，节之以限，风寒暑湿，摄之以时，有异单豹岁穴之害，即内养身也；实恕慈以爱人，和尘劳而不迹，有殊张毅高门之伤，即外养身也。内外之养周备，则不求生而久生，无期寿而寿长也，此则针布养身之极也。玄元皇帝曰：太上养神，其次养形。斯之谓也。

【张介宾】不知养身，置针于无用之地，针家不可不知，如《终始》篇云：新刺勿内，已刺勿醉，已刺勿怒，已刺勿劳，已刺勿饱，已刺勿饥，已刺勿渴之类皆是也。

〔5〕【王冰】毒药攻邪，顺宜而用，正真之道，其在兹乎？

【杨上善】药有三种：上药养神，中药养性，下药疗病。此经宗旨养神养性，唯去怵惕之虑、嗜欲之劳，其生自寿，不必假于针药者也。有病生中无出毒药以为真恶，故须知之。

【张介宾】治病之道，针药各有所宜，若真知非药不可而妄用针者，必反害之。如《邪气脏腑病形》篇曰：诸小者，阴阳形气俱不足，勿取以针而调以甘药也。《根结》篇曰：形气不足，病气不足，此阴阳气俱不足也，不可刺之。此即《病传论》所谓守一勿失万物毕者之义。

〔6〕【王冰】古者以砭石为针，故不举九针，但言砭石尔。当制其大小者，随病所宜而用之。新校正云：按全元起云：砭石者，是古外治之法，有三名：一针石，二砭石，三镵石，其实一也。古来未能铸铁，故用石为针，故名之针石。言工必砥砺锋利，制其小大之形，与病相当。黄帝造九针，以代镵石。上古之治者，各随方所宜，东方之人多痈肿聚结，故砭石生于东方。

【杨上善】东方滨海水傍，人食盐鱼，多病痈肿，故制砭石大小，用破痈也。

【张介宾】古者以砭石为针，用为外治之法，自黄帝始造九针以代石，故不曰九针而曰砭石。然制有小大，必随病所宜，各适其用也。

〔7〕【王冰】诸阳为腑，诸阴为脏。故《血气形志》篇曰：太阳多血少气，少阳少血多气，阳明多气多血，少阴少血多气，厥阴多血少气，太阴多气少血。是以刺阳明出血气，刺太阳出血恶气，刺少阳出气恶血，刺太阴出气恶血，刺少阴出气恶血，刺厥阴出血恶气也。精知多少则补泻万全。

【杨上善】输，为三百六十五穴者也。脏，谓五脏血气。诊，谓经络脉诊候也。

宝命全形论篇第二十五

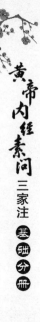

【张介宾】不知腑脏，则阴阳表里不明，不知血气，则经络虚实不辨，皆不足以言针。

五法俱立，各有所先[1]。今末世之刺也，虚者实之，满者泄之①，此皆众工所共知也[2]。若夫法天则地，随应而动，和之②者若响，随之者若影[3]，道无鬼神，独来独往[4]。

①泄之：《太素》作"洩之"。
②和之：《太素》作"知之"。

〔1〕【王冰】事宜则应者先用。
　　【杨上善】此五法各有所长，故用之各有所先也。
　　【张介宾】针治未施，法应预立，五者之用，当知所先。
〔2〕【杨上善】粗工守形，实者写之，虚者补之，斯乃众人所知，不以为贵也。
　　【张介宾】言浅近易知也。
〔3〕【杨上善】刺虚实之道，法天地以应万物，若响应声，如影随形，得其妙，得其机，应虚实而行补写也。
〔4〕【王冰】随应而动，言其效也。若影若响，言其近也。夫如影之随形，响之应声。岂复有鬼神之召遣耶？盖由随应而动之自得尔。
　　【杨上善】应天地之动者，谓之道也。有道者其鬼不神，故与道往来，无假于鬼神也。
　　【张介宾】法天则地，超乎凡矣。随应而动，通乎变矣。故能如响应声，如影随形，得心应手，取效若神。所谓神者，神在吾道，无谓鬼神。既无鬼神，则其来其往，独惟我耳。

帝曰：愿闻其道。岐伯曰：凡刺之真，必先治神[1]，五脏已定，九候已备，后乃存针①[2]。众脉不见②，众凶弗闻，外内相得，无以形先[3]，可玩③往来，乃施于人[4]。

①后乃存针：《太素》作"乃缓存针"。
②不见：《太素》作"弗见"。

③玩:《太素》作"柷"。

〔1〕【王冰】专其精神,寂无动乱,刺之真要,其在斯焉。

【张介宾】此以病者之神为言。神者,正气也。得神者昌,失神者亡,故刺之真要,必先以正气为主。

〔2〕【王冰】先定五脏之脉,备循九候之诊,而有太过不及者,然后乃存意于用针之法。

【杨上善】凡得针真意者,必先自理五神,五神既理,五脏血气安定,九候已备于心,乃可存心针道,补写虚实。

【张介宾】再定五脏之属,悉九候之诊,得其虚实所在,然后存意于针而用之。

〔3〕【王冰】众脉,谓七诊之脉。众凶,谓五脏相乘。外内相得,言行气相得也。无以形先,言不以己形之衰盛寒温,料病人之形气使同于己也。故下文曰:

【杨上善】病人众病脉候不见于内,诸病声候不闻于外,内外相得为真,不唯形之善恶为候也。

【张介宾】众脉众凶,言其多也,泛求其多,则不得其要。故见众脉者不见脉之真,闻众凶者弗闻凶之本,必因脉以合外,因证以合内,表里相参,庶平无失,是外内相得也。不察其迹而察其所以迹,是无以形先也。所谓知其要者一言而终,不知其要流散无穷,其义即此。

〔4〕【王冰】玩,谓玩弄,言精熟也。《标本病传论》曰:谨熟阴阳,无与众谋。此其类也。新校正云:按此文出《阴阳别论》,此云《标本病传论》者,误也。

【杨上善】柷,五骨反,动也。先知内外相得之理,动而往来,乃可施人也。

【张介宾】玩,谓精熟,犹玩弄也。往言既往,来言将来,原始反终,惟穷理者能之。必能若是,乃可施治于人。

人有虚实,五虚勿近,五实勿远^[1],至其当发,间不容瞚^[2]。手动若务,针耀而匀^{①[3]},静意视义,观适之变^[4],是谓冥冥,莫

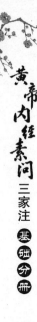

知其形[5]，见其乌乌，见其稷稷，从见其飞，不知其谁②[6]，伏如横弩，起如发机[7]。

①匀：《太素》作"眴"。
②谁：《太素》作"杂"。

〔1〕【杨上善】五，谓皮肉脉筋骨也。此五皆虚，勿近写之；此五皆实，勿远而不写。

【张介宾】五虚五实，如《调经论》云神、气、血、形、志，各有有余不足，凡此十者，其气不等也。《玉机真脏论》曰：脉盛，皮热，腹胀，前后不通，闷瞀，此谓五实；脉细，皮寒，气少，泄利前后，饮食不入，此谓五虚也。虚病不利于针，故五虚勿近。实邪最所当用，故五实勿远。盖针道难补而易泻耳。

〔2〕【王冰】人之虚实，非其远近而有之。盖由血气一时之盈缩尔。然其未发，则如云垂而视之可久；至其发也，则如电灭而指所不及。迟速之殊，有如此矣。新校正云：按《甲乙经》"瞑"作"暄"。全元起本及《太素》作"眴"。

【杨上善】至其气至机发，不容于眴目也，容于眴目即失机，不得虚实之中。眴音舜。

【张介宾】发，出针也。瞑，瞬同。言针发有期，或迟或速，在气机之顷，不可以瞬息误也。

〔3〕【王冰】手动用针，心专务于一事也。《针经》曰：一其形，听其动静，而知邪正，此之谓也，针耀而匀，谓针形光净而上下匀平。

【杨上善】手转针时，专心一务。

【张介宾】动，用针也。务，专其务而心无二也。耀，精洁也。匀，举措从容也。

〔4〕【杨上善】可以静意，无劳于众物也。视其义利，观其适当，知气之行变动者也。

【张介宾】适，至也。变，虚实之变也。观之以静，察变之道也。

〔5〕【王冰】冥冥，言血气变化之不可见也。故静意视息，以义斟酌，观所调适经脉之变易尔。虽且针下用意精微而测量之，犹不知

398

变易形容谁为其象也。新校正云：按《八正神明论》云：观其冥冥者，言形气荣卫之不形于外，而工独知之。以日之寒温，月之虚盛，四时气之浮沉，参伍相合而调之。工常先见之，然而不形于外，故曰观于冥冥焉。

【杨上善】此机微者，乃是窈冥众妙之道，浅识不知也。

【张介宾】冥冥，幽隐也。莫知其形，言血气之变不形于外，惟明者能察有于无，即所谓观于冥冥焉。

〔6〕【王冰】乌乌，叹其气至。稷稷，嗟其已应。言所针得失，如从空中见飞鸟之往来，岂复知其所使之元主耶！是但见经脉盈虚而为信，亦不知其谁之所召遣尔。

【杨上善】乌乌稷稷，凤凰雄雌声也。凤凰群杂而飞，雄雌相和，不见其杂。有观凤者，别其声殊，辨其形异，故曰不杂。譬善用针者，妙见针下气之虚实，了然不乱也。

【张介宾】此形容用针之象有如此者。乌乌，言气至如鸟之集也。稷稷，言气盛如稷之繁也。从见其飞，言气之或往或来，如鸟之飞也。然此皆无中之有，莫测其孰为之主，故曰不知其谁。

〔7〕【王冰】血气之未应针，则伏如横弩之安静；其应针也，则起如机发之迅疾。

【杨上善】如横弩者，比其智达妙术也。起如机者，比行之得中。

【张介宾】血气未应，针则伏如横弩，欲其强锐也。血气既应，针则退如发机，欲其迅速也。

帝曰：何如而虚？何如而实[1]？岐伯曰：刺虚者须其实，刺者实须其虚[2]，经气①已至，慎守勿失[3]，深浅在志[4]，远近若一[5]，如临深渊，手如握虎，神无营于众物[6]。

①经气：《太素》作"终气"。

〔1〕【王冰】言血气既伏如横弩，起如发机，然其虚实岂留呼而可为准定耶？虚实之形，何如而约之？

【张介宾】此下言虚实之治，并及诸所当慎也。

399

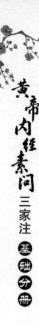

〔2〕【王冰】言要以气至有效而为约，不必守息数而为定法也。

【杨上善】虚为病者，补之须实；实为病者，写之须虚也。

〔3〕【王冰】无变法而失经气也。

【杨上善】得气补写，终时慎之，勿使过与不及也。

〔4〕【杨上善】志，记也。计针下深浅，可记之，不得有失。深浅有失，更增其病，故须记。

〔5〕【杨上善】使之得中，不可过与不及，故曰若一也。

〔6〕【王冰】言精心专一也。所针经脉，虽深浅不同，然其补泻皆如一俞之专意，故手如握虎，神不外营焉。新校正云：按《针解论》云：刺实须其虚者，留针阴气隆至，乃去针也。刺虚须其实者，阳气隆至，针下热，乃去针也。经气已至，慎守勿失者，勿变更也。深浅在志者，知病之内外也。远近如一者，深浅其候等也。如临深渊者，不敢堕也。手如握虎者，欲其壮也。神无营于众物者，静志观病人，无左右视也。

【杨上善】行针专务，设二喻以比之：一如临深渊，更营异物，必有颠坠之祸；亦如握虎不坚，定招自伤之害。故行针调气，不可不用心也。

【张介宾】此节详注见下文。《小针解》与《针解》两篇片段。

八正神明论篇第二十六①

黄帝问曰：用针之服，必有法则焉，今何法何则[1]？岐伯对曰：法天则地，合以天光[2]。帝曰：愿卒闻之。岐伯曰：凡刺之法，必候日月星辰四时八正之气，气定乃刺之[3]。

①新校正云：按全元起本在第二卷。又与《太素·知官能》篇大意同，文势小异。

〔1〕【王冰】服，事也。法，象也。则，准也、约也。

【张介宾】服，事也。法，方法；则，准则也。

400

〔2〕【王冰】谓合日月星辰之行度。

【杨上善】服，事也。光为三光。

【张介宾】天有星辰，人有俞穴，地有道里，人有尺寸，无不合乎天运。天之明在日月，是谓天光。

〔3〕【王冰】候日月者，谓候日之寒温，月之空满也。星辰者，谓先知二十八宿之分，应水漏刻者也。略而言之，常以日加之于宿上，则知人气在太阳否，日行一舍，人气在三阳与阴分矣。细而言之，从房至毕十四宿，水下五十刻，半日之度也。从昴至心亦十四宿，水下五十刻，终日之度也。是故从房至毕者为阳，从昴至心者为阴。阳主昼，阴主夜也。凡日行一舍，故水下三刻与七分刻之四也。《灵枢经》曰：水下一刻，人气在太阳；水下二刻，人气在少阳；水下三刻，人气在阳明；水下四刻，人气在阴分。水下不止，气行亦而。又曰：日行一舍，人气行于身一周与十分身之八；日行二舍，人气行于身三周与十分身之六；日行三舍，人气行于身五周与十分身之四；日行四舍，人气行于身七周与十分身之二；日行五舍，人气行于身九周。然日行二十八宿，人气亦行于身五十周与十分身之四。由是故必候日月星辰也。四时八正之气者，谓四时正气八节之风来朝于太一者也。谨候其气之所在而刺之，气定乃刺之者，谓八节之风气静定，乃可以刺经脉，调虚实也。故《历忌》云：八节前后各五日，不可刺灸凶。是则谓气未定，故不可灸刺也。新校正云：按八节风朝太一，具《天元玉册》中。

【杨上善】定者，候得天地正气曰定，定乃刺之。

【张介宾】候，察也。日月星辰，四时八正之气，义如下文。

是故天温日明，则人血淖液而卫气浮，故血易泻，气易行；天寒日阴，则人血凝泣①而卫气沉[1]。月始生，则血气始精，卫气始行[2]；月郭满，则血气实，肌肉坚[3]；月郭空，则肌肉减，经络虚，卫气去，形独居。是以因天时而调血气也[4]。

①凝泣：《太素》作"淣泣"。

〔1〕【王冰】泣，谓如水中居雪也。

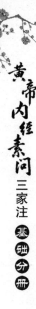

【杨上善】淖，大卓反，濡甚也，谓血濡甚通液也。卫气行于脉外，故随寒温而邪浮沉滑涩。泣音涩。

【张介宾】淖，濡润也。天温日明，阳盛阴衰也，人之血气亦应之，故血淖液而易写，卫气浮而易行。天寒日阴，阳衰阴胜也，故人血凝泣而卫气沉，凝则难写，沉则难行矣。淖，乃豹切。泣，涩同。

〔2〕【杨上善】血气者，经脉及络中血气者也。卫气者，谓是脉外循经行气也。精者，谓月初血气随月新生，故曰精也。但卫气常行而言始行者，亦随月生，称曰始行也。

〔3〕【杨上善】脉中血气及肉，皆随月坚盛也。

〔4〕【杨上善】经脉之内，阴气随月皆虚，经络之外，卫之阳气亦随月虚，故称为去，非无卫气也。形独居者，血气与卫虽去，形骸恒在，故曰独居。故谓血气在于时也。

【张介宾】精，正也，流利也。月属阴，水之精也，故潮汐之消长应月，人之形体属阴，血脉属水，故其虚实浮沉，亦应于月。

　　是以天寒无刺[1]，天温无疑[2]，月生无泻[3]，月满无补[4]，月郭空无治①[5]，是谓得时而调之[6]。因天之序，盛虚之时，移光定位，正立而待之[7]。故曰：月生而泻，是谓脏虚[8]；月满而补，血气扬溢，络有留血②，命曰重实[9]；月郭空而治，是谓乱经。阴阳相错，真邪不别，沉以留止，外虚内乱，淫邪乃起[10]。

①无治：《太素》作"无疗"。
②络有留血：《太素》作"经有留止"。

〔1〕【王冰】血凝泣而卫气沉也。
　　　【张介宾】营卫凝泣也。
〔2〕【王冰】血淖液而气易行也。
　　　【杨上善】天温血气淖泽。故可刺之，不须疑也。
　　　【张介宾】血气易行也。
〔3〕【张介宾】恐伐其生气也。
〔4〕【杨上善】月生，血气始精微弱，刺之虚虚，故不可写。月

满，人气皆盛，刺之实实，故不可补也。

　　【张介宾】恐助其邪也。

　〔5〕【张介宾】阴气不充也。

　〔6〕【王冰】谓得天时也。

　　【杨上善】无疗者，治之乱经，故无疗也。是谓得时法也。

　　【张介宾】合乎天也。

　〔7〕【王冰】候日迁移，定气所在，南面正立，待气至而调之也。

　　【杨上善】正立待之，伺其气也。

　　【张介宾】日月之光移，则岁时之位定。南面正立，待而察之，则气候可得也。

　〔8〕【王冰】血气弱也。新校正云：按全元起本"脏"作"减"，"脏"当作"减"。

　　【杨上善】月生，脏之血气精微，故刺之重虚也。

　　【张介宾】虚其虚也。日，当作曰。

　〔9〕【王冰】络，一为经，误。血气盛也。留，一为流，非也。

　　【杨上善】扬溢，盛也。月满刺之，经溢流血，故曰重实也。

　　【张介宾】实其实也。

　〔10〕【王冰】气失纪，故淫邪起。

　　【杨上善】月郭空者，天光尽也。肌肉并经络及卫气阴阳皆虚，真邪气交错相似不能别，无刺之则邪气沉留，络脉外虚，经脉内乱，于是淫邪得起也。

　　【张介宾】月郭空时，血气方弱，正不胜邪，则邪气沉留不去，于此用针，故致阴阳错乱，真邪不辨，而淫邪反起矣。

　　帝曰：星辰八正何候？岐伯曰：星辰者，所以制日月之行也[1]。八正者，所以候八风之虚邪，以时至者也[2]。四时者，所以分春秋冬夏之气所在，以时调之也[3]。八正之虚邪，而避之勿犯也[4]。以身之虚，而逢天之虚，两虚相感，其气至骨，入则伤五脏[5]，工候救之，弗能伤也[6]，故曰天忌不可不知也[7]。

　〔1〕【王冰】制，谓制度，定星辰则可知日月行之制度矣。略而

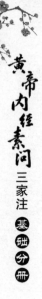

言之，周天二十八宿三十六分，人气行一周天，凡一千八分。周身十六丈二尺，以应二十八宿，合漏水百刻，都行八百一十丈，以分昼夜也。故人十息，气行六尺，日行二分；二百七十息，气行十六丈二尺，一周于身，水下二刻，日行二十分；五百四十息，气行再周于身，水下四刻，日行四十分；二千七百息，气行十周于身，水下二十刻，日行五宿二十分；一万三千五百息，气行五十周于身，水下百刻，日行二十八宿也。细而言之，则常以一十周加之一分又十分分之六乃奇，分尽矣。是故星辰所以制日月之行度也。新校正云：详周天二十八宿至日行二十八宿也。本《灵枢》文，今具《甲乙经》中。

【杨上善】日月之行度，有以二十八宿为制度也。

【张介宾】此下皆言天忌也。制，节制也。察寒温者在于日色，察盛衰者在于月光，察日月之盈虚往来，则在于星辰之宫度，故曰星辰者所以制日月之行也。天以日月为阴阳，人以营卫为阴阳，故用针者必察日月星辰之气度，以取营卫之虚实。

〔2〕【王冰】八正，谓八节之正气也。八风者，东方婴儿风，南方大弱风，西方刚风，北方大刚风，东北方凶风，东南方弱风，西南方谋风，西北方折风也。虚邪，谓乘人之虚而为病者也。以时至，谓天应太一移居，以八节之前后，风朝中宫而至者也。新校正云：详"太一移居"、"风朝中宫"义具《天元玉册》。

【张介宾】八正者，八方之正位也。八方之气以时而至，谓之八风。从所居之乡来者为实风，从所冲之方来者为虚风；实风主生长，虚风主杀害。察八正之位，则邪之伤人，虚实可知矣。

〔3〕【杨上善】以八方正位，候八种虚邪之风也。四时者，分阴阳之气为四时，以调血气也。

〔4〕【王冰】四时之气所在者，谓春气在经脉，夏气在孙络，秋气在皮肤，冬气在骨髓也。然触冒虚邪，动伤真气，避而勿犯，乃不病焉。《灵枢经》曰：圣人避邪，如避矢石。盖以其能伤真气也。

【张介宾】四时之气所在，如春气在经脉，夏气在孙络，长夏气在肌肉，秋气在皮肤，冬气在骨髓中；又如正二月人气在肝，三四月人气在脾，五六月人气在头，七八月人气在肺，九十月人气在心，十一二月人气在肾，此皆气在人身也。至于天气所在，则八正之风，随时而至者是也。人身之气宜调于内，天地之气宜调于外，故圣人日避虚邪之道，如避矢石然，盖恐因外而伤其内也。

〔5〕【王冰】以虚感虚，同气而相应也。

【张介宾】身之虚，血气虚也。天之虚，八正之虚邪气及三虚也。以虚感虚，故邪气深入至骨而伤于五脏。

〔6〕【王冰】候知而止，故弗能伤之。救，止也。

〔7〕【王冰】人忌于天，故云天忌，犯之则病，故不可不知也。

【杨上善】形及血气年加皆虚，故曰身虚。身虚与虚邪相感，为病入深，故至于骨伤五脏也。法天候之以禁，故曰天忌也。

【张介宾】工能知而勿犯，犯而能救，故可弗伤。凡太乙所居之乡，气有邪正虚实，出乎天道，所当避忌，故曰天忌。又《九针论》以身形九野时日之应，亦曰天忌。

帝曰：善。其法星辰者，余闻之矣，愿闻法往古者[1]。岐伯曰：法往古者，先知《针经》也[2]。验于来今者，先知日之寒温，月之虚盛，以候气之浮沉，而调之于身，观其立有验也[3]。

〔1〕【杨上善】帝问师古摄生之道。

〔2〕【杨上善】往古伏羲氏始画八卦，造书契，即可制《针经》摄生救病之道。

【张介宾】此下诸义皆释《针经》之文，即前九针推论章也。法往古者，取法于既往也。此云《针经》为古法，可见是书之传，其来最远，似犹有出轩岐之前者。

〔3〕【王冰】候气不差，故立有验。

【杨上善】制《针经》之旨获验于来今者，由先知寒温盛虚，以候脉气浮沉，次用针调之，以取其验也。

【张介宾】验于来今，察见在也，观日月之气候而调之于身。以古证今，以今合古，知往知来，其用安有不验？《五色》篇亦曰积神于心，以知往今。

观其冥冥者，言形气荣卫之不形于外[1]，而工独知之[2]，以日

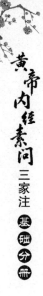

之寒温，月之虚盛，四时气之浮沉，参伍相合而调之，工常先见之，然而不形于外，故曰观于冥冥焉[3]。

〔1〕【杨上善】形之肥瘦，血气盛衰，营卫之行，不见于外，故曰冥冥也。

〔2〕【王冰】明前篇静意视义，观适之变，是谓冥冥莫知其形也。虽形气荣卫不形见于外，而工以心神明悟，独得知其衰盛焉，善恶悉可明之。新校正云：按前篇乃《宝命全形论》。

〔3〕【王冰】工所以常先见者，何哉？以守法而神通明也。

【杨上善】以下解观也。工人以神，得彼形气营卫之妙，不可知事，参伍相合调之，符合外不知，故曰观冥冥。

【张介宾】形气营卫，不形于外，故曰冥冥。而工独知之者，以知日月四时之变化，则天地阴阳之道尽；知参伍相合之妙用，则人身调治之法尽。若是者，不求其神而神无不在，故见于冥冥焉。

通于无穷者，可以传于后世也[1]，是故工之所以异也[2]。然而不形见于外，故俱不能见也[3]。视之无形，尝之无味，故谓冥冥，若神仿佛[4]。虚邪者，八正之虚邪气也[5]。正邪者，身形①若用力，汗出腠理开，逢虚风，其中人也微②，故莫知其情，莫见其形[6]。

①身形：《太素》作"身形飢"。
②其中人也微：《太素》作"入微"。

〔1〕【杨上善】无穷者，谓血气之妙也。有通之者，可传于万代。不通之者，以杀生人，故不能传之。

〔2〕【王冰】法著故可传后世，后世不绝则应用通于无穷矣。以独见知，故工所以异于人也。

〔3〕【王冰】工异于粗者，以粗俱不能见也。

【杨上善】良工观于冥冥，所知众妙，俱不可知之。

〔4〕【王冰】言形气荣卫不形于外，以不可见，故视无形，尝无味。伏如横弩，起如发机，窈窈冥冥，莫知元主，谓如神运仿佛焉。

若，如也。

【杨上善】冥冥之道，非直目之不可得见，亦非舌所得之味。若能以神仿佛，是可得也，此道犹是黄帝之玄珠，冈象通之于仿佛。

【张介宾】通于无穷者，无方无体也，故可传于万世。其所以异于人者，以人俱不能见而我独见之，明察秋毫，在于若无若有之际，故谓冥冥，若神仿佛。

〔5〕【王冰】八正之虚邪，谓八节之虚邪也。以从虚之乡来，袭虚而入为病，故谓之八正虚邪。

【张介宾】义如上文。

〔6〕【王冰】正邪者，不从虚之乡来也。以中人微，故莫知其情意，莫见其形状。

【杨上善】胃中无谷曰饥。饥及汗出虚，因腠理开，虚风得入。虚风入时难知，故曰冥冥也。

【张介宾】正邪，即八方之正风也。盖正风之大者为实风，微者即正风。从其冲后来者为虚风。《刺节真邪》篇曰：正气者，正风也，从一方来，非实风，又非虚风也。邪气者，虚风之贼伤人也。《贼风》篇曰：其有热则汗出，汗出则受风，虽不遇贼风邪气，必有因加而发焉。是皆正风之谓。虽为正风，亦能伤人，故曰正邪，亦曰虚风耳。第其中人也微，不若虚邪贼风之甚，故莫知其情形而人不之觉也。

上工救其萌牙，必先见①三部九候之气尽调，不败救之〔1〕，故曰上工②。下工救其已成，救其已败③。救其已成者，言不知三部九候之相失④，因病而败之也⑤〔2〕。知其所在者，知诊三部九候之病脉处而治之，故曰守其门户焉，莫知其情而见邪形也〔3〕。

①必先见：《太素》作"必先知"。

②上工：《太素》无此二字。

③救其已成，救其已败：《太素》无此八字。

④相失：《太素》作"气以相失"。

⑤因病而败之也：《太素》作"有因而疾败之"。

八正神明论篇第二十六

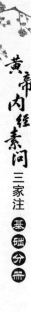

〔1〕【杨上善】萌牙，未病之病，病之微也。先知三部九候调之，即疗其微，故不败也。

〔2〕【王冰】义备《离合真邪论》中。

【杨上善】疾者，言其速也。

【张介宾】救其萌牙，治之早也。救其已成，治之迟也。早者易，功收万全；迟者难，反因病以败其形，在知与不知之间耳，所以有上工、下工之异。

〔3〕【王冰】三部九候为候邪之门户也。守门户，故见邪形。以中人微，故莫知其情状也。

【杨上善】但察三部九候，得其病脉，见其邪形，即便疗之，以守其门户，更不须问其情也。

【张介宾】知其所在者，知病脉之处也。三部九候，即病脉由行出入之所，故曰门户。情有不可知而形有可见者在乎此，得其形则情可察矣。

帝曰：余闻补写，未得其意。岐伯曰：写必用方，方者，以气方盛也，以月方满也，以日方温也，以身方定也，以息方吸而内针[1]，乃复候其方吸而转针[2]，乃复候其方呼而徐引针，故曰写必用方，其气而行焉[3]。

〔1〕【杨上善】方，正也。气正盛时，月正满时，日正温时，身正安时，息正吸时，此之五正，是内针时也。

〔2〕【杨上善】此之一正，是乃转针时也。

〔3〕【王冰】方，犹正也。泻邪气出，则真气流行矣。

【杨上善】此之一正，是出针时也。写用七法，即邪气行出也。

【张介宾】方，正也，当其正盛正满之谓也。方吸内针，气之来也，迎而夺之，恶得无虚，即此之谓，故可以写。按：《官能》篇曰：写必用员，补必用方。

补必用员，员者行也①，行者移也[1]。刺必中其荣，复以吸排针也②[2]。故员与方，非针③也[3]。故养神者，必知形之肥瘦，荣卫血气之盛衰。血气者，人之神，不可不谨养[4]。

①补必用员，员者行也：《太素》作"补者必用其员者，行也"。
②吸排针也：《太素》作"吸也"。
③非针：《太素》作"排针"。

〔1〕【王冰】行，谓宣不行之气，令必宣行。移，谓移未复之脉，俾其平复。
〔2〕【王冰】针入至血谓之中荣。
【杨上善】员之与方，行针齐实也。行补之法，刺中营气，留针补也。因吸出针，移气使气实也。
【张介宾】员，员活也。行者行其气，移者导其滞。凡正气不足，则营卫不行，血气留滞，故必用员以行之补之。荣，血脉也。排，除去也，即候吸引针之谓。
〔3〕【王冰】所言方员者，非谓针形，正谓行移之义也。
【杨上善】员之与方，行针之法，皆推排针为补写之。
【张介宾】非针之形，言针之用也。
〔4〕【王冰】神安则寿延，神去则形弊，故不可不谨养也。
【杨上善】养神之道：一者须知形之肥瘦，二者须知营卫二气所行得失，三者须知经络血有盛衰。知此三者调之，神自养矣。
【张介宾】形者神之体，神者行之用；无神则形不可活，无形则神无以生。故行之肥瘦，营卫血气之盛衰，皆人神之所赖也。故欲养神者，不可不谨养其形。

帝曰：妙乎哉论也[1]！合人形于阴阳、四时、虚实之应，冥冥之期，其非夫子，孰能通之[2]？然夫子数言形与神，何谓形？何谓神？愿卒闻之[3]。岐伯曰：请言形。形乎形，目冥冥[4]，问其所病①，索之于经，慧然②在前[5]，按之不得，不知其情，故曰形[6]。

①问其所病：《太素》作"问其所痛"。新校正云：按《甲乙经》作"扪其所痛"，义亦通。

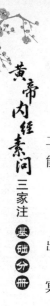

②慧然：《太素》作"恶然"。

〔1〕【杨上善】妙者，言得其神之精秘者也。

〔2〕【杨上善】言微妙之辞，以人形合于阴阳，一也；合于四时，二也；合于虚实，三也；合于冥冥，四也。非夫子穷微极妙之通，孰能为此论也？

〔3〕【王冰】神，谓神智通悟。形，谓形诊可观。

【杨上善】知形为粗，知神为细，粗细莫辨。故须问之。

【张介宾】形可见，神不可见。《易》曰：形乃谓之器，利用出入，民咸用之谓之神。

〔4〕【杨上善】形乎形者，言唯知病之形与形，不见其妙，故曰冥冥也。

【张介宾】形乎形，见乎外也。目冥冥，见粗者不见其精也。

〔5〕【杨上善】言粗无知，问病所以诊索经脉，何能知其病之在前？

〔6〕【王冰】外隐其无形，故目冥冥而不见，内脏其有象，故以诊而可索于经也。慧然在前，按之不得，言三部九候之中，卒然逢之，不可为之期准也。《离合真邪论》曰：在阴与阳，不可为度，从而察之，三部九候，卒然逢之，早遏其路。此其义也。

【杨上善】按人迎寸口，不知病情，故但知形。

【张介宾】所病有因，可问而知，所在有经，可索而察，则似乎慧然在前矣；然仍按之不得者，在见其形而不知其情耳。形者，迹也。

帝曰：何谓神？岐伯曰：请言神。神乎神，耳不闻①〔1〕，目明心开而②志先〔2〕，慧然独悟，口弗能言〔3〕，俱视独见〔4〕，适若昏，昭然独明〔5〕，若风吹云，故曰神〔6〕。三部九候为之原，九针之论不必存也〔7〕。

①耳不闻：《太素》作"不耳闻"。

②而：《太素》作"为"。

〔1〕【张介宾】神乎神，二而一也。耳不闻，听于无声也。

〔2〕【杨上善】能知心神之妙，故曰神乎神也。神知则既非耳目所得，唯是心眼开于志意之先耳。

【张介宾】目著明，心藏神，心窍开则志慧出而神明见。

〔3〕【杨上善】神得内明，言名之所不能及也。

〔4〕【杨上善】众庶俱见，而工独见。

【张介宾】口弗能言，妙不可以言传也，故与众俱视，惟吾独见。

〔5〕【张介宾】观于冥冥，适若昏也。无所见而见之，昭然明也。

〔6〕【王冰】耳不闻，言神用之微密也。目明心开而志先者，言心之通如昏昧开卷，目之见如氛翳辟明，神虽内融，志已先往矣。慧然，谓清爽也。悟，犹了达也。慧然独悟，口弗能言者，谓心中清爽而了达，口不能宣吐以写心也。俱视独见，适若昏者，叹见之异速也。言与众俱视，我忽独见，适犹若昏昧尔。既独见了心，眼昭然独能明察，若云随风卷，日丽天明，至哉神乎！妙用如是，不可得而言也。

【杨上善】适将若在昏中，昭然独明。又解起惑除，若风吹云。如斯得者，因谓之神也。

【张介宾】若风吹云，宇宙清而光明见也。豁然了悟，人则在心，至哉莫测，故谓之神。

〔7〕【王冰】以三部九候经脉为之本原，则可通神悟之妙用，若以九针之论金议，则其旨惟博，其知弥远矣。故曰三部九候为之原，九针之论不必存也。

【杨上善】三部九候为神得之原，九针之论粗而易行，故不必存。

【张介宾】以三部九候为之本原，则神悟可得矣。九针之论，特具其形迹耳。既得其神，奚借于迹？虽不存之，亦无不可。

离合真邪论篇第二十七①

黄帝问曰：余闻《九针》九篇，夫子乃因而九之，九九八十一篇，余尽通其意矣[1]。经言气之盛衰，左右倾移，以上调下，以左

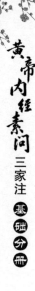

调右，有余不足，补写于荥输，余知之矣[2]。此皆荣卫之倾移②，虚实之所生，非邪气从外入于经也[3]。余愿闻邪气之在经也，其病人何如？取之奈何[4]？岐伯对曰：夫圣人之起度数，必应于天地[5]，故天有宿度，地有经水，人有经脉[6]。天地温和，则经水安静；天寒地冻，则经水凝泣；天暑地热，则经水沸溢；卒风暴起，则经水波涌而陇起[7]。

①新校正云：按全元起本在第一卷，名《经合》。第二卷重出，名《真邪论》。

②荣卫之倾移：《太素》作"荣卫之气倾移"。

〔1〕【杨上善】八十一篇者，此经之类，所知之书篇数也。

【张介宾】《针经》之数，共八十一篇也。

〔2〕【杨上善】以前所知书中义也。

〔3〕【张介宾】荣卫倾移，谓阴阳偏胜，则虚实内生而为病，非邪气在经之谓也。

〔4〕【杨上善】言前八十一篇所说之义，与余请异者，经所说唯道十二经脉，荣卫二气，自相倾移，虚实所生，不言外邪入经为病，故今请之。

〔5〕【杨上善】起于人身法度，以应天地也。

〔6〕【王冰】宿，谓二十八宿。度，谓天之三百六十五度也。经水者，谓海水、渎水、渭水、湖水、汭水、汝水、江水、淮水、漯水、河水、漳水、济水也。以其内合经脉，故名之经水焉。经脉者，谓手足三阴三阳之脉。所以言者，以内外参合，人气应通，故言之也。新校正云：按《甲乙经》云：足阳明外合于海水，内属于胃；足太阳外合于渎水，内属膀胱；足少阳外合于渭水，内属于胆；足太阴外合于湖水，内属于脾；足厥阴外合于汭水，内属于肝；足少阴外合于汝水，内属于肾；手阳明外合于江水，内属于大肠；手太阳外合于淮水，内属于小肠；手少阳外合于漯水，内属于三焦；手太阴外合于河水，内属于肺；手心主外合于漳水，内属于心包；手少阴外合于济水，内属于心。

【张介宾】宿，谓二十八宿。度，谓三百六十五度。经水，谓清、渭、海、湖、汝、渑、淮、漯、江、河、济、漳，以合人之三阴三阳，十二经脉也。

〔7〕【王冰】人经脉亦应之。

【杨上善】言天地阴阳气之度数也。

【张介宾】人气与天地相通，故温和寒冷暑热卒风暴至，而经脉之应，必随时为变，邪之中人亦然也，详如下文。泣，涩同。陇，隆同。

夫邪之入于脉也，寒则血凝泣，暑则气淖泽①[1]，虚邪因而入客，亦如经水之得风也[2]，经之动脉，其至也亦时陇起[3]，其行于脉中循循然②[4]。其至寸口中手③也，时大时小，大则邪至，小则平[5]，其行无常处[6]，在阴与阳，不可为度[7]，从④而察之，三部九候，卒然逢之，早遏其路[8]。吸则内针，无令气忤[9]，静以久留，无令邪布[10]，吸则转针，以得气为故[11]，候呼引针，呼尽乃去，大气皆出，故命曰写[12]。

①气淖泽：《太素》作"气血淖泽"。
②循循然：《太素》作"循循然辒"。
③中手：《太素》无此二字。
④从：《太素》作"循"。

〔1〕【杨上善】言人之身，应寒暑度数。

〔2〕【杨上善】因暑之时，腠理开发，邪得入也。邪入脉变，如风动水也。

〔3〕【杨上善】十二经之动脉，至于动处动也。邪气至时，亦皆有波陇。波陇者，邪气动正气。

〔4〕【王冰】循循然，顺动貌。言随顺经脉之动息，因循呼吸之往来，但形状或异耳。"循循"一为"辒辒"。

【杨上善】牛忿反。辒，车前横木，循车行也。邪循脉行曰辒。有本作辒，非也。

【张介宾】邪气之自外而入者，或为凝泣，或为淖泽，皆由于寒热之变。其入客于经，亦如经水之得风，即血脉之得气也，故致

413

经脉亦时陇起。盖邪在脉中，无非随正气往来以为之动静耳。循循，随顺貌。淖，乃豹切。

〔5〕【杨上善】邪气循荣气至于寸口，故太阴脉大。无邪则太阴脉平和，故曰小也。

〔6〕【王冰】大，谓大常平之形诊。小者，非细小之谓也，以其比大，则谓之小，若无大以比，则自是平常之经气尔。然邪气者，因其阴气则入阴经，因其阳气则入阳脉，故其行无常处也。

【张介宾】邪气随脉，必至寸口，有邪则陇起而大，无邪则平和而小，随其所在而为形见，故行无常处。

〔7〕【王冰】以随经脉之流运也。

【杨上善】尺脉为阴，寸口为阳，今邪入变乱而难知，故不可为度也。

【张介宾】随阳经则入阳分，随阴经则入阴分。

〔8〕【王冰】逢，谓逢遇。遏，谓遏绝。三部之中，九候之位，卒然逢遇，当按而止之，即而写之，径路既绝，则大邪之气无能为也。所谓写者，如下文云：

【张介宾】见邪所在，则当遏之。遏者，制也。早绝其路，庶无深大之害。

〔9〕【杨上善】审察循三部九候，于九候之中卒然逢之，知病处所，即于可刺之穴，以指按之令得遏，因病人吸气内针，无令邪气能逆忤之也。

【张介宾】此下言呼吸补写之法也。吸则内针，写其实也。盖吸则气至而盛，迎而夺之，其气可泄，所谓刺实者，刺其来也。去其逆气，故令无忤。

〔10〕【张介宾】前气未除，后气将至，故当静留其针，俟而写之，无令邪气复布也。

〔11〕【张介宾】邪气未泄，候病者再吸，乃转其针。转，搓转也，谓之催气。得气为故，以针下得气之故为度也。

〔12〕【王冰】按经之旨，先补真气，乃写其邪也。何以言之？下文补法，呼尽内针，静以久留。此段写法，吸则内针又静以久留。然呼尽则次其吸，吸至则不兼呼，内针之候既同，久留之理复一，则先

414

补之义，昭然可知。《针经》云：写曰迎之，迎之意，必持而内之，放而出之，排阳出针，疾气得泄。补曰随之，随之意，若忘之，若行若悔，如蚊虻止，如留如还。则补之必久留也。所以先补者，真气不足，针乃写之，则经脉不满，邪气无所排遣，故先补真气令足，后乃写出其邪矣。引，谓引出；去，谓离穴。候呼而引至其门，呼尽而乃离穴户，则经气审以平定，邪气无所勾留，故大邪之气随针而出也。呼，谓气出；吸，谓气入；转，谓转动也。大气，谓大邪之气，错乱阴阳者也。

【杨上善】静留针于穴中持之，勿令邪气散布余处。因病人吸气转针，待邪气至数皆尽已，徐引出针，邪之大气皆尽，因名为写也。

【张介宾】入气曰吸，出气曰呼。引，引退也。去，出针也。候呼引至其门，则气去不能复聚；呼尽乃离其穴，则大邪之气随泄而散，经气以平，故谓之写。《调经论》曰：写实者气盛乃内针，针与气俱内，以开其门，如利其户，针与气俱出，精气不伤，邪气乃下，外门不闭，以出其疾，摇大其道，如利其路，是谓大写，必切而出，大气乃屈。

帝曰：不足者补之，奈何？岐伯曰：必先扪而循之[1]，切而散之[2]，推而按之[3]，弹而怒之[4]，抓①而下之[5]，通而取之[6]，外引其门，以闭其神[7]，呼尽内针[8]，静以久留，以气至为故[9]，如待所贵，不知日暮[10]，其气以至，适而②自护[11]，候吸引针，气不得出，各在其处，推阖其门，令神气存，大气留止③，故命曰补[12]。

①抓：《太素》作"搔"。
②适而：《太素》作"适人"。
③大气留止：《太素》无此四字。

[1]**【杨上善】**先上下扪摸，知病之所在。一。
　　【张介宾】先以手扪摸其处，欲令血气温舒也。扪音门。
[2]**【杨上善】**以指揣切，令邪不聚。二。

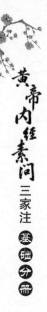

【张介宾】次以指切捺其穴，欲其气之行散也。

〔3〕【杨上善】推而令动，以手坚按。三。

　　【张介宾】再以指揉按其肌肤，欲针道之流利也。

〔4〕【杨上善】以指弹之，使其膜起。四也。

　　【张介宾】以指弹其穴，欲其意有所注则气必随之，故脉络膜满如怒起也。

〔5〕【杨上善】以手搔摩，令其膜气得下。一曰掐，徒劳反。弹已掐令下之。五也。

　　【张介宾】用法如前，然后以左手爪甲掐其正穴，而右手方下针也。抓，爪同，又平、去二声。

〔6〕【杨上善】切按掐而气得通已，然后取之。六也。

　　【张介宾】下针之后，必候气通以取其疾，如下文者。

〔7〕【王冰】扪循，谓手摸。切，谓指按也。扪而循之，欲气舒缓。切而散之，使经脉宣散。推而按之，排蹙其皮也。弹而怒之，使脉气膜满也。抓而下之，置针准也。通而取之，以常法也。外引其门，以闭其神，则推而按之者也。谓蹙按穴外之皮，令当应针之处，针已放去，则不破之皮。盖其所刺之门，门不开则神气内守，故云以闭其神也。《调经论》曰：外引其皮，令当其门户。又曰：推阖其门，令神气存。此之谓也。新校正云：按王引《调经论》文，今详非本论之文，傍见《甲乙经·针道》篇。又曰：已下，乃当篇之文也。

　　【杨上善】疾出针已，引皮闭门，使神气不出。神气，正气。七也。针之先后，有此七法。

　　【张介宾】门，穴门也。此得气出针之法，详下文。

〔8〕【杨上善】一呼一内，故曰呼尽内针，至分寸处也。

〔9〕【王冰】呼尽内针，亦同吸也。言必以气至而为去针之故，不以息之多数而便去针也。《针经》曰：刺之而气不至，无问其数；刺之气至，去之勿复针。此之谓也。无问息数以为迟速之约，要当以气至而针去，不当以针下气未至而针出乃更为也。

　　【张介宾】此详言用补之法也。呼尽则气出，气出内针，追而济之也，故虚者可实，所谓刺虚者刺其去也。气至义见后，为故义如前。

416

〔10〕【王冰】谕人事于候气也。暮，晚也。

【杨上善】伺气如待情之所贵之者，以得为期。

【张介宾】静以久留，以候气至，如待贵人，毋厌毋忽也。

〔11〕【王冰】适，调适也。护，慎守也。言气已平调，则当慎守，勿令改变，使疾更生也。《针经》曰：经气已至，慎守勿失。此其义也。所谓慎守，当如下说。新校正云：详王引《针经》之言，乃《素问·宝命全形论》文，兼见于《针解论》耳。

【杨上善】其正气已至，适人自当爱护，勿令泄也。

【张介宾】以，已同。适，调适也。护，爱护也。《宝命全形论》曰：经气已至，慎守勿失。即此谓也。义如下文。

〔12〕【王冰】正言也。外门已闭，神气复存，候吸引针，大气不泄，补之为义，断可知焉。然此大气，谓大经之气流行荣卫者。

【杨上善】候病人吸气，疾引其针，即不得使正气泄，令各在其所虚之处，速闭其门，因名曰补。写必吸入呼出，欲写其邪气也；补必呼入吸出，欲闭其正气不令出也。

【张介宾】候吸引针则气充于内，推阖其门则气固于外，神存气留故谓之补。《调经论》曰：补虚者，持针勿置，以定其意，候呼内针，气出针入，针空四塞，精无从去，方实而疾出针，气入针出，热不得还，闭塞其门，邪气布散，精气乃得存，动气候时，近气不失，远气乃来，是谓追之。愚按：近代用针撮要，凡足以发明本经，开导后人等法，有不可不知者。如用针之道，以气为主，知虚知实，方可无误。虚则脉虚而为痒为麻，实则脉实而为肿为痛。虚则补之，气至则实；实则写之，气去则虚。故用补用写，必于呼吸之际，随气下针，则其要也。下针之法，先以左手扪摸其处，随用大指爪重按切掐其穴，右手置针于穴上。凡用补者，令病人咳嗽一声，随嗽下针，气出针入。初刺入皮，天之分也；少停进针，次至肉中，人之分也；又停进针，至于筋骨之间，地之分也。然深浅随宜，各有所用。针入之后，将针摇动搓弹，谓之催气。觉针下沉紧，倒针朝病，向内搓转，用法补之。或针下气热，是气至足矣，令病者吸气一口，退针至人之分，候吸出针，急以指按其穴，此补法也。凡用写者，令其吸气，随吸入针，针与气俱内。初至天分，少停进针，直至于地，亦深浅随宜而用。却细

离合真邪论篇第二十七

417

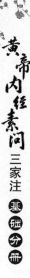

细摇动，进退搓捻其针如手颤之状，以催其气。约行五六次，觉针下气紧，即倒针迎气，向外搓转以用写法。停之良久，退至人分，随嗽出针，不闭其穴，此为写法。故曰欲补先呼后吸，欲写先吸后呼，即此法也。所谓转针者，搓转其针，如搓线之状，慢慢转之，勿令太紧，写左则左转，写右则右转，故曰拈针向外写之方，拈针向内补之诀也。所谓候气者，必使患者精神已潮，而后可入针；针既入矣，又必使患者精神宁定，而后可行气。若气不潮针，则轻滑不知疼痛，如插豆腐，未可刺也。必候神气既至，针下紧涩，便可依法施用。入针后轻浮虚滑迟慢，如闲居静室，寂然无闻者，乃气之未到；入针后沉重涩滞紧实，如鱼吞钓，或沉或浮而动者，乃气之已来。虚则推内进搓以补其气，实则循扪弹怒以引其气。气未至则以手循摄，以爪切揸，以针摇动，进拈搓弹，其气必至。气既至，必审寒热而施治。刺热须其寒者，必留针候其阴气隆至也，刺寒须其热者，必留针候其阳气隆至也，然后可以出针。然气至速者，效亦速而病易痊；气至迟者，效亦迟而病难愈。生者涩而死者虚，候气不至，必死无疑，此因气可知吉凶也。所谓出针者，病势既退，针气必松；病未退者，针气固涩，推之不动，转之不移，此为邪气吸拔其针。真气未至，不可出而出之，其病即复，必须再施补写以待其气，直候微松，方可出针豆许，摇而少停，补者候吸，徐出针而急按其穴；写者候呼，疾出针而不闭其穴。故曰下针贵迟，太急伤血；出针贵缓，太急伤气也。所谓迎随者，如手之三阴，从脏走手；手之三阳，从手走头。足之三阳，从头走足；足之三阴，从足走腹。逆其气为迎为写，顺其气为随为补也。所谓血气多少者，如阳明多血多气，刺之者出血气；太阳厥阴多血少气，刺之者出血恶气；少阳少阴太阴多气少血，刺之者出气恶血也。所谓子母补写者，济母益其不足，夺子平其有余。如心病虚者补其肝木，心病实者写其脾土，故曰虚则补其母，实则写其子。然本经亦有补写，心虚者取少海之水，所以伐其胜也；心实者取少府之火，所以泄其实也。又如贵贱之体有不同者，贱者硬而贵者脆也。男女之取法有异者，男子之气早在上而晚在下，女子之气早在下而晚在上；午前为早属阳，午后为晚属阴。男女上下，其分在腰，足不过膝，手不过肘，补写之宜，各有其时也。又如阴阳经穴取各有法者，凡阳部阳经多在筋骨之侧，必取之骨傍陷下者为真，如合谷、三里、阳陵泉之类是也。凡阴部阴经，必取于胭隙之间动脉应手者为真，如箕门、五里、太冲之类是也。至于针制有九，所以应阳九之数也。针义有五，所以合五行之用也。古人以砭石，后人代以九针，其体则金也。长短小大各随所宜，其劲直象木也。川原壅塞，可决于江河，血气凝滞，可疏于经络，其流通象水也。将欲行针，先摸其穴，含针于口，然后刺之，借我之阳气，资彼之虚寒，其气温象火也。入针以按，出针以扪，按者镇其气道，扪者闭其气门，其填补象土也。诸如此类，皆针家之要，所不可不知者。

　　帝曰：候气奈何[1]？岐伯曰：夫邪①去络入于经也，舍于血脉之中②[2]，其寒温未相得③，如涌波之起也，时来时去，故不常在[3]。故曰方其来也，必按而止之，止而取之[4]，无逢其冲而写之[5]。

　　①夫邪：《太素》作"夫邪气"。
　　②舍于血脉之中：《太素》作"和于血脉中"。
　　③未相得：《太素》作"未和"。

　　[1]【王冰】谓候可取之气也。
　　　　【张介宾】此欲候其邪气也，非针下气至之谓。
　　[2]【王冰】《缪刺论》曰：邪之客于形也，必先舍于皮毛；留而不去，入舍于孙脉；留而不去，入舍于络脉；留而不去，入舍于经脉。故云去络入于经也。
　　　　【张介宾】邪气由浅而深，故必自络，然后入经。舍，居也。
　　[3]【王冰】以周游于十六丈二尺经脉之分，故不常在所候之处。
　　　　【张介宾】邪气寒，正气温，故不相得。血气本静而邪扰之，亦犹水本静而风扰之，故如涌波之起也。邪气之至，善行数变，或往或来，故无常处。
　　[4]【张介宾】方其来也，邪气尚微，故可按其处而止之，取而写之，早遏其势，则大邪可散，无深害矣。
　　[5]【王冰】冲，谓应水刻数之平气也。《灵枢经》曰：水下一刻，人气在太阳；水下二刻，人气在少阳；水下三刻，人气在阳明；

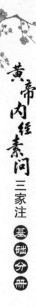

水下四刻，人气在阴分。然气在太阳，则太阳独盛；气在少阳，则少阳独盛。夫见独盛者，便谓邪来，以针写之，则反伤真气。故下文曰：

【杨上善】外邪入身，先至皮毛络中，留而不洩，出络入经。其入经也，与经中血气共合，邪之寒温，未与正气相得，遂波涌而起，去来不常居也。故候逢之，按使止而不动，然后以针刺之，不得刺其盛冲，写法比之不系逢逢之陈。

【张介宾】不为早治，其邪必甚。邪气虽盛，恐其气未必实，故宜详审，不可因逢其冲辄写之也。

真气者，经气也。经气太虚，故曰其来不可逢，此之谓也[1]。故曰候邪不审，大气已过，写之则真气脱，脱则不复，邪气复至，而病益蓄[2]，故曰其往不可追，此之谓也[3]。不可挂以发者，待邪之至时而发针写矣[4]。若先若后者，血气已尽，其病不可下①[5]，故曰知其可取如发机，不知其取如扣椎。故曰：知机道者，不可挂以发；不知机者，扣之不发，此之谓也[6]。

①不可下：《太素》无"可"字。

〔1〕【王冰】经气应刻，乃谓为邪，工若写之，则深误也，故曰其来不可逢。

【杨上善】经气者，谓十二经脉正气者也。正气大虚，与邪俱至，宜按取邪气刺之，不可逢而刺也。

【张介宾】真气不实，迎而写之，邪气虽去，真气必太虚矣，故曰其来不可逢也。按：《小针解》曰：其来不可逢者，气盛不可补也。彼言补，此言写，文若相反，各有深义，当两察之。

〔2〕【王冰】不悟其邪，反诛无罪，则真气泄脱，邪气复侵，经气大虚，故病弥蓄积。

【张介宾】过，往也。不能审察虚实，而写其已去之邪，反伤真气，邪必乘虚，复至而益甚矣。

〔3〕【王冰】已随经脉之流去，不可复追召使还。

【杨上善】候邪大气不审，按之不著，刺之则脱真气，邪气更至，病亦蓄聚，故曰邪气往而不可追也。

【张介宾】《小针解》曰：其往不可追者，气虚不可写也。

〔4〕【王冰】言轻微而有，尚且知之，况若涌波，不知其至也。

〔5〕【王冰】言不可取而取，失时也。新校正云：按全元起本作"血气已虚"。"尽"字当作"虚"字。此字之误也。

【张介宾】发针写者，施写法也。欲写其邪，在气至之顷。不可挂以发者，言丝毫之不可失也。若先若后者，先之则邪未至，后之则大气已过，徒有伐尽其血气而病不可下，下者，降服之谓。

〔6〕【王冰】机者动之微，言贵知其微也。

【杨上善】以毛发挂机，发速而往，言气至智者发针亦尔，不失时也。

【张介宾】机，弩机也。椎，木锥也。知而取之，必随拨而应，如发机之易；不知而攻之，则顽钝莫入，如扣椎之难也。

帝曰：补泻奈何[1]？岐伯曰：此攻邪也，疾出以去盛血，而复其真气[2]，此邪新客，溶溶①未有定处也，推之则前，引之则止，逆而刺之②，温血也[3]。刺出其血，其病立已[4]。

①溶溶：《太素》无此二字。
②逆而刺之：《太素》无此四字。

〔1〕【张介宾】此承上文而问邪方去络入于经也，将先固正气而补之，或先攻邪气而写之也。

〔2〕【王冰】视有血者乃取之。

【杨上善】虚亦是邪，故补亦称攻也。写热之法，不可久留，疾出其针，去其盛血，复其真气也。

【张介宾】言既中于邪，即当攻邪，但治之宜早，必使疾出其邪以去盛血，则真气自复，此写中亦有补也。

〔3〕【王冰】言邪之新客，未有定居，推针补之，则随补而前进，若引针致之，则随引而留止也。若不出盛血而反温之，则邪气内胜反增其害。故下文曰：

〔4〕【杨上善】定处，积为疾也。温，热也。邪之新入，未有定处，有热血，刺去痛愈。

离合真邪论篇第二十七

421

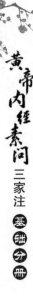

【张介宾】溶溶，流动貌。邪之新客于人者，其浅在络，未有定处，故推之则可前，引之则可止，言取之甚易也。凡取络者，必取其血，刺出温血，邪必随之而去矣，故病可立已。温血，热血也。

帝曰：善。然真邪以合，波陇不起，候之奈何[1]？岐伯曰：审扪循三部九候之盛虚而调之[2]，察其左右上下相失及相减者，审其病脏以期之[3]。

〔1〕【杨上善】前言真邪未合，有波陇起。未知真邪已起，其气何如也。

【张介宾】真邪以合，邪正初相犯也。波陇不起，病形未见也。察此不真，最易惑乱。

〔2〕【王冰】盛者写之，虚者补之，不盛不虚，以经取之，则其法也。

【张介宾】但审察三部九候之脉，则盛虚可得而调治可施矣。

〔3〕【王冰】气之在阴，则候其气之在于阴分而刺之；气之在阳，则候其气之在于阳分而刺之，是谓逢时。《灵枢经》曰：水下一刻，人气在太阳；水下四刻，人气在阴分也。积刻不已，气亦随在，周而复始，故审其病脏，以期其气而刺之。

【杨上善】察其左右，谓察三部九候左右两箱，头及手足上下，其脉有相失及相减，以之审于五脏之病，与之死生之期也。

【张介宾】相失者，如七诊之类，失其常体，不相应也。相减者，形气虚脱也。察三部九候之左右上下，则知其病之所在，脏之所属，阴阳气候皆可期矣。

不知三部者，阴阳不别，天地不分[1]。地以候地，天以候天，人以候人，调之中府，以定三部[2]，故曰：刺不知三部九候病脉之处，虽有大过且至，工不能禁也[3]。诛罚无过①，命曰大惑[4]，反乱大经，真不可复[5]，用实为虚，以邪为真[6]，用针无义，反为气贼，夺人正气[7]，以从②为逆，荣卫散乱[8]，真气已失，邪独内著[9]，绝人长命，予人天殃③，不知三部九候，故不能久长[10]。因不知合之四时五行[11]，因加相胜，释邪攻正，绝人长命[12]。邪之新客来也，未有定处，推之则前，引之则止，逢而写之，其病立已[13]。

①无过:《太素》作"无罪"。
②从:《太素》作"顺"。
③天殃:《太素》作"夭殃"。

〔1〕【杨上善】不知天为阳也，地为阴也，人为阴阳也，故曰不别气也。不分者，不分形也。

【张介宾】阴阳不别，则不知脏腑逆顺；天地不分，则不知升降沉浮。

〔2〕【杨上善】足厥阴天，足少阴地，足太阴人，以候肝、肾、脾胃三种地也。手太阴天，手阳明地，手少阴人，以候肺、胸、心三种人也。两额动脉之天，两颊动脉之地，耳前动脉之人，以候头角、口齿、耳目三种天也。中府，五脏也。欲调五脏之气，取定天地人三部九候也。

【张介宾】知三部者，可以候上中下之病。中府，脏气也。凡三部九候脉证皆以脏气为主，气顺则吉，气逆则凶，故调之中府，可以定三部。

〔3〕【王冰】禁，谓禁止也。然候邪之处尚未能知，岂复能禁止其邪气耶!

【张介宾】大过，大邪之过也。

〔4〕【杨上善】病脉之处，即是九候经络邪之居脉，以不知病脉，则虽有死过之粗，至工之医永不能禁。诛罚生人，不知无过，称曰大惑。不知三部九候大惑，罪有六种也。

〔5〕【杨上善】乱经损真，罪之一也。

〔6〕【杨上善】妄解虚实，罪之二也。

〔7〕【杨上善】义，理也。用针不知正理，反为气贼，伤人正气，罪之三也。

〔8〕【杨上善】针道为顺，错行为逆，妄刺荣卫，故令其乱，罪之四也。

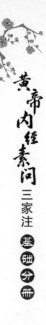

〔9〕【杨上善】亡正得邪，罪之五也。

〔10〕【王冰】识非精辨，学未该明，且乱大经，又为气贼，动为残害，安可久平？

【杨上善】针杀生人，罪之六。绝人长命又有三：不知三部九候，所以绝人长命，一也。

【张介宾】不知邪正虚实而妄施攻击，是谓诛伐无过，夺人真元，杀人于冥冥之中，莫此为甚，欲遗阴德于子孙者，当以此为切戒。

〔11〕【杨上善】不知以身命合四时五行，绝人长命，二也。

〔12〕【王冰】非惟昧三部九候之为弊，若不知四时五行之气序，亦足以殒绝其生灵也。

【杨上善】愚医不知年加之禁，反妄攻正气，故绝人长命，三也。长命者，尽寿也。

【张介宾】不知合之四时五行，因加相胜，失天和也。释邪攻正，不当伐而伐也，故绝人长命。

〔13〕【王冰】再言之者，其法必然。

【杨上善】言知三部九候，取之必效。

【张介宾】此重言者，深示人以治病宜早也。

通评虚实论篇第二十八①

黄帝问曰：何谓虚实？岐伯对曰：邪气盛则实，精气夺则虚[1]。帝曰：虚实何如[2]？岐伯曰：气虚者，肺虚也。气逆者，足寒也[3]。非其时则生，当其时则死[4]。余脏皆如此[5]。

①新校正云：按全元起本在第四卷。

〔1〕【王冰】夺，谓精气减少，如夺去也。

【杨上善】风寒暑湿客身盛满为实。五脏精气夺失为虚也。

【张介宾】邪气有微甚，故邪盛则实。正气有强弱，故精夺则虚。夺，失也。愚按：邪气盛则实，精气夺则虚。二句为病治之大

424

纲，其辞似显，其义甚微，最当详辨，而辨之有最难者何也？盖实言邪气，实宜写也；虚言正气，虚宜补也。凡邪正相薄而为病，则邪实正虚，皆可言。故主写者则曰邪盛则实，当写也；主补者则曰精夺则虚，当补也。各执一句，茫无确见，借口文饰，孰得言非？是以至精之训，反酿莫大之害。不知理之所在，有必不可移易者，奈时医不能察耳。余请析此为四：曰孰缓、孰急，其有、其无也。所谓缓急者，察虚实之缓急也。无虚者急在邪气，去之不速，留则生变也；多虚者急在正气，培之不早，临期无济也。微虚微实者，亦治其实，可一扫而除也；甚虚甚实者，所畏在虚，但固守根本以先为己之不可胜，则邪无不退也。二虚一实者兼其实，开其一面也；二实一虚者兼其虚，防生不测也。总之实而误补，固必增邪，犹可解救，其祸小；虚而误攻，真气忽去，莫可挽回，其祸大。此虚实之缓急，不可不察也。所谓有无者，察邪气之有无也。凡风寒暑湿火燥皆能为邪，邪之在表在里在腑在脏必有所居，求得其本则直取之，此所谓有，有则邪之实也；若无六气之邪而病出三阴，则惟情欲以伤内，劳倦以伤外，非邪似邪，非实似实，此所谓无，无则病在元气也。不明虚实有无之义，必至以逆为从，以标作本，绝人长命，损德多矣，可不惧且慎哉！

〔2〕【王冰】言五脏虚实之大体也。

【张介宾】问五脏虚实之大体也。

〔3〕【张介宾】肺主气，故气虚者即肺虚也。气逆不行，则无以及于四支，阳虚于下，故足寒也。

〔4〕【王冰】非时，谓年直之前后也。当时，谓正直之年也。

【张介宾】以肺虚而遇秋冬，非相贼之时故生。若当春则金木不和，病必甚；当夏则金虚受克，病必死也。一曰肺王于秋，当秋而气虚，金衰甚也，故死。于义亦通。

〔5〕【王冰】五脏同。

【杨上善】气虚者，肺气虚也。脉虚故足寒，寒为气逆也。秋时肺王，肺气虚者为死，余时肺气虚不死。如有肝气虚，肝气逆者，足逆冷，当春时肝气王时，虚者为死，非其时为生。如此，余脏以为例也。

【张介宾】心脾肝肾各有所主，则各有衰王之时，以肺脏为

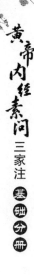

例，可类推矣。

帝曰：何谓重实？岐伯曰：所谓重实者，言大热病，气热脉满，是谓重实[1]。帝曰：经络俱实何如？何以治之？岐伯曰：经络皆实，是寸脉①急而尺缓也，皆当②治之[2]，故曰滑则从③，涩则逆也[3]。夫虚实者，皆从其物类始，故五脏骨肉滑利，可以长久也[4]。

①寸脉：《太素》作"络"。

②皆当：此下《太素》有"俱"字。

③从：《太素》作"顺"。

〔1〕【杨上善】伤寒热病大热曰实；经脉盛满，故曰重实也。

【张介宾】证脉皆实，是重实也。重，平声，下同。

〔2〕【张介宾】经，十二经也。络，十五络也。此以脉口寸尺，概察经络之虚实也。寸脉之直行者为太阴之经，尺中列缺别走阳明者为太阴之络。以上下言，则寸为阳，尺为阴；以内外言，则络为阳，经为阴。故寸脉急则邪居于经，尺脉缓则热盛于络，是经络俱实也，皆当治之。治，言写也。按：《平人气象论》曰：缓而滑曰热中。《邪气脏腑病形》篇曰：缓者多热。故此以尺缓为实也。

〔3〕【王冰】脉急，谓脉口也。

【杨上善】脉寸口，阳也；尺脉，阴也。脉急，寒多也；尺缓，热多也。寸口是阳，今反急寒。尺地是阴，冷反为热，是为经络皆实，可俱写之，经络虽实，脉滑气盛为顺，易已；脉涩气少为逆，难已也。

【张介宾】滑，阳脉也。涩，阴脉也。实而兼滑，阳气胜也，故为从。若见涩，则阴邪胜而阳气去也，故为逆。

〔4〕【王冰】物之生则滑利，物之死则枯涩，故涩为逆，滑为从。从，谓顺也。

【杨上善】万物之类，虚实终始，皆滑利和调，物得久生也。是以五脏六腑筋脉骨肉柔弱滑利，可以长生。故曰：柔弱者，生之徒者也。

【张介宾】物之生则滑利，死则枯涩，皆由阳气之存亡耳。脉之逆顺，亦犹是也。

帝曰：络气不足，经气有余，何如？岐伯曰：络气不足，经气有余者，脉口热而尺寒也。秋冬为逆，春夏为从，治主病者[1]。帝曰：经虚络满，何如？岐伯曰：经虚络满者，尺热满，脉口寒涩也，此春夏死，秋冬生也[2]。帝曰：治此者奈何？岐伯曰：络满经虚，灸阴刺阳；经满络虚，刺阴灸阳[3]。

〔1〕【王冰】春夏阳气高，故脉口热尺中寒为顺也。十二经，十五络，各随左右，而有太过不足。工当寻其至应以施针艾，故云治主其病者也。

【杨上善】络虚经实，何以得知？络为阳也，经为阴也。寸为阳也，外也；尺为阴也，内也。秋冬，阴也；春夏，阳也。络气不足，阳气虚也；经气有余，阴气盛也。于秋冬时，诊寸口得缓脉，尺之皮肤寒，为逆；春夏缓脉，尺之皮肤寒，为顺。缓脉，热也。以秋冬阳气在内，阴气在外；春夏阴气在内，阳气在外故也。于尺寸在内时寒热，取经络虚实也。

【张介宾】络脉在表，主乎阳也。经脉通里，主乎阴也。经气有余则脉口热，阴分之邪盛也。络气不足则尺中寒，阳分之气虚也。阳虚者畏阴胜之时，故秋冬为逆，春夏为从。治主病者，即下文灸刺之义。按：本节以脉口热为经气有余，尺寒为络气不足，故王氏以尺寸言阴阳，注曰阴分主络，阳分主经。然《经脉》《脉度》等篇曰：经脉为里，浮而浅者为络。是经本阴也，络本阳也，难以反言。夫尺寸者，分阴阳之位耳，而阴阳之气，则五脏上下无所不在。如寸有肺金，阴不在上乎？尺有命门，阳不在下乎？故反言尺寸则可，反言经络则不可。且本节之义，重在经络，不在尺寸，观者当详辨之。

〔2〕【王冰】秋冬阳气下，故尺中热脉口寒为顺也。

【杨上善】满，盛也。经虚络盛，春夏诊得尺之皮肤热盛，寸口得急脉，为逆，故死。秋冬得尺热脉急，故生。脉急多寒，脉缓多热也。

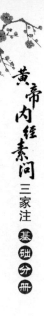

　　【张介宾】经虚络满者，阴气不足，阳邪有余也。阴虚者畏阳胜之时，故春夏死，秋冬生。按：王氏注此二节曰：春夏阳气高，故脉口热、尺中寒为顺。秋冬阳气下，故尺中热、脉口寒为顺。此说若为近理，而实有所不然也。观《内经》论脉诸篇，则但言阴阳浮沉随气候，初未闻有以尺寸盛衰分四时也。学者于此不辨，恐反资多歧之惑。

　　〔3〕【王冰】以阴分主络，阳分主经，故尔。

　　　　【杨上善】经虚阴虚，故灸阴；络满阳满，故刺阳也。经满阴满，故刺阴；络虚阳虚，故灸阳也。

　　　　【张介宾】此正以络主阳，经主阴，灸所以补，刺所以写也。

　　帝曰：何谓重虚[1]？岐伯曰：脉气上虚尺虚，是谓重虚[2]。帝曰：何以治之①？岐伯曰：所谓气虚者，言无常也。尺虚者，行步恇然[3]。脉虚者，不象阴也[4]。如此者，滑则生，涩则死也[5]。

　　①治之：《太素》作"知之"。

　　〔1〕【王冰】此反问前重实也。

　　〔2〕【王冰】言尺寸脉俱虚。新校正云：按《甲乙经》作"脉虚气虚尺虚"，是谓重虚，此少一"虚"字，多一"上"字。王注言：尺寸脉俱虚则不兼气虚也。详前"热病气热脉满"为重实。此"脉虚气虚尺虚"为重虚。是脉与气俱实为重实，俱虚为重虚。不但尺寸俱虚为重虚也。

　　　　【杨上善】寸口脉虚，尺地及脉不虚，故曰重虚也。

　　　　【张介宾】阴阳俱虚，是重虚也。

　　〔3〕【王冰】寸虚则脉动无常，尺虚则行步恇然不足。新校正云：按杨上善云：气虚者，膻中气不定也。王谓：寸虚则脉动无常，非也。

　　　　【张介宾】气虚，即上虚，气虚于上，故言乱无常。如《脉要精微论》曰：言而微，终日乃复言者，此夺气也。尺虚者下虚，故行步恇然怯弱也。恇音匡。

　　〔4〕【王冰】不象太阴之候也。何以言之？气口者，脉之要会，手太阴之动也。

428

【杨上善】悝，区方反，怯也。谓行步虚怯然也。重虚者，何以知其候也？膻中气虚不足，令人无言志定。诊得尺脉虚者，阴气不足，腰脚有病，故行步不正也。诊得寸口之脉虚，则手太阴肺虚。阴气不足，故曰不象也。

【张介宾】气口独为五脏主，脉之要会也。五脏为阴，脏虚则脉虚，脉虚者阴亏之象，故曰不象阴也。

〔5〕【杨上善】寸口虽不得太阴和脉，而得温滑者生，寒涩者死也。

【张介宾】义同前。

帝曰：寒气暴上，脉满而实，何如[1]？岐伯曰：实而①滑则生，实而①逆则死[2]。帝曰：脉实满，手足寒，头热，何如？岐伯曰：春秋则生，冬夏则死[3]。脉浮而涩，涩而身有热者死②[4]。

①而：《太素》作"如"。

②新校正云：按《甲乙经》移续于此，书在后"帝曰：形度、骨度、脉度、筋度，何以知其度也"下，对问义不相类，王氏颇知其错简，而不知皇甫士安当移附此也。今去后条，移从于此。

〔1〕【王冰】言气热脉满，已谓重实。滑则从，涩则逆。今气寒脉满，亦可谓重实乎？其余滑涩生死逆从何如？

〔2〕【王冰】逆，谓涩也。新校正云：详王氏以逆为涩，大非。古文简略，辞多互文，上言滑而下言逆，举滑则从可知，言逆则涩可见，非谓逆为涩也。

【杨上善】虽实柔滑，可生也；实而寒温涩，死之徒也。

【张介宾】邪盛者脉当实，实而兼滑，得阳脉也，故生。若见阴脉为逆，故死。按《玉机真脏论》曰：脉弱以滑，是有胃气，命曰易治。脉逆四时，为不可治。

〔3〕【王冰】大略言之，夏手足寒，非病也，是夏行冬令，夏得则冬死。冬脉实满头热，亦非病也，是冬行夏令，冬得则夏亡。反冬夏以言之则皆不死。春秋得之，是病故生。死皆在时之孟月也。

【杨上善】下则阳虚阴盛，故手足冷也；上则阴虚阳盛，故

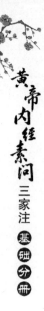

头热也。春之时阳气未大，秋时阴气未盛，各处其和，故病者遇之得生。夏日阳盛阴格，则头热，加病也。冬时阴盛阳闭，手足冷者，益甚也，故病遇此时即死也。

【张介宾】脉之实满，邪有余也。手足寒者，阴逆在下。头热者，阳邪在上。阴阳乖离，故为上实下虚之病。春秋为阴阳和平之候，得其和气，故可以生。冬夏乃阴阳偏胜之时，阳剧于夏，阴剧于冬，故死。

〔4〕【杨上善】形骨筋等有病，于身节度，可诊脉而知，故脉浮而涩者，身必有热，身热脉浮涩者，死也。

【张介宾】浮而身热，阳邪盛也。涩为气血虚，阴不足也。外实内虚则孤阳不守，故死。

帝曰：其形①尽满何如？岐伯曰：其形尽满者，脉急大坚，尺涩而不应也[1]。如是者，故从则生，逆则死[2]。帝曰：何谓从则生，逆则死？岐伯曰：所谓从者，手足温也；所谓逆者，手足寒也[3]。

①其形：《太素》作"举形"。

〔1〕【王冰】形尽满，谓四形脏尽满也。新校正云：按《甲乙经》《太素》"涩"作"满"。

【张介宾】此正言阳实阴虚之候也。阳有余，故其形尽满，脉当急大而坚；阴不足，故当尺涩而不应也。

〔2〕【杨上善】举身满闷，曰形尽满也。寸口之脉，寒气盛坚。然尺脉不应其满闷。然手足温者顺，疗之易已，故生。手足寒者逆，故死也。

〔3〕【杨上善】寒气满身，手足冷者，阳气尽，故死；手足温者，阳气在四体，渐来通，阳气和则生。

【张介宾】四肢为诸阳之本，故阳邪盛者，手足当温为顺；若手足寒冷，则以邪盛于外，气虚于内，正不胜邪，所以为逆。

帝曰：乳子而病热，脉悬小者，何如[1]？岐伯曰：手足温则生，寒则死①[2]。帝曰：乳子中风热②，喘鸣肩息者，脉③何如？岐伯曰：喘鸣肩息者，脉实大也，缓则生，急则死[3]。

①新校正云：按《太素》无"手"字。杨上善云：足温气下故生，足寒气不下者逆而致死。

②中风热：《太素》作"中风病热"。

③脉：《太素》无此字。

[1]【王冰】悬，谓如悬物之动也。

【张介宾】乳子，婴儿也。病热脉悬小者，阳证阴脉，本为大禁。但小而缓者，邪之微也，其愈则易；小而急者，邪之甚也，为可虑耳。

[2]【杨上善】乳子病热，脉应浮滑而反悬小者，足温气下，故生；足寒气不下，逆者而致死也。

【张介宾】此统言小儿之内外证也。小儿以稚阳之体，而加之病热，脉不当小。若脉虽小而手足温者，以四支为诸阳之本，阳犹在也，故生；若四支寒冷，则邪胜其正，元阳去矣，故死。《通评虚实论》曰：所谓从者，手足温。所谓逆者，手足寒也。

[3]【王冰】缓，谓如纵缓。急，谓如弦张之急，非往来之缓急也。《正理伤寒论》曰：缓则中风。故乳子中风，脉缓则生，急则死。

【杨上善】乳子中风病热，气多血少，得脉缓，热宣泄，故生；得急，为寒不泄，故死也。

【张介宾】此言小儿之外感也。风热中于阳分，为喘鸣肩息者，脉当实大。但大而缓，则胃气存，邪渐退，故生；实而急，则真脏见，病日进，故死。愚按：此二节之义，可见古人之诊小儿者，未尝不重在脉也。即虽初脱胞胎，亦自有脉可辨。何后世幼科如《水镜诀》及《全幼心鉴》等书，别有察三关之说，于脉则全置不问。夫三关乃阳明之浮络，原不足以候脏腑之气。且凡在小儿，无论病与不病，此脉皆紫白而兼乎青红，虽时有浓淡之异，而四色常不相离也。何以辨其紫为风，红为寒，青为惊，白为疳？又何以辨其雷惊、人惊、水惊、兽惊之的确乎？即余初年，亦用此法，然惟测摸疑似，终属茫然。奈何近代医家习此为常，全不知脉，欲济其危，胡可得也？及遍考

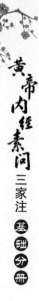

《内经》，则病无三关名目，惟《经脉》篇有察手鱼之色者，若乎近之；然乃概言诊法，亦非独为小儿也。然则三关之说，特后世之异端耳，不足凭也。故凡欲诊小儿者，在必察气口之脉，面部之色，呼吸之声，或兼察手鱼亦可也；且小儿之脉，原非大方之比，不必多歧，但求于大小缓急虚实六者之间，可以尽之，诊得其真，取如反掌，既明且易，岂不大愈于彼哉？欲求实济于此者，速当知所从也。

帝曰：肠澼便血何如？岐伯曰：身热则死，寒则生[1]。帝曰：肠澼下白沫，何如？岐伯曰：脉沉则生，脉浮则死[2]。帝曰：肠澼下脓血，何如？岐伯曰：脉悬绝则死，滑大则生[3]。帝曰：肠澼之属①，身不热，脉不悬绝，何如？岐伯曰：滑大者②曰生，悬涩者曰死，以脏期之[4]。

①肠澼之属：《太素》作"肠辟之病"。
②滑大者：此上《太素》有"身不热"三字。

〔1〕【王冰】热为血败，故死；寒为荣气在，故生也。

【杨上善】血虚阳乘，故死；血未甚虚，其身犹寒，所以得生也。

【张介宾】肠澼，滞下也，利而不利之谓。便血，赤利也，身热者，阳胜阴败，故死。寒则营气未伤，故生。澼音匹。

〔2〕【王冰】阴病而见阳脉，与证相反，故死。

【杨上善】脉沉阴气犹在，故生；脉浮阴尽阳乘，故死也。

【张介宾】白沫，白利也。病在阴而见阴脉者为顺，故生。见阳脉者为逆，故死。

〔3〕【杨上善】脉悬绝，阳气尽绝也，故死。滑大气盛，犹温也，故生也。

【张介宾】下脓血者，兼白赤而言也。悬绝者，谓太过则坚而搏，不足则微而脱，皆胃气去而真脏见也，邪实正虚，势相悬绝，故死。滑因血盛，大以气充，血气未伤，故生。

〔4〕【王冰】肝见庚辛死，心见壬癸死，肺见丙丁死，肾见戊己死，脾见甲乙死，是谓以脏期之。

【杨上善】脉不悬绝，阴气犹在，滑大是阳气盛好，故生。其脉悬绝涩为寒，是为阳绝，以其脏之病次，传为死期也。

【张介宾】以脏期之者，肝见庚辛死，心见壬癸死，肺见丙丁死，脾见甲乙死，肾见戊己死也。愚按：肠澼一证，即今之所谓痢疾也。自仲景而后，又谓之滞下。其所下者，或赤或白，或脓或血，有痛者，有不痛者，有里急后重者，有呕恶胀满者，有噤口不食者，有寒热往来者。虽其变态多端，然总不外乎表里寒热，而尤于虚实之辨更为切要，知此六者，庶不致杀人矣。若以表里言之，如《论疾诊尺》等篇曰：春伤于风，夏为后泄肠澼。《百病始生》篇曰：虚邪之中人也，留而不去，传舍于肠胃之间，多寒则肠鸣飱泄，食不化，多热则溏出糜。是皆由于外邪，此即时气相传之属也。凡邪因表者必有表证，但兼其表而行散之，表邪解而痢自愈。如无表证，则必由口腹，悉属内伤。但伤于内者极多，因于表者则间或有之，此内外之不可不辨也。若以寒热言之，则古以赤者为热，白者为寒。至刘河间而非之曰：如赤白相兼者，岂寒热俱甚于肠胃而同为痢乎？盖白者肺之色也，青者肝之色也，黄者脾之色也，赤者心之色也。至若色黑亦言为热者，由火热过极，则反兼水化制之，故色黑也。或言痢色青白为寒者，误也。若果为寒，则不能消谷，何由反化为脓乎？又曰：若完谷不化而色不变，吐利腥秽，澄澈清冷，小便青白不涩，身凉不渴，脉迟细而微者，寒证也。凡谷消化者，无问色及他证，便为热也。故其言治，则曰苦能燥湿，寒能胜热，或微加辛热以佐之。又云：治诸痢者，黄连、黄柏为君，以至苦大寒，正主湿热之病。又曰：行血则便自愈，调气则后重除。是皆河间之说也。及至丹溪则因之曰：赤痢乃自小肠来，白痢乃自大肠来，皆湿热为本。自二子之言出，则后世莫敢违之。虽二家方书，非无从温之治，然亦不过备立言之缺略，而其大意则专以湿热为主。故今之医家悉遵其训，一见痢证，无分寒热虚实，咸谓欲清其火，非芩、连、栀、柏不可；欲去其积，非大黄、芒硝不可；欲行血者，必用桃仁、红花之类；欲利水除湿者，必用五苓、益元之类；欲调气行滞者，必用木香、槟榔、枳实、厚朴之类；欲和血凉血者，必用当归、生地、芍药、地榆之类。朝更夕改，不过如此，及至濒危，犹云湿热未除，积滞未尽，举世皆然，可胜其害。兹以愚见，

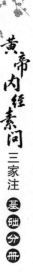

则大有不然。夫疟、痢发于夏秋，本因溽暑，岂云非热？但炎蒸之令，出乎天也，苟能顺天之气，焉得为病？惟因热求凉而过于纵肆，则病由乎人耳。故凡风寒之中于外者，其邪在经，病多为疟；生冷之伤于内者，其邪在脏，病多为痢；或表里俱伤，则疟痢并作。未有不中于寒而为疟为痢者，此致病之本，其为寒为热可知也。若暑湿之郁，久则成热，所以痢多热证，此固自然之理；然有偶因瓜果，过伤生冷，未及郁积，随触而痢者，岂郁热耶？又有素慎口腹，或中雨水之阴寒，或因饮食之相犯者，皆能致痢，是又何热之有哉？至有年有衰迈，禀有素弱，则尤易于染，此等极多，岂皆热证？且凡病痢者，必有脓血，使无脓血，焉得为痢？盖伤其脏腑之脂膏，动其肠胃之脉络，故或寒或热皆能脓血，若谓脓必因热，岂痢疾绝无寒证耶？使必待完谷不化，痢色不变及澄澈清冷等证，始认为寒，则其阳已尽去，脾已尽败，几于危矣，岂无其渐而遂至是哉？不知致此之始，即寒证也。矧痢因于湿，湿生于土。夫五行之理，热因火化，寒因水化，此阴阳之不易者也。惟湿土寄王于四者之中，故从乎火，则阳土有余而湿热为病，从乎水，则阴土不足而寒湿生灾。若但言湿热而不言寒湿，岂非医家之误乎？至以白赤分寒热，此自古法，本不为谬。而河间乃谓白者属肺，赤者属心。盖言白主于气，赤主于血，是亦理也。若以愚见言之，则赤中岂必无白，白中岂必无赤，赤白相兼者，岂真寒热同病乎？但其清浊微甚，自有阴阳可辨耳。虽赤痢亦有寒证，然终是热多；白痢亦有热证，然终是寒多。其有白而热者，则脉证必热；赤而寒者，则脉证必寒，亦易辨也。若谓白必属肺，恐白痢非无血化；赤必属心，恐血痢不离乎气也。观《局方》之治痢，则例用温热，河间之治痢，则专用苦寒，何其相去之远耶？未免各有所偏，皆失中和之道矣，此寒热之不可不辨也。再以虚实言之，如头疼身热，筋骨酸痛者，表邪之实也；胀满恶实，急痛拒按者，里邪之实也；烦渴引饮，喜冷畏热者，阳邪之实也；举按滑数，来往有力者，脉息之实也；火土之胜，而见敦阜、赫曦之化者，时气之实也。舍此之外，则无可言实，多属虚矣。今有以口渴为实热者，不知凡系写痢，必亡津液，液亡于下，则津涸于上，焉得不渴？故当以喜热喜冷分虚实也。有以腹痛为实者，不知痢出于脏，则肠胃必有损伤，脓血切肤，安能无痛？故当以痛之缓急、

434

按之可否、脏之阴阳、腹之胀与不胀分虚实也。有以小水之黄赤短少为实热者，不知水从痢去，溲必不长，汁以阴亡，溺因色变，故当以便之热与不热、液之涸与不涸分虚实也。有以里急后重为实热者，但知湿热壅于大肠，因而重坠，不知气陷则仓廪不藏，阴亡则门户不摄，故当以病之新久、质之强弱分虚实也。若邪正不明，则祸如反掌，此虚实之不可不辨。再以治法言之，则当必求其所感之邪，所受之脏，以明致病之本，其他所变，皆为标也。如因于湿热者，去其湿热则愈；因于积滞者，去其积滞则愈。因于气者调其气，因于血者和其血。新感而实者，可以通因通用；久病而虚者，当以塞因塞用。是皆常法，无待言矣。第见今人之病痢者，虚常六七；而今之治痢者，补无一二焉。若气本陷矣，而复行其气，后重不将甚乎？中本虚矣，而再攻其积，元气不将竭乎？湿热伤血，自宜调血，若过用推陈，血愈伤矣。津亡作渴，自宜止泄，若专于渗利，津愈耗矣。使必待血清痛止而后补，则事已无及矣。此无他，特以本末未明，故但据见在者为有形之疾病，而不知可虑者在无形之元气也。夫元气既虚，不补将何以复？诸当补者，自有所据，请尽悉之。凡脉息微弱者可补，知其非实邪也。形体虚羸者可补，知其不可攻也。口腹素慎者可补，知其本无所积也。胸膈宽快者可补，知其中无留滞也。因病后而偶感者可补，以元气之有所伤也。因攻伐而愈剧者可补，以攻所不当攻也。后重之可补者，陷则升而补之，热则凉而补之。腹痛之可补者，滑泄则涩而补之，虚寒则温而补之。凡阳邪盛则阴虚者病，非纯美甘凉之剂，不足以养脏气。阴邪胜则阳虚者病，非辛甘温厚之剂，不足以回元阳。是皆用补之法也。然尤有其要，则在脾肾二脏，不可不辨。如《卫生宝鉴》曰：太阴主写，传于少阴为痢。此正言脾肾也。盖写因于脾，其邪犹浅；传于肾而为痢，病则甚矣。夫肾为胃关，开窍于二阴，未有久痢而不亡阴者，亦未有阴亡而肾不虚者，欲治痢而不治阴，非其治也。故如四君、归脾、补中、十全之类，皆治脾虚之剂，非为不善；若病在化源，势属危急，使非大补命门，以复肾中之阳，以壮脾土之母，则真阴何由以复？门户何由以固？所谓川源不能实，漏巵不能满，将何益于事哉？近惟薛立斋独得其义，欲相资借，当并察其《医按》。

435

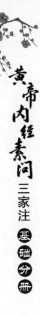

帝曰：癫疾何如？岐伯曰：脉搏大滑，久自已；脉小坚急，死不治[1]。帝曰：癫疾之脉，虚实何如？岐伯曰：虚则可治，实则死[2]。帝曰：消瘅虚实，何如[3]？岐伯曰：脉实大，病久可治；脉悬小坚，病久不可治①[4]。

①不可治：此下《太素》有"死"字。

〔1〕【王冰】脉小坚急为阴，阳病而见阴脉，故死不治。新校正云：按巢元方云：脉沉小急实，死不治，小牢急，亦不可治。

【杨上善】大者，气多血少；滑者，气盛微热。以其气盛微热，故久自差。脉小，气血俱少。坚急为寒，是则阳虚阴乘，故死之。

【张介宾】搏大而滑为阳脉，阳盛气亦盛，故久将自已。若小坚而急，则肝之真脏脉也，全失中和而无胃气，故死不治。

〔2〕【王冰】以反证故。

【杨上善】癫疾，阳盛病也。故阳脉盛而实者，不离于死；阳虚阴和，故可疗也。

【张介宾】虚则柔缓，邪气微也，故生。实则弦急，邪气盛也，故死。

〔3〕【张介宾】消瘅者，三消之总称，谓内热消中而肌肤消瘦也。瘅音丹，又上、去二声。《广韵》曰：火瘅，一曰黄病。

〔4〕【王冰】久病血气衰，脉不当实大，故不可治。新校正云：详经言"实大病久可治"，注意以为"不可治"，按《甲乙经》《太素》全元起本并云"可治"。又按巢元方云：脉数大者生，细小浮者死。又云沉小者生，实牢大者死。

【杨上善】脉实又气多血少，病虽久，可疗。其脉悬绝，血气俱少又脉坚，病久，不可疗，当死。

【张介宾】邪热在内，脉当实大者为顺，故病虽久犹可治；若脉悬小，则阳实阴虚，脉证之逆也，故不可治。《五变》篇曰：五脏皆柔弱者，善病消瘅。又曰：热则消肌肤，故为消瘅。

帝曰：形度、骨度、脉度、筋度，何以知其度也[1]？帝曰：春亟①治经络，夏亟治经俞，秋亟治六腑，冬则闭塞。闭塞者，用药而少针石也^[2]。所谓少针石者，非痈疽之谓也^[3]，痈疽不得顷时回^{②[4]}。痈不知所^③，按之不应手，乍来乍已，刺手太阴傍三痏^④与缨脉各二^[5]。掖痈大热，刺足少阳五，刺而热不止^⑤，刺手心主三，刺手太阴经络者大骨之会各三^[6]。暴痈筋緛^⑥，随分^⑦而痛，魄汗不尽，胞气不足，治在经俞^[7]。

①亟：《太素》作"极"。下同。
②顷时回：《太素》作"须时"。
③痈不知所：《太素》作"因痈不知不致"。
④三痏：《太素》无"痏"字。
⑤刺而热不止：《太素》作"刺痈而热"。
⑥緛：《太素》作"濡"。
⑦随分：《太素》作"随外分"。

〔1〕【王冰】形度，具《三备经》。筋度、脉度、骨度，并具在《灵枢经》中，此问亦合在彼经篇首，错简也。一经以此问为《逆从论》首，非也。

【张介宾】形骨筋等有病，于身节度，可诊脉而知，故脉浮而涩者，身必有热，身热脉浮涩者死也。

〔2〕【王冰】亟，犹急也。闭塞，谓气之门户闭塞也。

【张介宾】亟，急也。凡用针取病者，春宜治各经之络穴；夏宜治各经之俞穴；秋气未深，宜治六腑阳经之穴；冬寒阳气闭塞，脉不易行，故当用药而少施针石，此用针之大法也。亟音棘。塞，入声。

〔3〕【王冰】冬月虽气门闭塞，然痈疽气烈，内作大脓，不急写之则烂筋、腐骨，故虽冬月，亦宜针石以开除之。

〔4〕【王冰】所以痈疽之病，冬月犹得用针石者何？此病顷时回转之间，过而不写，则内烂筋骨，穿通脏腑。

【杨上善】春夏秋三时极意行针，冬时有痈疽得极，余寒等病皆悉不得，故不用，称其时也。春时阳气在于皮肤，故取络脉也。夏时在于十二经之五输，故取输也。秋气在于六腑诸输，故取之也。冬气在于骨髓，腠理闭塞，血脉凝涩，不可行于针与砭石，但得饮汤服药。痈疽以是热病，故得用针石也。以痈疽暴病，不得须间失时不行针石也。

【张介宾】冬月气脉闭塞，宜少针石者，乃指他病而言，非谓痈疽亦然也。盖痈疽毒盛，不泄于外，必攻于内，故虽冬月，亦急宜针石写之。不得顷时回者，谓不可使顷刻内回也，内回则毒气攻脏，害不小矣。

〔5〕【王冰】但觉似有痈疽之候，不的知发在何处，故按之不应手也。乍来乍已，言不定痛于一处也。手太阴傍，足阳明脉，谓胃部气户等六穴之分也。缨脉，亦足阳明脉也，近缨之脉，故曰缨脉。缨，谓冠带也。以有左右，故云各二。

【杨上善】有因痈生，不痛不知，不得其定，按之不应其手，乍来似有，乍去似无者，此是肺气所为，可取手太阴脉有主此病输，傍三刺之，及缨脉足阳明之输主此病者，二取之。

【张介宾】痈疽已生，未知的所，故按之不应手也。乍来乍已，痛无定处也。刺手太阴旁者，太阴之脉，自腋下出中府，中府之旁，乃足阳明气户、库房之次。刺瘢曰痏，三痏，三刺也。缨脉，结缨两旁之脉，亦足阳明颈中水突、气舍等穴。

〔6〕【王冰】大骨会，肩也。谓肩贞穴，在肩髃后骨解间陷者中。

【杨上善】足少阳脉下胸络肝属胆，循胁里在腋下，故腋胁之间有痈大热，可刺足少阳脉□□之穴，五取之。热而不已，刺手心主脉，其脉循胸下腋三寸，上抵腋，故腋痈三取之。又取手太阴经络各三。大骨之会者，手太阴脉循臂内上骨下廉，即为经络会处也。

【张介宾】刺足少阳五者，少阳近掖之穴，则渊腋、辄筋也。刺手心主三者，天池在腋下也。刺手太阴经络者，列缺也。大骨之会各三者，谓肩后骨解中，手太阳肩贞穴也。

〔7〕【王冰】痈若暴发，随脉所过，筋怒缓急，肉分中痛，汗液渗泄如不尽，兼胞气不足者，悉可以本经脉穴俞补写之。新校正云：按此二条，旧散在篇中，今移使相从。

【杨上善】筋濡者，谓筋湿也。随分痛者，随分肉间痛也。魄汗者，肺汗也。胞气不足者，谓膀胱之胞气不足也。此之五病，可取十二经输，疗主病者也。

438

【张介宾】缦，缩也。随分而痛，随各经之分也。魄汗，阴汗也。胞气不足，水道不利也。治在经俞，随痛所在，以治各经之俞穴，如手太阴之俞，太渊之类是也。缦音软。

腹暴满，按之不下，取手太阳①经络者，胃之募也②[1]。少阴俞去脊椎三寸傍五，用员利针[2]。霍乱，刺俞傍五[3]，足阳明及上傍三[4]。刺痫惊脉五[5]，针手太阴各五，刺经[6]太阳五[7]，刺手少阴③经络傍者一④[8]，足阳明一[9]，上踝五寸，刺三针[10]。

①手太阳：《太素》作"太阳"。
②胃之募也：《太素》作"则人募者也"。
③手少阴：《太素》作"手少阳"。
④一：《太素》作"一寸"，下同。

[1]【王冰】太阳为手太阳也，手太阳，太阳经络之所生，故取中脘穴，即胃之募。《中诰》曰：中脘，胃募也，居蔽骨与齐中，手太阳、少阳、足阳明脉所生。故云：经络者，胃募也。新校正云：按《甲乙经》云：取太阳经络血者则已。无"胃之募也"等字。又杨上善注云足太阳。其说各不同，未知孰是。

【张介宾】太阳经络，谓手太阳经之络，即任脉之中脘，胃之募也。中脘为手太阳、少阳、足阳明脉所生，故云太阳经络者。募音暮。

[2]【王冰】谓取足少阴俞，外去脊椎三寸，两傍穴各五痏也。少阴俞谓第十四椎下两傍，肾之俞也。新校正云：按《甲乙经》云：用员利针，刺已如食顷久立已，必视其经之过于阳者，数刺之。

【杨上善】足太阳与足少阴为表里。足少阴上行贯肝膈，发腹诸穴，故腹暴满，故取太阳经络。经脉络脉，人之盛募之气。腹满亦取足少阴之输，侠脊相去三寸，输傍五取之，用员利针。募，有本为幕也。

【张介宾】少阴俞，即肾俞也。肾为胃关，故亦当取。系足太阳经穴，去脊两旁各一寸五分，共为三寸，两傍各五痏也。刺当用第六之员利针。

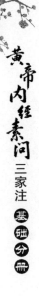

〔3〕【王冰】霍乱者，取少阴俞傍志室穴。新校正云：按杨上善云：刺主霍乱输傍五取之。

【张介宾】邪在中焦则既吐且写，脏气反复，神志缭乱，故曰霍乱。俞傍，即上文少阴俞之傍，志室穴也。亦各刺五痏。

〔4〕【王冰】足阳明言胃俞也，取胃俞，兼取少阴俞外两傍向上第三穴，则胃仓穴也。

【杨上善】霍乱，刺主疗霍乱输傍，可五取之，及足阳明下脉与上有疗霍乱输傍，可三取之也。

【张介宾】足阳明，言胃俞也。再及其上之傍，乃脾俞之外，则意舍也。当各刺三痏。

〔5〕【王冰】谓阳陵泉，在膝上外陷者中也。

【张介宾】五脉如下文。痫音闲，癫病。

〔6〕【张介宾】刺手太阴之经，经渠穴也。各五，以左右手各五痏也。下亦然。

〔7〕【张介宾】亦以手太阳经穴言，当是阳谷穴。

〔8〕【张介宾】手少阴之经穴，灵台也，在络穴通里之傍，故曰络傍者一。

〔9〕【张介宾】亦言经穴解溪也。

〔10〕【王冰】经太阳谓足太阳也。手太阴五谓鱼际穴，在手大指本节后内侧散脉。经太阳五谓承山穴，在足腨肠下分肉间陷者中也。手少阴经络傍者谓支正穴，在腕后同身寸之五寸，骨上廉肉分间，手太阳络别走少阴者。足阳明一者，谓解溪穴，在足腕上陷者中也。上踝五寸谓足少阳络光明穴。按《内经明堂》《中诰图经》，悉主霍乱，各具明文。新校正云：按别本注云：悉不主霍乱，未详所谓。又按《甲乙经》《太素》刺痫惊脉五，至此为刺惊痫。王注为刺霍乱者，王注非也。

【杨上善】刺痫惊脉，凡有五别：手太阴五取之，又足太阳输穴五取之，又手少阳经络傍三取之，又足阳明傍去一寸，上踝五寸三针之。

【张介宾】足少阳胆经之络，光明穴也。三针，即三痏。

440

凡治消瘅、仆击、偏枯、痿厥、气满发逆、肥贵人，则高粱之疾也[1]。隔塞闭绝，上下不通，则暴忧之病也[2]。暴厥而聋，偏塞闭不通，内气暴薄也①[3]。不从内，外中风之病，故瘦留着也②[4]。跖跛，寒风湿之病也[5]。

①偏塞闭不通，内气暴薄也：《太素》作"不通，偏塞也"。
②不从内外中风之病，故瘦留着也：《太素》作"闭内，内不通，风也，内留着也"。

〔1〕【杨上善】此之六种，是肥贵人膏粱所发之病。

【张介宾】消瘅，热消也。仆击，暴仆如击也。偏枯，半身不随也。痿，痿弱无力也。厥，四肢厥逆也。高粱，膏粱也。肥贵之人每多厚味，夫肥者令人热中，甘者令人中满，热蓄于内，多伤其阴，故为此诸病。瘅音丹，又上、去二声。仆音付。

〔2〕【杨上善】此之四种，因暴愁忧所生之病。鬲塞，鬲中塞也。闭，谓七窍闭也。谓噫与下使之气，即上下也。

【张介宾】愁忧者，气闭塞而不行，故或上或下，致为否隔，而水谷有不通也。

〔3〕【张介宾】暴厥，气暴逆也。此以内气之逆，暴有所薄而然。薄，侵迫之谓。

〔4〕【杨上善】暴厥耳聋，偏塞也。内气暴满薄，不从于内中，风病也。以脾气停壅，不顺于内，故瘦留着也。

【张介宾】有病不从内，而外中风寒，藏蓄不去，则伏而为热，故致燔烁消瘦，此以表邪留薄，而着于肌肉筋骨之间也。

〔5〕【王冰】消，谓内消；瘅，谓伏热；厥，谓气逆；高，膏也；梁，梁字也；跖，谓足也。夫肥者令人热中，甘者令人中满，故热气内薄，发为消渴、偏枯、气满逆也。逆者，谓违背常候，与平人异也。然愁忧者，气闭塞而不行，故隔塞否闭，气脉断绝而上下不通也。气固于内，则大小便道偏不得通泄也。何者？脏腑气不化，禁固而不宣散，故尔也。外风中人，伏藏不去，则阳气内受，为热外燔，肌肉消烁，故留薄肉分消瘦，而皮肤着于筋骨也。湿胜于足则筋不利，寒盛于足则挛急，风湿寒胜则卫气结聚，卫气结聚则肉痛，故足跛而不可

履也。

【杨上善】风湿之气，生于跀跛痹病。跀，之石反。跛，有本为跂也。

【张介宾】足不可行谓之跀，一足偏废谓之跛，此在下者，必风寒湿气之病也。跀音只。跛，波上声。

黄帝曰：黄疸、暴痛、癫疾、厥狂，久逆之所生也[1]。五脏不平，六腑闭塞之所生也[2]。头痛耳鸣，九窍不利，肠胃之所生也[3]。

〔1〕【杨上善】此之五病，气之久逆所生。

【张介宾】此以气逆之久，而阴阳营卫有所不调，然后成此诸证，皆非一朝所致也。疸音旦。

〔2〕【杨上善】六腑受谷气，传五脏，故六腑闭塞，脏不平也。

【张介宾】六腑闭塞，则水谷无以化，津液无以行，精气失所养，故五脏有不平矣。

〔3〕【王冰】足之三阳从头走足，然久厥逆而不下行则气怫积于上焦，故为黄疸、暴痛、癫狂气逆矣。食饮失宜，吐利过节，故六腑闭塞而令五脏之气不和平。肠胃否塞则气不顺序，气不顺序则上下中外互相胜负，故头痛耳鸣，九窍不利也。

【杨上善】肠胃之脉在头，在于七窍，故肠胃不利，头窍病也。

【张介宾】头耳九窍，皆手足阳明经脉所及，故病由肠胃之所生。然"肠胃"二字，实兼六腑为言，盖六腑俱属三阳，三阳遍于九窍也。

太阴阳明论篇第二十九①

黄帝问曰：太阴阳明为表里，脾胃脉也，生病而异者②，何也[1]？岐伯对曰：阳明异位，更虚更实，更逆更从，或从内，或从外，所从不同，故病异名也[2]。

①新校正云：按全元起本在第四卷。

②而异者：《太素》作"异"。

〔1〕【王冰】脾胃脏腑皆合于土，病生而异，故问不同。

【杨上善】足太阴足阳明脾胃二脉，诸经之海，生病受益以为根本，故别举为问也。

【张介宾】太阴脾也，阳明胃也，虽皆属土，然一表一里，故所受所伤有不同矣。

〔2〕【王冰】脾脏为阴，胃腑为阳。阳脉下行，阴脉上行。阳脉从外，阴脉从内。故言所从不同，病异名也。新校正云：按杨上善云：春夏阳明为实，太阴为虚；秋冬太阴为实，阳明为虚，即更实更虚也。春夏太阴为逆，阳明为从；秋冬阳明为逆，太阴为从，即更逆更从也。

【杨上善】太阴为阴，阳明为阳，即异位也。春夏阳明为实，太阴为虚，秋冬太阴为实，阳明为虚，即更虚实也。春夏太阴为逆，阳明为顺；秋冬阳明为逆，太阴为顺也。手三阴，从内向外也；手三阳，从外向内也。足之三阴，从外向内；足之三阳，从内向外也。十二经脉阴阳六种不同，生病固亦多也。

【张介宾】脾为脏，阴也。胃为腑，阳也。阳主外，阴主内，阳主上，阴主下，是阴阳异位也。阳虚则阴实，阴虚则阳实，是更虚更实也。病者为逆，不病者为从，是更逆更从也。凡此者，皆所从不同，故病名亦异。

　　帝曰：愿闻其异状也[1]？岐伯曰：阳者，天气也，主外；阴者，地气也，主内[2]。故阳道实，阴道虚[3]。故犯贼风虚邪者，阳受之；食饮不节、起居不时者，阴受之[4]。阳受之，则入六腑；阴受之，则入五脏[5]。入六腑，则身热不时卧，上为喘呼[6]；入五脏，则䐜满闭塞，下为飧泄，久为肠澼[7]。

〔1〕【杨上善】问其病异。

〔2〕【王冰】是所谓阴阳异位也。

443

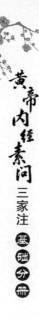

【张介宾】胃属三阳，故主天气。脾属三阴，故主地气。

〔3〕【王冰】是所谓更实更虚也。

【杨上善】阳为天气主外，故阳道实也。阴为地气主内，故阴道虚也。

【张介宾】阳刚阴柔也。又外邪多有余，故阳道实。内伤多不足，故阴道虚。一曰阴道实则阳道虚矣，所谓更虚更实者，亦通。

〔4〕【王冰】是所谓或从内、或从外也。

【杨上善】风寒暑湿虚邪外入腠理，则六阳之脉受之。饮食男女不节，则六阴受之。

〔5〕【杨上善】六阳受于外邪，传入六腑；六阴受于内邪，传入五脏也。

【张介宾】贼风虚邪，外伤也，故阳受之而入腑，饮食起居，内伤也，故阴受之而入脏。

〔6〕【杨上善】六腑阳气在外，故身热也。阳盛昼眠不得至夜，故不时卧也。阳气盛于上，故上为喘呼也。

〔7〕【王冰】是所谓所从不同，病异名也。

【杨上善】阴邪在中，实则䐜胀肠满，闭塞不通，虚则下利肠澼。

【张介宾】不时卧，不能以时卧也。阳邪在表在上，故为身热不卧喘呼。阴邪在里在下，故为䐜满飧泄肠澼。䐜音嗔。飧音孙。澼音僻。

故喉主天气，咽主地气[1]。故阳受风气，阴受湿气[2]。故阴气从足上行至头，而下行循臂至指端；阳气从手上行至头，而下行至足[3]。故曰阳病者，上行极而下；阴病者，下行极而上[4]。故伤于风者，上先受之；伤于湿者，下先受之[5]。

〔1〕【杨上善】肺为天也，喉出肺中之气呼吸，故主天。脾为地，咽出脾胃噫气，故主地。

【张介宾】喉为肺系，所以受气，故上通于天。咽为胃系，所以受水谷，故下通于地。

〔2〕【王冰】同气相求尔。

【杨上善】风从上下，故阳受之；湿从下上，故阴受之。

【张介宾】风，阳气也，故阳分受之。湿，阴气也，故阴分受之。各从其类也。

〔3〕【王冰】是所谓更逆更从也。《灵枢经》曰：手之三阴，从脏走手；手之三阳，从手走头；足之三阳，从头走足；足之三阴，从足走腹。所行而异，故更逆更从也。

【杨上善】足三阴脉，从足至头，走头下胸，横出腋下，循臂至指端，为手三阴脉也。变为手三阳脉，从手指端上行至头，下行至足，为足三阳。阴阳相注，如环无端。

【张介宾】《逆顺肥瘦》篇曰：手之三阴，从脏走手；手之三阳，从手走头。足之三阳，从头走足。足之三阴，从足走腹。即此之谓。盖阴气在下，下者必升；阳气在上，上者必降。脾阴胃阳，气皆然也。

〔4〕【王冰】此言其大凡尔。然足少阴脉下行，则不同诸阴之气也。

【张介宾】阳病极则及于下，阴病极则及于上，极则变也。非惟上下，表里亦然。

〔5〕【王冰】阳气炎上，故受风；阴气润下，故受湿。盖同气相合尔。

【杨上善】阳病者，三阴之脉上行至头极已为阳，受风热已下行；阴病者，三阳之脉下行至足极已为阴，受寒湿已上行。故伤风上先受之，伤湿下先受之。

【张介宾】阳受风气，故上先受之。阴受湿气，故下先受之。然上非无湿，下非无风，但受有先后耳。曰先受之，则后者可知矣。

帝曰：脾病而四支不用，何也[1]？岐伯曰：四支皆禀气于胃，而不得至经①。必因于脾，乃得禀也[2]。今脾病不能为胃行其津液，四支不得禀水谷气，气日以衰，脉道不利，筋骨肌肉，皆无气以生，故不用焉[3]。

太阴阳明论篇第二十九

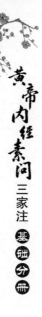

①新校正云：按《太素》"至经"作"径至"。杨上善云：胃以水谷资四支，不能径至四支，要因于脾得水谷津液营卫于四支。

〔1〕【杨上善】五脏皆连四支，何因脾病独四支不用也？

〔2〕【王冰】脾气布化水谷精液，四支乃得以禀受也。

〔3〕【杨上善】土旺四季，四季皆有土也；脾长四脏，四脏皆有脾也。何者？四支百体禀气于胃，胃以水谷津液资四支。当用资四支之时，胃气不能径到四支，要因于脾，得水谷津液，营卫之气，营于四支，四支禀承，方得用也。若其脾病，脉道不通，则筋骨肌肉无气以生，故不用也。

【张介宾】四支之举动，必赖胃气以为用，然胃气不能自至于诸经，必因脾气之运行，则胃中水谷之气化为精微乃得及于四支也。若脾病则胃气不行，故各经脉道日以衰微，而四支不为用矣。为，去声。下同。

帝曰：脾不主时，何也[1]？岐伯曰：脾者土也，治中央，常以四时长四脏，各十八日寄治，不得独主于时也[2]。脾脏者，常著胃土之精也[3]。土者，生①万物而法天地，故上下至头足，不得主时也[4]。

①生：《太素》作"主"。

〔1〕【王冰】肝主春，心主夏，肺主秋，肾主冬。四脏皆有正应，而脾无正主也。

【张介宾】此言时惟四而脏有五，如肝心肺肾分主四时，而脾为五脏之一，独无所主者何也？

〔2〕【张介宾】五脏所主，如肝木主春而王于东，心火主夏而王于南，肺金主秋而王于西，肾水主冬而王于北；惟脾属土而蓄养万物，故位居中央，寄王四时各一十八日，为四脏之长，而不得独主于时也。考之历法：凡于辰戌丑未四季月，当立春立夏立秋立冬之前，各土王用事十八日，一岁共计七十二日。凡每季三月各得九十日，于九十日中除去十八日，则每季亦止七十二日，而为五行分王之数。总之五七

446

三十五，二五一十，共得三百六十日，以成一岁之常数也。

〔3〕【杨上善】四脏之本，皆为土也。十八日用，故曰寄也。著，澄略反，在也。脾脏在土之精妙也。

〔4〕【王冰】治，主也。著，谓常约著于胃也。土气于四时之中，各于季终寄王十八日，则五行之气各王七十二日，以终一岁之日矣。外主四季，则在人内应于手足也。

【杨上善】土为万物之质，法于天地，与万物为质，故身与头手足为体，身不别主时。

【张介宾】脾胃相为表里，脾常依附于胃，以膜连著，而为之行其精液；然脾胃皆属乎土，所以生成万物，故曰法天地也。土为万物之本，脾胃为脏腑之本，故上至头，下至足，无所不及，又岂得独主一时而已哉？《平人气象论》曰：人无胃气曰逆，逆者死。脉无胃气亦死。此所以四时五脏，皆不可一日无土气也。

帝曰：脾与胃以膜相连耳[1]，而能为之行其津液，何也[1]？岐伯曰：足太阴者，三阴也。其脉贯胃属脾络嗌，故太阴为之行气于三阴[2]。阳明者，表也[3]，五脏六腑之海也，亦为之行气于三阳[4]。脏腑各因其经而受气于阳明，故为胃行其津液[5]。四支不得禀水谷气，日以益衰，阴道不利，筋骨肌肉[2]无气以生，故不用焉[6]。

①新校正云：按《太素》作"以募相逆"。杨上善云：脾阴胃阳，脾内胃外，其位各异，故相逆也。
②肌肉：《太素》作"脉肉"。

〔1〕【杨上善】脾阴胃阳，脾内胃外，其位各别，故相逆也。其别异，何能为胃行津液气也？一曰相连，脾胃表里阴阳，募既相假，故曰相连也。

【张介宾】此下言三阴三阳之脉皆禀于脾胃之气也。膜，模、莫二音。

〔2〕【杨上善】嗌，于末反，咽也。足太阴脉贯胃属脾，上行络嗌，其气强盛，能行三阴之脉，故太阴脉得三阴名也。

447

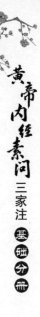

【张介宾】为之者，为胃也。脾脉贯胃属脾，足太阴也，故为之行气于三阴。三阴者，五脏之谓。

〔3〕【王冰】胃是脾之表也。

〔4〕【张介宾】阳明者，太阴之表也，主受水谷以溉脏腑，故为五脏六腑之海。虽阳明行气于三阳，然亦赖脾气而后行，故曰亦也。三阳者，即六腑也。

〔5〕【张介宾】因其经，因脾经也。脏腑得禀于阳明者，以脾经贯胃，故能为胃行其津液也。

〔6〕【王冰】又复明脾主四支之义也。

【杨上善】阳明为阴阳脏腑之海，五脏六腑各因十二经脉受气于阳明，故经脉得为胃行津液之气。四支禀承四支得□□经脉不□阳明，则阴脉不通，筋骨脉肉无气以主。

【张介宾】阴道，血脉也。此复明脾主四支之义。

阳明脉解篇第三十①

黄帝问曰：足阳明之脉②病，恶人与火，闻木音则惕然而惊，钟鼓不为动。闻木音而惊，何也？愿闻其故[1]。岐伯对曰：阳明者，胃脉也。胃者，土也，故闻木音而惊者，土恶木也[2]。帝曰：善，其恶火，何也？岐伯曰：阳明主肉，其脉③血气盛。邪客之则热，热甚则恶火[3]。帝曰：其恶人何也？岐伯曰：阳明厥则喘而惋，惋则恶人[4]。帝曰：或喘而死者，或喘而生者，何也？岐伯曰：厥逆连脏则死，连经则生[5]。

①新校正云：按全元起本在第三卷。
②足阳明之脉：《太素》作"阳明之脉"。
③新校正云：按《甲乙经》"脉"作"肌"。

〔1〕【王冰】前篇言入六腑则身热、不时卧，上为喘呼。然阳明者，胃脉也。今病不如前篇之旨，而反闻木音而惊，故问其异也。

【张介宾】脉，即经也。

〔2〕【王冰】《阴阳书》曰：木克土。故土恶木也。

【杨上善】十二经脉而别解阳明者，胃受水谷以资脏腑，其气强大，气和为益之大，受邪为病之甚，故别解之。

【张介宾】木能客土，故恶之。

〔3〕【张介宾】阳明经多气多血，邪客之则血气壅而易为热，热则恶火也。

〔4〕【王冰】悗热内郁，故恶人耳。新校正云：按《脉解》云：欲独闭户牖而处何也？阴阳相搏，阳尽阴盛，故独闭户牖而处。

【杨上善】悗，武槃反，此经中为闷字。

【张介宾】阳明气逆而厥，则为喘悗。悗，忧惊也。故恶人之烦扰。悗，乌贯切。

〔5〕【王冰】经，谓经脉。脏，谓五神脏。所以连脏则死者，神去故也。

【杨上善】连脏病深，故死；连经病浅，故生。

【张介宾】连脏者败及三阴，故死。连经则肌表之疾耳，故生。

帝曰：善。病甚则弃衣而走，登高而歌，或至不食数日，逾垣上屋，所上之处①，皆非其素所能也，病反能者，何也[1]？岐伯曰：四支者，诸阳之本也。阳盛则四支实，实则能登高也[2]。帝曰：其弃衣而走者，何也[3]？岐伯曰：热盛于身，故弃衣欲走也[4]。帝曰：其妄言②骂詈，不避亲疏而歌者，何也？岐伯曰：阳盛则使人妄言骂詈，不避亲疏，而不欲食，不欲食故妄走也③[5]。

①之处：《太素》无此二字。

②妄言：《太素》无此二字。

③阳盛则使人妄言骂詈，不避亲疏而不欲食，不欲食，故妄走也：《太素》作"阳盛则使人不欲食，故妄言"。

〔1〕【王冰】素，本也。逾垣，谓驀墙也。怪其稍异于常。

【张介宾】凡癫狂伤寒家多有此证。

〔2〕【王冰】阳受气于四支，故四支为诸阳之本也。新校正云：

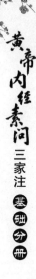

按《脉解》云：阴阳争而外并与阳。

【张介宾】阳受气于四末，故四支为诸阳之本。阳邪刚盛，故步履变常也。

〔3〕【王冰】弃，不用也。

〔4〕【张介宾】阳明主肌肉，故热盛于身。

〔5〕【王冰】足阳明胃脉，下膈，属胃络脾；足太阴脾脉，入腹，属脾络胃，上膈，侠咽，连舌本，散舌下。故病如是。

【杨上善】素，先也。其人非是先有此能，因阳明病故也。手足阳明之脉盛实好为登陟。以其热闷，所以弃衣也。

【张介宾】阳盛者，阳邪盛也。阳明为多气多血之经而阳邪实之，阳之极也。阳气者，静则神藏，躁则消亡。故神明乱而病如是。詈音利。

450